U0272741

实验动物
肿瘤病理诊断图谱

ATLAS OF
DIAGNOSTIC PATHOLOGY OF TUMORS IN
LABORATORY ANIMALS

大平东子　吕建军　主编

科学出版社

北　京

内 容 简 介

　　《实验动物肿瘤病理诊断图谱》是国内首部系统介绍药物非临床安全性评价领域常用实验动物各系统肿瘤性和增生性病变的诊断和鉴别诊断特征的中文彩色图谱。总论部分简要介绍了肿瘤的基本概念、命名、分类及致癌试验肿瘤病理诊断方法等内容,各论部分按系统共分为十四章,基本涵盖了常用实验动物各系统器官或组织常见的增生性和肿瘤性病变及部分罕见肿瘤性病变的组织病理学观察要点。本图谱共收录大鼠、小鼠、比格犬和豚鼠等实验动物各系统 200 多种肿瘤性及增生性病变,并附有 1 000 多张彩色照片,具有简明扼要、重点突出、图文并茂、实用性强等特点。本图谱读者包括药物安全性评价机构、合同研究组织、医药高等院校、科研院所及药物研发企业病理学从业人员、科研人员,以及有关政府机构和药监部门工作人员。对兽医病理学、实验动物学、肿瘤学、药理学、毒理学、医院病理科及宠物医院病理诊断人员也有较大参考价值。

图书在版编目（CIP）数据

实验动物肿瘤病理诊断图谱 /(日) 大平东子, 吕建军主编. —
北京：科学出版社, 2022.11
　ISBN：978-7-03-073263-7

Ⅰ. ①实… Ⅱ. ①大… ②吕… Ⅲ. ①实验动物病 – 肿瘤 –
病理学 – 图谱　Ⅳ. ①S858.912.3-64

中国版本图书馆 CIP 数据核字(2022)第177391号

责任编辑：陆纯燕 / 责任校对：谭宏宇
责任印制：黄晓鸣 / 封面设计：殷　靓

科学出版社 出版
北京东黄城根北街 16 号
邮政编码：100717
http://www.sciencep.com
上海锦佳印刷有限公司印刷
科学出版社发行　各地新华书店经销

*

2022 年 11 月第　一　版　开本：889×1194　1/16
2022 年 11 月第一次印刷　印张：31 3/4
字数：1 000 000
定价：350.00 元
(如有印装质量问题,我社负责调换)

主编简介

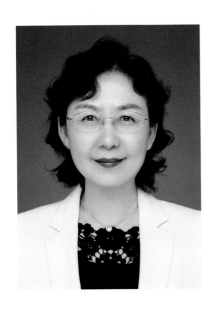

　　大平东子　上海益诺思生物技术股份有限公司首席病理学专家。日本东京大学博士、日本毒性病理学会（Japanese Society of Toxicologic Pathology，JSTP）认证毒性病理学专家、日本兽医病理学专家协会（Japanese College of Veterinary Pathologists，JCVP）认证兽医病理学专家。拥有 30 多年病理学诊断经验，曾在日本一流企业和国家级科研机构从事毒性病理学工作 25 年。2002 年作为日本国际协力机构（Japan International Cooperation Agency，JICA）的日本毒性病理学专家，参与中国食品药品检定研究院国家药物安全评价监测中心中日友好技术合作项目，指导毒性病理学知识和诊断。已完成 20 余项致癌试验及 800 余项安全性试验和组织病理学同行评议。发表专业论文 30 多篇，并多次在国际和国内学术会议上进行专题报告。

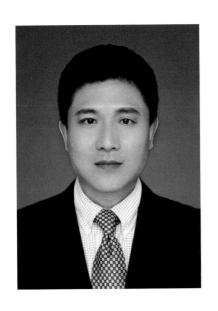

　　吕建军　上海益诺思生物技术股份有限公司病理部总监。北京大学医学博士、主任药师、研究生导师、2021 年海门"东洲英才"、中国畜牧兽医学会兽医病理学分会认证病理学家。曾在河北省肿瘤医院病理科、美国俄勒冈健康科学大学及中国食品药品检定研究院国家药物安全评价监测中心工作。兼任国家药品监督管理局（National Medical Products Administration，NMPA）药物非临床研究质量管理规范（Good Laboratory Practice，GLP）检查专家及新药审评专家、中国合格评定国家认可委员会（China National Accreditation Service for Conformity Assessment，CNAS）GLP 技术专家和检查专家、中国药学会理事、中国药学会毒性病理专业委员会副主任委员及中国毒理学会毒性病理学专业委员会常务委员。已完成近 500 项安全性试验、组织交叉反应试验和组织病理学同行评议。荣获省部级奖励 10 余项，发表文章 140 余篇，包括 SCI 文章 30 余篇，主编／参编专著 20 余部，申请发明专利 6 项。

《实验动物肿瘤病理诊断图谱》
编委会

— 主 编 —

大平东子　吕建军

— 副主编 —

张泽安　魏　民

— 编 委 —

(按姓氏笔画排序)

大平东子	毛晶晶	兰秀花
吕建军	严建燕	李文宇
李言川	吴晓倩	张亚群
张泽安	陆林豪	侯敏博
贺 亮	钱 庄	黄明姝
崔甜甜	魏 民	

序一

肿瘤病理诊断是基础医学、临床医学、药物安全性评价、实验动物科研和检测等领域的重要内容，也是病理诊断的难点之一。啮齿类动物致癌试验是创新药物安全性评价和上市风险控制内容的重要组成部分，随着近几年我国创新药物研发的快速发展，国内急需一本系统介绍实验动物各系统增生性和肿瘤性病变的诊断和鉴别诊断的中文图谱。

《实验动物肿瘤病理诊断图谱》的主编大平东子博士（华人）是上海益诺思生物技术股份有限公司首席病理学专家，拥有30多年毒性病理学工作经验。大平东子博士具有日本兽医病理学专家学会资格认证和日本毒性病理学专家资格认证，曾在日本一流企业和国家级科研机构从事毒性病理学工作25年，并曾作为日本国际协力机构（Japan International Cooperation Agency，JICA）的日本毒性病理学专家，参与我国国家药物安全评价监测中心中日友好技术合作项目，也是毒性病理学经典参考书《图解毒性病理学》的主要发起人和编委。大平东子博士拥有丰富的毒性病理学评价尤其是致癌试验肿瘤病理诊断的经验。主编吕建军博士是上海益诺思生物技术股份有限公司病理部总监，拥有20多年病理学诊断和科研工作经验。吕建军博士曾在河北省肿瘤医院病理科、美国俄勒冈健康科学大学和中国食品药品检定研究院国家药物安全评价监测中心工作，他的外科病理学和毒性病理学诊断经验丰富，主编／主译专著10部，参编／参译专著10余部。其他编者均是我国和日本毒性病理学行业的资深病理学专家，在实验动物肿瘤病理诊断理论和实践方面水平较高。

各位主编和参编者精心收集了不同种属实验动物的增生性和肿瘤性病变的典型图片，结合自身多年的肿瘤病理诊断经验，并参考了国际实验动物肿瘤病理诊断权威论著，编写了这本《实验动物肿瘤病理诊断图谱》。尽量做到与国际实验动物肿瘤病理诊断标准相一致，又契合国内病理学从业人员的阅读习惯。本图谱系统介绍了大鼠、小鼠、比格犬和豚鼠等常用实验动物各系统脏器或组织的常见典型肿瘤性和增生性病变的组织来源、诊断特征和鉴别诊断要点，内容丰富、简明扼要、图文并茂，是对目前国际通用毒性病理术语及诊断标准（International Harmonization of Nomenclature and Diagnostic Criteria for Lesions，INHAND）项目系列文章中肿瘤性和增生性病变的有益补充。

《实验动物肿瘤病理诊断图谱》是我国首部实验动物肿瘤病理诊断学原创性专著。本图谱不仅可帮助我国毒性病理学、实验动物病理学和兽医病理学从业人员提高其肿瘤病理诊断水平，也可作为基础医学、临床医学、实验动物学、药物监管机构等领域科研、教学、审评的必备案头参考书。相信本书的出版还可加快我国新药研发与国际先进国家接轨的进程，为我国的创新药物安全性评价及进入国际市场奠定坚实的基础。

李宪堂博士
美国兽医病理专家学会认证病理专家
美国毒理学专家委员会认证毒理专家
辉瑞制药公司亚洲非临床药物安全事务高级总监
2021年9月

序 二

一直期盼着一本专业性强、简明实用的实验动物肿瘤病理诊断中文图谱的问世！

在现代医学科技体系中，实验动物学是一门支撑性学科，是医学研究、疫苗和药物研发的基础。实验动物病理诊断是阐明疾病发病机制、药物非临床评价的"判定"环节，故既是医学研究的关键步骤，又关系到药物质量的"金标准"。在毒性病理诊断过程中，实验动物肿瘤病理诊断是难点，因为对实验动物肿瘤的发生、发展及形态特征的理解和掌握是致癌试验组织病理学评价的基础。实验动物肿瘤的发生主要是由于药物诱导或是自发性的，这就要求毒性病理学从业人员掌握常用实验动物的自发性肿瘤和增生性病变发生和发展的一般规律，从而在毒性病理学检查中更好地评价背景性病变对试验结果的影响，用一双"慧眼"准确地进行诊断和鉴别诊断。

大平东子博士和吕建军博士主编的《实验动物肿瘤病理诊断图谱》是一本内容全面、图文并茂、实用性强的毒性病理学诊断参考书。本图谱简要介绍了肿瘤病理学的基本理论，并用丰富的图片和简要的语言，阐述了常用实验动物各系统增生性和肿瘤性病变的组织病理学诊断和鉴别诊断要点。本图谱特色在于所用图片为作者多年工作积攒的典型病理图片，逐步引导读者从理论到实践，系统地掌握实验动物肿瘤病理诊断要点。本图谱的诊断术语参考国际通用毒性病理术语及诊断标准（International Harmonization of Nomenclature and Diagnostic Criteria for Lesions，INHAND）项目系列文章及国内专著《毒理病理学词典》，统一并规范了诊断术语和病变描述，是一本不可多得的与国际接轨并符合国内病理从业人员阅读要求的病理学图谱，不仅可为非临床药物安全性评价和实验动物病理检测等领域提供依据，还可作为基础医学、药理学和毒理学等学科的参考书。

《实验动物肿瘤病理诊断图谱》的出版是我国毒性病理学学科发展和进步的重要标志，填补了目前国内实验动物肿瘤病理诊断缺乏实用参考书籍的空白。我相信本图谱的出版不仅有望推进我国肿瘤学和实验动物学基础研究及非临床药物安全性评价取得长足的进步和发展，而且对于威胁人民健康的四大慢性病之一——肿瘤的防治均具有重要意义。

秦川

中国医学科学院医学实验动物研究所所长

北京协和医学院长聘教授

中国实验动物学会理事长

全国实验动物标准化技术委员会主任委员

国际比较医学学会主席

2021 年 9 月

前　言

　　毒性病理学检查是药品、食品、化妆品和医疗器械临床前安全性评价的重要组成部分，毒性病理学从业人员在进行长期毒性试验尤其是致癌试验的组织病理学评价时，需要掌握常用实验动物的组织学特点、背景病变、非增生性及增生性病变特别是肿瘤性病变的诊断及鉴别诊断要点。目前我国毒性病理学从业人员的诊断水平较 10 多年前有了较大提高，但由于多数青年毒性病理工作者没有或很少参与过致癌试验项目，而一般长期毒性试验中的肿瘤性病变又不多见，故即使有多年的工作经验，对包括肿瘤在内的增生性病变的诊断经验仍显不足。而且国内缺少肿瘤病理诊断实用的中文参考书籍。因此，部分毒性病理学从业人员在肿瘤性病变的诊断时往往不知所措，更是难以承担致癌试验的病理学评价工作。为了改善这一状况，帮助国内病理从业同道特别是青年病理工作者提高肿瘤性病变的诊断水平，我们酝酿编写了这本《实验动物肿瘤病理诊断图谱》。

　　本图谱系统介绍了临床前药物安全性评价领域常用实验动物各系统肿瘤性病变的诊断和鉴别诊断要点。由于肿瘤性病变与非肿瘤增生性病变需要进行鉴别诊断，故在以肿瘤病理诊断为主的本图谱中也列举了一些相关的增生性病变的诊断和鉴别诊断。本图谱内容分总论和各论两大部分：总论部分简要介绍了肿瘤的基本概念、肿瘤的命名与分类、良性肿瘤与恶性肿瘤的区别、致癌试验肿瘤病理诊断方法等内容；各论部分共十四章，系统介绍了呼吸系统，消化系统，心血管系统，泌尿系统，雄性生殖系统，雌性生殖系统，淋巴造血系统，内分泌系统，神经系统，皮肤，乳腺，软组织，骨、关节、牙齿及特殊感觉器官等的增生性和肿瘤性病变的组织来源、诊断特征和鉴别诊断要点。图谱中的专业术语原则上采用 INHAND 项目系列文章及中国药学会毒性病理专业委员会编辑出版的《毒性病理学术语集》所推荐的术语。全书共收录 200 多种肿瘤性或增生性病变及 1 000 余幅的彩色图片。绝大多数图片为本书主编大平东子博士在 30 多年的一线毒性病理诊断工作实践中收集整理的原版典型病变照片，少数其他来源的图片也均注明出处。本图谱的内容基本涵盖了常用实验动物各系统器官或组织常见的增生性和肿瘤性病变及部分罕见肿瘤性病变的组织病理学观察要点。解说力求简明扼要、重点突出、图文并茂、实用性强，这也是本图谱不同于其他病理学专著的一大特点。相信本图谱不仅对毒性病理工作者有所启发和帮助，也希望能成为实验动物病理学及兽医病理学等相关专业人员的案头参考书。

　　由于我们编写经验不足，如有谬误之处，敬请各位同道不吝批评指正。本图谱若能对各位读者有所帮助，并且能够对我国毒性病理学事业的发展有些许贡献的话，我们将倍感欣慰。

编著者

2021 年 10 月

致 谢

本图谱的编写和出版得到了上海益诺思生物技术股份有限公司的大力支持和资助，在此表示衷心的感谢！

本图谱的主编及编者大多数来自上海益诺思生物技术股份有限公司，大家在繁忙的工作之余，不辞劳苦，通力合作，牺牲业余时间参与该图谱的编写和校对工作。编写和校对过程中字斟句酌，精益求精，历时三载，方见其成。谨对大家的无私奉献和辛勤劳动表示深深的感谢！

特别感谢日本摄南大学尾崎清和教授、日本武庫川女子大学義澤克彦教授和日本生物分析研究中心（Bioassay Research Center）Yumi Umeda 博士提供高质量组织病理图片，弥补了本图谱的不足！

感谢日本 BOZO 研究中心田村一利博士和永谷真理子博士、日本大阪市立大学鰐渕英機教授、美国辉瑞公司李宪堂博士、中国医学科学院医学实验动物研究所秦川教授和中国农业大学赵德明教授等国内外病理专家对本图谱编写的鼓励和帮助！

本图谱编写过程中参考的病理学专著和文章已在参考文献中列出，在此对所有作者一并表示感谢！

感谢科学出版社为本图谱的顺利出版所提供的大力支持和帮助！

感谢家人在本图谱编写期间的理解和支持！

编著者
2021 年 10 月

目 录

第一部分　肿瘤病理学总论
—— Section I　General Tumor Pathology ——

第二部分　肿瘤病理学各论
—— Section II　Systemic Tumor Pathology ——

第一部分
肿瘤病理学总论

Section I
General Tumor Pathology

1. 肿瘤的基本概念
basic concepts of tumor

1.1 肿瘤 tumor

肿瘤是由一系列基因改变等因素导致的细胞单克隆性增生形成的新生物，常在机体局部形成肿块（mass），因而称为肿瘤。但也有少数肿瘤并不形成局部肿块，而呈弥漫性增生或在血液内散布（如白血病）。肿瘤种类较多，一般分为良性肿瘤（benign tumor）和恶性肿瘤（malignant tumor）两大类。平常所谓癌症（cancer）泛指严重危害机体健康的恶性肿瘤。

1.2 分化 differentiation

分化是指肿瘤实质细胞和组织结构与其发源的细胞和组织在形态和功能上的相似程度。相似程度高的肿瘤为分化程度高或分化好（well differentiated）；相似程度低的肿瘤为分化程度低或分化差（poorly differentiated）；分化极差以致无法判断其分化方向的肿瘤为未分化（undifferentiated）肿瘤。

1.3 异型性 atypia

异型性是指肿瘤组织与其发源的正常组织在细胞形态和组织结构上的差异，包括肿瘤的细胞异型性（cellular atypia）和结构异型性（structural atypia），是区分良、恶性肿瘤的重要指标之一。细胞异型性有多种表现，包括：①多形性（pleomorphism），即同一肿瘤组织内瘤细胞彼此在大小和形状上不一致，可见瘤巨细胞（tumor giant cell），即体积巨大的肿瘤细胞，可含有单个细胞核，也可含有多个细胞核；②细胞核体积增大，核质比增高；③核的多形性，即核的大小、形状和染色差别较大，可见巨核、双核、多核或奇异形核，核内 DNA 常增多，核深染，染色质呈粗颗粒状，分布不均匀，常堆积在核膜下；④核仁明显、体积增大、数量增多；⑤核分裂象（mitotic figure）增多，可见病理性核分裂象，即形态异常的核分裂象，如不对称核分裂、多极性核分裂等。结构异型性包括肿瘤细胞形成的组织结构及排列方式与相应正常组织的差异。

1.4 间变 anaplasia

间变指肿瘤去分化（dedifferentiation）或分化不良，是恶性肿瘤的标志。

1.5 间变性肿瘤 anaplastic tumor

间变性肿瘤指由去分化或分化不良的细胞构成的恶性肿瘤。

1.6 肿瘤性增殖 neoplastic proliferation

肿瘤性增殖是指导致肿瘤形成的细胞增殖。肿瘤性增殖与机体不协调，对机体有害；一般是克隆性的（clonal）；肿瘤细胞的形态、代谢、功能均有异常，不同程度失去了分化成熟的能力；肿瘤细胞生长旺盛，失去控制，具有相对自主性（autonomy），即使引起肿瘤性增殖的初始因素已消除，仍能持续生长。

1.7 非肿瘤性增殖 non-neoplastic proliferation

非肿瘤性增殖是指不导致肿瘤形成的细胞增殖。非肿瘤性增殖可见于正常的细胞更新、损伤引起的防御反应、修复等情况；通常符合机体需要，受到控制，有一定限度；引起细胞增殖的原因消除后一般不再继续；增殖的细胞或组织能够分化成熟；一般是多克隆性的（polyclonal）。

1.8 不典型增生 atypical hyperplasia

不典型增生也称为异型性增生，这一术语多用于描述上皮的病变，增生的上皮细胞含有异型性细胞，并有组织结构的紊乱。有时炎性修复时也可出现不典型增生，即所谓的反应性不典型增生（reactive atypical hyperplasia）。

1.9 异型增生 dysplasia

异型增生特指上皮的肿瘤性增生，异型增生的上皮细胞含有异型性细胞，并有组织结构的紊乱。异型增生并非总是进展为癌，当致病因素去除时，某些未累及上皮全层的异型增生可能会逆转消退。

1.10 癌前病变 precancerous lesion

癌前病变是具有癌变潜在可能的病变，如不治愈而长期存在则有可能转变为癌。癌前病变包括伴随炎症的细胞持续性再生、异型增生和一些良性肿瘤。根据化学致癌作用的多阶段过程理论，存在从不典型增生/异型增生、癌前病变到腺瘤再到癌的形态学连续性改变过程。啮齿类动物的癌前病变见表1-1-1。

表 1-1-1　啮齿类动物的癌前病变

器官/组织	癌前病变
肺脏	肺泡上皮增生
肝脏	肝细胞变异灶
大肠	异型性异常隐窝灶（aberrant crypt foci，ACF）
胰腺	导管细胞增生/异型性增生
肾脏	肾小管异型性增生
膀胱	乳头状/结节状增生
乳腺	终末导管增生
子宫	内膜增生
前列腺	异型性增生

2. 化学致癌作用
chemical carcinogenesis

化学致癌作用是指化学物质引起或诱导正常细胞发生恶性转化并发展成为肿瘤的过程。目前认为化学致癌作用是多阶段过程，包括引发（initiation）、促长（promotion）和进展（progression）三个阶段。

化学致癌作用第一阶段是引发阶段，正常细胞经历了不可逆的基因突变，具备了自主生长能力。这种自主生长能力可潜伏数周、数月或数年。在此期间，被引发的细胞可能在表型上与该组织中的其他实质细胞没有明显区别。

化学致癌作用第二阶段是促长阶段，促长剂（promoter）可促进被引发的细胞进展为肿瘤。促长剂包括药物、植物产品和激素等，不直接与宿主细胞 DNA 相互作用，而以某种方式影响细胞 DNA 编码的遗传信息的表达（如表观遗传学）。由于促长剂不引起基因突变，故其作用通常为可逆的。引发剂（initiator）和促长剂的特征见表 1-2-1。

表 1-2-1　引发剂和促长剂的特征

引发剂	促长剂
不可逆	可逆
有累积性	无累积性
不能识别细胞	不能引发
引发不导致肿瘤，除非随后应用促长剂	受饮食、激素、环境和相关因素调节
无可测量的阈值剂量	有可测量的阈值剂量
致癌物	非致癌物
必须在促长剂之前给予引发剂	必须在引发剂之后给予促长剂
引发剂一次暴露即可引发	通常需要长时间暴露
产生亲电体	不产生亲电体
与 DNA 共价结合	不与 DNA 共价结合
具有致突变性	不具有致突变性

化学致癌作用第三阶段是进展阶段，与被引发细胞发展为具有恶性生物学行为的细胞群有关。进展阶段通常用于表示良性增殖变为恶性或肿瘤从低度恶性发展到高度恶性的阶段。进展阶段肿瘤侵袭性逐渐增加，并具有转移能力，同时伴有生化、代谢和形态学特征的改变。此外，肿瘤细胞的核型不稳定性和异质性增加是进展阶段的特征。

被引发细胞具有不可逆的基因改变，在促长剂存在的情况下，被引发细胞可形成癌前病变或良性肿瘤，在随后的遗传学和表观遗传学改变作用下，癌前病变或良性肿瘤的亚克隆细胞可形成恶性肿瘤。多阶段化学致癌作用示意图见图 1-2-1。

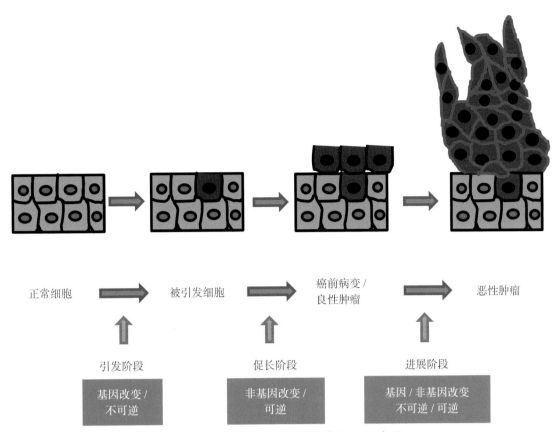

正常细胞 　被引发细胞 　癌前病变 /
良性肿瘤 　恶性肿瘤

引发阶段 　促长阶段 　进展阶段

基因改变 /
不可逆 　非基因改变 /
可逆 　基因 / 非基因改变
不可逆 / 可逆

图 1-2-1　多阶段化学致癌作用示意图

3. 人类与啮齿类动物肿瘤的物种差异
species difference of tumor between human and rodent

　　啮齿类动物自发性肿瘤具有物种、品系和性别差异，大鼠、小鼠不同品系，以及雌性动物和雄性动物的常见肿瘤也有所不同。例如，雌性大鼠常见乳腺肿瘤；雄性大鼠常见睾丸间质细胞腺瘤；雌、雄大鼠垂体腺瘤、甲状腺 C 细胞腺瘤、淋巴造血系统淋巴瘤和白血病也相对常见。雌性小鼠常见乳腺腺癌；雄性小鼠常见肝脏肝细胞腺瘤；雌、雄小鼠常见淋巴瘤、哈氏腺腺瘤、肺脏细支气管 - 肺泡腺瘤和腺癌等。啮齿类动物各系统自发性肿瘤性病变的类型和发生率等信息可参考《新毒性病理组织学》《实验动物背景病变彩色图谱》《毒理病理学非临床安全性评价》等著作相关章节内容。

　　与人类肿瘤相比，啮齿类动物的上皮性肿瘤不易看到连续性分化过程，如人类的大肠腺癌一般是由腺瘤发展而来，而啮齿类动物的大肠腺癌多数情况下发生伊始就是癌，一般不经过腺瘤阶段。人类肝细胞癌多数一出现即为恶性，很少由腺瘤发展而来，而啮齿类动物则可见从肝细胞变异灶经过腺瘤最后发展成肝细胞癌的连续性过程。另外，与人类肿瘤相比，啮齿类动物肿瘤较少发生侵袭和远处转移。

　　啮齿类动物已知的致癌机制与人类有所不同，将啮齿类动物致癌试验结果外推到人类时需要注意这一点。B6C3F1 小鼠自发性肝脏肿瘤的发生率较高，苯巴比妥等肝药酶诱导剂可使其肝脏肿瘤的发生率升高。尿苷二磷酸葡萄糖醛酸基转移酶（uridine diphosphate-glucuronyl transferase，UDP-GT）诱导剂可导致大鼠的甲状腺素水平降低，促甲状腺素（thyroid stimulating hormone，TSH）代偿性升高，从而诱发继发性甲状腺腺瘤。尽管老龄 F344 大鼠常见的大颗粒淋巴细胞白血病（large granular lymphocytic leukemia，LGL）与人类罕见的自然杀伤细胞大颗粒淋巴细胞白血病（natural killer cell-large granular lymphocytic leukemia，NK-LGL）的病理特点相似，但是在人类致癌风险评估时要考虑该肿瘤的物种差异，不能简单外推到人类。非遗传毒性致癌物可诱发雄性大鼠出现肾脏特异性病变——α-2u 球蛋白肾病，并可导致肾肿瘤发生。但是目前公认 α-2u 球蛋白受雄激素调节，并且仅在大鼠肝脏大量合成，故 α-2u 球蛋白肾病具有性别和物种特异性，与人类风险评估无关。

4. 肿瘤的命名与分类

nomenclature and classification of tumor

4.1 肿瘤的命名 nomenclature of tumor

4.1.1 肿瘤命名的一般原则

1) 良性肿瘤命名

(1) 一般在组织或细胞类型的名称后加"瘤"(英文为后缀 -oma)字,如腺上皮的良性肿瘤,称为腺瘤 (adenoma);平滑肌的良性肿瘤,称为平滑肌瘤 (leiomyoma)。

(2) 有时可结合良性肿瘤的形态特点进行命名,如皮肤或黏膜的形状类似乳头状的良性肿瘤,称为乳头状瘤 (papilloma)。

(3) 混合瘤是由单胚层或多胚层来源的两种以上不同的组织成分构成的良性肿瘤,如纤维腺瘤 (fibroadenoma)。

2) 恶性肿瘤命名

(1) 上皮组织的恶性肿瘤统称为癌 (carcinoma),这些肿瘤表现出向某种上皮分化的特点。命名方式是在上皮名称后加"癌"字,如鳞状上皮的恶性肿瘤称为鳞状细胞癌 (squamous cell carcinoma),简称鳞癌;腺上皮的恶性肿瘤称为腺癌 (adenocarcinoma)。有些恶性肿瘤具有一种以上的上皮分化,如肺的"腺鳞癌 (adenosquamous carcinoma)"同时具有腺癌和鳞癌成分。未分化癌 (undifferentiated carcinoma) 是指形态或免疫表型可以确定为癌,但缺乏特定上皮分化特征的癌。

(2) 间叶组织的恶性肿瘤统称为肉瘤 (sarcoma),这些肿瘤表现出向某种间叶组织分化的特点。命名方式是在间叶组织名称后加"肉瘤"二字,如纤维肉瘤 (fibrosarcoma)、脂肪肉瘤 (liposarcoma) 等。未分化肉瘤 (undifferentiated sarcoma) 是指形态或免疫表型可以确定为肉瘤,但缺乏特定间叶组织分化特征的肉瘤。

(3) 同时具有癌和肉瘤两种成分的恶性肿瘤称为癌肉瘤 (carcinosarcoma)。

4.1.2 肿瘤命名的特殊情况

由于历史原因,有少数肿瘤的命名已经约定俗成,不完全依照上述肿瘤命名一般原则。

(1) 有些肿瘤的形态类似发育过程中的某种幼稚细胞或组织,称为"母细胞瘤"(英文后缀 -blastoma),如神经母细胞瘤 (neuroblastoma)、髓母细胞瘤 (medulloblastoma) 和肾母细胞瘤 (nephroblastoma) 为恶性肿瘤。

(2) 白血病 (leukemia) 和精原细胞瘤 (seminoma) 等肿瘤,虽称为"病"或"瘤",但实际上是恶性肿瘤。

(3) 有些恶性肿瘤,既不命名为癌,也不命名为肉瘤,而直接命名为"恶性……瘤",如恶性黑色素瘤 (malignant melanoma)、恶性脑膜瘤 (malignant meningioma)、恶性神经鞘瘤 (malignant schwannoma) 等。

(4) 有些肿瘤以最初描述或研究该肿瘤的学者的名字命名,如尤因 (Ewing) 肉瘤、霍奇金 (Hodgkin)

淋巴瘤。

（5）有些肿瘤以肿瘤细胞的形态命名，如印戒细胞癌（signet-ring cell carcinoma）。

（6）畸胎瘤（teratoma）是性腺或胚胎残留中全能细胞发生的肿瘤，多发生于卵巢和睾丸。此肿瘤一般含有两个以上胚层的多种成分，结构混乱，分为良性畸胎瘤（benign teratoma）和恶性畸胎瘤（malignant teratoma）两种。

4.2 肿瘤的分类 classification of tumor

肿瘤的分类主要依据肿瘤的组织类型，将其分为上皮组织肿瘤、间叶组织肿瘤、淋巴造血组织肿瘤、神经组织和脑脊膜肿瘤及其他组织肿瘤，每一类型肿瘤进一步按照其细胞类型、分化程度及其生物学行为分为良性肿瘤和恶性肿瘤两大类（表1-4-1）。

表 1-4-1 常见肿瘤的分类

组织类型	细胞类型	良性肿瘤	恶性肿瘤
上皮组织	鳞状细胞	鳞状细胞乳头状瘤	鳞状细胞癌
	基底细胞	良性基底细胞瘤	基底细胞癌
	腺上皮	腺瘤	腺癌
	尿路上皮	尿路上皮乳头状瘤	尿路上皮癌
间叶组织	纤维组织	纤维瘤	纤维肉瘤
	脂肪组织	脂肪瘤	脂肪肉瘤
	平滑肌	平滑肌瘤	平滑肌肉瘤
	横纹肌	横纹肌瘤	横纹肌肉瘤
	血管	血管瘤	血管肉瘤
	淋巴管	淋巴管瘤	淋巴管肉瘤
	骨和软骨	软骨瘤、骨软骨瘤	骨肉瘤、软骨肉瘤
淋巴造血组织	淋巴细胞	无	淋巴瘤
	造血细胞	无	白血病
	胸腺上皮细胞	良性胸腺瘤	恶性胸腺瘤
神经组织和脑脊膜	胶质细胞	少突胶质细胞瘤	恶性少突胶质细胞瘤
	神经细胞	良性节细胞神经瘤	神经母细胞瘤、髓母细胞瘤
	施万细胞	良性神经鞘瘤	恶性神经鞘瘤
	脑脊膜	良性脑膜瘤、良性神经脊细胞瘤	恶性脑膜瘤、恶性神经脊细胞瘤
其他组织	黑色素细胞	良性黑色素瘤	恶性黑色素瘤
	胎盘滋养层细胞	葡萄胎	绒毛膜癌
	生殖细胞	无	精原细胞瘤
	性索间质细胞	良性卵泡膜细胞瘤	恶性卵泡膜细胞瘤
	生殖细胞	无	胚胎性癌
	全能细胞	良性畸胎瘤	恶性畸胎瘤
	多种组织/细胞	混合瘤	癌肉瘤/恶性混合瘤

5. 肿瘤的生长、扩散及对机体的影响

growth and dissemination of tumor, and impacts of tumor on the body

5.1 肿瘤的生长 growth of tumor

肿瘤的生长方式主要有四种：膨胀性生长（expansive growth）、外生性生长（exophytic growth）、内生性生长（endophytic growth）和侵袭性生长（invasive growth）。

5.1.1 膨胀性生长

膨胀性生长以向外推挤生长为主，实质器官的良性肿瘤多呈膨胀性生长，其生长速度较慢，与周围组织界限清楚，可在肿瘤周围形成完整的纤维性包膜。

5.1.2 外生性生长

外生性生长是指体表肿瘤、体腔（如胸腔、腹腔）内的肿瘤，或管道器官（如消化道）腔面的肿瘤，常突向表面生长，呈乳头状、息肉状、蕈状或菜花状。良性肿瘤和恶性肿瘤都可呈外生性生长，但恶性肿瘤的基底部常有侵袭。

5.1.3 内生性生长

内生性生长是指成片状的肿瘤细胞或相互吻合的肿瘤细胞条索，以内翻性乳头状或以推挤式的、球根状方式生长，或呈板状的、内陷的方式生长，如肺鳞癌突入支气管壁内的生长、肾乳头状瘤向肾内生长、尿路上皮癌向间质内的推挤式生长等。

5.1.4 侵袭性生长

侵袭性生长也称浸润性生长，肿瘤组织向周围组织的破坏性生长，多见于恶性肿瘤，肿瘤组织无包膜（或破坏原有的被膜），与周围组织无明显界限。

5.2 肿瘤的扩散 dissemination of tumor

恶性肿瘤不仅可在原发部位侵袭性生长，累及周围器官或组织，而且还可通过多种途径扩散到机体其他部位，这是恶性肿瘤的最重要生物学特点之一。主要途径包括直接蔓延（direct spreading）和转移（metastasis）。

5.2.1 直接蔓延

随着恶性肿瘤的不断长大，肿瘤细胞常沿着组织间隙或神经束膜连续地侵袭性生长，破坏邻近器官或组织的现象。

5.2.2 转移

恶性肿瘤细胞从原发部位侵入淋巴管、血管或体腔，迁徙到机体其他部位，继续生长，形成同样类型

肿瘤的过程。通过转移形成的肿瘤称为转移性肿瘤（metastatic tumor）或继发性肿瘤（secondary tumor），原发部位的肿瘤称为原发性肿瘤（primary tumor）。恶性肿瘤通过以下几种途径转移。

1）淋巴道转移（lymphatic metastasis）：恶性肿瘤细胞侵入淋巴管，随着淋巴流到局部淋巴结的过程。局部淋巴结发生转移后，可继续转移至淋巴循环下一站的其他淋巴结，最后可经胸导管进入血流，继发血道转移。值得注意的是，有时肿瘤可发生跳跃式转移（skip metastasis）或逆行转移（retrograde metastasis）。

2）血道转移（hematogenous metastasis）：恶性肿瘤细胞侵入血管随血流到达远处的器官，继续生长形成转移瘤的过程。由于静脉壁较薄，同时压力较低，故瘤细胞多经静脉入血，少数亦可经淋巴管间接入血。恶性肿瘤可通过血道转移累及许多器官，但最常受累的脏器是肺和肝。

3）种植性转移（transcoelomic metastasis）：发生于胸、腹等体腔内器官的恶性肿瘤，侵及器官表面时，肿瘤细胞可以脱落，像播种一样种植在体腔其他器官的表面，形成多个转移性肿瘤的过程。种植性转移常见于腹腔的恶性肿瘤。

5.3 肿瘤对机体的影响 impacts of tumor on the body

良性肿瘤分化较成熟，生长缓慢，一般在局部生长，不侵袭，不转移，对机体的影响相对较小，主要表现为局部压迫和阻塞症状。这些症状的有无或严重程度，主要与肿瘤的发生部位和继发性变化有关。此外，实验动物致癌试验中，垂体肿瘤多发，虽多为良性肿瘤，但常为动物死亡原因。

恶性肿瘤分化不成熟，生长迅速，侵袭并破坏器官的结构和功能，还可发生转移，对机体的影响严重。除了可引起局部压迫和阻塞症状外，还易并发溃疡、出血、穿孔等改变。

一些非内分泌肿瘤，也可以产生和分泌激素或激素类物质，引起内分泌症状，称为异位内分泌综合征（ectopic endocrine syndrome）。此类肿瘤多为恶性肿瘤，以癌居多，如肺癌、胃癌和肝癌等。

6. 良性肿瘤与恶性肿瘤的区别，以及癌与肉瘤的区别
difference between benign and malignant tumors, difference between carcinoma and sarcoma

6.1 良性肿瘤与恶性肿瘤的区别 difference between benign and malignant tumors

根据肿瘤的特征及其对机体的影响，可将肿瘤分为良性肿瘤和恶性肿瘤两大类。还有一些肿瘤，其组织形态和生物学行为介于良、恶性肿瘤之间，称为交界性肿瘤（borderline tumor）。良性肿瘤和恶性肿瘤的区别见表1-6-1。

表1-6-1　良性肿瘤和恶性肿瘤的区别

特征	良性肿瘤	恶性肿瘤
分化程度	好	不同程度分化、分化差或未分化
异型性	小	大
核分裂象	少或无，无病理性核分裂象	多，可见病理性核分裂象
生长速度	缓慢	较快
生长方式	膨胀性或外生性生长	侵袭性或外生性生长
继发改变	少见	常见，如出血、坏死、溃疡形成等
转移	无	有
复发	不复发或很少复发	易复发
对机体的影响	较小，主要为局部压迫或阻塞	较大，除局部压迫和阻塞外，还可破坏原发部位和转移部位的组织，引起坏死、出血、合并感染，造成恶病质和死亡

6.2 癌与肉瘤的区别 difference between carcinoma and sarcoma

上皮组织的恶性肿瘤统称为癌（carcinoma），间叶组织的恶性肿瘤统称为肉瘤（sarcoma），癌和肉瘤的区别见表1-6-2。

表1-6-2　癌与肉瘤的区别

特征	癌	肉瘤
组织分化	上皮组织	间叶组织
大体特点	质较硬，色灰白，较干燥	质软，色灰红，鱼肉状
镜下特点	多形成癌巢，实质与间质界限清楚，纤维组织常有增生	多弥漫分布，实质与间质界限不清，间质内血管丰富，纤维组织少
网状纤维	见于癌巢周围，癌细胞间多无网状纤维	肉瘤细胞间多有网状纤维
免疫组织化学	癌细胞表达上皮标志物（如细胞角蛋白）	肉瘤细胞表达间叶标志物（如波形蛋白）
转移	多经淋巴道转移	多经血道转移

7. 致癌试验肿瘤病理诊断方法
pathological diagnostic methods in carcinogenicity study

7.1 大体病理学检查及取材要点 key points of gross pathological examination and sampling

剖检前核对动物信息，剖检时首先检查动物的全身状态、体表和体腔有无异常，其次检查内脏器官有无肉眼可见的病变。致癌试验大体病理学检查时应重点关注有无肿物发生及其特点，需记录肉眼观察病变和肿物的部位、数量、大小（肿物用长 × 宽 × 高进行描述）*、形状、颜色、质地和 / 或其与周围组织的关系等内容，这些内容在组织病理学诊断时有助于肿瘤的诊断和良恶性判定。

肿物取材制片时，较小的肿物要包括全部肿物、包膜（如果有）和周围组织，较大的肿物在不同部位分别取 2 ～ 4 块，并包括肿物的包膜（如果有）和周围组织。

7.2 组织病理学检查要点 key points of histopathological examination

现阶段致癌试验仍主要基于 HE 染色切片进行组织病理学检查。对于个别疑难病变，最好进行针对性的免疫组织化学或特殊染色进行鉴别诊断。组织病理学检查建议采用规范、统一的术语进行诊断结果描述，可参考国际通用毒性病理术语及诊断标准（INHAND）项目系列文章和中国药学会毒性病理专业委员会出版的《毒性病理学术语集》（中国药学会团体标准 T/CPHARMA001-2020）。

致癌试验中，淋巴造血系统器官 / 组织来源的肿瘤，如白血病、淋巴瘤和组织细胞肉瘤等，应添加"淋巴造血系统（hematolymphoid system）"这一术语，用以记录所有淋巴造血系统器官 / 组织来源肿瘤。原发部位记录为 P（英文 present 的大写首字母，表示存在），累及的脏器应记录相应肿瘤的名称及病变程度。同时所有动物的淋巴造血系统器官 / 组织均应有诊断及记录。

其他器官 / 组织发生的肿瘤需记录个数（用"几个 P"表示，"几"用阿拉伯数字表示），如"肝脏，肝细胞腺瘤，2P"代表肝脏镜检发现 2 个肝细胞腺瘤。当发现转移性肿瘤时，需确认原发性肿瘤的诊断和部位，如肝脏中见肾癌转移，则肝脏记录为"肝脏，肾癌转移"。

致癌试验肿瘤的诊断，需要明确是原发性肿瘤还是转移性肿瘤、良性肿瘤还是恶性肿瘤、致死性（fatal）肿瘤还是偶发性（incidental）肿瘤。需记录所有非计划解剖动物的濒死或死亡原因。如果死亡动物无法判明死因，可记录为死亡原因不确定（undetermined）。

7.3 组织病理学同行评议 peer review of histopathology

致癌试验病理学数据的准确性至关重要。病理学数据汇总表包括死亡原因表、肿瘤总数和发生肿瘤动物数表、肿瘤发生率表、肿瘤统计分析汇总表、非肿瘤性病变汇总表、大体病理学检查病变汇总表等。为保证病理学数据的准确性和可靠性，组织病理学同行评议是必需的。

---

* 这里的长、宽、高的单位均为 cm。

7.4 统计分析方法 statistical analysis methods

致癌试验统计分析非常关键，特定肿瘤发生率统计以 Fisher 确切概率法单侧检验比较各给药组肿瘤发生率是否高于同期对照组。如果能够一致性地将肿瘤分为致死性或偶发性时，可以进行 Peto 检验。如果肿瘤不能分为致死性或偶发性，可以使用 Poly-3 或 Poly-k 检验进行统计学分析，也可根据实际情况采用其他统计分析方法（表 1-7-1）。

表 1-7-1　致癌试验统计分析方法

生存率	统计分析方法		
考虑	比较检验（comparison test）	Peto 检验（Peto's test）	Poly-k 检验（Poly-k test）
	趋势检验（trend test）	Peto 检验（Peto's test）	比率趋势检验（ratio trend test）
不考虑	比较检验（comparison test）	Fisher 确切概率法检验（Fisher's exact test）	卡方检验（Chi-square test）
	趋势检验（trend test）	Cochran-Armitage 趋势检验（Cochran-Armitage test）	

7.5 致癌试验中致癌风险的评价标准 criteria for evaluating carcinogenic risk in carcinogenicity study

致癌试验中给药组和同期对照组之间的肿瘤数据经上述统计分析方法分析，结果发现下列任何一项有统计学差异时，即可考虑受试物有潜在致癌性风险：①给药组动物中观察到不常见肿瘤，同期对照组动物未见该肿瘤；②与同期对照组相比，给药组动物的肿瘤发生率显著增加；③与同期对照组相比，给药组动物肿瘤出现在更多的器官/组织中；④与同期对照组相比，给药组动物的肿瘤发生时间更早。

7.6 组织化学 histochemistry

组织化学，又称为特殊染色（special stain），是通过应用某些能与组织细胞化学成分特异性结合的显色试剂，显示病变组织或细胞的特殊化学成分（如蛋白质、酶类、核酸、糖类和脂类等）改变的染色技术。组织化学可保存组织原有的形态学改变，实现形态与代谢相结合，可辅助进行某些肿瘤的诊断和鉴别诊断。目前组织化学方法超过 100 种，常用的组织化学方法见表 1-7-2。

表 1-7-2　常用的组织化学方法

组织化学	化学成分	阳性反应	备注
过碘酸希夫（periodic acid Schiff，PAS）染色	糖原和中性黏液、基底膜、大多数真菌和寄生虫	PAS 阳性物质呈红色至紫红色	染色时间因温度变化差异较大
Gomori 网状纤维染色	网状纤维	网状纤维呈黑色	无
Gorden-Sweets 氢氧化银氨液浸染法	网状纤维	网状纤维呈黑色，胶原纤维呈黄棕色，胞核呈红色（核固红复染）	无
Van Gieson 苦味酸酸性复红染色（VG 染色）	胶原纤维	胶原纤维呈红色，肌纤维、神经胶质、红细胞呈黄色，胞核呈蓝色	Van Gieson 染液混合后应马上使用，VG 染色后可不水洗直接进入无水乙醇分化
维多利亚蓝染色	弹力纤维	弹力纤维呈蓝绿色，胶原纤维呈红色	维多利亚蓝染液可室温保存长达数年，天狼猩红复染后急速水洗
Masson 三色染色	结缔组织成分	苯胺蓝复染胶原纤维、黏液和软骨呈蓝色，以亮绿复染上述组织呈绿色，胞质、肌纤维和神经胶质呈红色，胞核呈黑蓝色	亮绿容易褪色，建议用苯胺蓝复染，1% 磷钼酸处理切片时应在显微镜下观察以控制染色时间

（续表）

组织化学	化学成分	阳性反应	备注
Mallory 磷钨酸－苏木精（phosphotungstic acid hematoxylin，PTAH）染色	横纹肌	横纹肌呈紫蓝色，胶原纤维、网状纤维呈棕红色	用磷钨酸－苏木精染色后切片不水洗直接用 95% 乙醇分化
刚果红染色	淀粉样物质	淀粉样物质呈橘红色，胞核呈蓝色	荧光显微镜下呈橘红色，在偏振光显微镜下呈苹果绿双折光性
甲基紫染色	淀粉样物质	淀粉样物质呈紫红色或红色，胞核呈蓝色	无
苏丹 III	中性脂肪	橘红色	新鲜组织冰冻切片
苏丹 IV	中性脂肪	红色	新鲜组织冰冻切片
油红 O	中性脂肪	红色	新鲜组织冰冻切片，染色反应最强，可显色细小脂滴
普鲁士蓝染色	含铁血黄素	蓝色	避免使用含铬酸盐的固定液
Masson-Fontana 染色	黑色素	黑色	避免使用含铬酸盐的固定液
三氯醋酸染色	胆红素	绿色	无
三氯化铁－铁氰化钾染色	脂褐素	暗蓝黑色	无
阿尔辛蓝（Alcian blue，AB）染色	酸性黏液	蓝色	无
阿尔辛蓝－过碘酸希夫（AB-PAS）染色	黏液物质	酸性黏液物质呈蓝色，中性黏液物质呈红色，中性和酸性黏液混合物呈紫红色	无
甲苯胺蓝	肥大细胞	肥大细胞胞质颗粒呈紫红色	无
高铁二胺（high iron diamine，HID）染色	酸性黏液	硫酸化黏液呈棕黑色	无
硝酸银染色	钙盐	黑色	不宜用酸性固定液
改良 Bielschowsky 银染色	神经轴突	黑色	无
Luxol 坚牢蓝染色	神经髓鞘	蓝绿色	无

7.7 免疫组织化学与免疫细胞化学 immunohistochemistry and immunocytochemistry

免疫组织化学（immunohistochemistry，IHC）与免疫细胞化学（immunocytochemistry，ICC）技术是利用已知抗体与待测组织中的靶抗原特异性结合，形成抗原－抗体复合物，通过对这些复合物的显色，来定位组织或细胞中的某种化学物质。IHC 与 ICC 技术不仅特异性强、敏感性高，而且可将形态学改变与功能及代谢变化相结合。因此，IHC 与 ICC 技术有助于增生性和肿瘤性病变的诊断和鉴别诊断，确定继发性肿瘤的原发部位、恶性肿瘤的分型，以及组织起源不明肿瘤的研究等。IHC 与 ICC 技术常用标志物见表 1-7-3。

表 1-7-3　IHC 与 ICC 技术常用标志物

细胞 / 组织类型	标志物
上皮组织	细胞角蛋白（cytokeratin，CK）、上皮膜抗原（epithelial membrane antigen，EMA）
间叶组织	波形蛋白（vimentin）
平滑肌	结蛋白（desmin）、α- 平滑肌肌动蛋白（α-smooth muscle actin，α-SMA）、钙调理蛋白（calponin）、h- 钙调蛋白结合蛋白（h-caldesmon）、肌肉特异性肌动蛋白（muscle specific actin，MSA）
横纹肌	肌红蛋白（myoglobin）、成肌蛋白（myogenin）、成肌分化基因 1（myogenic differentiation 1，MyoD1）、肌肉特异性肌动蛋白

(续表)

细胞 / 组织类型	标志物
肌纤维母细胞	α-SMA、MSA、结蛋白、钙调理蛋白、激活素受体样激酶 1（activin receptor like kinase 1，ALK1）
血管内皮	CD31、CD34、FLI1、ERG、第 VIII 因子相关抗原（factor VIII-related antigen，FVIIIRAg）
淋巴管内皮	D2-40、CD34、血管内皮细胞生长因子受体 3（vascular endothelial growth factor recepter 3，VEGFR-3）
血管周细胞	CD34、α-SMA、MSA
黑色素细胞	S-100、HMB-45、Melan-A、小眼畸形相关转录因子（microphthalmia-associated transcription factor，MITF）、PNL2
施万细胞	性别决定区盒基因 10（sex determining region Y-box 10，SOX10）、S-100
神经束膜细胞	EMA、密封蛋白 -1（claudin-1）、葡萄糖转运蛋白 -1（glucose transporter-1，GLUT-1）
小胶质细胞	离子钙结合衔接分子 1（ionized calcium-binding adaptor molecule1，iba1）、CD11b 单克隆抗体（OX42）
星形胶质细胞	胶质细胞原纤维酸性蛋白（glial fibrillary acidic protein，GFAP）、S-100
少突胶质细胞	髓鞘碱性蛋白（myelin basic protein，MBP）、髓鞘寡突胶质糖蛋白（myelin oligodendroglia glycoprotein，MOG）、少突胶质细胞转录因子（oligodendrocyte transcription factor，Olig）
神经元	神经丝蛋白（neurofilament protein，NFP）、神经元核抗原（neuronal nuclei antigen，NeuN）、突触核蛋白（synuclein）、神经元特异性烯醇化酶（neuron specific enolase，NSE）
神经内分泌细胞	NSE、嗜铬粒蛋白 A（chromogranin A，CgA）、突触小泡蛋白（synaptophysin）
神经节细胞	神经丝蛋白、CgA、Syn、神经元特异性烯醇化酶
T 细胞	CD3、CD45R0
B 细胞	CD20、CD79a、CD19、配对盒基因 5（paired box gene 5，PAX5）
巨噬细胞	CD68、CD163
浆细胞	CD38、CD138
NK 细胞	CD56、CD57
朗格汉斯细胞	CD1a、S-100、朗格汉斯蛋白（langerin）
树突细胞	CD21、CD23、CD35
间皮细胞	钙 [视] 网膜蛋白（calretinin）、CK5/6、CK18、间皮素（mesothelin）、波形蛋白、S-100、D2-40、肾母细胞瘤蛋白 1（wilms tumor-1，WT1）
细胞增殖	Ki-67、增殖细胞核抗原（proliferating cell nuclear antigen，PCNA）、5- 溴尿嘧啶脱氧核苷（5-bromo-2'-deoxyuridine，BrdU）
细胞凋亡	胱天蛋白酶 -3（caspase-3）、胱天蛋白酶 -7（caspase-7）
补体	C3、C1q、C5b-9
甲状腺滤泡旁细胞	降钙素（calcitonin）
前列腺上皮细胞	前列腺特异性抗原（prostate specific antigen，PSA）
胰岛 α 细胞	胰高血糖素（glucagon）
胰岛 β 细胞	胰岛素（insulin）

7.8 免疫荧光技术 immunofluorescent technique

免疫荧光技术是用荧光标记的抗体或抗原与样品中相应的抗原或抗体结合，以适当检测荧光的技术对其进行分析的方法。将抗原或抗体与荧光染料连接，用于检测相应特异性的抗体或抗原的方法称 "直接免疫荧光技术（direct immunofluorescent technique）"。用荧光染料标记的第二、第三抗体等检测相应抗原抗体复合体的方法则称 "间接免疫荧光技术（indirect immunofluorescent technique）"。IHC 常用的显色颜色是棕色或红色，而免疫荧光则有 5 种以上不同的颜色，更适于进行定量研究和多重标记。

7.9 电子显微镜 electron microscope

电子显微镜是以高能电子为光源，以静电透镜或电磁透镜成像，具有纳米至亚埃级分辨力，放大率可达数百万倍的显微镜。根据原理和功能又分为透射电子显微镜（transmission electron microscope，TEM）、扫描电子显微镜（scanning electron microscope，SEM）、发射电子显微镜（emission electron microscope，EEM）等多种类型。电子显微镜技术使病理学对病变的认识从组织、细胞水平深入到超微结构水平，可用于观测和分析各类组织的细胞膜、细胞器和细胞核的超微结构及其病理变化，是肿瘤诊断和鉴别诊断的重要辅助技术之一。

7.10 分子生物学技术 molecular biology technique

分子生物学技术，包括聚合酶链式反应（polymerase chain reaction，PCR）、原位杂交（in situ hybridization，ISH）、荧光原位杂交（fluorescence in situ hybridization，FISH）、DNA 印迹（Southern blotting）、RNA 印迹（Northern blotting）、蛋白质印迹（Western blotting）、第二代测序（next generation sequencing，NGS）技术、微阵列（microarray）技术及各种组学技术等。上述分子生物学技术可提供组织或细胞水平上基因定位或蛋白质表达相关信息，近十年来广泛应用于肿瘤的组织病理学诊断和分子病理学研究。分子生物学技术还可用于一些疑难肿瘤的诊断、鉴别诊断、组织起源和分类，可作为肿瘤组织病理学诊断的重要辅助技术之一。

7.11 其他技术 other techniques

7.11.1 体视学和图像分析技术 stereology and image analysis technique

体视学是根据二维切片应用计算机技术进行三维重建，以获得组织、细胞和亚细胞三维形态定量特征的方法，是介于形态学和数学之间的边缘学科。图像分析技术是进行体视学研究的方法之一，是应用数学和统计学原理将观察到的组织和细胞的二维平面图像推导出三维立体定量资料，包括对组织和细胞内各种成分的数量、体积及表面积等的相对值与绝对值等进行测量的方法，又称为形态计量术（morphometry）。上述技术可为进一步研究肿瘤的侵袭和转移提供精确的定量数据，并可用于 IHC 显色反应的半定量分析。

7.11.2 数字病理学 digital pathology

数字病理学通过计算机技术对数字切片所生成的信息进行管理。近年来，数字病理学和全切片图像（whole slide image，WSI）评估领域进展迅速，并为常规组织病理学评估和基本形态学表征提供了合理的应用平台。可用于病理学疑难切片的远程会诊和组织病理学同行评议，不仅可以节省时间，而且还可提供可量化的数据，目前方兴未艾，是研究和应用热点。

7.11.3 人工智能 artificial intelligence

基于深度学习（deep learning）算法的人工智能（artificial intelligence，AI）模型可以完成 WSI 的特征提取、内容分类、目标区域分割等工作，通过 WSI 与图像分析算法的结合，可以开发出计算机辅助诊断系统（computer-aided diagnosis，CAD），推动肿瘤组织病理学诊断智能化，不但能减轻病理诊断人员的工作负担，还可以提高病理诊断的准确率。当然，作为一种辅助诊断技术，AI 并不能完全替代病理学家，而是为肿瘤的组织病理学诊断带来更多便利。在大数据和云计算技术的协同作用下，病理学 AI 技术已进入快速发展期。

（编校：吕建军、大平东子）

参考文献
References

步宏，李一雷 . 病理学 [M]. 第 9 版 . 北京：人民卫生出版社，2018.

丁伟，王德田 . 简明病理学技术 [M]. 杭州：浙江科学技术出版社，2014.

韩安家，阎晓初，王坚 . 软组织肿瘤病理诊断免疫组化指标选择专家共识（2015）[J]. 临床与实验病理学杂志，2015，31(11): 1201-1204.

今井清，榎本真，任进 . 图解毒性病理学 [M]. 昆明：云南科技出版社，2006.

秦川 . 毒理病理学词典 [M]. 北京：科学出版社，2020.

日本毒性病理学会 . 新毒性病理组织学 [M]. 东京：西村书店东京编辑部，2017.

日本獣医病理学専門家協会 . 动物病理学总论 [M]. 第 3 版 . 东京：文永堂出版株式会社，2015.

万德森 . 临床肿瘤学 [M]. 第 4 版 . 北京：科学出版社，2014.

王德田，董建强 . 实用现代病理学技术 [M]. 北京：中国协和医科大学出版社，2012.

魏于全，赫捷 . 肿瘤学 [M]. 第 2 版 . 北京：人民卫生出版社，2015.

席月，陈军 . 病理技术大讲堂 1001 问——病理技术操作疑难点解惑答疑 [M]. 北京：人民卫生出版社，2018.

医学名词审定委员会，病理学名词审定分委员会 . 病理学名词 [M]. 北京：科学出版社，2020.

中国药学会毒性病理专业委员会 . 毒性病理学术语集 [M]. 北京：科学出版社，2021.

MCINNES E F. 实验动物背景病变彩色图谱 [M]. 孔庆喜，吕建军，王和枚，等译 . 北京：北京科学技术出版社，2018.

SAHOTA P S, POPP J A, HARDISTY J F, et al. 毒理病理学非临床安全性评价 [M]. 吕建军，王和枚，刘克剑，等译 . 北京：北京科学技术出版社，2018.

HARD G C, WHYSNER J. Risk assessment of d-limonene: an example of male rat-specific renal tumorigens [J]. Crit Rev Toxicol, 1994, 24 (3): 231-254.

THOMAS J, HASEMAN J K, GOODMAN J L, et al. A review of large granular lymphocytic leukemia in Fischer 344 rats as an initial step toward evaluating the implication of the endpoint to human cancer risk assessment [J]. Toxicol Sci, 2007, 99 (1): 3-19.

ZACHARY J F. Pathologic basis of veterinary disease[M]. 6th ed.St. Louis: Elsevier, 2017.

第二部分
肿瘤病理学各论

Section II
Systemic Tumor Pathology

1. 呼吸系统
Respiratory System

1.1 鼻腔 nasal cavity

- 鳞状细胞癌（squamous cell carcinoma，图 2-1-1 ～图 2-1-3）

【组织来源】 移行上皮、呼吸上皮或嗅上皮的鳞状上皮分化，腺组织的导管上皮或鼻前庭的鳞状上皮细胞。

【诊断特征】 鼻腔内肿瘤组织呈分支状、索状或团块状；肿瘤细胞呈鳞状上皮样，大小形状不规则，可为大的多角形，也可为纺锤形，细胞质呈嗜酸性，可见角蛋白。具有恶性肿瘤的特征，如较多核分裂象、细胞异型性或细胞核多形性及浸润性生长。分化较好的鳞状细胞癌的肿瘤细胞含有细胞间桥、角化及较少的核分裂象；分化差的鳞状细胞癌的肿瘤细胞鳞状上皮的细胞特征不明显，无细胞间桥及角化珠，肿瘤细胞呈梭形、肉瘤样形态。

【鉴别诊断】

腺鳞癌（adenosquamous carcinoma）：腺鳞癌同时具有腺癌和鳞状细胞癌的特征。

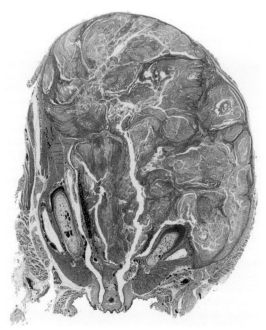

图 2-1-1. 鳞状细胞癌，大鼠，鼻腔。鼻腔内见大块肿瘤组织，内有角化形成

Yumi Umeda 博士 供图

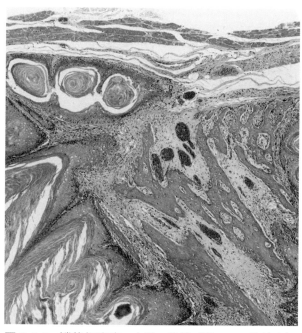

图 2-1-2. 鳞状细胞癌，大鼠，鼻腔（图 2-1-1 的放大）。鼻腔内可见鳞状上皮样的肿瘤细胞异型性增生，有角化珠形成

Yumi Umeda 博士 供图

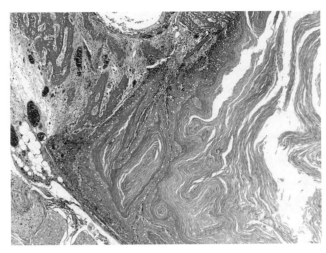

图 2-1-3. 鳞状细胞癌，大鼠，鼻腔（图 2-1-1 的放大）。鼻腔内可见分化较好的鳞状细胞癌，鳞状上皮样的肿瘤细胞异型性增生和明显角化

Yumi Umeda 博士 供图

（编校：贺亮、张泽安）

● 神经上皮癌（neuroepithelial carcinoma，图 2-1-4 ～图 2-1-7）

【组织来源】 嗅上皮。

【诊断特征】 肿瘤发生于鼻腔嗅上皮所在位置。肿瘤组织被纤维血管组织分隔呈小叶状。肿瘤细胞为圆形、卵圆形或柱状。细胞核呈圆形或卵圆形，位于基底部，核仁明显。肿瘤细胞可排列为菊形团或假菊形团，有时可见腺腔样排列。

【鉴别诊断】

腺癌（adenocarcinoma）：发生位置与神经上皮癌不同，无菊形团形成。

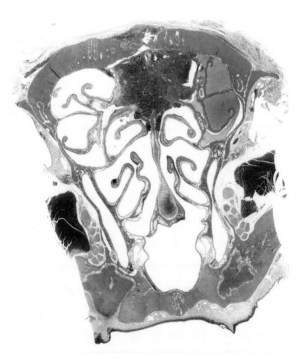

图 2-1-4. 神经上皮癌，大鼠，鼻腔。低倍镜下鼻腔嗅上皮部可见一结节状肿块

Yumi Umeda 博士 供图

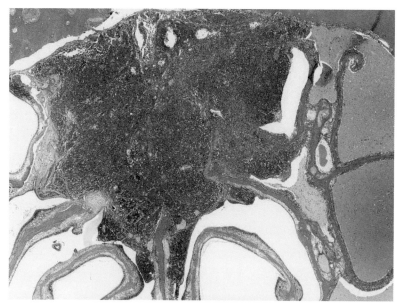

图 2-1-5. 神经上皮癌，大鼠，鼻腔（图 2-1-4 的放大）。鼻腔嗅上皮部肿块呈嗜碱性

Yumi Umeda 博士 供图

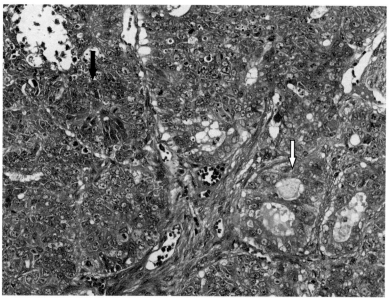

图 2-1-6. 神经上皮癌，大鼠，鼻腔（图 2-1-4 的放大）。肿瘤细胞异型性明显，细胞核圆形或卵圆形，核仁明显，可见核分裂象。肿瘤细胞呈假菊形团排列（如黑色箭头所示）和腺腔状排列（如白色箭头所示）

Yumi Umeda 博士 供图

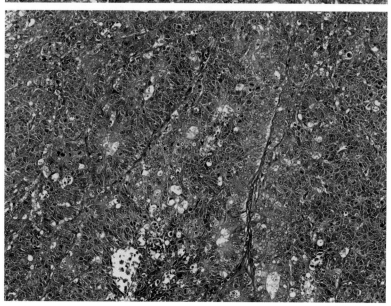

图 2-1-7. 神经上皮癌，大鼠，鼻腔（图 2-1-4 的放大）。肿瘤组织被纤维血管组织分隔，呈小叶状。肿瘤细胞为圆形或柱状，细胞核位于基底部，核仁明显，可见细胞坏死

Yumi Umeda 博士 供图

（编校：贺亮、张泽安）

1.2 气管 trachea

● 乳头状瘤（papilloma，图 2-1-8 ～图 2-1-10）

【组织来源】 呼吸上皮或鳞状上皮。

【诊断特征】 呼吸上皮样或鳞状上皮样的肿瘤细胞呈乳头状向气管腔内增生，分化较好。肿瘤组织含纤维血管间质。肿瘤细胞异型性不明显，未见浸润性生长。气管的乳头状瘤可见以立方形或柱状，或含有纤毛的呼吸上皮样增生为主的类型、以鳞状上皮样增生为主的类型，以及呼吸上皮样和鳞状上皮样的肿瘤细胞混合型。

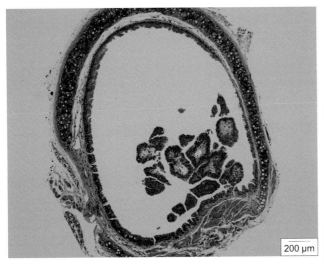

图 2-1-8. 乳头状瘤，转基因小鼠，气管。气管内可见呼吸上皮样的肿瘤细胞增生，呈乳头状突入气管腔

图 2-1-9. 乳头状瘤，转基因小鼠，气管（图 2-1-8 的放大）。气管腔内可见呼吸上皮样的肿瘤细胞增生，含有纤维血管间质

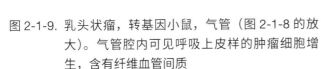

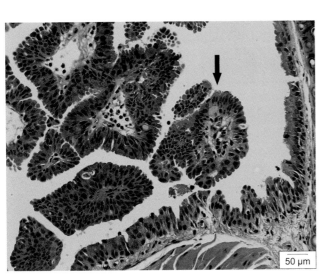

图 2-1-10. 乳头状瘤，转基因小鼠，气管（图 2-1-8 的放大）。肿瘤细胞呈立方形或高柱状，可见纤毛（如箭头所示），异型性不明显

（编校：崔甜甜、张泽安）

1.3 肺 lung

● 细支气管－肺泡增生（bronchiolo-alveolar hyperplasia，图 2-1-11~ 图 2-1-13）

【组织来源】 Ⅱ型肺泡细胞、细支气管纤毛上皮或分泌细胞。

【诊断特征】 增生的细胞沿着原有细支气管－肺泡结构排列，多为单层，病灶为单灶性、多灶性或节段性细胞密度增加，无细胞异型性。对周围组织压迫不明显。可分为以下几种类型。

1. 肺泡型（alveolar）：增生的Ⅱ型肺泡细胞呈圆形、卵圆形或立方形，富含嗜酸性细胞质，可呈空泡状。

2. 细支气管型（bronchiolar）：肺泡壁排列由立方形到高柱状或可能有细支气管上皮细胞分化的多形性细胞。

3. 混合型（mixed）：不同比例的细支气管型和肺泡型增生同时存在。

【鉴别诊断】

1. 细支气管－肺泡腺瘤（bronchiolo-alveolar adenoma）：细胞密度高的结节，存在结构异型性，对周围正常肺泡结构有压迫。

2. 细支气管－肺泡癌（bronchiolo-alveolar carcinoma）：肿瘤组织存在结构异型性和细胞异型性，浸润性生长，破坏周围肺组织的正常结构。

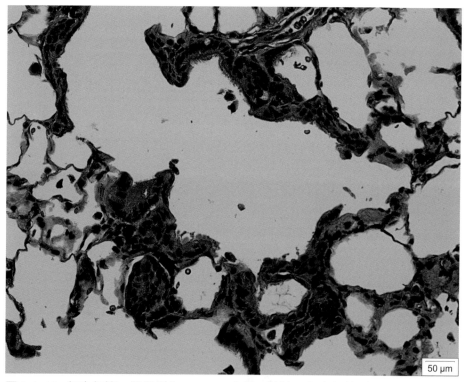

50 μm

图 2-1-11. 细支气管－肺泡增生，Wistar 大鼠，肺脏，细支气管型。细支气管肺泡结构正常，增生的细支气管上皮细胞呈单层排列，细胞密度增加

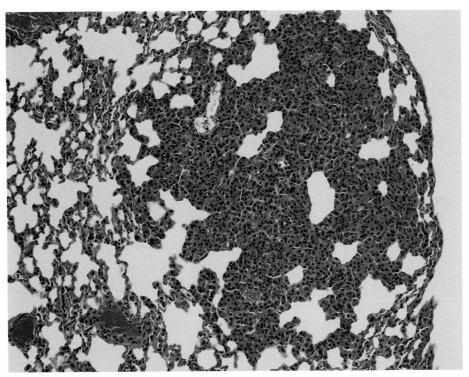

图 2-1-12. 细支气管 – 肺泡增生，小鼠，肺脏。增生的肺泡上皮细胞沿着原有肺泡结构排列，细胞密度增加，实体性，对周围组织无压迫

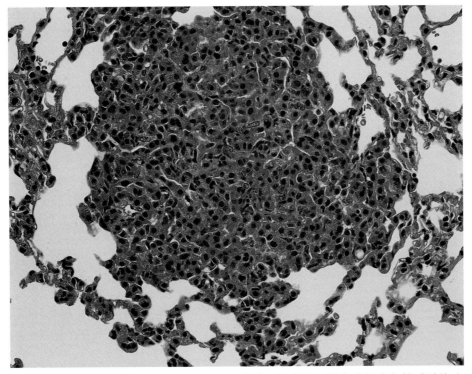

图 2-1-13. 细支气管 – 肺泡增生，小鼠，肺脏，混合型。增生的细支气管或肺泡上皮细胞实体性排列，无细胞异型性，对周围组织无明显压迫。病灶内无血管及纤维组织间质形成

（编校：贺亮、张泽安）

● 细支气管－肺泡腺瘤（bronchiolo-alveolar adenoma，图 2-1-14 ～图 2-1-22）

【组织来源】　Ⅱ型肺泡细胞或者克拉细胞（club cell）。

【诊断特征】　细支气管－肺泡腺瘤常位于肺的边缘。肿瘤细胞结节状增生，肿瘤细胞形态相对一致，细胞异型性不明显，核分裂象少见或没有。细胞密度高、边界清楚，对周围组织有压迫。根据肿瘤细胞的组织学形态特征，可分为以下几种类型。

1. 实体型（solid）：肿瘤细胞为圆形、卵圆形，细胞质丰富，呈嗜酸性，可见颗粒或空泡。细胞核圆形或卵圆形，常压迫周围组织。

2. 乳头状（papillary）：立方形或柱状肿瘤细胞排列成乳头状结构，内含纤维结缔组织轴芯。

3. 肺泡型（alveolar）：仅见于大鼠，立方形或柱状肿瘤细胞在肺泡腔内增殖，有时形成腺样结构。

4. 小管型（tubular）：仅见于大鼠，肿瘤细胞呈小管状的生长模式。

5. 混合型（mixed）：同一肿瘤内有多种类型同时存在。

【鉴别诊断】

细支气管－肺泡癌（bronchiolo-alveolar carcinoma）：肿瘤细胞多形性、异型性、核分裂象增加，肺脏结构破坏，可浸润或转移。

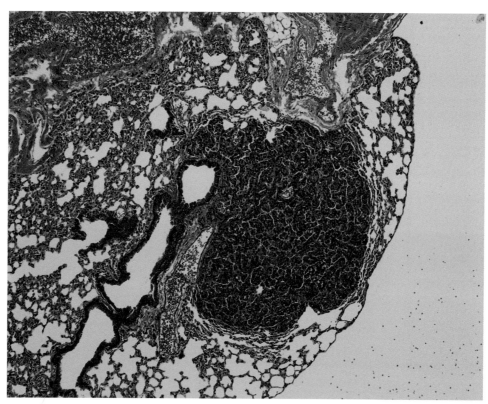

图 2-1-14. 细支气管－肺泡腺瘤，小鼠，肺脏。肺脏内见一结节状肿块。与周围组织界限清楚

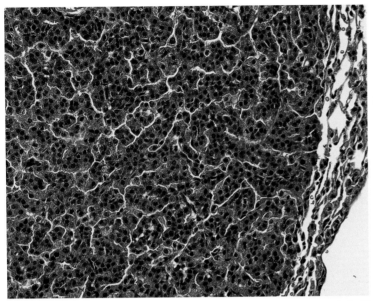

图 2-1-15. 细支气管 – 肺泡腺瘤，小鼠，肺脏（图 2-1-14 的放大）。肿瘤组织对周围有压迫。肿瘤细胞呈圆形、卵圆形，细胞质丰富，呈嗜酸性，细胞核呈圆形或卵圆形。肿瘤细胞异型性小，呈实体型

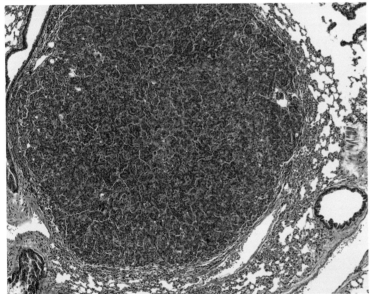

图 2-1-16. 细支气管 – 肺泡腺瘤，小鼠，肺脏。低倍镜可见肺组织内一圆形的肿瘤结节，实体性生长，边界清楚，压迫周围组织

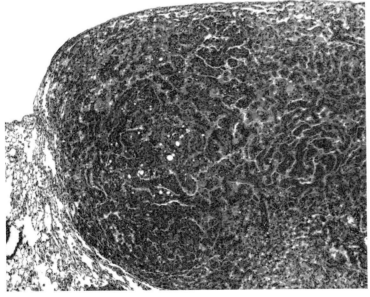

图 2-1-17. 细支气管 – 肺泡腺瘤，SD 大鼠，肺脏。肿瘤组织膨胀性生长，压迫周围组织，边界清楚

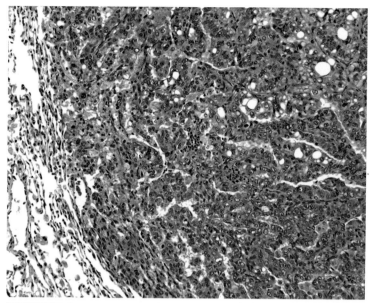

图 2-1-18. 细支气管 - 肺泡腺瘤，SD 大鼠，肺脏（图 2-1-17 的放大）。肿瘤细胞呈卵圆形或立方形，分化较好，腺管样排列

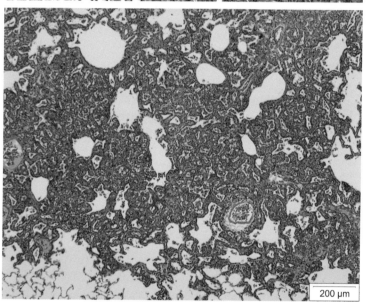

图 2-1-19. 细支气管 - 肺泡腺瘤，小鼠，肺脏。细支气管或肺泡样的肿瘤细胞呈管状生长

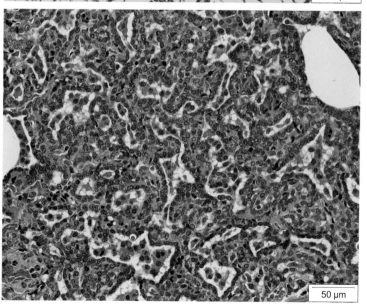

图 2-1-20. 细支气管 - 肺泡腺瘤，小鼠，肺脏（图 2-1-19 的放大）。增生的肿瘤细胞嗜碱性，呈立方形或柱状，多层、腺管状排列。细胞异型性小

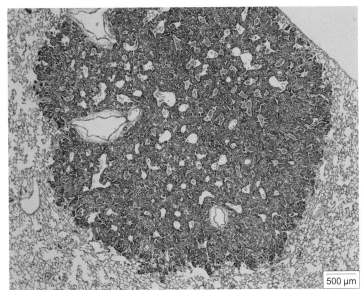

图 2-1-21. 细支气管 – 肺泡腺瘤, 小鼠, 肺脏。肺组织内见大块肿瘤组织, 与周围组织界限清楚

图 2-1-22. 细支气管 – 肺泡腺瘤, 小鼠, 肺脏 (图 2-1-21 的放大)。增生的肿瘤细胞腺管状排列, 细胞异型性不明显。可见脱落的 II 型肺泡上皮细胞

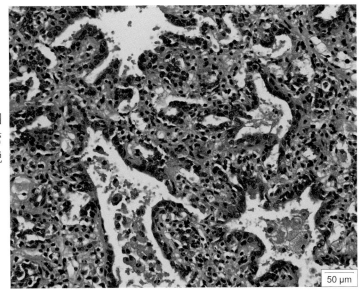

(编校: 贺亮、张泽安)

- 细支气管 – 肺泡癌 (bronchiolo-alveolar carcinoma, 图 2-1-23 ~ 图 2-1-28)

【组织来源】 细支气管上皮、肺泡上皮或者克拉细胞。

【诊断特征】 肿瘤为不规则的结节, 与周围组织界限不清 (在小鼠中直径通常大于 3 ~ 4 mm)。可破坏肺脏结构, 可见浸润性生长及远处转移。肿瘤细胞呈立方形、柱状或多形性, 可排列成乳头状、腺管状、片状实体性或上述几种结构混合存在。部分肿瘤组织嗜碱性强, 异型性明显。肿瘤内和周围肺泡多伴有巨噬细胞。可见鳞状细胞化生区域。较大的肿瘤组织可见坏死、出血、胆固醇结晶、纤维化等。恶性度高的肿瘤可见梭形细胞、硬癌样改变, 核分裂象增多。

【鉴别诊断】

1. 细支气管 – 肺泡腺瘤 (bronchiolo-alveolar adenoma): 无侵袭性生长, 无转移, 细胞多形性或异型性不明显。

2. 腺鳞癌 (adenosquamous carcinoma): 肿瘤组织同时含有鳞状细胞癌及腺癌结构。

3. 鳞状细胞癌 (squamous cell carcinoma): 肿瘤组织具有鳞状细胞癌的典型特征。

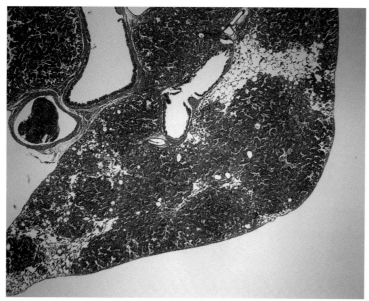

图 2-1-23. 细支气管 – 肺泡癌，小鼠，肺脏。低倍镜，肿瘤组织弥漫性增殖，仅残余小部分正常肺组织

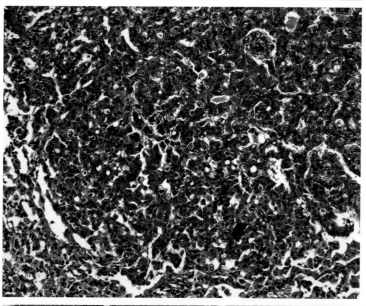

图 2-1-24. 细支气管 – 肺泡癌，小鼠，肺脏（图 2-1-23 的放大）。肿瘤细胞呈立方形或柱状，异型性明显

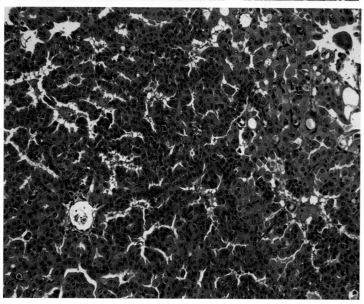

图 2-1-25. 细支气管 – 肺泡癌，小鼠，肺脏（图 2-1-23 的放大）。肿瘤细胞呈立方形或柱状，细胞质丰富，嗜碱性强，腺管状或条索状排列

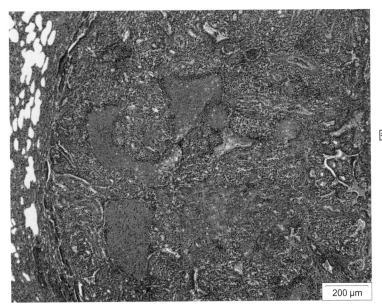

图 2-1-26. 细支气管 – 肺泡癌，SD 大鼠，肺脏。肺内肿瘤组织呈结节状，压迫周围正常肺脏组织，中间可见大块坏死灶

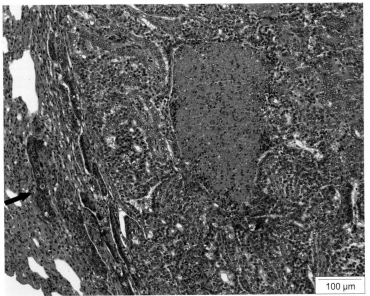

图 2-1-27. 细支气管 – 肺泡癌，SD 大鼠，肺脏（图 2-1-26 的放大）。肿瘤组织侵袭周围肺脏组织（如箭头所示）

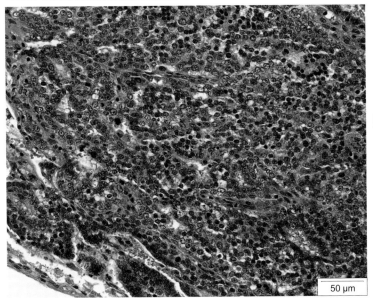

图 2-1-28. 细支气管 – 肺泡癌，SD 大鼠，肺脏（图 2-1-26 的放大）。肿瘤细胞片状或腺管状排列，核分裂象多见，异型性明显

（编校：贺亮、张泽安）

- 鳞状细胞癌（squamous cell carcinoma，图 2-1-29 ～图 2-1-33）

【组织来源】　肺泡上皮和（或）克拉细胞的鳞状上皮化生。

【诊断特征】　鳞状上皮样的肿瘤细胞巢状或不规则侵袭性生长，可浸润至周围的肺组织或胸膜。肿瘤细胞多形性、异型性明显，排列紊乱及核分裂象增多。肿瘤组织分化较好时可见角化珠或细胞间桥。

【鉴别诊断】

1. 鳞状上皮化生（squamous cell metaplasia）：保持正常肺组织结构，为发育成熟的鳞状上皮细胞灶。

2. 腺鳞癌（adenosquamous carcinoma）：肿瘤组织同时含有鳞状细胞癌及腺癌结构。

3. 细支气管 - 肺泡癌（bronchiolo-alveolar carcinoma）：没有鳞状细胞癌特征。

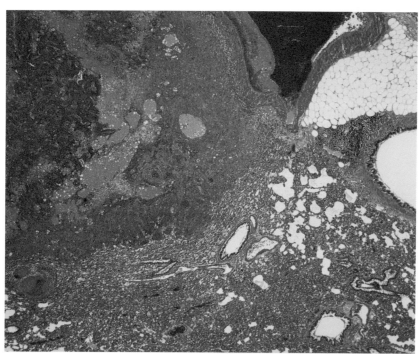

图 2-1-29. 鳞状细胞癌，SD 大鼠，肺脏。肺组织细支气管周围见大片肿瘤组织

图 2-1-30. 鳞状细胞癌，SD 大鼠，肺脏（图 2-1-29 的放大）。鳞状上皮样的肿瘤细胞浸润性生长

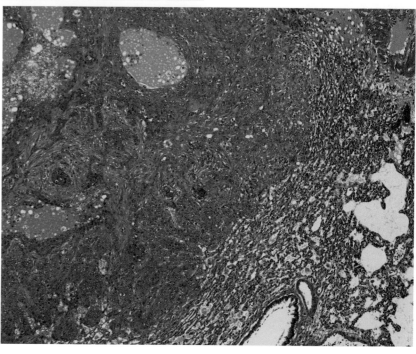

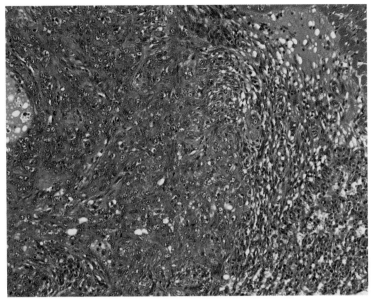

图 2-1-31. 鳞状细胞癌，SD 大鼠，肺脏（图 2-1-29 的放大）。鳞状上皮样的肿瘤细胞呈多角形或梭形。细胞质丰富，呈嗜酸性。可见核分裂象，细胞异型性明显

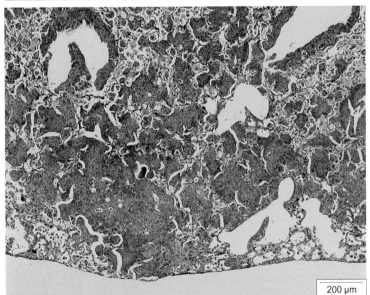

图 2-1-32. 鳞状细胞癌，小鼠，肺脏，诱发。低倍镜下肺组织内见肿瘤细胞巢状生长，肿瘤细胞嗜碱性，呈鳞状上皮样

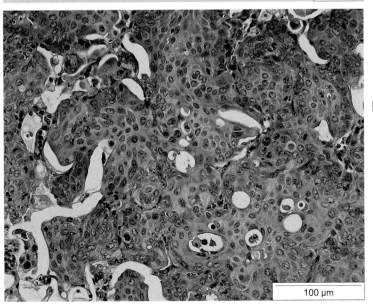

图 2-1-33. 鳞状细胞癌，小鼠，肺脏，诱发（图 2-1-32 的放大）。鳞状上皮样的肿瘤细胞大小不一，细胞异型性明显，细胞核较大，呈圆形、卵圆形，细胞质丰富，可见核分裂象及细胞坏死碎片

（编校：贺亮、张泽安）

- 腺鳞癌（adenosquamous carcinoma，图 2-1-34 ～图 2-1-37）

【组织来源】　Ⅱ型肺泡上皮、克拉细胞、细支气管上皮。

【诊断特征】　肿瘤组织同时含有腺癌及鳞状细胞癌成分，肿瘤细胞异型性明显，侵袭性生长，肿瘤组织内可见出血、坏死。腺癌区域肿瘤细胞呈腺管状、多层排列，细胞异型和结构异型性明显；鳞状细胞癌区域可见鳞状上皮样的肿瘤细胞。

【鉴别诊断】

1. 鳞状细胞癌（squamous cell carcinoma）：鳞状上皮样的肿瘤细胞巢状或不规则侵袭性生长，无腺癌肿瘤细胞成分。

2. 细支气管－肺泡癌（bronchiolo-alveolar carcinoma）：没有鳞状细胞癌的典型特征。

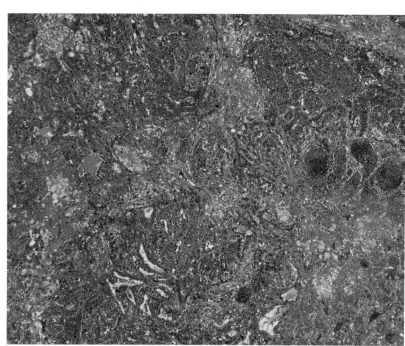

图 2-1-34. 腺鳞癌，SD 大鼠，肺脏。肺组织内见大片肿瘤组织，内有出血及坏死

图 2-1-35. 腺鳞癌，SD 大鼠，肺脏（图2-1-34 的放大）。肿瘤组织内可见鳞状细胞癌区域（如黑色箭头所示）及腺癌区域（如白色箭头所示）

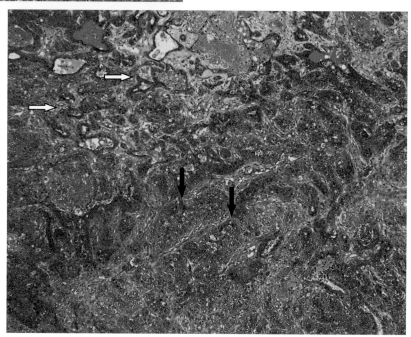

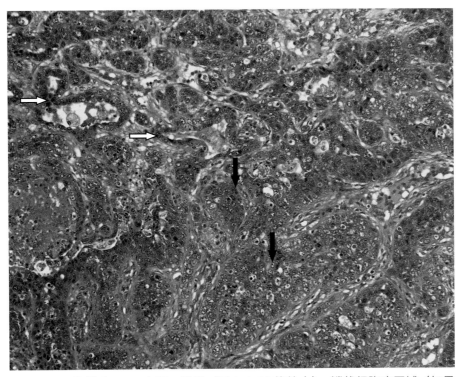

图 2-1-36. 腺鳞癌，SD 大鼠，肺脏（图 2-1-34 的放大）。鳞状细胞癌区域（如黑色箭头所示）肿瘤细胞呈多角形、梭形。细胞质丰富，呈嗜酸性。可见核分裂象，细胞异型性明显。腺癌区域（如白色箭头所示）肿瘤细胞呈腺管样排列

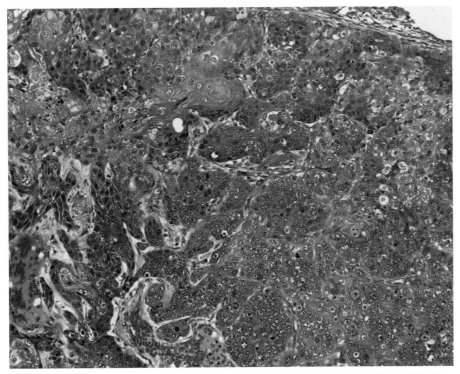

图 2-1-37. 腺鳞癌，SD 大鼠，肺脏（图 2-1-34 的放大）。肿瘤的鳞状细胞癌区域

（编校：贺亮、张泽安）

2. 消化系统
Digestive System

2.1 舌 tongue

- 鳞状细胞乳头状瘤（squamous cell papilloma，图 2-2-1、图 2-2-2）

【组织来源】 舌黏膜鳞状上皮细胞。

【诊断特征】 肿瘤细胞为高度分化的鳞状上皮样细胞，呈乳头状向外增生。肿瘤组织内含纤维血管间质，外覆分化良好的鳞状上皮，鳞状上皮通常有不同程度的角化。肿瘤细胞无浸润性，细胞异型性、核分裂象少见。病灶多发于舌背侧。

【鉴别诊断】

鳞状细胞癌（squamous cell carcinoma）：肿瘤组织具有侵袭性，异型性明显，核分裂象多见。

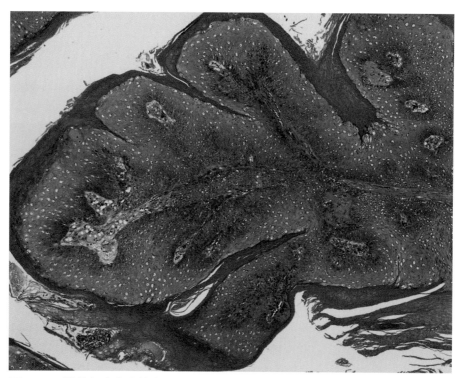

图 2-2-1. 鳞状细胞乳头状瘤，SD 大鼠，舌。鳞状上皮样的肿瘤细胞呈乳头状增生，伴有角化

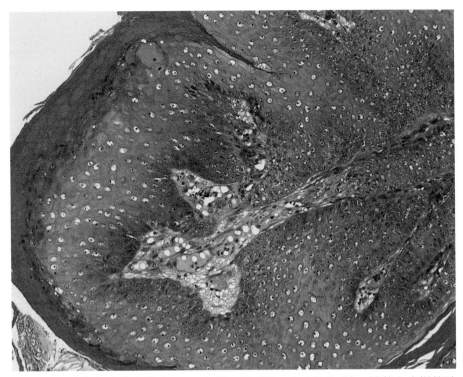

图 2-2-2. 鳞状细胞乳头状瘤，SD 大鼠，舌（图 2-2-1 的放大）。鳞状上皮样的肿瘤细胞分化良好，肿瘤组织内含纤维血管间质

（编校：严建燕、张泽安）

2.2 唾液腺 salivary gland

• 腮腺腺癌 （parotid gland adenocarcinoma，图 2-2-3 ～图 2-2-5）

【组织来源】 腮腺腺泡上皮或导管上皮。

【诊断特征】 腮腺内肿瘤组织向周围组织浸润性生长。肿瘤组织可呈腺泡样排列，腺腔结构不明显，为腺泡型腺癌 （acinar adenocarcinoma）；也可呈管状排列，为管状腺癌 （tubular adenocarcinoma）；亦可呈体积较小的卵圆形像基底细胞样细胞呈片状排列，为实体型腺癌 （solid adenocarcinoma）；也可呈乳头状突起，为乳头型腺癌 （papillary adenocarcinoma）；或为上述多种排列方式的混合型腺癌 （mixed adenocarcinoma）。肿瘤细胞体积大，呈多形性。细胞核体积大，核质比高。细胞异型性明显，核分裂象常见。可见远处转移 （肺脏常见），肿瘤组织内坏死灶多见。

【鉴别诊断】

腺瘤 （adenoma）：腺瘤细胞异型性小，无浸润性生长，核分裂象罕见。

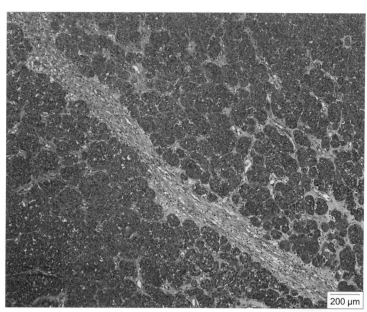

图 2-2-3. 腮腺腺癌，SD 大鼠，腮腺。肿瘤组织呈腺泡样增生

图 2-2-4. 腮腺腺癌，SD 大鼠，腮腺 （图 2-2-3 的放大）。肿瘤细胞排列呈大小不一的腺泡样结构，核分裂象多见

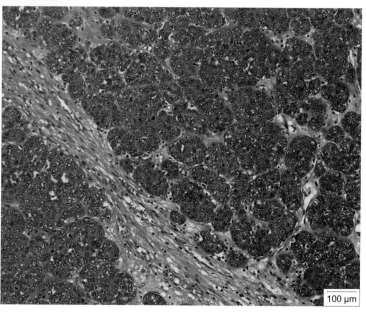

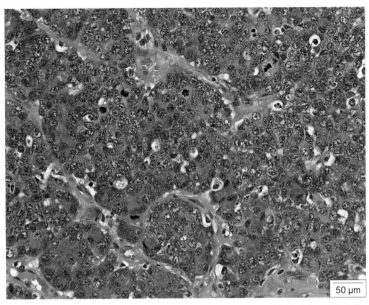

图 2-2-5. 腮腺腺癌，SD 大鼠，腮腺（图 2-2-3 的放大）。肿瘤细胞体积较大，核质比高，异型性明显，核分裂象多见

（编校：严建燕、张泽安）

• 颌下腺腺癌（submandibular gland adenocarcinoma，图 2-2-6～图 2-2-9）

【组织来源】 颌下腺腺泡上皮或导管上皮。

【诊断特征】 颌下腺内肿瘤组织呈浸润性生长。肿瘤细胞体积较大，细胞质丰富，多呈嗜酸性。细胞核异型性明显，核分裂象常见。肿瘤组织可分为腺泡型腺癌（acinar adenocarcinoma）、管状腺癌（tubular adenocarcinoma）、实体型腺癌（solid adenocarcinoma）、乳头型腺癌（papillary adenocarcinoma）及混合型腺癌（mixed adenocarcinoma）。可见远处转移和坏死灶。

【鉴别诊断】

腺瘤（adenoma）：腺瘤细胞分化较好，无浸润性生长，核分裂象罕见。

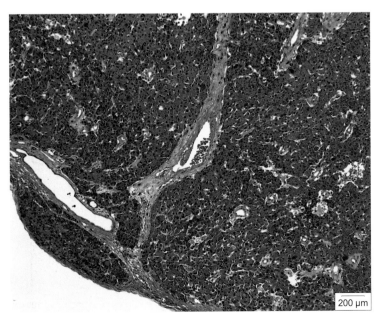

图 2-2-6. 颌下腺腺癌，腺泡型，Wistar 大鼠，颌下腺。肿瘤组织呈腺泡状，浸润性生长

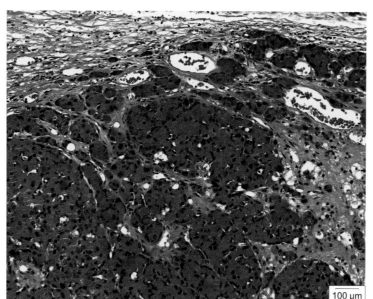

图 2-2-7. 颌下腺腺癌，腺泡型，Wistar 大鼠，颌下腺（图 2-2-6 的同一只动物）。巢状、团块状、腺泡样肿瘤细胞呈浸润性生长

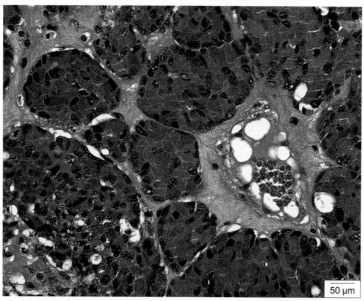

图 2-2-8. 颌下腺腺癌，腺泡型，Wistar 大鼠，颌下腺（图 2-2-6 的同一只动物）。肿瘤细胞体积较大，细胞质呈嗜酸性，细胞核异型性明显，位于基底部。部分肿瘤细胞可见酶原颗粒

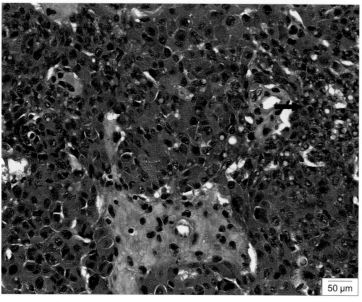

图 2-2-9. 颌下腺腺癌，腺泡型，Wistar 大鼠，颌下腺（图 2-2-6 的同一只动物）肿瘤细胞多形性明显，可见类似颌下腺组织的分化区域（如黑色箭头所示）。细胞核异型性大，可见病理性核分裂象

（编校：严建燕、张泽安）

● 恶性混合瘤（malignant mixed tumor，图 2-2-10～图 2-2-14）

【组织来源】 唾液腺腺上皮细胞和肌上皮细胞或间充质细胞。

【诊断特征】 唾液腺的肿瘤组织可见上皮来源的肿瘤成分和肌上皮或间充质来源的肿瘤组织成分混合存在。肿瘤细胞和细胞核具有多形性，可见上皮样的肿瘤细胞和纤维样肿瘤细胞混合存在，具有癌和肉瘤的特征。伴有黏液样或玻璃样的基质，以及软骨样成分，肿瘤细胞呈浸润性生长。

【鉴别诊断】

良性混合瘤（benign mixed tumor）：具有良性间叶性肿瘤和良性上皮性肿瘤的特征，肿瘤细胞无多形性和浸润性生长。

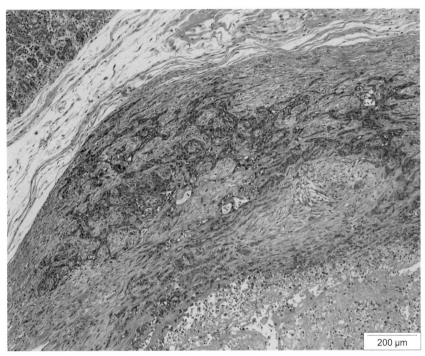

图 2-2-10. 恶性混合瘤，SD 大鼠，颌下腺。肿瘤组织呈结节状，中间可见坏死灶。左上方见残存的颌下腺组织

200 μm

图 2-2-11. 恶性混合瘤，SD 大鼠，颌下腺（图 2-2-10 的放大）。肿瘤组织可见上皮样肿瘤细胞与纤维样肿瘤细胞混合存在

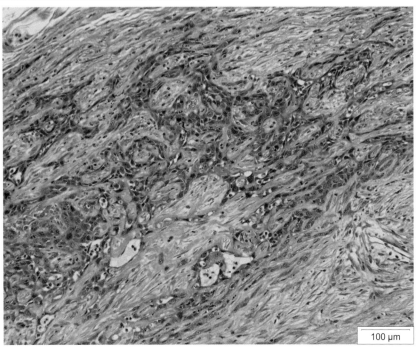

100 μm

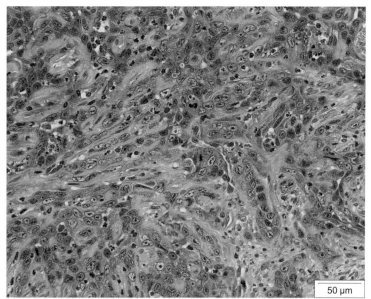

图 2-2-12. 恶性混合瘤，SD 大鼠（图 2-2-10 的同一只动物），颌下腺。上皮样的肿瘤细胞体积较大，多形性，部分区域可见腺样排列，核分裂象多见

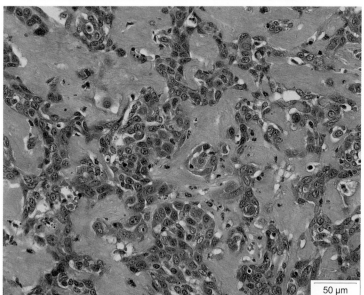

图 2-2-13. 恶性混合瘤，SD 大鼠（图 2-2-10 的同一只动物），颌下腺。上皮样的肿瘤细胞灶之间存在大量均质红染的玻璃样基质

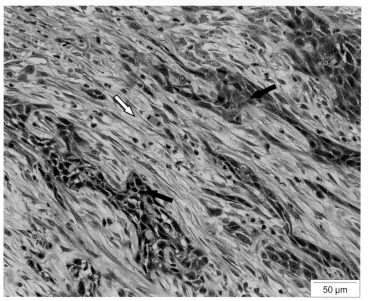

图 2-2-14. 恶性混合瘤，SD 大鼠（图 2-2-10 的同一只动物），颌下腺。肿瘤组织可见上皮样肿瘤细胞（如黑色箭头所示）和梭形肉瘤样肿瘤细胞（如白色箭头所示）混合存在，核分裂象多见

（编校：严建燕、张泽安）

2.3 食管 esophagus

- 鳞状细胞乳头状瘤（squamous cell papilloma，图 2-2-15、图 2-2-16）

【组织来源】　来源于食管的鳞状上皮细胞。

【诊断特征】　食管内鳞状上皮样的肿瘤细胞向腔内乳头状增生，肿瘤组织呈树枝状或指状，外覆不同厚度的鳞状上皮样细胞，中间部含有纤维血管间质。肿瘤细胞与鳞状上皮细胞相似，细胞异型性小，核分裂象少见。肿瘤组织与周围组织分界清晰，可见角化。

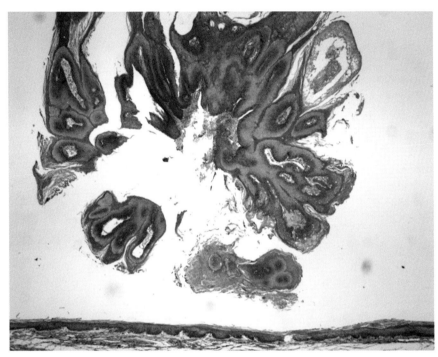

图 2-2-15. 鳞状细胞乳头状瘤，SD大鼠，食管。食管腔内可见鳞状上皮样的肿瘤细胞向腔内乳头状增生

图 2-2-16. 鳞状细胞乳头状瘤，SD大鼠，食管（图 2-2-15的放大）。鳞状上皮样的肿瘤细胞增生，细胞层数增加，基底部可见数个核分裂象

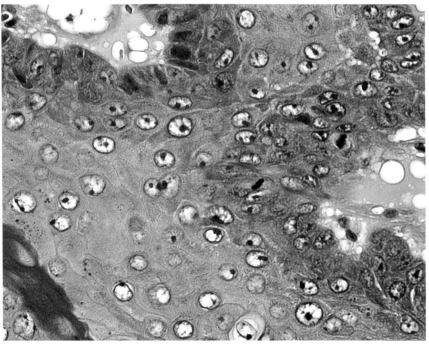

（编校：严建燕、张泽安）

2.4 胃 stomach

- 鳞状细胞增生（squamous cell hyperplasia，图 2-2-17、图 2-2-18）

【组织来源】　鳞状上皮细胞。

【诊断特征】　前胃鳞状上皮增厚，基底细胞和棘细胞数量增加、层数增多，细胞无异型性，组织结构正常，常伴有过角化，也可伴角化不全或异常角化。增生灶呈内生性或外生性生长，局灶性分布，基底膜保持完整。

【鉴别诊断】

鳞状细胞乳头状瘤（squamous cell papilloma）：肿瘤组织呈乳头状或结节状增生，中间可见纤维血管轴芯。

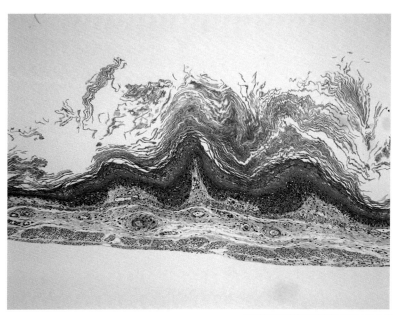

图 2-2-17. 鳞状细胞增生，SD 大鼠，前胃，低倍镜。前胃鳞状上皮局限性增厚，伴角化过度

图 2-2-18. 鳞状细胞增生，SD 大鼠，前胃（图 2-2-17 的放大）。基底细胞增生（如箭头所示）、棘细胞层增厚和角化过度。基底膜完整

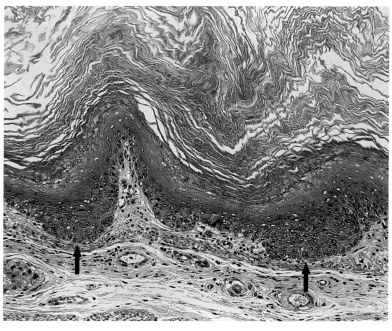

（编校：严建燕、张泽安）

● 鳞状细胞乳头状瘤（squamous cell papilloma，图 2-2-19 ～图 2-2-23）

【组织来源】 前胃鳞状上皮。

【诊断特征】 肿瘤组织呈乳头状增生，外覆分化较好的鳞状上皮样肿瘤细胞，表层可有不同程度的角化，中间为纤维血管轴芯。肿瘤细胞异型性小，基底膜保持完整。肿瘤增生灶可单发也可多发，生长方式有外生性或内生性，但以外生性多见。

【鉴别诊断】

1. 鳞状细胞增生（squamous cell hyperplasia）：病灶通常较小，细胞分化良好，无明显纤维血管轴芯。

2. 鳞状细胞癌（squamous cell carcinoma）：肿瘤组织侵袭性增殖，异型性明显，核分裂象常见，缺乏基底膜或基底膜不完整。

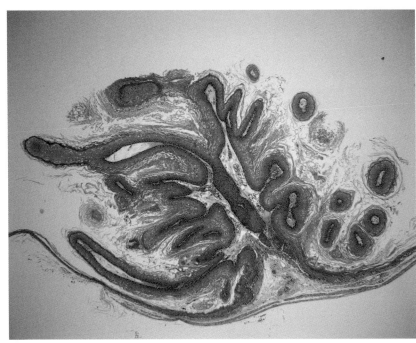

图 2-2-19. 鳞状细胞乳头状瘤，SD 大鼠，前胃，低倍镜。肿瘤细胞呈乳头状增殖，中间为纤维血管轴芯

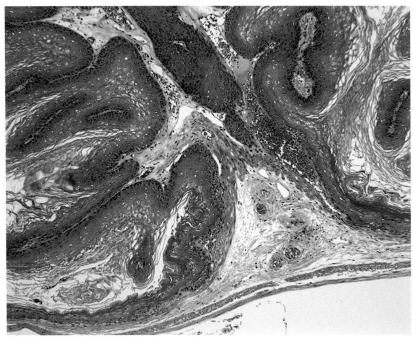

图 2-2-20. 鳞状细胞乳头状瘤，SD 大鼠，前胃（图 2-2-19 的放大）。鳞状上皮样的肿瘤细胞增生，细胞层数增加，分化良好，未突破基底膜

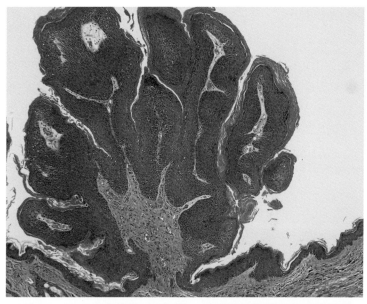

图 2-2-21. 鳞状细胞乳头状瘤，SD 大鼠，前胃，低倍镜。鳞状上皮样肿瘤细胞呈乳头状向外生长，细胞层数增加，中间为纤维血管轴芯

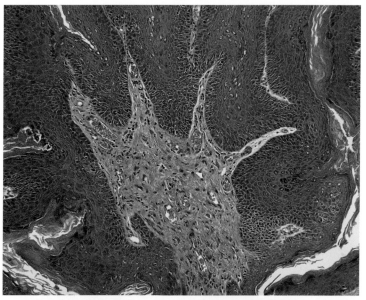

图 2-2-22. 鳞状细胞乳头状瘤，SD 大鼠，前胃（图 2-2-21 的放大）。鳞状上皮样肿瘤细胞围绕纤维血管轴芯增生

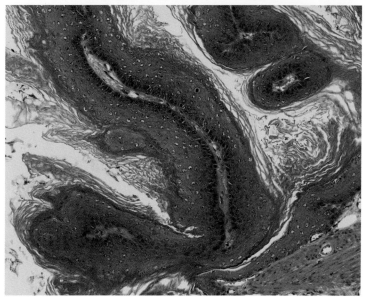

图 2-2-23. 鳞状细胞乳头状瘤，SD 大鼠，前胃。肿瘤组织外覆分化较好的鳞状上皮样肿瘤细胞，表层可见角化现象，基底膜完整，中间为纤维血管轴芯

（编校：严建燕、张泽安）

● 鳞状细胞癌（squamous cell carcinoma，图 2-2-24 ～图 2-2-29）

【组织来源】 前胃鳞状上皮。

【诊断特征】 鳞状上皮样肿瘤细胞呈巢状或团块状浸润性生长，具有侵袭性，可突破基底膜侵袭邻近组织。鳞状细胞癌有高分化和低分化两种类型。高分化鳞状细胞癌的肿瘤细胞可见从基底细胞层到颗粒细胞层的不同分化过程，角化明显，可见角化珠和细胞间桥。低分化鳞状细胞癌的肿瘤细胞多形性和核异型性明显，细胞呈梭形或卵圆形，核染色质丰富、异型性明显；肿瘤细胞呈实体性增殖，排列紊乱，单个细胞无极性，角化少。可转移至邻近淋巴结或肺脏。

【鉴别诊断】

鳞状细胞乳头状瘤（squamous cell papilloma）：肿瘤细胞与鳞状上皮细胞相似，分化较好，无浸润性生长，不突破基底膜。

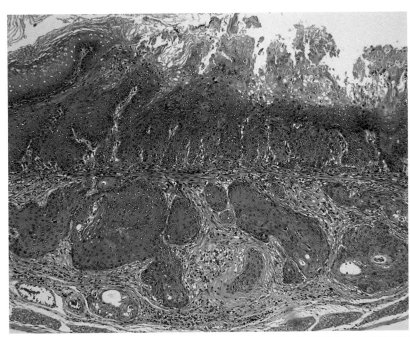

图 2-2-24. 鳞状细胞癌，SD 大鼠，前胃，低倍镜。鳞状上皮样的肿瘤细胞呈巢状增生，黏膜下可见肿瘤组织

图 2-2-25. 鳞状细胞癌，SD 大鼠，前胃（图 2-2-24 的放大）。肿瘤细胞形态多样，异型性明显，可见核分裂象

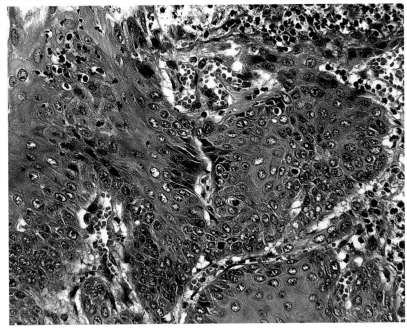

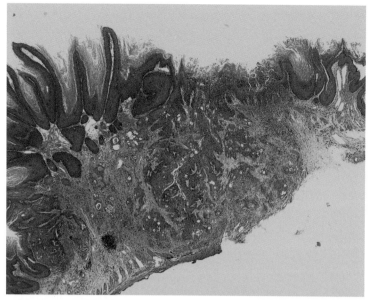

图 2-2-26. 鳞状细胞癌，SD 大鼠，前胃，低倍镜。肿瘤细胞穿透黏膜层向黏膜下层、肌层浸润性生长

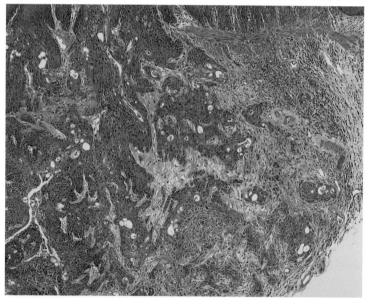

图 2-2-27. 鳞状细胞癌，SD 大鼠，前胃（图 2-2-26 的放大）。肿瘤细胞排列紊乱呈不规则的团块状或巢状增生

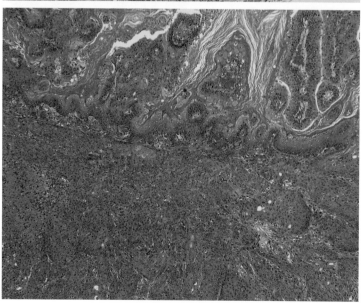

图 2-2-28. 鳞状细胞癌，SD 大鼠，前胃。肿瘤细胞分化较差，呈实体性增生

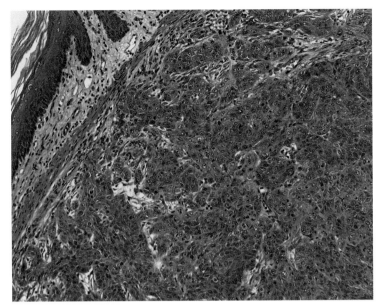

图 2-2-29. 鳞状细胞癌，SD 大鼠，前胃。黏膜下层增生的肿瘤细胞异型性明显，可见多个核分裂象

（编校：严建燕、张泽安）

● 腺瘤（adenoma，图 2-2-30 ～图 2-2-32）

【组织来源】 腺管或黏膜表层上皮。

【诊断特征】 肿瘤外观呈息肉状或斑块状隆起，镜下由柱状上皮构成的腺管样结构增生形成，呈膨胀性生长，间质有时可见纤维成分，与周围正常黏膜界限清晰。肿瘤细胞多为单层排列，异型性不明显或伴轻度异型，核分裂象少见。腺瘤组织一般局限在黏膜层内，无局部浸润或远处转移。偶有穿过黏膜肌层在黏膜下层增生者，称为假性浸润（pseudoinvasion）。

【鉴别诊断】

腺癌（adenocarcinoma）：细胞异型性及结构异型性明显，肿瘤组织呈浸润性生长，常侵犯胃壁各层及邻近组织，可有转移。

图 2-2-30. 腺瘤，蒙古沙鼠，胃，诱发，低倍镜。在胃黏膜增生的肿瘤组织呈膨胀性生长，并向胃腔内凸出

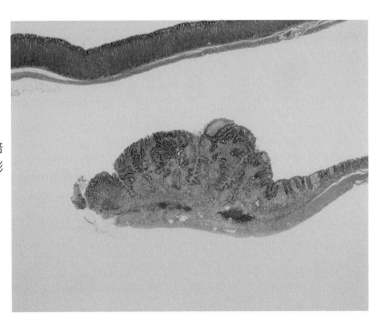

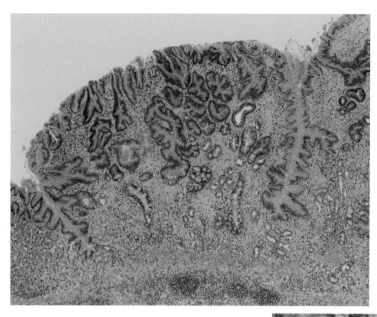

图 2-2-31. 腺瘤，蒙古沙鼠，胃，诱发（图 2-2-30 的放大）。肿瘤细胞形成的腺管状结构在黏膜内增生，伴间质纤维化，细胞嗜碱性增强

图 2-2-32. 腺瘤，蒙古沙鼠，胃，诱发（图 2-2-31 的放大）。肿瘤细胞单侧排列，极性保持完好，构成的腺管呈锯齿状增生，核染色质丰富，偶见核分裂象

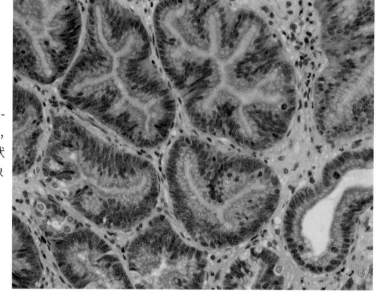

（编校：严建燕、张泽安）

- 腺癌（adenocarcinoma，图 2-2-33 ～图 2-2-35）

【组织来源】　腺管或黏膜表层上皮。

【诊断特征】　腺胃黏膜上皮样肿瘤细胞异型增生，构成管状、乳头状结构或实体性团块。常可形成突向胃腔的瘤体，也可见以胃壁为主呈弥漫性或结节状增殖的肿瘤。肿瘤细胞异型性明显，极性丧失，核分裂象多见，有时可伴有大量黏液产生。根据肿瘤组织的形态学特征可将其分为管状腺癌、乳头状腺癌、印戒细胞癌、黏液腺癌等类型，均呈浸润性生长，常侵犯胃壁各层及邻近组织，可伴远处转移。

【鉴别诊断】

腺瘤（adenoma）：肿瘤细胞异型性不明显，核分裂象少见，无局部浸润及远处转移。

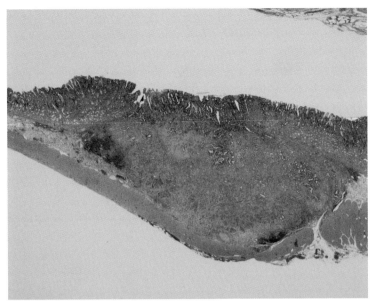

图 2-2-33. 腺癌，SD 大鼠，腺胃，诱发，低倍镜。肿瘤组织在黏膜及黏膜下层呈浸润性增殖。黏膜表面相对平坦，未见明显的肿瘤凸起

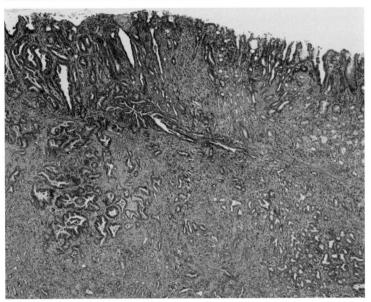

图 2-2-34. 腺癌，SD 大鼠，腺胃，诱发（图 2-2-33 的放大）。在黏膜内及黏膜下层呈浸润性增殖的肿瘤组织。分化较好与分化不良的腺管样结构同时存在

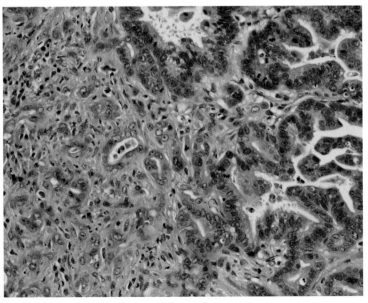

图 2-2-35. 腺癌，SD 大鼠，腺胃，诱发（图 2-2-33 的放大）。肿瘤细胞异型性明显，核分裂象多见。分化好的管状腺癌（右）与分化差（左）的管状腺癌成分同时存在

（编校：严建燕、张泽安）

- 良性神经内分泌细胞肿瘤（benign neuroendocrine cell tumor，图 2-2-36、图 2-2-37）

【组织来源】　胃黏膜的神经内分泌细胞。

【诊断特征】　病灶界限清楚，直径超过 3 个胃腺直径，局限于黏膜层内。肿瘤细胞呈圆形或卵圆形，胞质淡染或弱嗜酸性；细胞核小而圆，染色深，异型性小；细胞间界限不明显。肿瘤组织可呈实体性团块状或条索状生长，核分裂象少见。可压迫相邻的黏膜组织。嗜银染色胞质内可见均匀一致的内分泌颗粒；嗜铬粒蛋白 A 免疫组织化学染色阳性。

【鉴别诊断】

1. 神经内分泌细胞增生（neuroendocrine cell hyperplasia）：神经内分泌细胞增多，呈小灶性或散在性分布，细胞分化良好，病灶直径小于 3 个胃腺直径。

2. 恶性神经内分泌细胞肿瘤（malignant neuroendocrine cell tumor）：肿瘤细胞浸润性生长，可穿过黏膜肌层或发生转移。

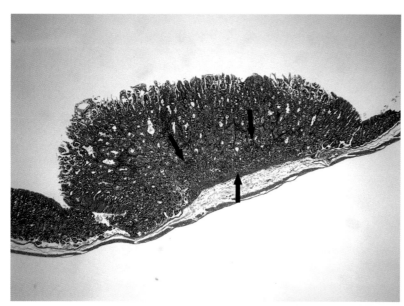

图 2-2-36. 良性神经内分泌细胞肿瘤，SD 大鼠，腺胃，低倍镜。病灶位于黏膜层内，排列成实体性团块状（如箭头所示）。病灶的直径超过 3 个胃腺直径

图 2-2-37. 良性神经内分泌细胞肿瘤，SD 大鼠，腺胃（图2-2-36的放大）。肿瘤细胞呈圆形，异型性小，未穿过黏膜肌层

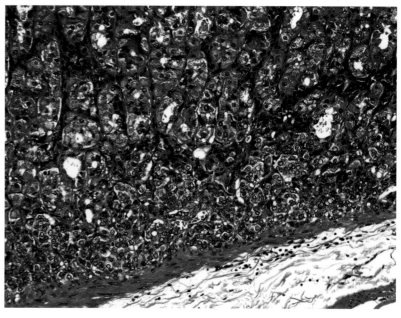

（编校：严建燕、张泽安）

• 恶性神经内分泌细胞肿瘤（malignant neuroendocrine cell tumor，图 2-2-38、图 2-2-39）

【组织来源】 胃黏膜的神经内分泌细胞。

【诊断特征】 胃黏膜可见神经内分泌细胞样的肿瘤细胞呈实体性团块状增生，可穿过黏膜肌层向深层浸润性生长，有时可发生转移。肿瘤细胞呈圆形或椭圆形，细胞质染色浅或弱嗜酸性，可见核分裂象。某些药物也可诱发神经内分泌细胞增生或肿瘤形成。

【鉴别诊断】

良性神经内分泌细胞肿瘤（benign neuroendocrine cell tumor）：肿瘤局限于黏膜层内，直径超过 3 个胃腺直径，肿瘤细胞通常分化较好，异型性小，无浸润性生长或转移。

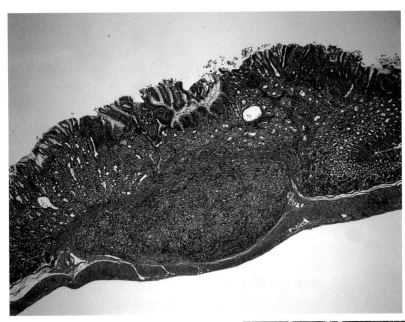

图 2-2-38. 恶性神经内分泌细胞肿瘤，SD 大鼠，腺胃，低倍镜。病灶呈浸润性生长，排列成实体性团块状，突破黏膜肌层浸润到黏膜下层及肌层

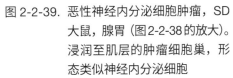

图 2-2-39. 恶性神经内分泌细胞肿瘤，SD 大鼠，腺胃（图 2-2-38 的放大）。浸润至肌层的肿瘤细胞巢，形态类似神经内分泌细胞

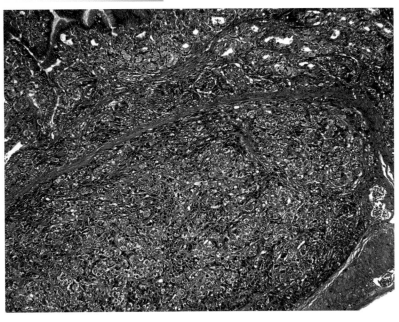

（编校：严建燕、张泽安）

2.5 肠道 intestine

- 增生（hyperplasia，图 2-2-40、图 2-2-41）

【组织来源】 肠黏膜的肠上皮细胞。

【诊断特征】 肠黏膜可见嗜碱性增强的腺样增生灶。增生细胞一般为单层排列，呈立方形，无明显异型性。病变局限于黏膜层，可累及 1 至数个腺管，对相邻组织无明显压迫。

【鉴别诊断】

腺瘤（adenoma）：腺管结构异常，可压迫周围组织，无局部浸润或远处转移。

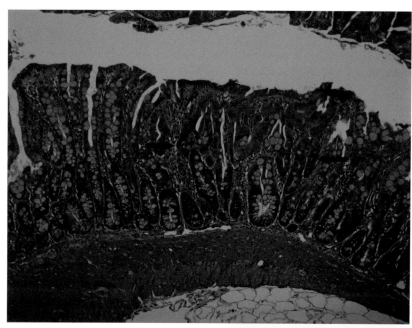

图 2-2-40. 增生，小鼠，小肠，诱发性病变。小肠黏膜可见腺样增生灶（如箭头所示），对相邻组织无明显压迫

图 2-2-41. 增生，小鼠，小肠，诱发性病变（图 2-2-40 的放大）。图片中左侧为正常小肠黏膜，右侧可见腺样增生灶。增生灶内上皮细胞数量增加，嗜碱性增强，杯状细胞数量减少

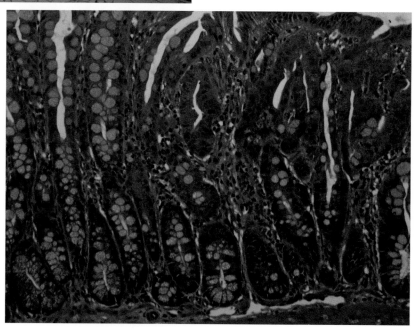

（编校：严建燕、张泽安）

- 腺瘤（adenoma，图 2-2-42 ～ 图 2-2-44）

【组织来源】 肠黏膜的肠上皮细胞。

【诊断特征】 肿瘤组织呈管状、绒毛状、结节状或乳头状在肠道黏膜增生，其中绒毛状、结节状或乳头状肿瘤组织可突入肠腔内。管状腺瘤的肿瘤细胞排列与正常肠黏膜腺管结构相似，也可见轻度结构异型性或向周围组织呈压迫性生长。肿瘤细胞嗜碱性增强，呈立方形或高柱状，单层排列，异型性低，核分裂象少见。无局部浸润或远处转移。

【鉴别诊断】

1. 增生（hyperplasia）：增生的腺上皮与周围组织结构相似，无明显异型性，对周围组织无压迫。

2. 腺癌（adenocarcinoma）：肿瘤细胞形态多样，细胞极性消失，核分裂象多见。肿瘤细胞呈浸润性生长，可穿透基底膜或侵犯肠壁深层组织。

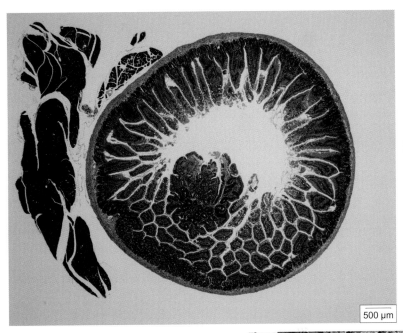

图 2-2-42. 腺瘤，小鼠，小肠，诱发，低倍镜。肿瘤细胞呈结节状或乳头状生长，瘤体突入肠腔内

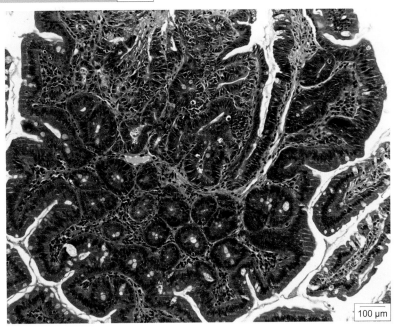

图 2-2-43. 腺瘤，小鼠，小肠，诱发（图 2-2-42 的放大）。肿瘤细胞呈立方形或高柱状，单层排列，异型性不明显，细胞嗜碱性增强，核分裂象少见

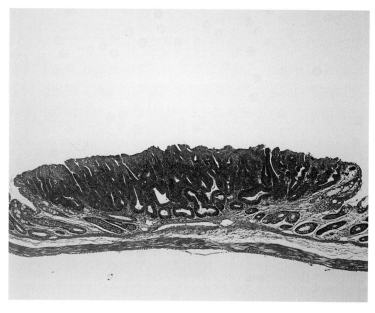

图 2-2-44. 肠腺瘤，SD 大鼠，大肠，诱发。局限于黏膜层的管状腺瘤组织增生，细胞嗜碱性增强

（编校：严建燕、张泽安）

● 腺癌（adenocarcinoma，图 2-2-45 ～图 2-2-56）

【组织来源】　肠黏膜的肠上皮细胞。

【诊断特征】　小肠腺癌多呈无茎性隆起；大肠腺癌多为有茎性或息肉样病变。镜下见肠黏膜上皮样的肿瘤细胞呈乳头状、管状、索状或巢状增生，细胞排列紊乱，极性消失，异型性明显，核分裂象多见。肿瘤组织呈浸润性生长，可穿透黏膜肌层向肠壁深层侵袭，也可突入肠腔内甚至造成肠道狭窄或梗阻。根据肿瘤组织的形态学特征可将其分为乳头状腺癌、管状腺癌、印戒细胞癌、黏液腺癌、硬癌和混合型腺癌等类型。其中管状腺癌又有高分化、中分化和低分化之分。病灶可单一方式生长，也可多种生长方式混合存在，但无鳞状化生和局部矿化现象。

【鉴别诊断】

腺瘤（adenoma）：肿瘤细胞异型性不明显，核分裂象少见，无局部浸润及远处转移。

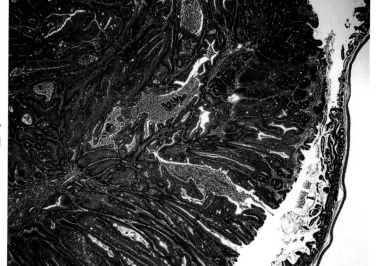

图 2-2-45. 腺癌，B6C3F1 小鼠，小肠，低倍镜。肿瘤细胞呈腺管样增殖，突入肠腔内

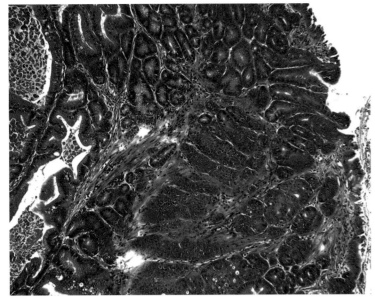

图 2-2-46. 腺癌，B6C3F1 小鼠，小肠（图 2-2-45 的放大）。肿瘤细胞多层排列，构成异型腺管结构，细胞嗜碱性增强

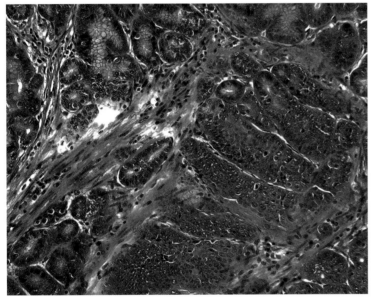

图 2-2-47. 腺癌，B6C3F1 小鼠，小肠（图 2-2-46 的放大）。肿瘤细胞突破黏膜肌层向肠壁深层浸润性生长

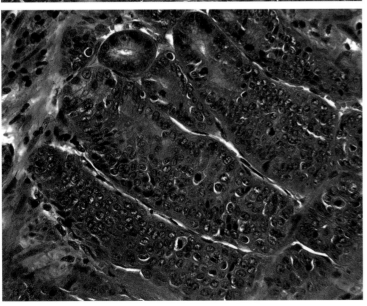

图 2-2-48. 腺癌，B6C3F1 小鼠，小肠（图 2-2-47 的放大）。肿瘤细胞异型性明显，可见多层排列，细胞极性消失，细胞质嗜碱性增强，核染色质丰富，核分裂象多见

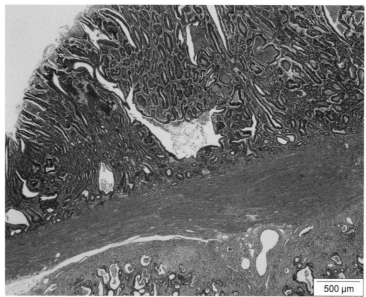

图 2-2-49. 腺癌，SD 大鼠，小肠，低倍镜。肿瘤细胞排列成腺管状结构，呈浸润性生长，部分突破肌层在浆膜层增殖

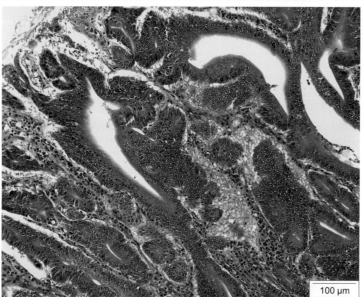

图 2-2-50. 腺癌，SD 大鼠，小肠（图 2-2-49 的放大）。肿瘤细胞多层排列，形成异型腺管状结构

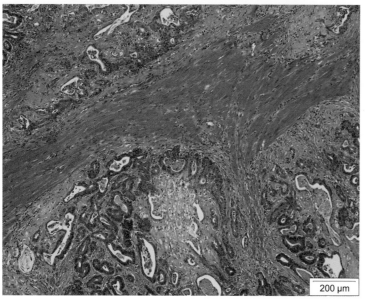

图 2-2-51. 腺癌，SD 大鼠，小肠（图 2-2-49 的放大）。肿瘤细胞在肠壁浸润性生长，累及肠壁全层

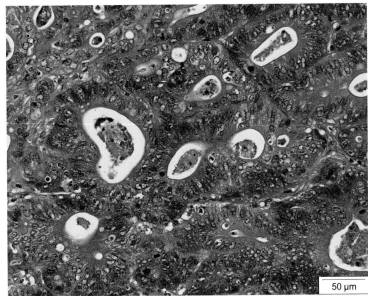

图 2-2-52. 腺癌，SD 大鼠（图 2-2-49 的同一只动物），小肠。肿瘤细胞排列紊乱，极性消失，核分裂象多见

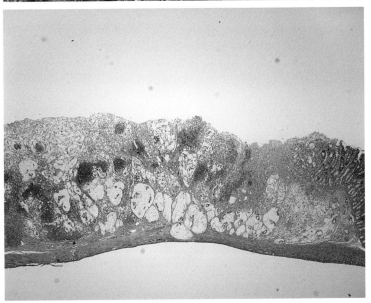

图 2-2-53. 黏液腺癌（mucinous adenocarcinoma），SD 大鼠，大肠，诱发。肿瘤细胞分泌大量黏液在组织内形成多个黏液湖（mucous lake）

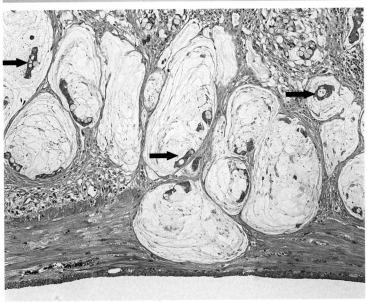

图 2-2-54. 黏液腺癌，SD 大鼠，大肠，诱发（图 2-2-53 的放大）。肿瘤细胞分泌的黏液形成多个黏液湖，可见漂浮于其中的肿瘤细胞（如箭头所示）

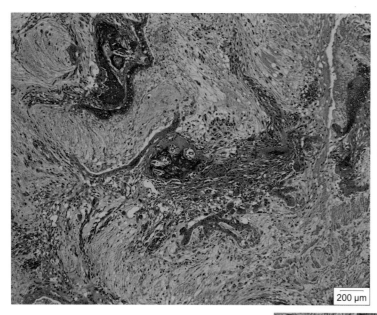

图 2-2-55. 黏液腺癌，Wistar 大鼠，小肠。肿瘤细胞分泌的黏液形成黏液湖

图 2-2-56. 黏液腺癌，Wistar 大鼠，小肠（图 2-2-55 的放大）。黏液腺癌癌巢内可见骨化生

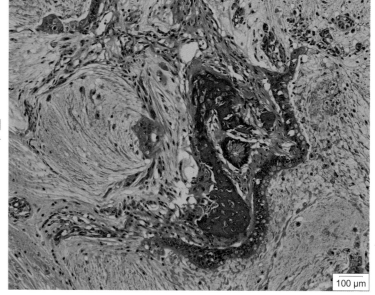

（编校：严建燕、张泽安）

● 神经内分泌细胞肿瘤（neuroendocrine cell tumor，图 2-2-57 ～图 2-2-59）

【组织来源】　肠道神经内分泌细胞。

【诊断特征】　神经内分泌细胞样的圆形或类圆形小型肿瘤细胞呈实体性团块状增生，或可被纤维结缔组织分隔成若干个细胞巢。肿瘤细胞细胞质丰富，呈弱嗜酸性，偶见核分裂象。本肿瘤多为良性，有明显的浸润性生长或转移者为恶性。恶性神经内分泌细胞肿瘤可侵犯黏膜肌层或肠壁深层组织，有时可转移至邻近的淋巴结或肝脏等器官。

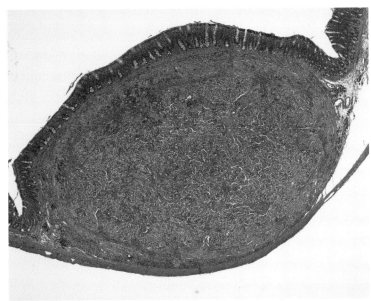

图 2-2-57. 恶性神经内分泌细胞肿瘤，SD 大鼠，大肠，低倍镜。黏膜下层可见夹杂纤维结缔组织的实体性肿瘤结节

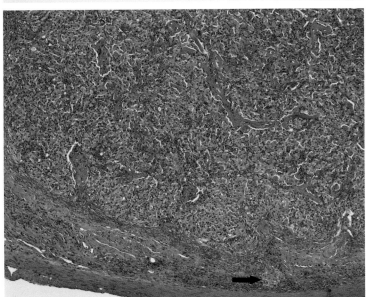

图 2-2-58. 恶性神经内分泌细胞肿瘤，SD 大鼠，大肠（图 2-2-57 的放大）。肿瘤细胞呈实体性增殖，间杂少量纤维结缔组织。部分肿瘤细胞向周围组织浸润性增生（如箭头所示），据此判断为恶性

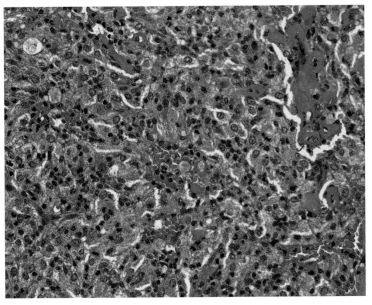

图 2-2-59. 恶性神经内分泌细胞肿瘤，SD 大鼠，大肠（图 2-2-57 的放大）。肿瘤细胞细胞质丰富，呈弱嗜酸性，形态类似神经内分泌细胞，偶见核分裂象

（编校：严建燕、张泽安）

● 平滑肌瘤（leiomyoma，图 2-2-60 ～图 2-2-62）

【组织来源】　肠道平滑肌细胞。

【诊断特征】　一般发生在肠道肌层，边界清晰。肿瘤细胞呈梭形，与平滑肌细胞高度相似，细胞质丰富，呈嗜酸性，细胞核呈杆状或椭圆形，两端较钝。肿瘤细胞呈束状或交错排列，核分裂象少见。免疫组织化学染色平滑肌肌动蛋白和结蛋白阳性。

【鉴别诊断】

平滑肌肉瘤（leiomyosarcoma）：细胞形态多样，异型性明显，核分裂象多见。

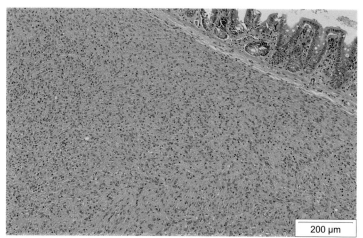

图 2-2-60. 平滑肌瘤，SD 大鼠，盲肠。肌层可见平滑肌样肿瘤细胞增生形成的肿块，边界清晰

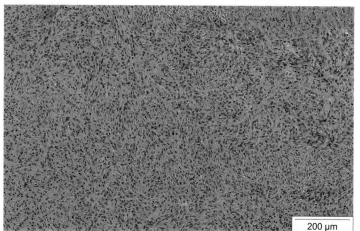

图 2-2-61. 平滑肌瘤，SD 大鼠，盲肠。肿瘤细胞呈束状或交错排列

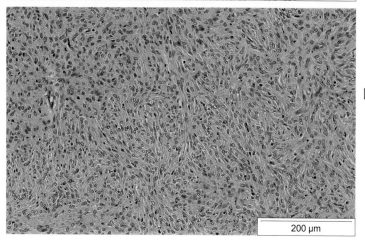

图 2-2-62. 平滑肌瘤，SD 大鼠，盲肠。肿瘤细胞分化良好，与平滑肌细胞相似，细胞质呈嗜酸性，细胞核呈杆状或椭圆形，两端较钝，核分裂象少见

（编校：严建燕、张泽安）

- 平滑肌肉瘤（leiomyosarcoma，图 2-2-63、图 2-2-64）

【组织来源】 肠道平滑肌细胞。

【诊断特征】 基本形态特征与平滑肌瘤相似，但肿瘤体积一般较大，边界不清。肿瘤细胞形态多样，异型性明显，有时可见巨核或多核细胞存在。细胞及核的密集度较高，核分裂象多见，肿瘤组织内可见少量的胶原纤维，或伴有坏死、出血灶。可侵袭周围组织或转移至其他脏器。免疫组织化学染色平滑肌肌动蛋白和结蛋白阳性。

【鉴别诊断】

胃肠道间质肿瘤（gastrointestinal stromal tumor，GIST）：起源于卡哈尔（Cajal）细胞。细胞呈梭形或上皮样，细胞质呈纤维状，细胞边界不清，可排列成束状或层状。免疫组织化学染色 c-Kit、CD34 或 CD117 阳性。

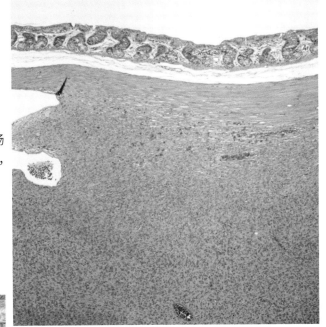

图 2-2-63. 平滑肌肉瘤，SD 大鼠，大肠，低倍镜。大肠肌层可见平滑肌样肿瘤细胞增生形成的肿块，细胞排列密集

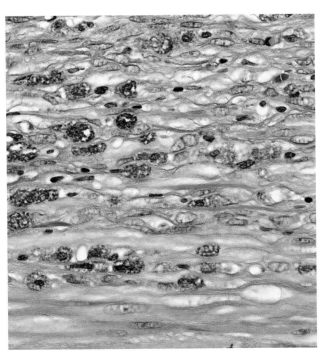

图 2-2-64. 平滑肌肉瘤，SD 大鼠，大肠（图 2-2-63 的放大）。肿瘤细胞异型性明显，细胞及核形态多样，可见巨核及多核肿瘤细胞

（编校：严建燕、张泽安）

2.6 肝脏 liver

- 肝细胞变异灶（focus of cellular alteration，图 2-2-65 ～图 2-2-78）

【组织来源】 肝细胞。

【诊断特征】 肝细胞变异灶中肝小叶结构正常。变异灶的细胞大小、染色与周围正常组织不同，病灶范围可从数个肝细胞到几个肝小叶，对周围肝组织压迫小或无压迫，且没有明确的界限，病灶呈灶性或多灶性。一般 HE 染色根据变异灶细胞的染色、大小、形态可分为嗜碱性、嗜酸性、透明性、双嗜性和混合性变异灶。肝细胞变异灶作为背景病变常见于老龄啮齿类动物，大鼠的发生率高于小鼠。药物可诱发该病变。偶见于犬及非人灵长类动物。肝细胞变异灶是肝细胞局灶性增生性病变，目前认为不一定是癌前病变。

1. 嗜碱性肝细胞变异灶（basophilic focus of cellular alteration）：变异灶内肝细胞胞质由于粗面内质网或核糖体较多，呈嗜碱性染色。大鼠嗜碱性肝细胞变异灶又分为虎斑型及弥漫型。虎斑型变异灶细胞体积较小，细胞质较少，呈嗜碱性，有时可见细胞核浓缩。弥漫型变异灶的特征是细胞排列紊乱，细胞体积较大，细胞质呈嗜碱性，细胞核体积较大且核仁明显。小鼠的嗜碱性变异灶无分型。

2. 嗜酸性肝细胞变异灶（eosinophilic focus of cellular alteration）：通常细胞体积较大，细胞质呈嗜酸性或毛玻璃样，认为是细胞质中的线粒体、过氧化物酶体和滑面内质网增多导致的。

3. 透明细胞性肝细胞变异灶（clear cell focus of cellular alteration）：细胞质透明稀疏，是由于糖原颗粒较多，HE 染色制片过程中，糖原溶解导致的。

4. 双嗜性肝细胞变异灶（amphophilic focus of cellular alteration）：双嗜性变异灶少见，细胞体积较大，细胞质同时呈嗜酸性和嗜碱性，表现为淡紫色染色，可能为糖原含量少，线粒体和粗面内质网增多引起的。

5. 混合细胞性肝细胞变异灶（mixed cell focus of cellular alteration）：两种类型以上的变异肝细胞同时存在，且比例均等。

【鉴别诊断】

1. 非再生性肝细胞增生（non-regenerative hepatocellular hyperplasia）：大鼠及小鼠少见。常为单灶性，增生灶内未见肝细胞细胞体积及染色的明显改变。

2. 再生性肝细胞增生（regenerative hepatocellular hyperplasia）：病灶内可见肝细胞变性坏死、炎症反应，病灶周围见纤维化。

3. 肝细胞腺瘤（hepatocellular adenoma）：膨胀性生长，对周围肝组织有压迫。

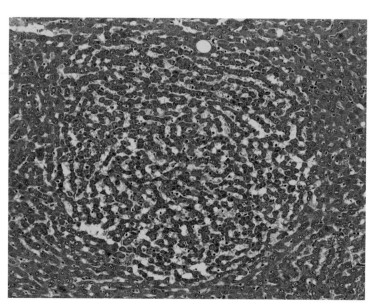

图 2-2-65. 嗜碱性肝细胞变异灶，虎斑型（tigroid type），SD 大鼠，肝脏，低倍镜。变异灶内肝细胞呈嗜碱性，细胞排列紊乱，对周围肝细胞压迫较小

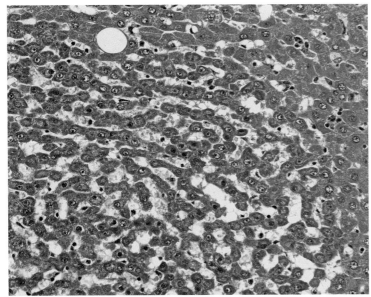

图 2-2-66. 嗜碱性肝细胞变异灶，虎斑型，SD
大鼠，肝脏（图 2-2-65 的放大）。
与周围正常肝细胞相比，变异灶内
肝细胞体积较小，细胞质嗜碱性染
色，细胞核浓缩

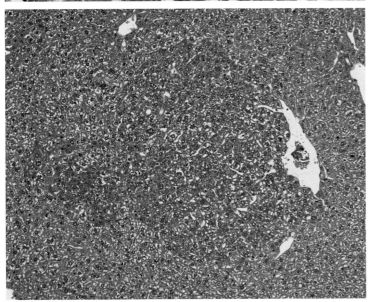

图 2-2-67. 嗜碱性肝细胞变异灶，小鼠，肝脏，
低倍镜。变异灶内肝细胞嗜碱性染
色，对周围组织无压迫。肝小叶结
构可见

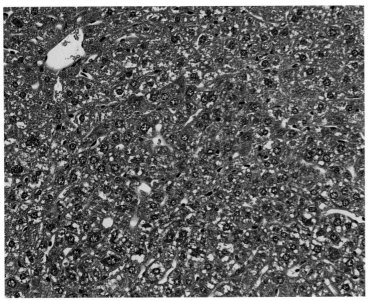

图 2-2-68. 嗜碱性肝细胞变异灶，小鼠，肝脏
（图 2-2-67 的放大）。变异灶内肝细
胞的细胞质呈嗜碱性

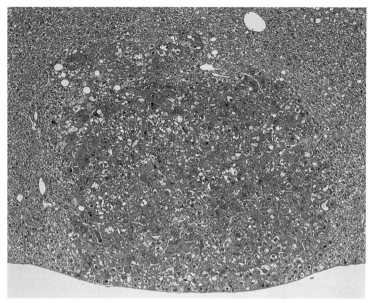

图 2-2-69. 嗜酸性肝细胞变异灶，B6C3F1 小鼠，肝脏，低倍镜。变异灶内肝细胞嗜酸性染色，对周围组织压迫小或无压迫，肝小叶结构可见

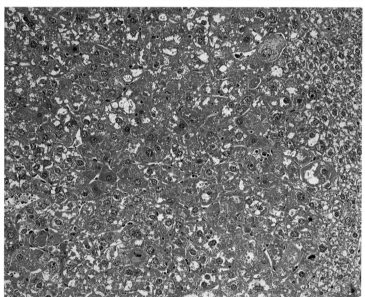

图 2-2-70. 嗜酸性肝细胞变异灶，B6C3F1 小鼠，肝脏（图 2-2-69 的放大）。变异灶内肝细胞体积较大，细胞质呈嗜酸性

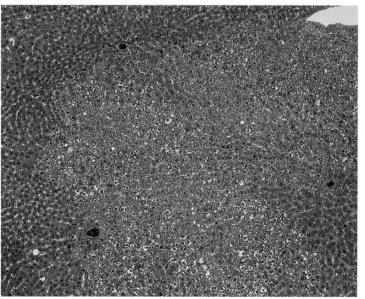

图 2-2-71. 嗜酸性肝细胞变异灶，SD 大鼠，肝脏，低倍镜。变异灶内肝细胞排列紊乱

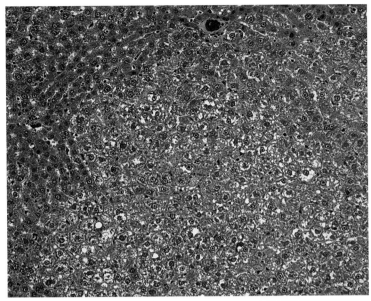

图 2-2-72. 嗜酸性肝细胞变异灶，SD 大鼠，肝脏（图 2-2-71 的放大）。变异灶内肝细胞体积较大，细胞质呈淡嗜酸性

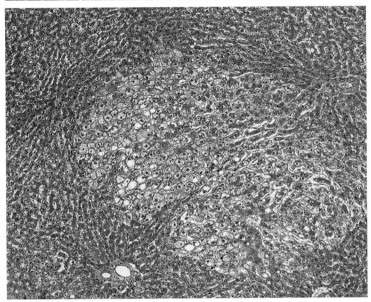

图 2-2-73. 透明细胞性肝细胞变异灶，SD 大鼠，肝脏，低倍镜。变异灶内肝细胞胞质透明，对周围组织压迫小或无压迫，肝小叶结构可见

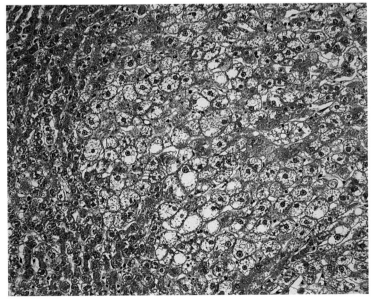

图 2-2-74. 透明细胞性肝细胞变异灶，SD 大鼠，肝脏（图 2-2-73 的放大）。肝细胞体积增大，细胞质透明稀疏

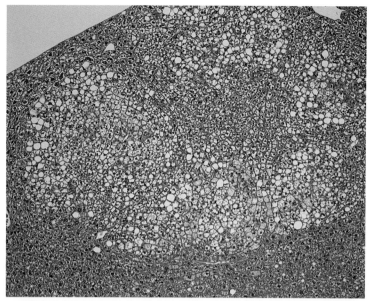

图 2-2-75. 透明细胞性肝细胞变异灶，B6C3F1 小鼠，肝脏，低倍镜。变异灶内肝细胞透明或空泡化，对周围组织压迫小或无压迫，肝小叶结构可见

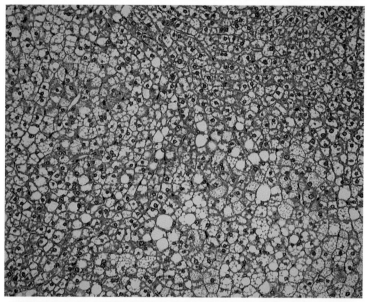

图 2-2-76. 透明细胞性肝细胞变异灶，B6C3F1 小鼠，肝脏（图 2-2-75 的放大）。肝细胞体积增大，细胞质内可见大小不等的空泡

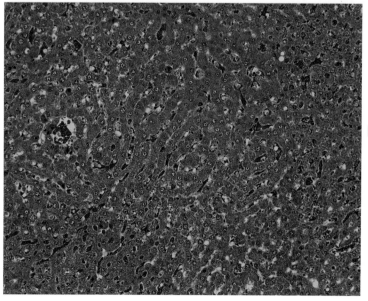

图 2-2-77. 双嗜性肝细胞变异灶，B6C3F1 小鼠，肝脏。变异灶内肝细胞呈紫红色，对周围组织压迫小或无压迫

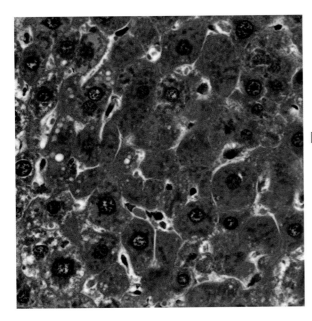

图 2-2-78. 双嗜性肝细胞变异灶，Wistar 大鼠，肝脏，高倍镜。变异灶内肝细胞的细胞质同时呈嗜酸性和嗜碱性，表现为淡紫色

（编校：毛晶晶、大平东子）

- 非再生性肝细胞增生（non-regenerative hepatocellular hyperplasia，图 2-2-79 ～图 2-2-82）

【组织来源】 肝细胞。

【诊断特征】 肝细胞呈结节状增生，增生灶内肝细胞数量增多，体积稍增大。对周围组织有压迫。小叶结构完整，门管区可见。可伴有肝细胞血管扩张（angiectasis）及海绵状变性（spongiosis）。增生灶周围未见肝细胞变性坏死等损伤性病变。

【鉴别诊断】

1. 肝细胞腺瘤（hepatocellular adenoma）：肿瘤组织膨胀性增生，对周围正常组织有压迫，门管区消失。

2. 肝细胞癌（hepatocellular carcinoma）：肿瘤细胞呈浸润性增生，组织生长方式多样。肝小叶和肝板结构被破坏。结构和细胞异型性明显。

图 2-2-79. 非再生性肝细胞增生，SD 大鼠，肝脏，低倍镜。肝细胞呈结节状增生，对周围组织有轻微压迫。肝小叶结构及门管区可见

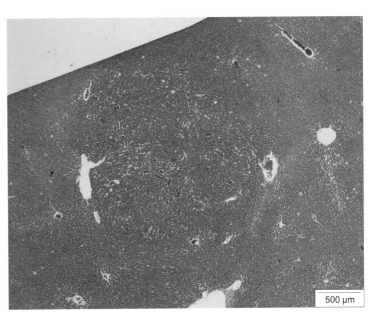

500 μm

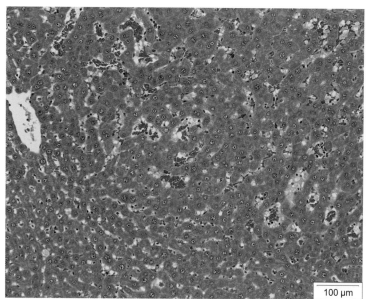

图 2-2-80. 非再生性肝细胞增生，SD 大鼠，肝脏（图 2-2-79 的放大）。增生灶内肝细胞数量增多，体积稍增大，可见血管扩张

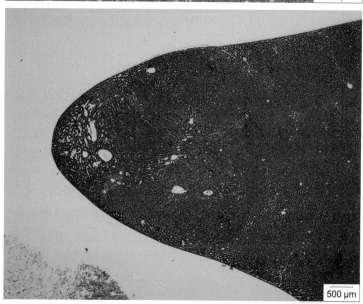

图 2-2-81. 非再生性肝细胞增生，Wistar 大鼠，肝脏，低倍镜。增生的肝细胞轻微压迫周围肝组织

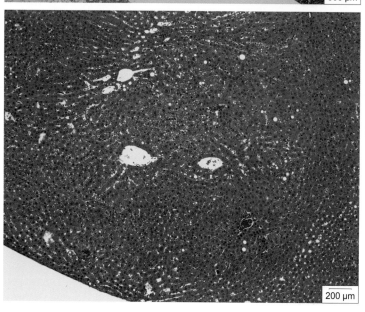

图 2-2-82. 非再生性肝细胞增生，Wistar 大鼠，肝脏（图 2-2-81 的放大）。增生灶内肝细胞数量增多，体积稍增大，肝小叶结构完整

（编校：毛晶晶、大平东子）

● 肝细胞腺瘤（hepatocellular adenoma，图 2-2-83～图 2-2-87）

【组织来源】 肝细胞。

【诊断特征】 肿瘤灶较大，呈结节状向周围膨胀性、压迫性生长，与周围组织界限清楚。肿瘤组织内肿瘤细胞排列紊乱，小叶结构不存在，门管区多数未见，偶见残存的门管区结构。肿瘤细胞与正常肝细胞相似，细胞异型性较小，核分裂象少见。自发性病变或致癌物可诱导发生。

【鉴别诊断】

肝细胞癌：肿瘤细胞浸润性生长，组织生长方式多样。结构异型性和细胞异型性较大，多见出血坏死，核分裂象明显。

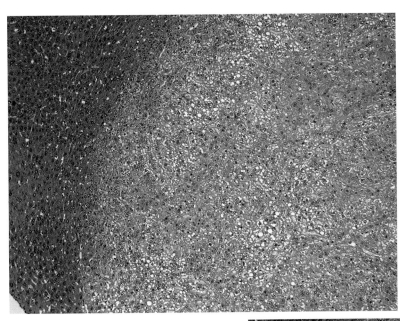

图 2-2-83. 肝细胞腺瘤，B6C3F1 小鼠，肝脏。肝细胞样肿瘤细胞膨胀性生长，对周围的肝组织压迫明显。肿瘤组织内细胞排列紊乱，正常肝小叶结构不存在

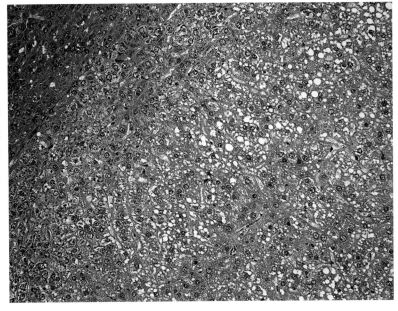

图 2-2-84. 肝细胞腺瘤，B6C3F1 小鼠，肝脏（图 2-2-83 的放大）。肿瘤细胞细胞质丰富，细胞质内可见空泡，细胞核呈圆形，核仁明显，核分裂象少见，异型性较小

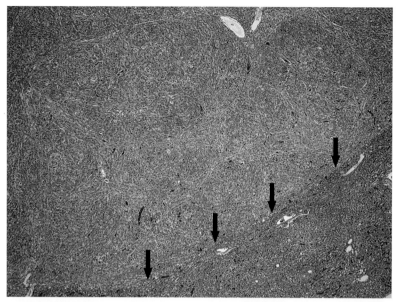

图 2-2-85. 肝细胞腺瘤，SD 大鼠，肝脏，低倍镜。肿瘤组织对周围的肝组织压迫明显（如箭头所示）

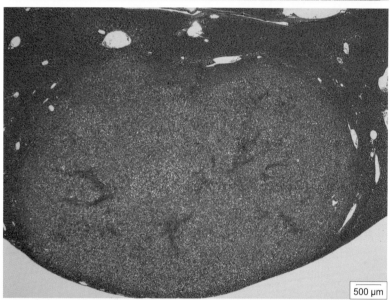

图 2-2-86. 肝细胞腺瘤，小鼠，肝脏，低倍镜。肿瘤组织膨胀性生长，与周围的肝组织界限清楚，正常肝小叶结构不存在

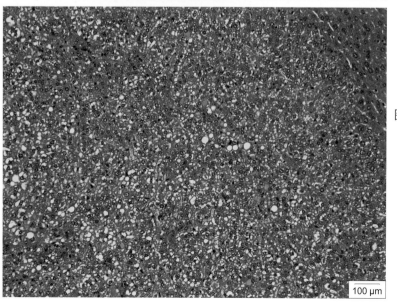

图 2-2-87. 肝细胞腺瘤，小鼠，肝脏（图 2-2-86 的放大）。肿瘤细胞与正常肝细胞相似，细胞异型性较小，核分裂象少见。可见细胞排列紊乱，有结构异型性

（编校：毛晶晶、大平东子）

● 肝细胞癌（hepatocellular carcinoma，图 2-2-88 ～图 2-2-98）

【组织来源】 肝细胞。

【诊断特征】 肝细胞样肿瘤细胞浸润性生长，与周围组织界限不清楚。正常肝小叶结构缺失，细胞多形性显著。常见出血坏死，可伴有肺脏等器官转移。根据肿瘤细胞的增殖形态可分为以下三种类型，肝细胞癌可以呈单一类型或以几种类型的混合形态出现。

1. 小梁型（trabecular type）：最为常见。三层以上的肿瘤细胞形成小梁状结构，部分肿瘤组织可呈岛屿状分布。肝窦扩张明显，结构紊乱。高分化的肿瘤细胞比正常肝细胞稍大，细胞质呈嗜酸性，细胞核核仁明显，核分裂象少见。低分化的肿瘤细胞可呈无结构的髓样增生，形态大小不一，核分裂象明显。

2. 腺泡型（acinar type）：单层或数层肿瘤细胞围成腺管样结构，腔内可见分泌物。

3. 实体型（solid type）：肿瘤细胞呈实体性增生，没有明显的索状及肝窦结构。细胞异型性明显，大小不一，病理性核分裂象多见。有时可见多核细胞或瘤巨细胞，核染色质丰富。

【鉴别诊断】

1. 肝细胞腺瘤（hepatocellular adenoma）：细胞异型性不明显，肿瘤结节状向周围组织膨胀性生长，无局部浸润及远处转移。

2. 肝胆管细胞癌（hepatocholangiocellular carcinoma）：肿瘤组织由肝细胞样肿瘤细胞和胆管上皮样肿瘤细胞构成，有明显的腺腔样结构。

3. 胆管癌（cholangiocarcinoma）：胆管上皮由来的腺癌。腺样结构中或有黏液产生，常伴间质结缔组织增生。

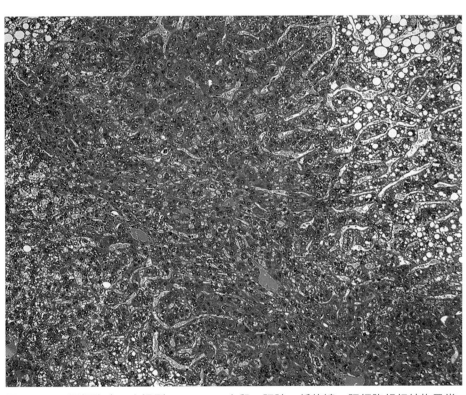

图 2-2-88. 肝细胞癌，小梁型，B6C3F1 小鼠，肝脏，低倍镜。肝细胞组织结构异常，呈小梁状增生，细胞三层以上

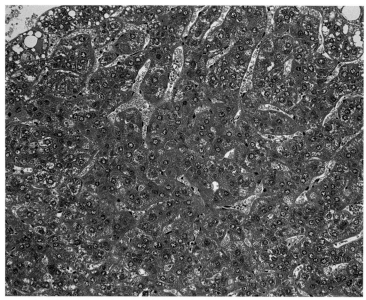

图 2-2-89. 肝细胞癌，小梁型，B6C3F1 小鼠，肝脏（图 2-2-88 的放大）。肝细胞组织结构异常，呈小梁状增生，细胞三层以上。细胞分化程度较高，细胞质呈嗜酸性，核仁明显

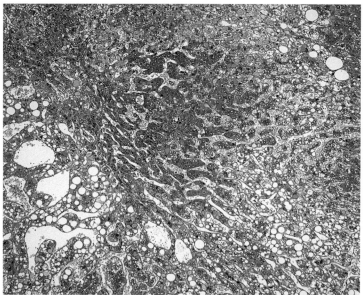

图 2-2-90. 肝细胞癌，B6C3F1 小鼠，肝脏，低倍镜。肝细胞结构异常，形态多样，肝脏正常小叶结构消失

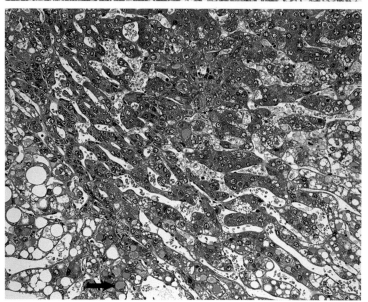

图 2-2-91. 肝细胞癌，B6C3F1 小鼠，肝脏（图 2-2-90 的放大）。肿瘤细胞呈条索状生长，细胞多层排列。部分肿瘤细胞的细胞质可见嗜酸性物质（如箭头所示），有的细胞呈空泡状

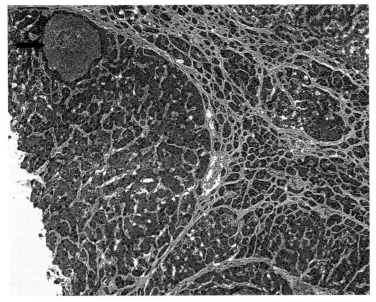

图 2-2-92. 肝细胞癌，SD 大鼠，肝脏，低倍镜。癌细胞呈浸润性增生，组织结构异型性明显，正常肝小叶结构被破坏，门管区未见。组织内可见坏死灶（如箭头所示）

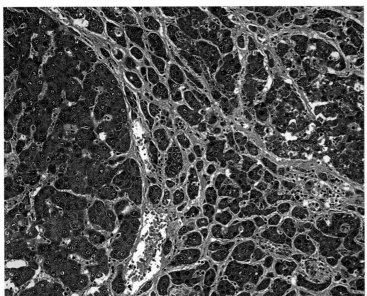

图 2-2-93. 肝细胞癌，SD 大鼠，肝脏（图 2-2-92 的放大）。癌细胞呈小梁状或岛屿状排列，异型性明显

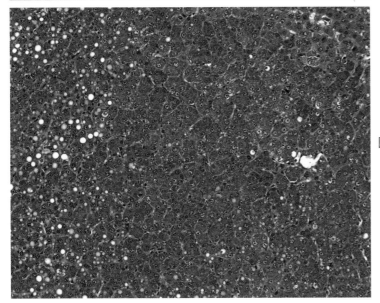

图 2-2-94. 肝细胞癌，SD 大鼠，肝脏。肿瘤细胞呈实体性排列

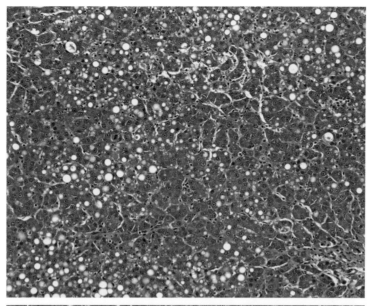

图 2-2-95. 肝细胞癌，SD 大鼠，肝脏。肿瘤细胞实体性生长，异型性明显，核仁明显，核分裂象可见

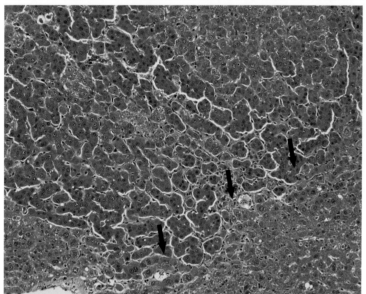

图 2-2-96. 肝细胞癌，SD 大鼠，肝脏。肿瘤细胞呈浸润性生长（如箭头所示）

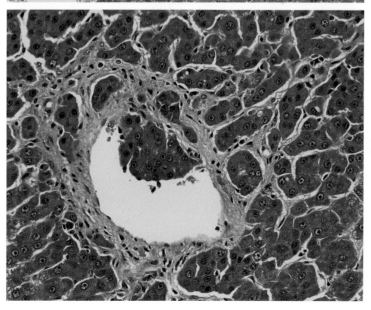

图 2-2-97. 肝细胞癌，SD 大鼠，肝脏，高倍镜。肿瘤细胞侵袭血管

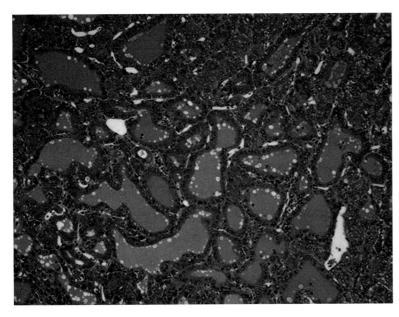

图 2-2-98. 肝细胞癌，SD 大鼠，肝脏。肿瘤细胞呈腺样排列，腺腔内可见嗜酸性分泌物

（编校：毛晶晶、大平东子）

● **肝母细胞瘤**（hepatoblastoma，图 2-2-99 ～图 2-2-102）

【组织来源】 未知，可能来源于胚胎性未分化的肝细胞。

【诊断特征】 肿瘤组织浸润性生长。肿瘤细胞增生，呈菊形团状、索状或假腺管状排列，形成器官样结构，其中菊形团状排列为该肿瘤的特征性变化。可见血管样的管腔结构，管腔扩张，管壁由多层肿瘤细胞围绕。肿瘤细胞体积小、细长形、嗜碱性强，细胞异型性大，核分裂象多见，恶性程度高。病灶内可见出血、坏死、纤维化。

【鉴别诊断】

肝细胞癌（hepatocellular carcinoma）：肿瘤细胞与肝细胞相似，细胞质丰富，呈嗜酸性，呈条索状、腺泡样或实体性生长，间质少。

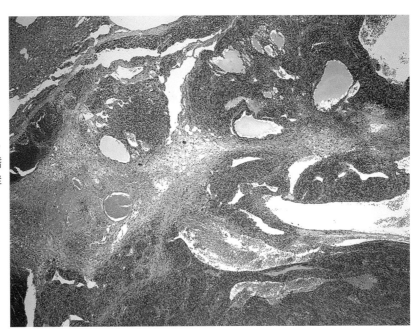

图 2-2-99. 肝母细胞瘤，B6C3F1 小鼠，肝脏，低倍镜。肿瘤组织嗜碱性强，组织中可见器官样结构、出血及坏死灶

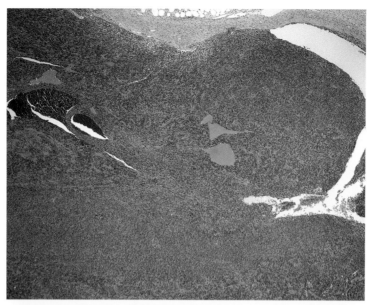

图 2-2-100. 肝母细胞瘤，B6C3F1 小鼠（图 2-2-99 的同一只动物），肝脏。大面积的肿瘤组织呈强嗜碱性

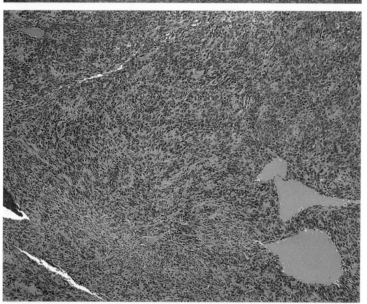

图 2-2-101. 肝母细胞瘤，B6C3F1 小鼠，肝脏（图 2-2-100 的放大）。肿瘤细胞嗜碱性强，体积小，呈菊形团状排列

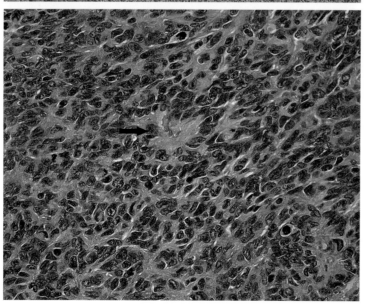

图 2-2-102. 肝母细胞瘤，B6C3F1 小鼠，肝脏（图 2-2-101 的放大）。肿瘤细胞呈菊形团状排列（如箭头所示），细胞嗜碱性强，体积小、细长形、细胞质少，细胞异型性大，核分裂象多见

（编校：毛晶晶、大平东子）

● 胆管增生（bile duct hyperplasia，图 2-2-103 ～图 2-2-106）

【组织来源】　胆管上皮细胞。

【诊断特征】　主要发生于门管区。小胆管数量增多，正常的胆管上皮单层排列，呈腺腔样增生。常与肝脏的损伤和修复有关。老年性动物可自发，多数伴有胆管周围纤维化和单形核细胞浸润。

【鉴别诊断】

卵圆细胞增生（oval cell hyperplasia）：单层或双层排列，形成不完整的导管样结构。

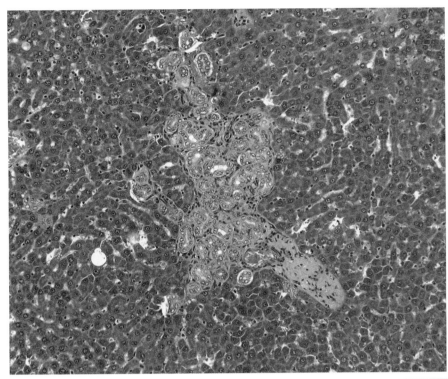

图 2-2-103. 胆管增生，SD 大鼠，肝脏，低倍镜。门管区胆管数量增多，呈腺腔样增生

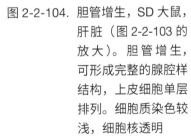

图 2-2-104. 胆管增生，SD 大鼠，肝脏（图 2-2-103 的放大）。胆管增生，可形成完整的腺腔样结构，上皮细胞单层排列。细胞质染色较浅，细胞核透明

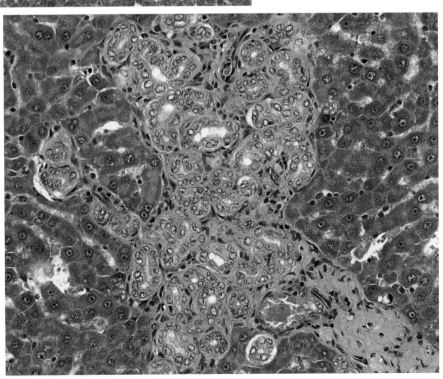

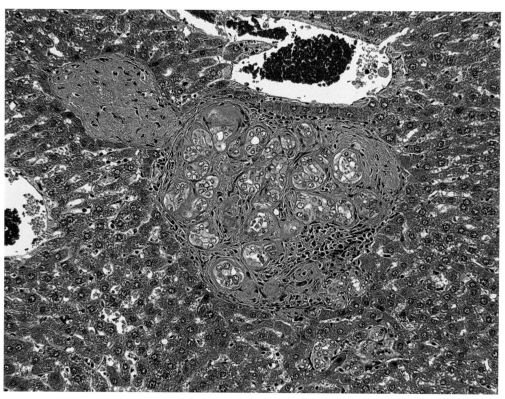

图 2-2-105. 胆管增生，F344 大鼠，肝脏，高倍镜。胆管增生伴胆管周围纤维化

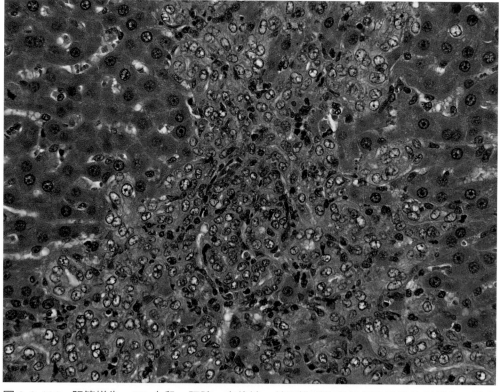

图 2-2-106. 胆管增生，SD 大鼠，肝脏，高倍镜。单层排列的胆管细胞呈腺腔样增生。增生
　　　　的胆管数量多，伴有炎症细胞浸润

（编校：毛晶晶、大平东子）

● 卵圆细胞增生（oval cell hyperplasia，图 2-2-107、图 2-2-108）

【组织来源】 可能为肝内终末小胆管（黑林管）上皮细胞。卵圆细胞是一种具有向胆管和肝细胞分化能力的干细胞，目前认为卵圆细胞可参与肝细胞癌或胆管上皮癌的发生。

【诊断特征】 常发生于门管区，或在门管区周围小叶内卵圆细胞弥漫性增殖。卵圆细胞通常为 1 ～ 2 层沿肝窦排列，不形成完整的导管样结构。增生的卵圆细胞大小和形态较一致，可呈梭形，体积小，嗜碱性，细胞质少，细胞核呈卵圆形。

【鉴别诊断】

胆管增生（bile duct hyperplasia）：形成完整的腺腔样结构，上皮细胞呈柱状或立方形，单层排列。

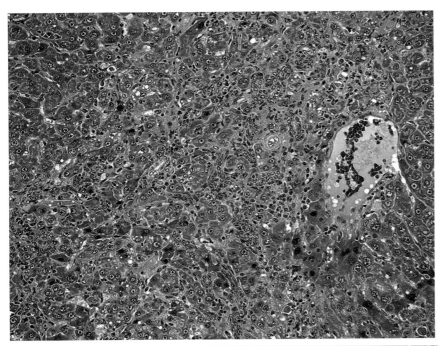

图 2-2-107. 卵圆细胞增生，SD 大鼠，肝脏，低倍镜。门管区周围卵圆细胞沿肝窦增生

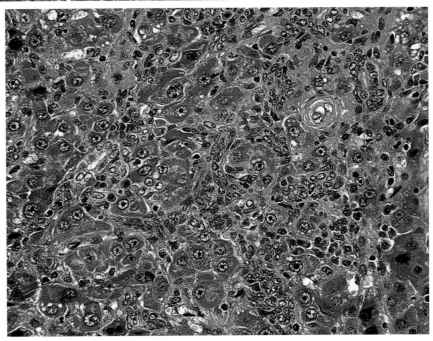

图 2-2-108. 卵圆细胞增生，SD 大鼠，肝脏（图 2-2-107 的放大）。增生的卵圆细胞呈卵圆或梭形，体积小，嗜碱性，细胞质较少

（编校：毛晶晶、大平东子）

● 胆管纤维症（cholangiofibrosis，图 2-2-109、图 2-2-110）

【组织来源】 胆管上皮细胞。

【诊断特征】 主要发生在门管区周围。胆管上皮增生，呈扁平、立方或柱状，嗜碱性强。有时可见异型性的胆管增生，胆管周围伴有大量的结缔组织及炎症细胞浸润。增生的胆管上皮可形成腺样组织，腺管常不规则扩张或囊性变，管内可见细胞坏死或黏液。

【鉴别诊断】

胆管癌（cholangiocarcinoma）：肿瘤细胞多层排列，结构和细胞异型性；病理性核分裂象多见，通常无炎症反应。

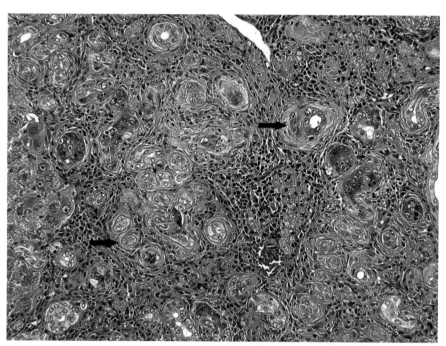

图 2-2-109. 胆管纤维症，F344 大鼠，肝脏。胆管上皮增生，周围可见纤维结缔组织围绕胆管增生（如箭头所示）及炎症细胞浸润。组织中可见嗜碱性较强的腺样组织

图 2-2-110. 胆管纤维症，F344 大鼠，肝脏，高倍镜。腺样组织上皮细胞呈单层，嗜碱性较强，有异型性，可见细胞坏死（如黑色箭头所示）及核分裂象（如白色箭头所示）。病灶内可见炎症细胞浸润

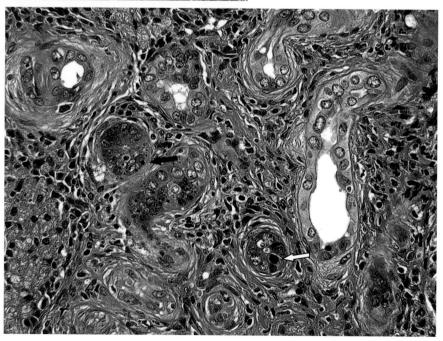

（编校：毛晶晶、大平东子）

● 胆管瘤（cholangioma，图 2-2-111 ～图 2-2-113）

【组织来源】 胆管上皮细胞。

【诊断特征】 常为单灶性肿瘤灶，多灶性病变罕见。肿瘤细胞腺管状增生，腺管之间被少量薄层的结缔组织分隔。腺管由单层立方形的肿瘤上皮构成，与胆管结构相似。肿瘤细胞几乎无异型性。囊性胆管瘤可见腺管扩张，偶见乳头样结构突入管腔中。肿瘤组织界限清楚，膨胀性生长，对周围组织有压迫。

【鉴别诊断】

1. 胆管增生（bile duct hyperplasia）：为多灶性或弥漫性病变，对周围组织无压迫。

2. 胆管癌（cholangiocarcinoma）：肿瘤细胞单层或多层排列，异型性明显，呈乳头状，侵袭性生长。

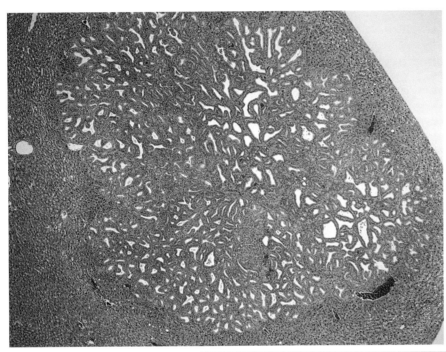

图 2-2-111. 胆管瘤，SD 大鼠，肝脏，低倍镜。肿瘤细胞呈腺管状增生，压迫周围组织，与周围组织界限清楚

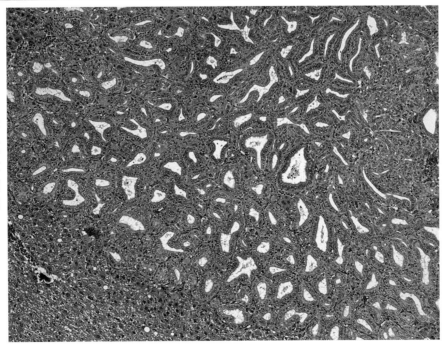

图 2-2-112. 胆管瘤，SD 大鼠，肝脏（图 2-2-111 的放大）。肿瘤细胞增生形成腺管样结构，被少量薄层的结缔组织分隔

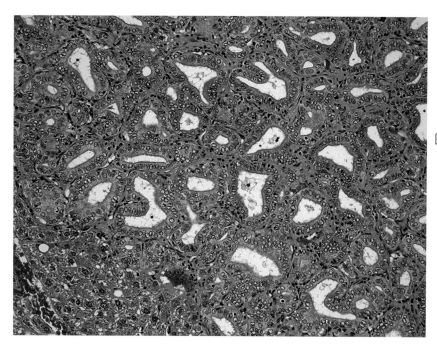

图 2-2-113. 胆管瘤，SD 大鼠，肝脏（图 2-2-111 的放大）。腺管由单层立方形的肿瘤细胞构成，细胞异型性不明显

（编校：毛晶晶、大平东子）

• 胆管癌（cholangiocarcinoma，图 2-2-114～图 2-2-117）

【组织来源】 胆管上皮细胞。

【诊断特征】 肿瘤组织呈腺样或乳头状生长。腺腔常见扩张，腔内肿瘤细胞异型性增生，呈单层或多层乳头状排列。细胞嗜碱性强，异型性大，核分裂象明显。肿瘤组织内可见坏死灶、黏液及多量的纤维结缔组织。可发生肿瘤的浸润及转移。

【鉴别诊断】

胆管瘤（cholangioma）：肿瘤细胞单层排列，细胞异型性不明显。

图 2-2-114. 胆管癌，SD 大鼠，肝脏，低倍镜。肿瘤细胞呈乳头状增生，病灶中可见坏死及黏液

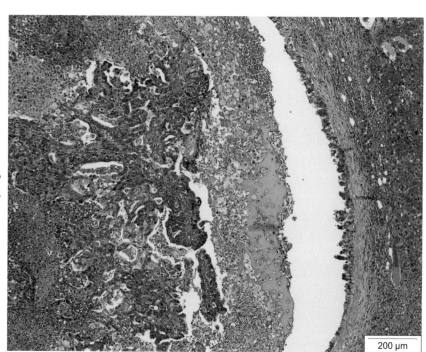

200 μm

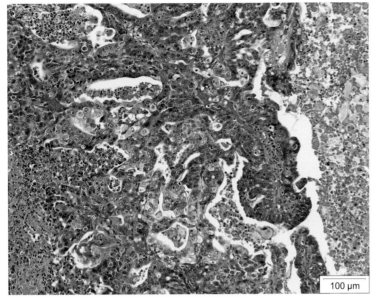

图 2-2-115. 胆管癌，SD 大鼠，肝脏（图 2-2-114 的放大）。肿瘤细胞乳头状生长。肿瘤组织内见明显的坏死灶

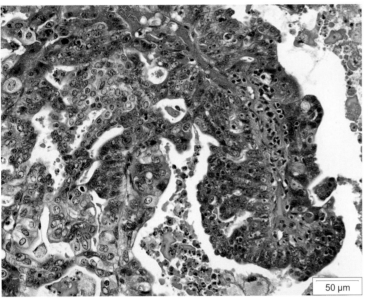

图 2-2-116. 胆管癌，SD 大鼠，肝脏（图 2-2-115 的放大）。肿瘤细胞乳头状增生，呈单层或多层排列。增生的乳头状结构轴芯可见血管纤维结缔组织。结构和细胞异型性明显

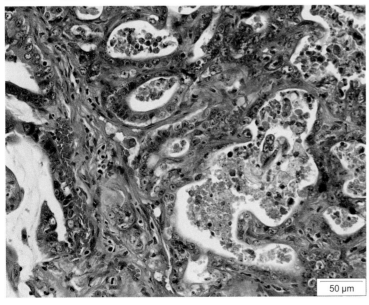

图 2-2-117. 胆管癌，SD 大鼠，肝脏。肿瘤细胞异型性大，核分裂象明显，管腔内可见坏死的细胞

（编校：毛晶晶、大平东子）

● 肝胆管细胞癌（hepatocholangiocellular carcinoma，图 2-2-118～图 2-2-123）

【组织来源】 肝细胞和胆管上皮细胞。

【诊断特征】 肝细胞癌和胆管癌两种肿瘤性成分混合的肿瘤。两种肿瘤同时存在，具有肝细胞癌及胆管癌各自的特征。肝细胞样的肿瘤性细胞呈小梁状、腺泡状或实体性生长。胆管上皮样的肿瘤细胞呈腺样或乳头状异型性增生。罕见的自发性肿瘤。

【鉴别诊断】

1. 肝细胞癌（hepatocellular carcinoma）：仅包含肿瘤性肝细胞癌成分。

2. 胆管癌（cholangiocarcinoma）：仅包含肿瘤性胆管癌成分。

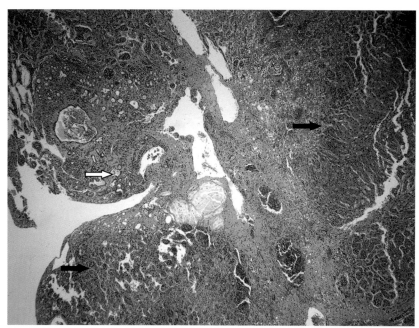

图 2-2-118. 肝胆管细胞癌，B6C3F1 小鼠，肝脏，低倍镜。肿瘤组织浸润性生长，可见肝细胞癌（如黑色箭头所示）和胆管癌（如白色箭头所示）两种肿瘤性成分

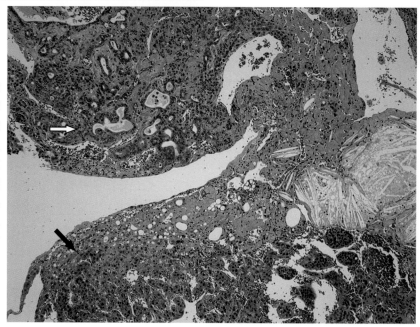

图 2-2-119. 肝胆管细胞癌，B6C3F1 小鼠，肝脏（图 2-2-118 的放大）。在肝细胞癌的肿瘤成分中，可见肝细胞样的肿瘤细胞呈小梁状生长（如黑色箭头所示）。在胆管癌的肿瘤成分中，胆管上皮样的肿瘤细胞呈腺样或乳头状生长（如白色箭头所示）。肿瘤组织可见坏死灶

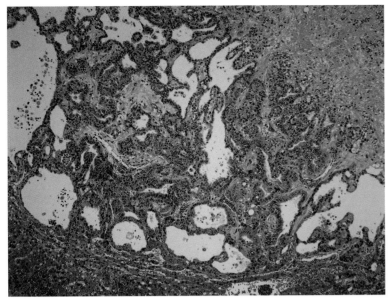

图 2-2-120. 肝胆管细胞癌，B6C3F1 小鼠（图 2-2-118 的同一只动物），肝脏。肿瘤组织中具有胆管癌特征的肿瘤性成分，肿瘤细胞呈腺样或乳头状生长

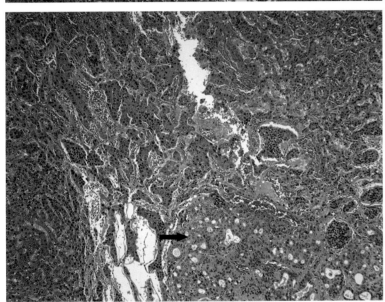

图 2-2-121. 肝胆管细胞癌，B6C3F1 小鼠，肝脏（图 2-2-118 的放大）。肿瘤组织中具有肝细胞癌特征和胆管癌特征的肿瘤性成分。具有肝细胞癌特征的肿瘤细胞呈小梁状排列。箭头所示为胆管癌的部位

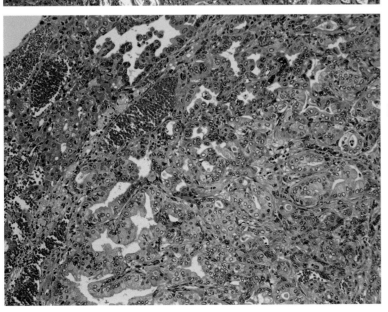

图 2-2-122. 肝胆管细胞癌，B6C3F1 小鼠，肝脏（图 2-2-118 的放大）。胆管上皮样的肿瘤细胞腺样或乳头状增生，单层或多层排列。肿瘤细胞呈立方形或柱状，细胞质及细胞核透明

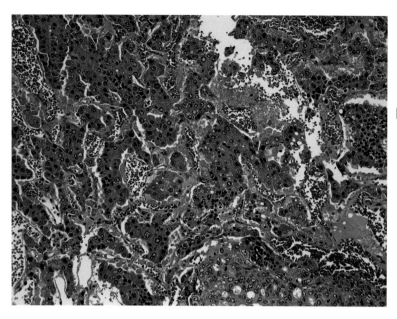

图 2-2-123. 肝胆管细胞癌，B6C3F1 小鼠，肝脏（图 2-2-118 的放大）。肝细胞癌成分的肿瘤细胞呈索状、小梁状增生。肿瘤细胞细胞质丰富，嗜酸性染色。细胞异型性明显

（编校：毛晶晶、大平东子）

- **良性伊东细胞瘤**（benign Ito cell tumor，图 2-2-124～图 2-2-128）

【组织来源】 伊东细胞（又称 Ito 细胞、贮脂细胞）。

【诊断特征】 肿瘤组织呈片状、簇状沿着肝窦增生，或呈结节状，对周围肝实质组织有压迫，无包膜。肿瘤细胞有两种形态：一种肿瘤细胞体积较小，细胞质染色浅而透明，呈卵圆形或者纺锤形，沿着肝窦生长；另一种肿瘤细胞较大，呈圆形或椭圆形的脂肪样细胞，其特征为细胞质内有大小不一的脂肪滴。肿瘤组织内还可见少量的胶原基质。该肿瘤罕见，B6C3F1 系小鼠可见。免疫组织化学染色波形蛋白、肌动蛋白和结蛋白阳性。

【鉴别诊断】

脂肪肉瘤（liposarcoma）：肿瘤组织内可见脂肪母细胞，核分裂象及细胞异型性明显。可存在各种类型的脂肪细胞。

图 2-2-124. 良性伊东细胞瘤，B6C3F1 小鼠，肝脏，低倍镜。胞质染色浅而透明的肿瘤组织，呈片状、簇状，沿着肝窦增生，无包膜

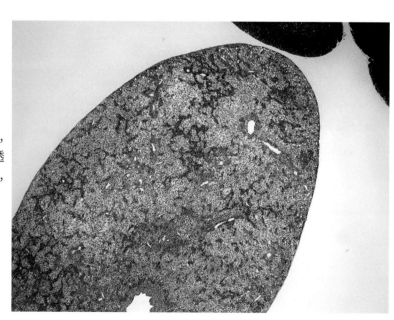

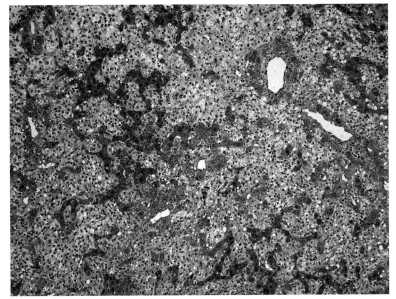

图 2-2-125. 良性伊东细胞瘤，B6C3F1 小鼠，肝脏（图 2-2-124 的放大）。肿瘤组织对周围正常肝组织有压迫，肿瘤细胞细胞质染色浅而透明

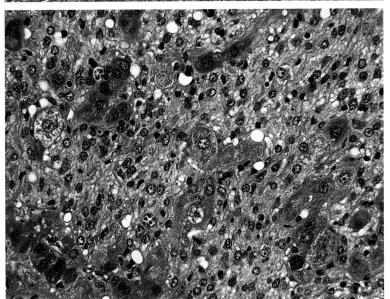

图 2-2-126. 良性伊东细胞瘤，B6C3F1 小鼠（图 2-2-124 的同一只动物），肝脏，高倍镜。肿瘤细胞体积小，呈椭圆形或纺锤形，细胞质内有少量的脂肪滴。肿瘤组织内还可见胶原基质

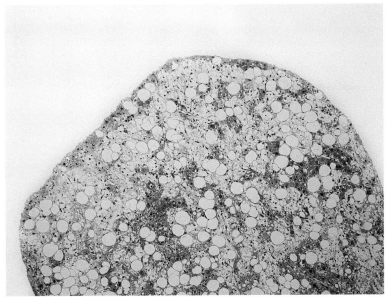

图 2-2-127. 良性伊东细胞瘤，B6C3F1 小鼠，肝脏，低倍镜。肿瘤组织中可见细胞质染色浅的肿瘤细胞，呈结节状增生

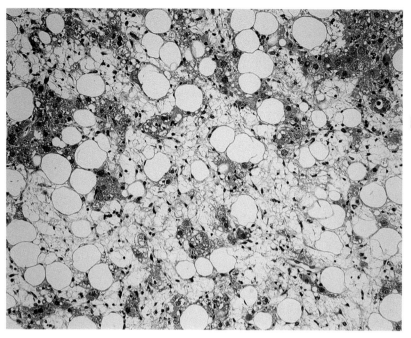

图 2-2-128. 良性伊东细胞瘤，B6C3F1 小鼠，肝脏（图 2-2-127 的放大）。体积较小的细胞质染色浅的肿瘤细胞和体积较大的脂肪细胞样的肿瘤细胞增生，挤压肝细胞

（编校：毛晶晶、大平东子）

- 组织细胞肉瘤（histiocytic sarcoma，图 2-2-129 ～图 2-2-131）

【组织来源】　肝窦内的库普弗细胞（Kupffer cell），或骨髓单核吞噬细胞、循环血液的巨噬细胞。

【诊断特征】　组织细胞样的肿瘤细胞多呈圆形、卵圆形或纺锤形，在肝窦或肝实质内增生形成结节状肿块，与周围组织界限不清。肿瘤细胞细胞质丰富，呈嗜酸性。一部分肿瘤细胞细胞质呈泡沫状，一部分肿瘤细胞可见吞噬细胞残渣或红细胞等的吞噬作用。肿瘤组织可见多核巨细胞样肿瘤细胞。核分裂象多见。组织细胞肉瘤也可累及脾、肺、骨髓和子宫等组织，肝脏的组织细胞肉瘤可以是全身性组织细胞肉瘤一部分（详见淋巴造血系统章节组织细胞肉瘤）。

图 2-2-129. 组织细胞肉瘤，SD 大鼠，肝脏。肝组织内可见大块的呈浸润性生长的肿瘤细胞

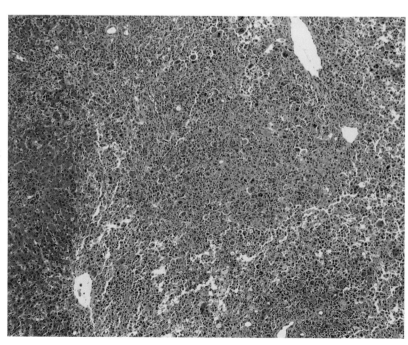

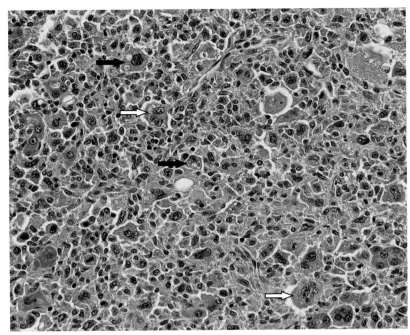

图 2-2-130. 组织细胞肉瘤，SD 大鼠，肝脏（图 2-2-129 的放大）。肿瘤组织内可见肿瘤细胞吞噬红细胞、细胞碎片的吞噬现象（如黑色箭头所示），以及多核巨细胞样的肿瘤细胞（如白色箭头所示）

图 2-2-131. 组织细胞肉瘤，SD 大鼠，肝脏。肝窦内可见组织细胞样的肿瘤细胞呈巢状，浸润性生长

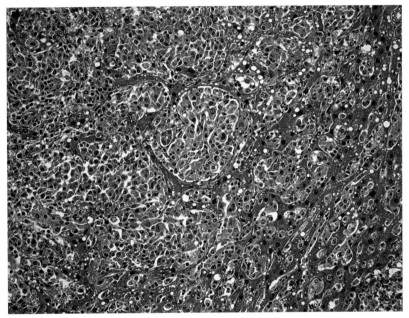

（编校：崔甜甜、大平东子）

• 血管瘤（hemangioma，图 2-2-132）

【组织来源】 血管内皮细胞。

【诊断特征】 肿瘤灶内可见血管数量增多，血管内富含血液。血管内皮单层排列，核分裂象罕见，无细胞异型性。该肿瘤可分为小血管腔形成的毛细血管型血管瘤（capillary hemangioma）和管腔扩张形成的海绵状血管瘤（cavernous hemangioma）两种类型。

【鉴别诊断】

1. 血管扩张（angiectasis）：扩张的血管或血窦数量不增加，具有正常结构和分化良好的内皮细胞。

2. 血管肉瘤（hemangiosarcoma）：肿瘤细胞多层排列，具有细胞异型性，核分裂象常见，侵袭周围组织或转移。

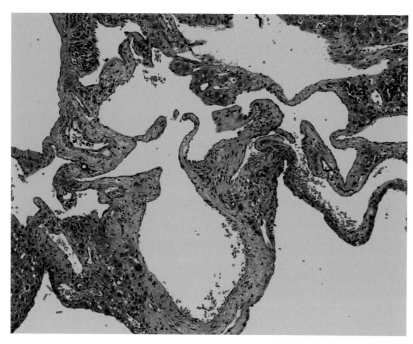

图 2-2-132. 血管瘤，SD 大鼠，肝脏。肝组织内血管数量增多，血管内皮细胞为单层，无核分裂象及细胞异型性

（编校：崔甜甜、大平东子）

- 血管肉瘤（hemangiosarcoma，图 2-2-133）

【组织来源】 血管内皮细胞。

【诊断特征】 血管内皮异型性增生，血管内皮样的肿瘤细胞具有多形性，多层排列，分化程度低呈肉瘤样增生。肿瘤组织内可见不规则的血管增殖，常伴有出血、血栓形成。有的肿瘤细胞沿肝窦浸润性生长，取代正常的肝窦内皮细胞。肿瘤组织异型性大。与周围组织分界不清（详见心血管系统章节）。

【鉴别诊断】

血管瘤（hemangioma）：增生的血管内皮细胞为单层。

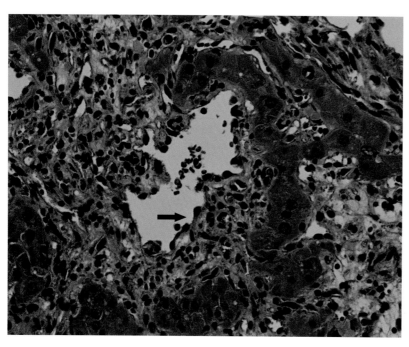

图 2-2-133. 血管肉瘤，SD 大鼠，肝脏。肝组织内可见血管内皮样的肿瘤细胞异型性增生（如箭头所示），呈多层排列

（编校：崔甜甜、大平东子）

2.7 胆囊 gall bladder

• 腺瘤（adenoma，图 2-2-134～图 2-2-136）

【组织来源】 胆囊上皮细胞。

【诊断特征】 胆囊内上皮样的肿瘤细胞呈乳头状增生，增生的上皮细胞为单层的立方形上皮，偶见多层。细胞异型性不明显，核分裂象少见。间质可见血管和结缔组织。

【鉴别诊断】

1. 增生（hyperplasia）：组织结构正常，异型性不明显。

2. 腺癌（adenocarcinoma）：细胞异型性明显，浸润性生长。

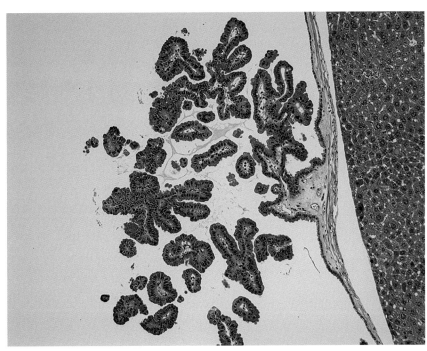

图 2-2-134. 腺瘤，ICR 小鼠，胆囊，低倍镜。胆囊内肿瘤细胞呈乳头状生长

图 2-2-135. 腺瘤，ICR 小鼠，胆囊（图 2-2-134 的放大）。增生的肿瘤细胞单层排列，可见纤维血管间质

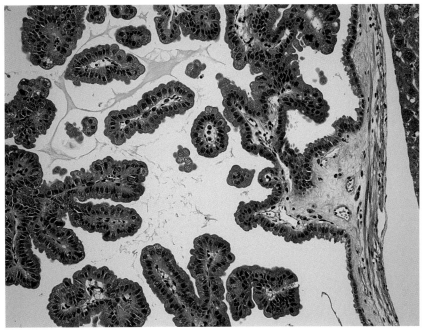

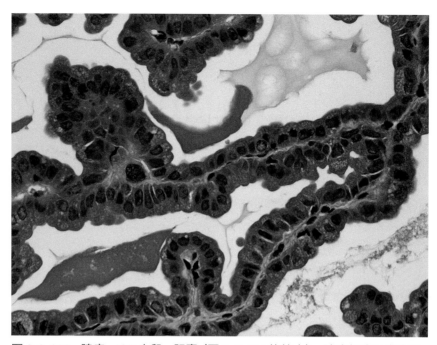

图 2-2-136. 腺瘤，ICR 小鼠，胆囊（图 2-2-134 的放大）。肿瘤细胞呈立方形，
　　　　　　单层排列，细胞核染色质多，深染

（编校：毛晶晶、大平东子）

2.8 胰腺外分泌部 pancreas（exocrine）

- 腺泡细胞增生（acinar cell hyperplasia，图 2-2-137 ～图 2-2-139）

【组织来源】 胰腺外分泌部腺泡细胞。

【诊断特征】 病灶发生在胰腺的外分泌部。病灶内腺泡结构保持，腺泡体积较正常腺泡大，腺泡细胞数量增多。对周围组织无或轻微压迫。增生的细胞质较正常腺泡细胞的嗜酸性强。

【鉴别诊断】

胰腺细胞腺瘤（acinar cell adenoma）：具有结构异型性，与周围界限清楚，可压迫周围组织。

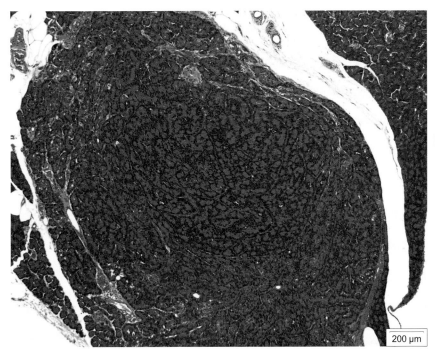

图 2-2-137. 腺泡细胞增生，SD 大鼠，胰腺，低倍镜。腺泡细胞呈局灶性增生，细胞数量增加，对周围组织压迫轻微

200 μm

图 2-2-138. 腺泡细胞增生，SD 大鼠，胰腺（图 2-2-137 的放大）。增生的腺泡结构无异型性

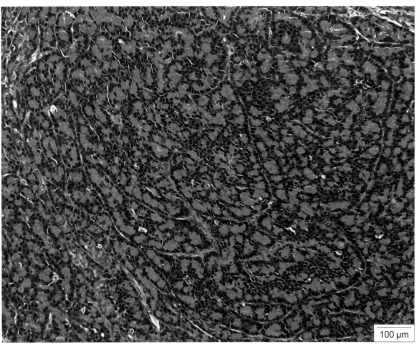

100 μm

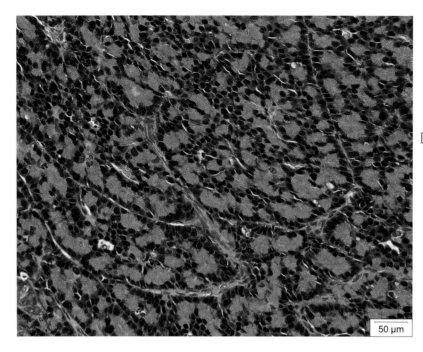

图 2-2-139. 腺泡细胞增生，SD 大鼠，胰腺（图 2-2-138 的放大）。增生的腺泡细胞的细胞质嗜酸性增强，体积增大，无细胞异型性

（编校：严建燕、大平东子）

- 腺泡细胞腺瘤（acinar cell adenoma，图 2-2-140 ～图 2-2-144）

【组织来源】　胰腺外分泌部腺泡细胞。

【诊断特征】　增生的肿瘤组织与胰腺外分泌部腺泡组织相似，病灶呈结节状增生，与周围组织界限清楚，压迫周围正常胰腺组织。肿瘤细胞比正常的胰腺腺泡细胞略大，酶原颗粒增多，核分裂象少见，无细胞异型性。病灶无浸润性生长，一般无包膜，偶尔可见病灶周围纤维结缔组织形成。

【鉴别诊断】

腺泡细胞腺癌（acinar cell adenocarcinoma）：肿瘤细胞具有异型性，呈浸润性生长或远处转移。

图 2-2-140. 腺泡细胞腺瘤，SD 大鼠，胰腺，低倍镜。肿瘤细胞呈结节状增生，压迫周围组织

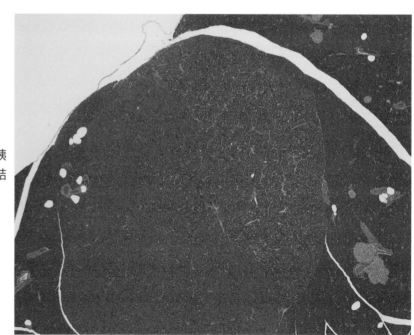

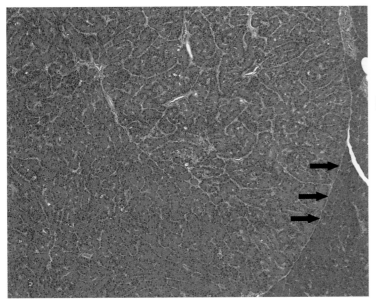

图 2-2-141. 腺泡细胞腺瘤，SD 大鼠，胰腺（图 2-2-140 的放大）。肿瘤组织与胰腺腺泡组织相似，病灶内未见胰岛结构，对周围正常胰腺形成压迫。与周围组织界限清楚，无纤维包膜形成（如箭头所示）

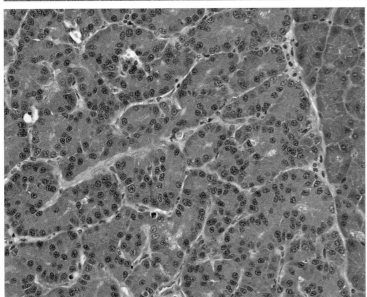

图 2-2-142. 腺泡细胞腺瘤，SD 大鼠，胰腺（图 2-2-140 的放大）。肿瘤细胞数量增多，比正常胰腺腺泡细胞略大，细胞核增大，异型性不明显

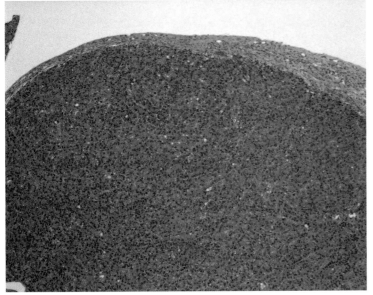

图 2-2-143. 腺泡细胞腺瘤，SD 大鼠，胰腺，低倍镜。肿瘤细胞呈结节状，膨胀性生长，病灶外周可见纤维结缔组织

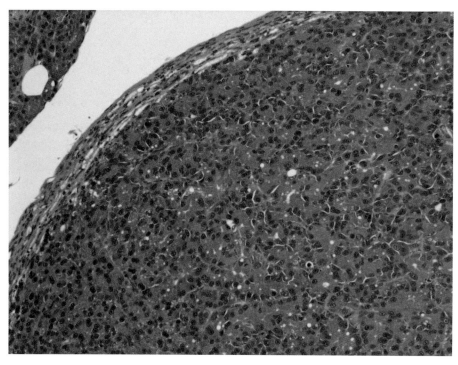

图 2-2-144. 腺泡细胞腺瘤，SD 大鼠，胰腺（图 2-2-143 的放大）。肿瘤细胞与正常胰腺腺泡细胞相似，酶原颗粒丰富，异型性小

（编校：严建燕、大平东子）

- 腺泡细胞腺癌（acinar cell adenocarcinoma，图 2-2-145～图 2-2-149）

【组织来源】 胰腺外分泌部腺泡细胞。

【诊断特征】 肿瘤组织呈浸润性生长。病灶内腺泡结构紊乱，肿瘤细胞排列不规则，呈小腺管状、实体性或小梁状。肿瘤细胞具有多形性。细胞核异型性明显，核染色质增加，核分裂象多。有时细胞质可见酶原颗粒。肿瘤组织可见出血、坏死灶。可发生远处转移。

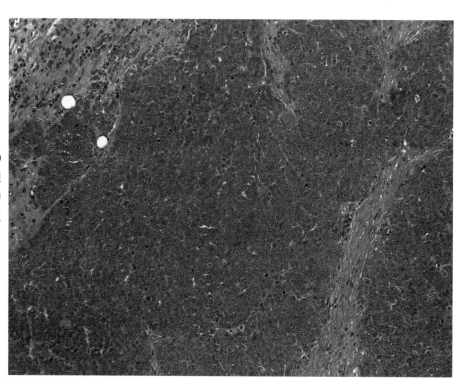

图 2-2-145. 腺泡细胞腺癌，SD 大鼠，胰腺。胰腺外分泌部腺泡样肿瘤细胞呈浸润性生长，可见出血灶

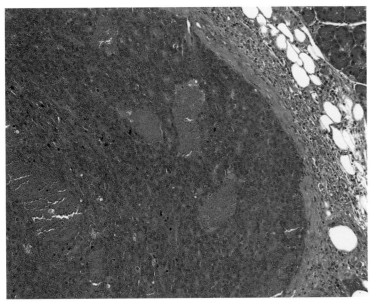

图 2-2-146. 腺泡细胞腺癌，SD 大鼠（图 2-2-145 的同一只动物），胰腺。肿瘤细胞核分裂象多见。部分肿瘤组织周围可见结缔组织形成

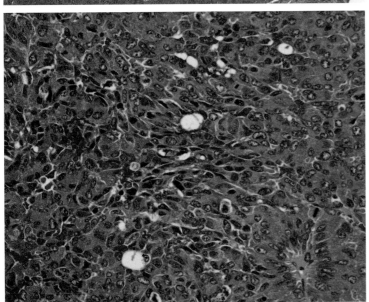

图 2-2-147. 腺泡细胞腺癌，SD 大鼠，胰腺。肿瘤细胞具有多形性，细胞核异型性明显，部分肿瘤细胞胞质内可见酶原颗粒。核分裂象多见

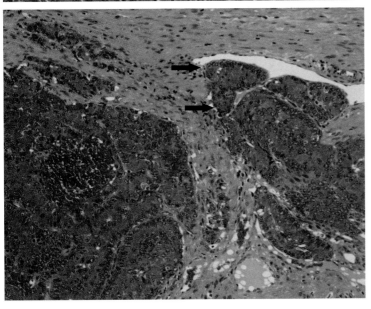

图 2-2-148. 腺泡细胞腺癌，SD 大鼠（图 2-2-147 的同一只动物），胰腺。胰腺外分泌部可见腺泡样肿瘤细胞呈腺管状排列，肿瘤细胞向脉管内侵袭（如箭头所示）

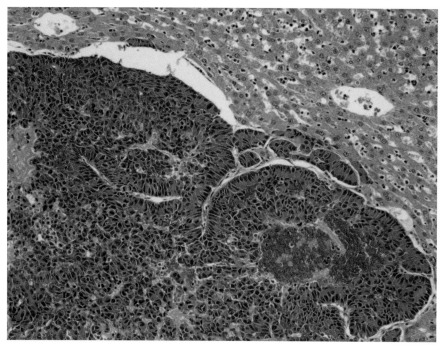

图 2-2-149. 腺泡细胞腺癌，SD 大鼠（图 2-2-147 的同一只动物），肝脏。胰腺腺泡细胞腺癌肝脏转移灶。图片中右上方为正常肝组织

（编校：严建燕、大平东子）

- 导管细胞腺瘤（ductal cell adenoma，图 2-2-150）

【组织来源】 胰腺导管细胞。

【诊断特征】 肿瘤细胞与胰腺导管细胞形态相似，呈导管样结构或形成乳头状结构充满管腔。肿瘤细胞异型性不明显。小鼠自发性胰腺导管细胞腺瘤未见报道，可为药物诱发。

【鉴别诊断】

导管细胞腺癌（ductal cell adenocarcinoma）：肿瘤细胞呈侵袭性生长，可见结构和细胞异型性。

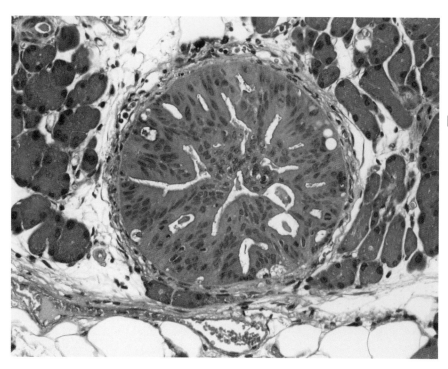

图 2-2-150. 导管细胞腺瘤，仓鼠，胰腺，诱发。胰腺导管内可见肿瘤细胞呈导管状增殖，突入管腔，肿瘤细胞数量增加，细胞异型性不明显。肿瘤组织与周围分界清楚

（编校：严建燕、大平东子）

- 导管细胞腺癌（ductal cell adenocarcinoma，图 2-2-151、图 2-2-152）

【组织来源】 胰腺导管细胞。

【诊断特征】 肿瘤组织内可见高柱状或立方形肿瘤细胞不规则导管样增生，呈囊性扩张或乳头状结构，常伴有间质纤维组织增生。肿瘤细胞具有异型性，呈侵袭性生长。

图 2-2-151. 导管细胞腺癌，仓鼠，胰腺，诱发，低倍镜。胰腺组织内可见导管样排列的肿瘤细胞呈侵袭性生长，间质纤维组织增生。左下方为残留的胰腺组织（如箭头所示）

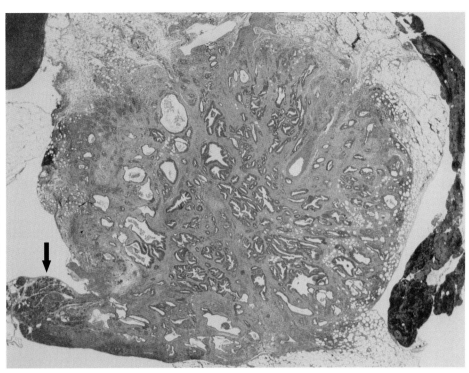

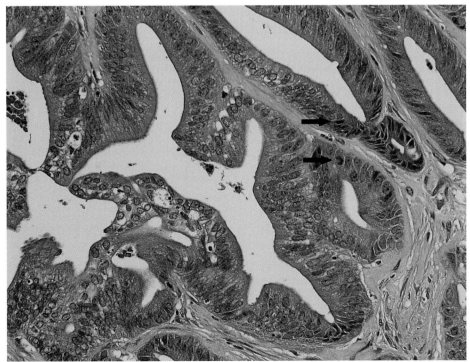

图 2-2-152. 导管细胞腺癌，仓鼠，胰腺（图2-2-151 的放大），诱发。肿瘤细胞呈高柱状，多层，排列成导管样结构，可见核分裂象（如箭头所示）

（编校：严建燕、大平东子）

● 胰岛母细胞增生症（nesidioblastosis，图 2-2-153 ～图 2-2-160）

【组织来源】 导管上皮来源的胰岛细胞。

【诊断特征】 又称胰岛外内分泌细胞增生 (proliferation，extra-islet endocrine cell)，属于非肿瘤性增生病变。在幼年比格犬胰腺组织内可见弥漫性或多灶性、不规则导管样细胞和胰岛样细胞混合增殖灶。增生的细胞细胞核呈圆形，细胞质染色淡，排列呈导管样或胰岛状。在细胞增生灶周围可见胰腺腺泡萎缩，酶原颗粒消失，未见炎症反应。免疫组织化学胰岛素、胰高血糖素和角蛋白染色阳性。

【鉴别诊断】

胰岛细胞增生 (islet cell hyperplasia)：胰岛细胞增生，胰岛面积增大或胰岛数量增多，外分泌部细胞和导管细胞未见增生。

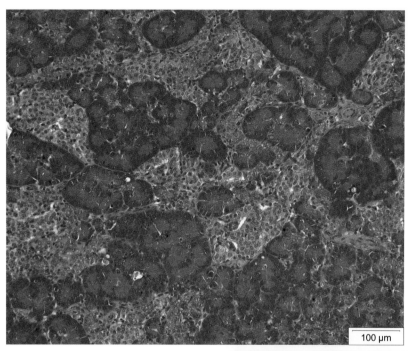

100 μm

图 2-2-153. 胰岛母细胞增生症，比格犬，胰腺。胰腺组织内可见弥漫性不规则导管样细胞和胰岛样细胞混合增殖灶

图 2-2-154. 胰岛母细胞增生症，比格犬，胰腺。胰腺组织内可见不规则导管样细胞和胰岛样细胞增殖灶

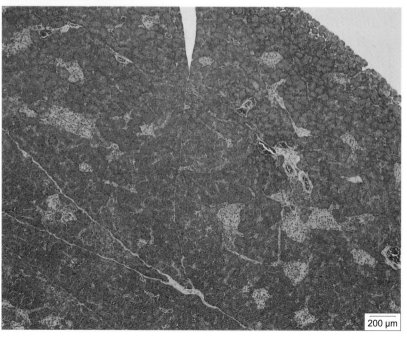

200 μm

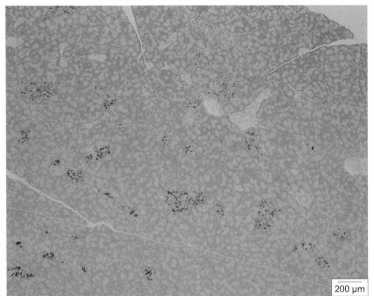

图 2-2-155. 胰岛母细胞增生症，比格犬，胰腺（图 2-2-154 的连续切片），胰岛素免疫组织化学染色。不规则导管样细胞和胰岛样细胞增殖灶，胰岛素免疫组织化学染色呈阳性

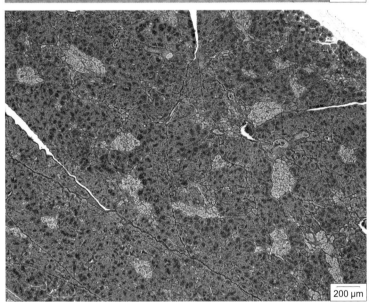

图 2-2-156. 胰岛母细胞增生症，比格犬，胰腺（图 2-2-154 的连续切片），镀银染色，低倍镜网状纤维染成黑褐色

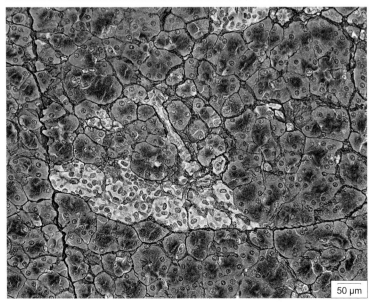

图 2-2-157. 胰岛母细胞增生症，比格犬，胰腺（图 2-2-156 的放大），镀银染色，胰腺外分泌部可见导管样细胞，胰岛样细胞增殖灶

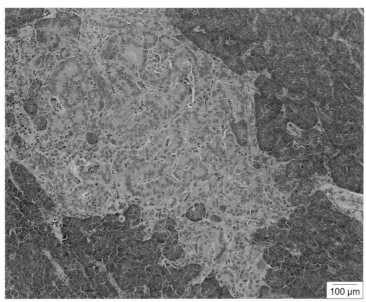

图 2-2-158. 胰岛母细胞增生症，比格犬（图 2-2-154 的同一只动物），胰腺。增生的细胞细胞质染色淡，排列呈导管样

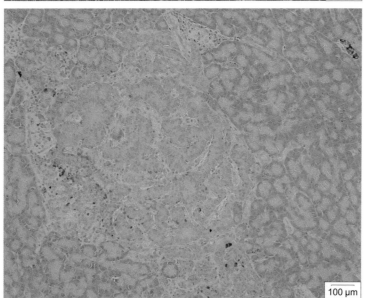

图 2-2-159. 胰岛母细胞增生症，比格犬，胰腺（图 2-2-158 的连续切片），胰岛素免疫组织化学染色。增殖灶内可见导管样排列的细胞胰岛素免疫组织化学染色呈阳性

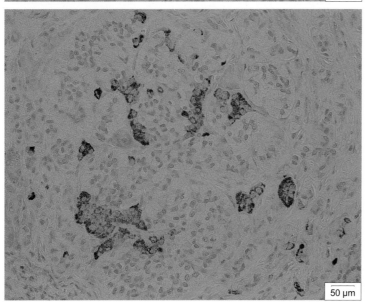

图 2-2-160. 胰岛母细胞增生症，比格犬（图 2-2-154 的同一只动物），胰腺，胰高血糖素免疫组织化学染色。增殖灶内可见胰高血糖素免疫组织化学染色阳性的细胞

（编校：严建燕、大平东子）

3. 心血管系统
Cardiovascular System

3.1 心脏 heart

- 施万细胞增生（Schwann cell hyperplasia，图 2-3-1～图 2-3-4）

【组织来源】 心肌或心内膜下的施万细胞源性间充质细胞。

【诊断特征】 心内膜下薄层少于 20 层细胞的施万细胞增生，很少向周围的心肌浸润生长。增生的施万细胞多呈梭形或纤维细胞样，细胞核呈圆形、卵圆形或纺锤形，核深染，细胞质呈弱嗜酸性。最常见于左心室心内膜。

【鉴别诊断】

1. 心内膜下纤维化（subendocardial fibrosis）：增生的细胞为成纤维细胞，细胞排列杂乱，细胞核染色浅，核密度低，可见胶原纤维。

2. 心内膜神经鞘瘤（endocardial schwannoma）：增殖的细胞超过 20 层，向邻近心肌浸润，突入心室腔（通常为左心室）。

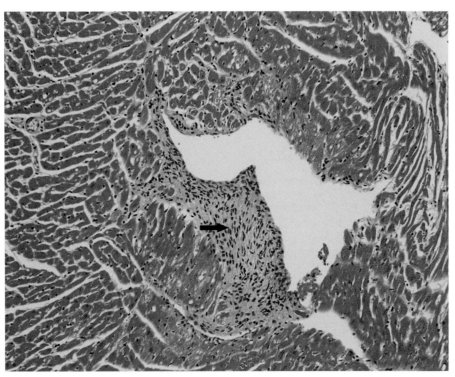

图 2-3-1. 施万细胞增生，SD 大鼠，心脏，低倍镜。局灶性的施万细胞增生细胞灶（如箭头所示）

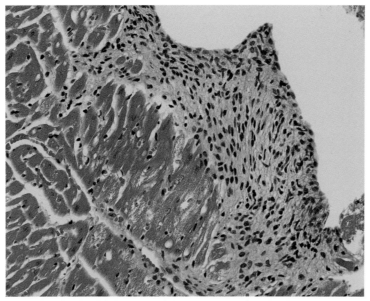

图 2-3-2. 施万细胞增生，SD 大鼠，心脏（图 2-3-1 的放大）。增生的细胞核呈卵圆形或纺锤形，细胞质淡染，呈弱嗜酸性

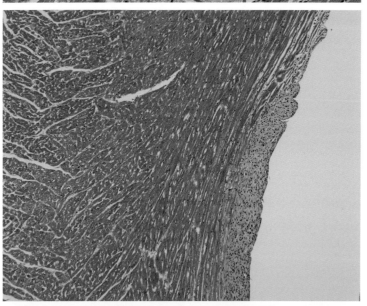

图 2-3-3. 施万细胞增生，SD 大鼠，心脏。心内膜下平行排列的施万增生细胞灶

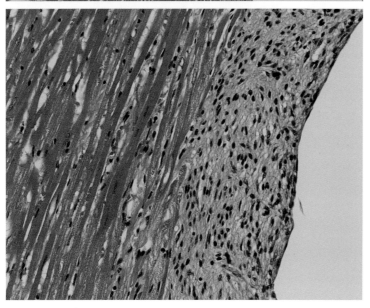

图 2-3-4. 施万细胞增生，SD 大鼠，心脏（图 2-3-3 的放大）。增生的施万细胞细胞核呈卵圆形或纺锤形，细胞质淡染，呈弱嗜酸性，增生的细胞排列层数少于 20 层

（编校：黄明姝、张泽安）

• 心内膜神经鞘瘤（endocardial schwannoma，图 2-3-5 ～图 2-3-8）

【组织来源】 心内膜下施万细胞。

【诊断特征】 心内膜神经鞘瘤又称心内膜施万细胞瘤。内膜内增生的梭形细胞团块，可呈单一结节状或弥漫性增生，可突入心室腔并浸润至心肌。肿瘤细胞排列超过 20 层，多呈梭形或纤维细胞样，可呈 Antoni A 型和 Antoni B 型两种模式排列。这两种模式的镜下特点可参照神经系统良性神经鞘瘤的诊断特征相关描述。细胞核呈圆形、卵圆形或纺锤形，核深染，可见核分裂象，细胞质呈弱嗜酸性。

【鉴别诊断】

心内膜下施万细胞增生（subendocardial Schwann cell hyperplasia）：增生的细胞排列少于 20 层，且不浸润邻近的心肌。

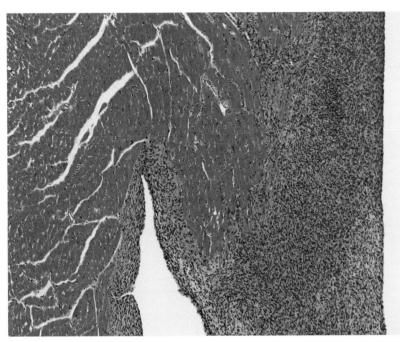

图 2-3-5. 心内膜神经鞘瘤，SD 大鼠，心脏，低倍镜。心内膜内增生的梭形细胞团块

图 2-3-6. 心内膜神经鞘瘤，SD 大鼠，心脏（图 2-3-5 的放大）。细胞核呈圆形、卵圆形或纺锤形，核深染，细胞质呈弱嗜酸性

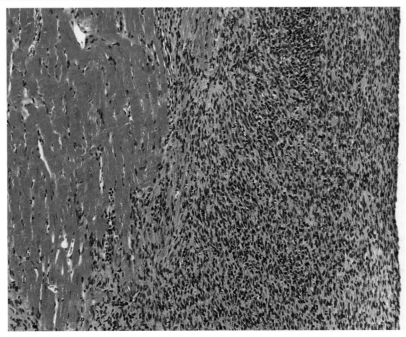

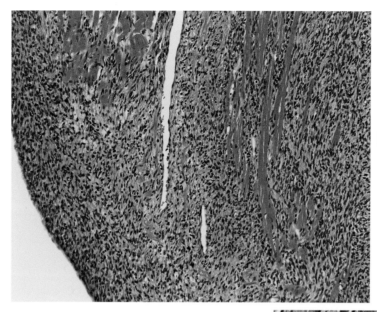

图 2-3-7. 心内膜神经鞘瘤，SD 大鼠，心脏，低倍镜。从心内膜向心肌层浸润的梭形细胞团块

图 2-3-8. 心内膜神经鞘瘤，SD 大鼠，心脏（图 2-3-7 的放大）。肿瘤细胞细胞核呈纺锤形，核深染，细胞质呈弱嗜酸性。肿瘤细胞还可见波浪形排列（如箭头所示）

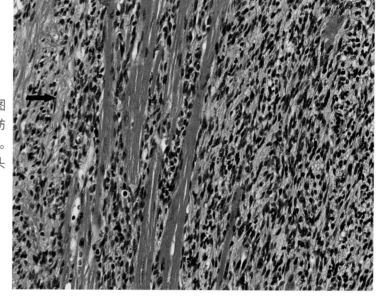

（编校：黄明姝、张泽安）

- 心壁内神经鞘瘤（intramural schwannoma，图 2-3-9 ～图 2-3-11）

【组织来源】 心壁内施万细胞。

【诊断特征】 心壁内神经鞘瘤又称心壁内施万细胞瘤。心壁内施万细胞的肿瘤性增生，卵圆形和纺锤形细胞混杂排列，也可见栅栏状排列，通常向邻近心肌浸润性生长。肿瘤细胞的细胞核呈卵圆形或纺锤形，细胞质呈弱嗜酸性。有时肿瘤组织类似于黏液瘤样的组织结构。可见核分裂象。

【鉴别诊断】

1. 啮齿动物进行性心肌病（rodent progressive cardiomyopathy）：通常不会局灶性发生，发生范围更广。好发部位是心尖、乳头肌和心内膜下。特征是心肌细胞变性、坏死，单形核细胞浸润及轻度的纤维化。单形核细胞浸润是主要的鉴别点之一。

2. 心内膜神经鞘瘤（endocardial schwannoma）：肿瘤发生的部位为心内膜内。

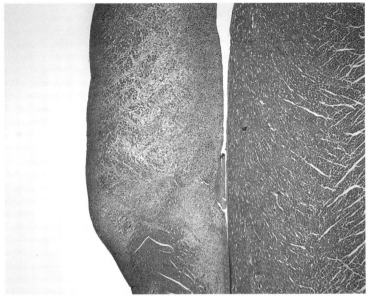

图 2-3-9. 心壁内神经鞘瘤，F344 大鼠，心脏，低倍镜。心壁内可见肿瘤细胞弥漫性增生

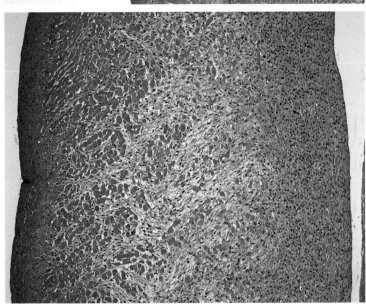

图 2-3-10. 心壁内神经鞘瘤，F344 大鼠，心脏（图 2-3-9 的放大）。心壁内施万细胞样的肿瘤细胞弥漫性生长，可呈波浪形排列

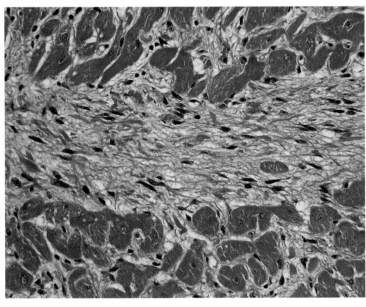

图 2-3-11. 心壁内神经鞘瘤，F344 大鼠，心脏（图 2-3-9 的放大）。边界不清的纺锤形细胞呈波浪形排列

（编校：黄明姝、张泽安）

3.2 血管 blood vessel

● 血管瘤（hemangioma，图 2-3-12 ～图 2-3-15）

【组织来源】 血管及血管内皮细胞。

【诊断特征】 富含血液的血管数量增多，血管内皮细胞为单层，核深染。可见间质，有时伴有出血、血栓，可压迫周围组织。核分裂象罕见。

【鉴别诊断】

血管扩张（angiectasis）：富含血液的血管腔增大，血管数量不增多。

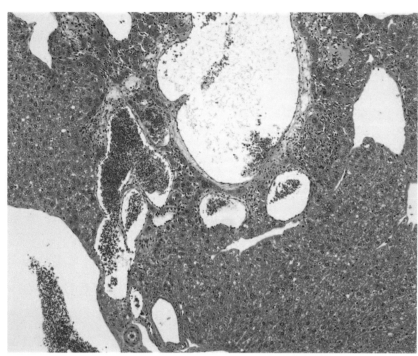

图 2-3-12. 血管瘤，SD 大鼠，肝脏，低倍镜。富含血液的血管数量增多

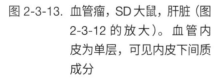

图 2-3-13. 血管瘤，SD 大鼠，肝脏（图2-3-12 的放大）。血管内皮为单层，可见内皮下间质成分

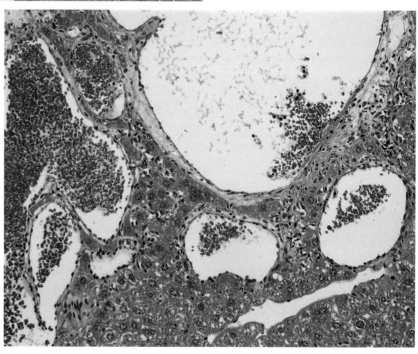

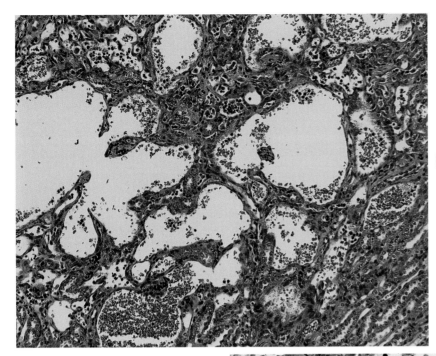

图 2-3-14. 血管瘤，SD 大鼠，肾脏，低倍镜。富含血液的血管数量增多

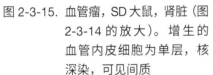

图 2-3-15. 血管瘤，SD 大鼠，肾脏（图 2-3-14 的放大）。增生的血管内皮细胞为单层，核深染，可见间质

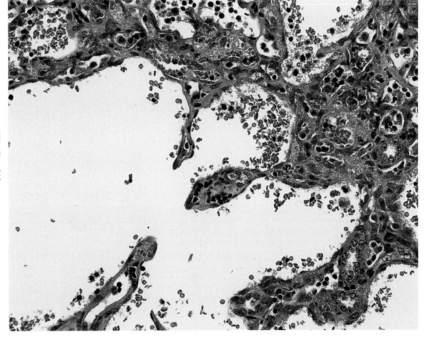

（编校：黄明姝、张泽安）

● 血管肉瘤（hemangiosarcoma，图 2-3-16 ～图 2-3-22）

【组织来源】 血管内皮细胞或多能间充质干细胞。

【诊断特征】 血管数量增多，富含血液的血管大量增殖，与周围组织分界不清，呈结节状病变。血管内皮异型性增生，血管内皮细胞多层，多形性，分化差。可伴随出血、淤血、血栓、坏死。局部侵袭和远处转移常见，核分裂象常见，可见病理性核分裂象。免疫组织化学第Ⅷ因子相关抗原染色阳性。

【鉴别诊断】

血管瘤（hemangioma）：增生的血管内皮细胞为单层，无局部侵袭和远处转移。

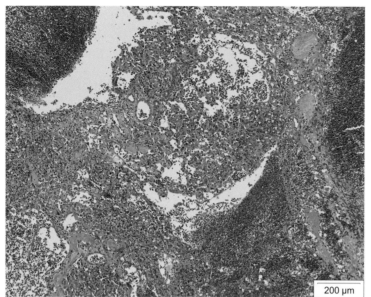

200 μm

图 2-3-16. 血管肉瘤，SD 大鼠，肝脏，低倍镜。血管数量增多，血管内皮细胞异型性增生，肿瘤组织内可见出血

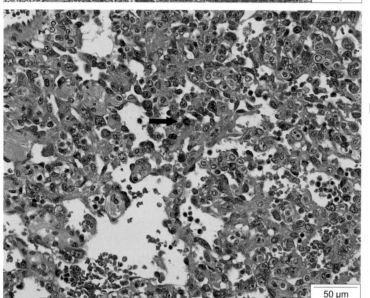

50 μm

图 2-3-17. 血管肉瘤，SD 大鼠，肝脏（图 2-3-16 的放大）。血管内皮细胞异型性增生，内衬纤维血管间质结构，肿瘤细胞呈多层，排列不规则，肿瘤细胞具有多形性，核增大，可见病理性核分裂象（如箭头所示）

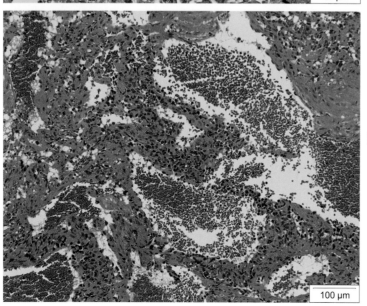

100 μm

图 2-3-18. 血管肉瘤，SD 大鼠，脾脏，低倍镜。富含血液的异型性增生的血管内皮肿瘤组织

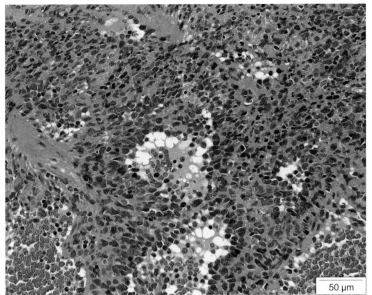

50 μm

图 2-3-19. 血管肉瘤，SD 大鼠，脾脏（图 2-3-18 的同一只动物）。肿瘤组织血管壁的内皮细胞异型性增生，呈多层排列

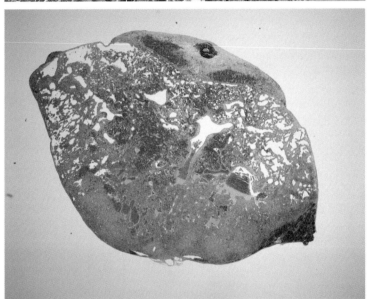

图 2-3-20. 血管肉瘤，转基因小鼠，脾脏，低倍镜。脾脏被富含血管的大块肿瘤组织占据

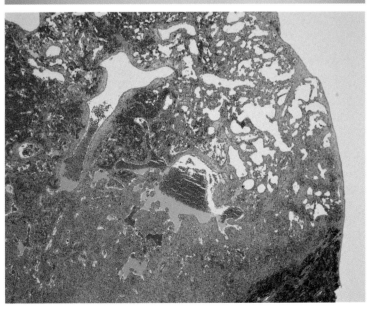

图 2-3-21. 血管肉瘤，转基因小鼠，脾脏（图 2-3-20 的放大）。脾脏被富含血管的大块肿瘤组织占据，右下角可见残留的脾脏组织

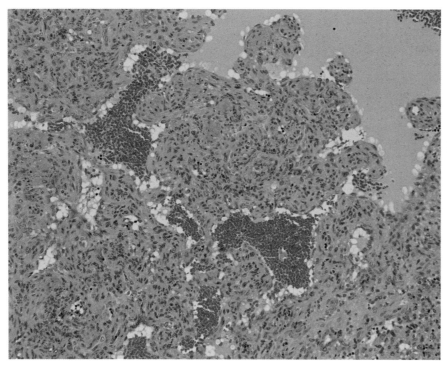

图 2-3-22. 血管肉瘤，转基因小鼠，脾脏（图 2-3-21 的放大）。肿瘤组织血管壁的内皮细胞呈肿瘤性异型性增生，多层排列

（编校：黄明姝、张泽安）

● 血管外皮瘤（hemangiopericytoma，图 2-3-23 ～图 2-3-27）

【组织来源】　外皮细胞。

【诊断特征】　以血管为中心的外皮细胞增殖，增生的外皮细胞呈纺锤形，细胞核呈圆形或卵圆形，在血管周围排列疏松，呈同心圆状、菊形团或洋葱皮样排列。免疫组织化学波形蛋白染色阳性，第Ⅷ因子相关抗原、细胞角蛋白和 S-100 染色阴性。

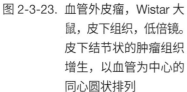

图 2-3-23. 血管外皮瘤，Wistar 大鼠，皮下组织，低倍镜。皮下结节状的肿瘤组织增生，以血管为中心的同心圆状排列

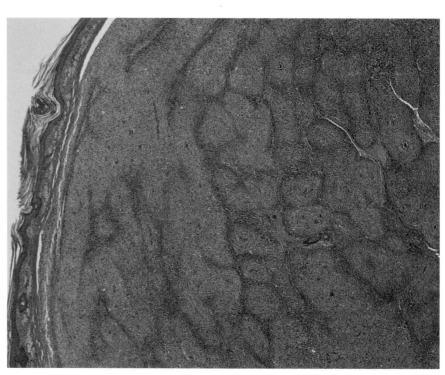

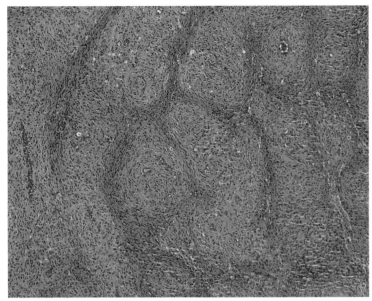

图 2-3-24. 血管外皮瘤，Wistar 大鼠，皮下组织
（图 2-3-23 的放大）。以血管为中心，
增生的纺锤形肿瘤细胞呈同心圆状
排列

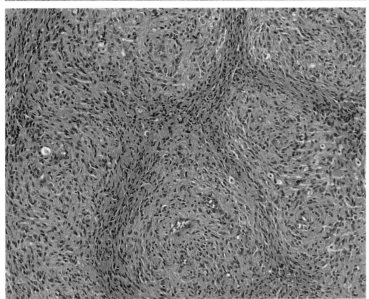

图 2-3-25. 血管外皮瘤，Wistar 大鼠，皮下组织
（图 2-3-24 的放大）。增生的肿瘤
细胞，在血管周围以同心圆状排列，
细胞呈纺锤形，异型性小

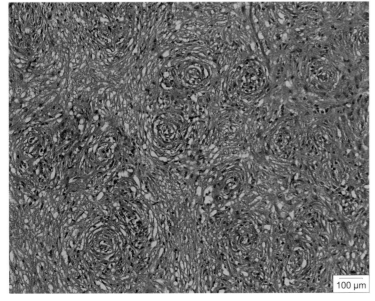

图 2-3-26. 血管外皮瘤，Wistar 大鼠，皮下组织。
肿瘤细胞围绕血管呈漩涡状排列

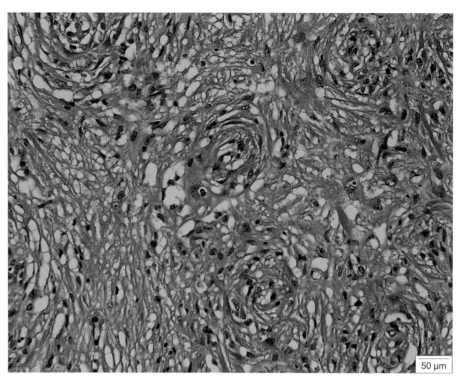

图 2-3-27. 血管外皮瘤，Wistar 大鼠，皮下组织（图 2-3-26 的放大）。增生的肿瘤
　　　　　细胞呈梭形，细胞核呈圆形或椭圆形，异型性小

（编校：黄明姝、张泽安）

4. 泌尿系统
Urinary System

4.1 肾脏 kidney

• 肾小管增生（tubular hyperplasia，图 2-4-1 ～图 2-4-4）

【组织来源】 肾小管上皮细胞。

【诊断特征】 肾小管上皮细胞增生，表现为细胞体积增大，数量增多，管腔扩大，增生的上皮细胞通常为单层，不突入管腔。细胞质多数呈嗜碱性。肾小管基底膜结构存在。无结构和细胞异型性。

【鉴别诊断】

肾小管异型性增生（atypical tubular hyperplasia）：上皮细胞具有异型性，呈多层或实体性排列。

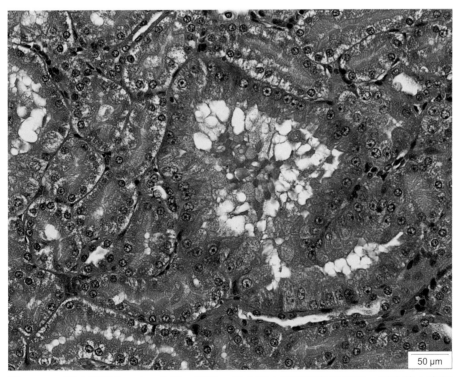

50 μm

图 2-4-1. 肾小管增生，SD 大鼠，肾脏。肾小管上皮细胞数量增多，增生的上皮细胞为单层

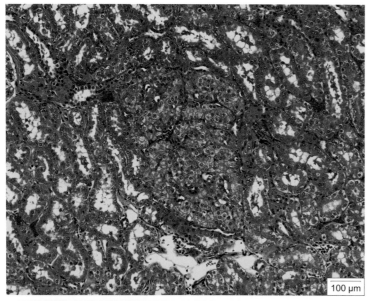

图 2-4-2. 肾小管增生，SD 大鼠，肾脏。肾小管上皮细胞灶性增生，增生的上皮细胞为单层，保持肾小管的结构，不压迫周围组织

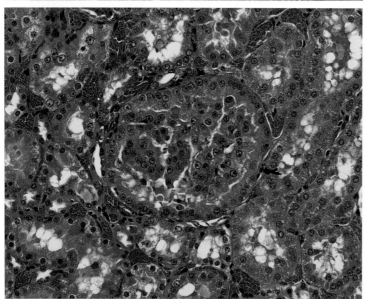

图 2-4-3. 肾小管增生，SD 大鼠，肾脏。肾小管上皮细胞灶性增生，细胞数量增多，管腔增大，增生的上皮细胞为单层。管腔内可见肾小管上皮细胞呈假复层状，非真性的异型性肾小管增生

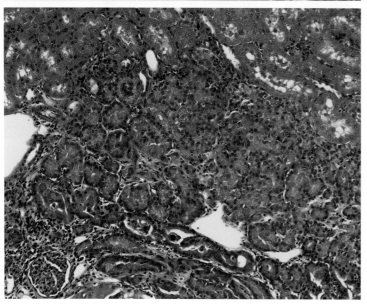

图 2-4-4. 肾小管增生，SD 大鼠，肾脏。肾小管上皮细胞呈巢状增生，增生的细胞为单层、管状，细胞核嗜碱性增强。增生的肾小管均维持肾小管的正常结构，不压迫周围组织

（编校：崔甜甜、大平东子）

• 肾小管异型性增生（atypical tubular hyperplasia，图 2-4-5 ～图 2-4-8）

【组织来源】 肾小管上皮细胞。

【诊断特征】 肾小管上皮细胞呈多层、乳头状或实体性增生，肾小管的基本结构存在，对周围组织无明显压迫。增生范围不超过 5 ～ 6 个肾小管大小。异型性增生的肾小管上皮细胞核质比增加，细胞核和细胞具有多形性，细胞质多数呈嗜碱性，有时呈嗜酸性或透明性。偶尔见核分裂象。

【鉴别诊断】

腺瘤（adenoma）：对周围组织形成明显压迫，增生范围超过 5 ～ 6 个肾小管大小。

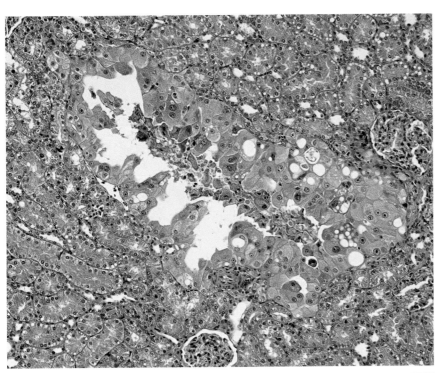

图 2-4-5. 肾小管异型性增生，SD 大鼠，肾脏。增生的肾小管上皮细胞呈多层排列，细胞大小不一，细胞核较大，对周围组织无明显压迫

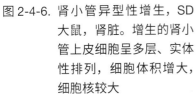

图 2-4-6. 肾小管异型性增生，SD 大鼠，肾脏。增生的肾小管上皮细胞呈多层、实体性排列，细胞体积增大，细胞核较大

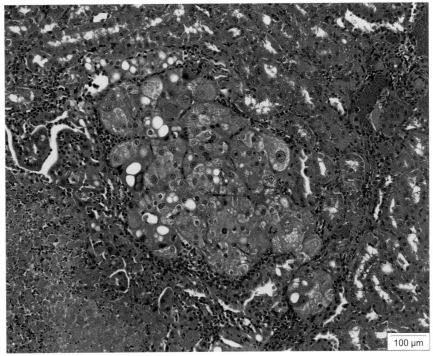

100 μm

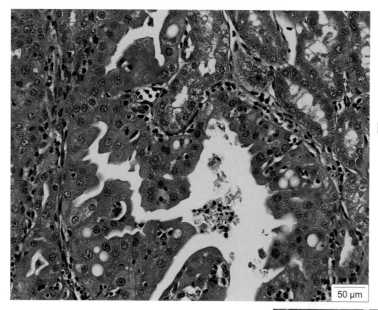

图 2-4-7. 肾小管异型性增生，SD 大鼠，肾脏。肾小管上皮细胞向管腔内增生，增生的细胞为多层，细胞体积大，细胞质丰富

图 2-4-8. 肾小管异型性增生，SD 大鼠，肾脏。增生的肾小管上皮细胞呈多层排列，细胞体积较大，对周围组织无明显压迫

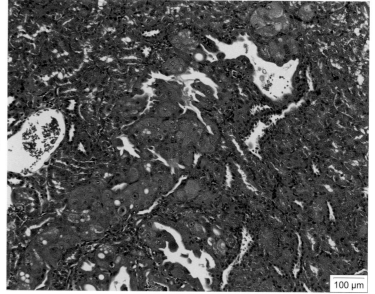

（编校：崔甜甜、大平东子）

• 腺瘤（adenoma，图 2-4-9 ～图 2-4-21）

【组织来源】 肾小管上皮细胞。

【诊断特征】 肾小管上皮样肿瘤细胞呈实体性、管状、乳头状或囊性增生，形成孤立的细胞团块。肿瘤细胞分化较好，核分裂象少见。多数情况下肿瘤细胞染色呈嗜碱性，有时呈嗜酸性、透明性、双嗜性、膨大细胞型或混合存在。肿瘤灶的范围超过 5 ～ 6 个肾小管大小。肿瘤组织结构异常，通常不形成包膜，界限清楚，对周围组织有压迫，没有明显的出血、坏死。

双嗜性空泡样（amphophilic vacuolar，AV）腺瘤，简称 AV 腺瘤，是大鼠自发性的肾脏肿瘤，与基因突变有关。肿瘤细胞呈双嗜性、空泡样，细胞体积较大。可见坏死、出血。

【鉴别诊断】

癌（carcinoma）：结构异型性和细胞异型性明显，核分裂象多见，可见浸润或转移，常有出血、坏死。

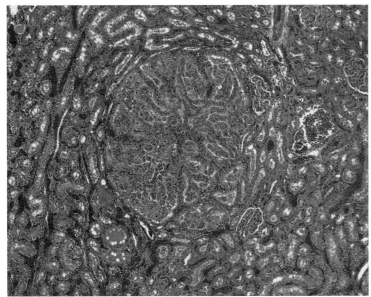

图 2-4-9. 腺瘤，SD 大鼠，肾脏。肿瘤细胞呈管状、实体性增生，对周围组织有明显压迫

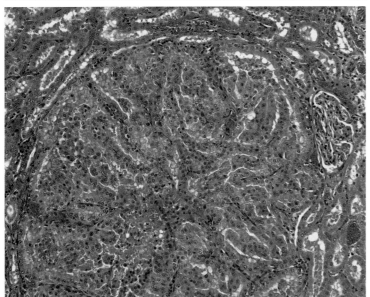

图 2-4-10. 腺瘤，SD 大鼠，肾脏（图 2-4-9 的放大）。肾小管样的肿瘤细胞分化较好，核分裂象少见

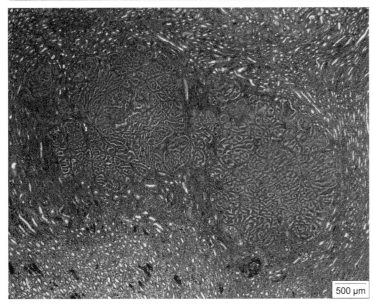

图 2-4-11. 腺瘤，SD 大鼠，肾脏。肾小管样的肿瘤细胞呈大块状增生，压迫周围肾组织

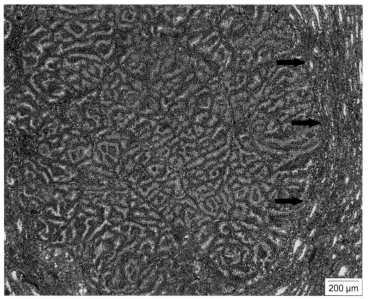

图 2-4-12. 腺瘤，SD 大鼠，肾脏（图 2-4-11 的放大）。肾小管样的肿瘤细胞膨胀性生长，与周围正常的肾小管界限清楚（如箭头所示）

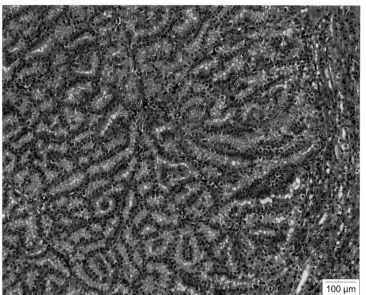

图 2-4-13. 腺瘤，SD 大鼠，肾脏（图 2-4-11 的放大）。肿瘤细胞呈管状增生，分化较好，异型性小

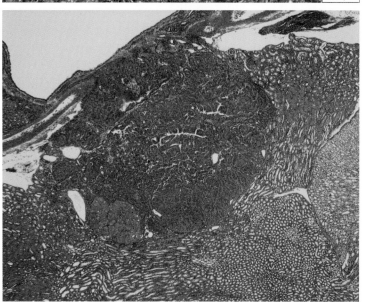

图 2-4-14. 腺瘤，SD 大鼠，肾脏。肿瘤组织呈结节状增生，压迫周围肾组织

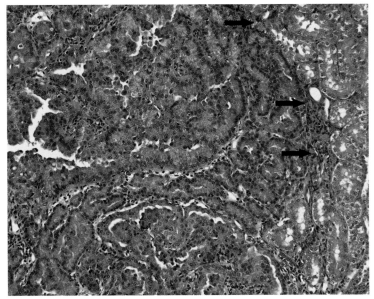

图 2-4-15. 腺瘤，SD 大鼠，肾脏（图 2-4-14 的放大）。肾小管样的肿瘤细胞呈管状增生，压迫周围正常的肾小管（如箭头所示）

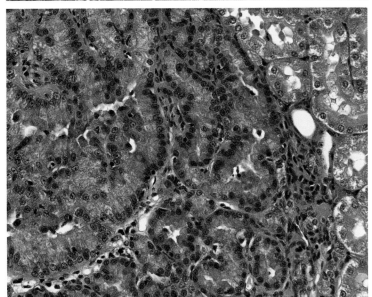

图 2-4-16. 腺瘤，SD 大鼠，肾脏（图 2-4-15 的放大）。增生的肿瘤细胞异型性小

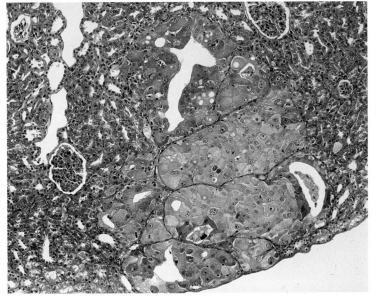

图 2-4-17. 腺瘤，SD 大鼠，肾脏。肿瘤细胞呈巢状、膨胀性生长，增生的肿瘤组织超过 5～6 个肾小管大小。肿瘤细胞具有多形性，细胞质染色浅且透明，细胞核增大，核分裂象偶见

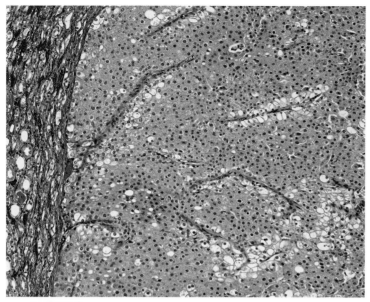

图 2-4-18. 腺瘤，SD 大鼠，肾脏。肿瘤细胞呈实体性增生，压迫周围肾组织。肿瘤细胞呈圆形，体积较大，细胞质呈嗜酸性或染色浅且透明，细胞核呈圆形

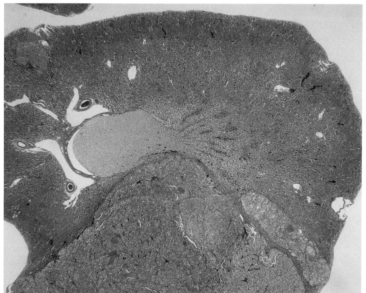

图 2-4-19. AV 腺瘤，SD 大鼠，肾脏。肾脏内大块的肿瘤组织增生，压迫周围肾组织

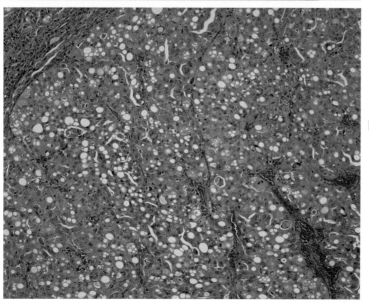

图 2-4-20. AV 腺瘤，SD 大鼠，肾脏（图 2-4-19 的放大）。肿瘤细胞呈实体性增生，体积较大，细胞质有空泡，可见小的坏死灶

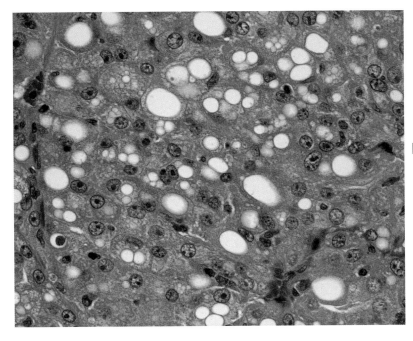

图 2-4-21. AV腺瘤，SD大鼠，肾脏（图 2-4-19 的放大）。肿瘤细胞的细胞质可见大小不等的空泡

（编校：崔甜甜、大平东子）

• 癌（carcinoma，图 2-4-22 ～图 2-4-34）

【组织来源】 肾小管上皮细胞。

【诊断特征】 肿瘤细胞呈管状、小叶状、乳头状或实体性增生。肿瘤细胞异型性明显，细胞大小不一，细胞核具有多形性，细胞质多数呈嗜碱性，有时呈嗜酸性、双嗜性、透明性或混合存在。核分裂象多见。可见出血、坏死或矿化等。大鼠比小鼠多见。向邻近组织浸润性生长或发生远处转移。

【鉴别诊断】

1. 腺瘤（adenoma）：细胞异型性小，核分裂象少见，无浸润或转移。

2. 尿路上皮癌（urothelial carcinoma）：肿瘤细胞大多数由尿路上皮细胞而来。

图 2-4-22. 癌，SD 大鼠，肾脏。大块的肿瘤组织增生，有坏死灶和矿化灶

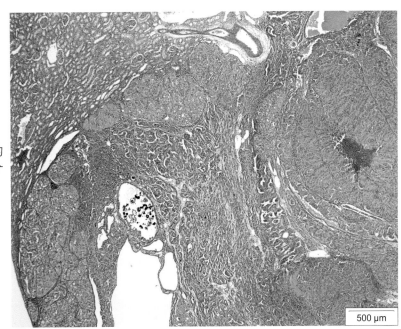

500 μm

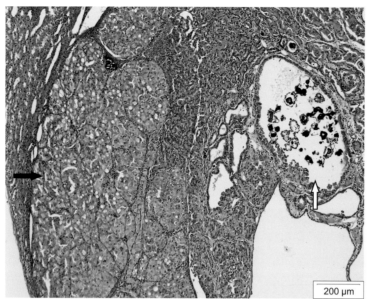

图 2-4-23. 癌，SD 大鼠，肾脏（图 2-4-22 的放大）。增生的肿瘤细胞呈巢状（如黑色箭头所示）、囊状（如白色箭头所示）和管状排列

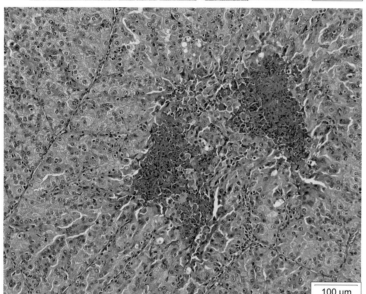

图 2 4 24. 癌，SD 大鼠，肾脏（图 2 4 22 的放大）。肿瘤组织可见明显的坏死灶

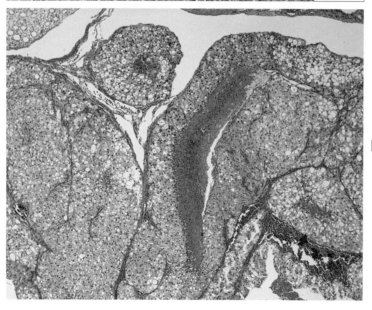

图 2-4-25. 癌，SD 大鼠，肾脏。肿瘤细胞呈巢状增生，可见出血、坏死灶

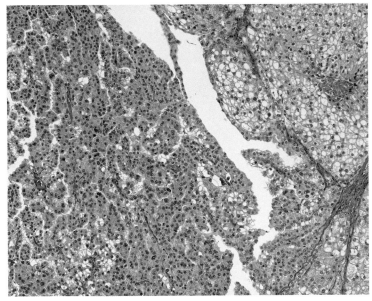

图 2-4-26. 癌，SD 大鼠，肾脏（图 2-4-25 的同一只动物）。肿瘤细胞体积较大，细胞质染色浅且透明，部分呈空泡状，细胞核具有多形性

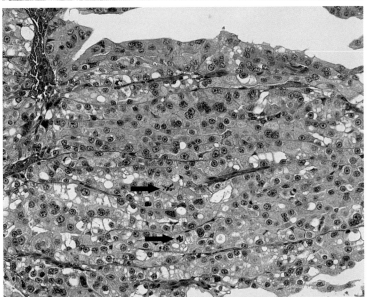

图 2-4-27. 癌，SD 大鼠，肾脏（图 2-4-25 的同一只动物）。可见病理性核分裂象（如箭头所示）

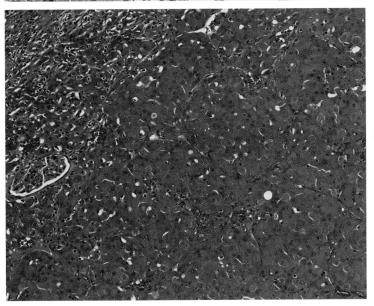

图 2-4-28. 癌，SD 大鼠，肾脏。肿瘤细胞呈实体性增生，向周围组织呈浸润性生长，无包膜

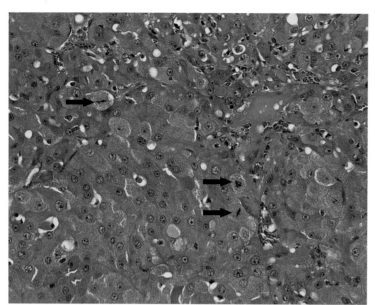

图 2-4-29. 癌，SD 大鼠，肾脏（图 2-4-28 的
放大）。肿瘤细胞体积大，细胞质丰
富，呈嗜酸性。细胞核呈圆形，可见
病理性核分裂象（如箭头所示）

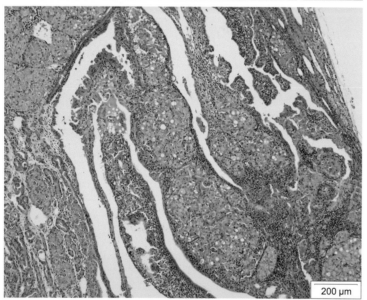

图 2-4-30. 癌，SD 大鼠，肾脏。肿瘤组织呈巢
状、乳头状浸润性生长

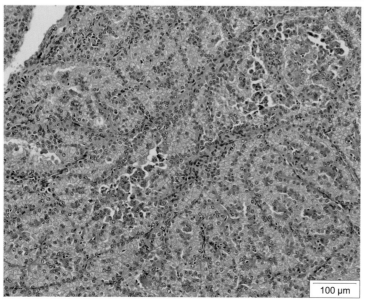

图 2-4-31. 癌，SD 大鼠（图 2-4-30 的同一只
动物），肾脏。增生的肿瘤细胞呈巢
状、管状，多层排列

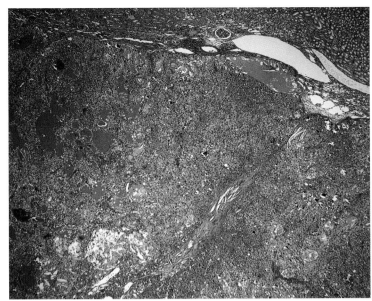

图 2-4-32. 癌，B6C3F1 小鼠，肾脏。大块状的肿瘤组织，有坏死、矿化灶

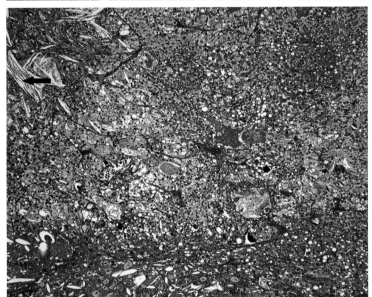

图 2-4-33. 癌，B6C3F1 小鼠，肾脏（图 2-4-32 的放大）。肿瘤细胞呈实体性增生，未见明显的管腔结构，可见胆固醇结晶（如箭头所示）

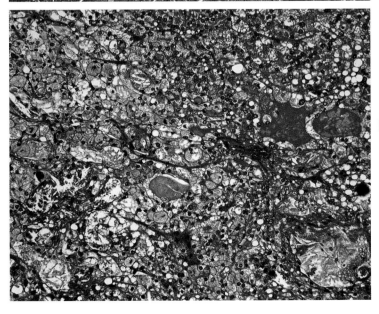

图 2-4-34. 癌，B6C3F1 小鼠，肾脏（图 2-4-32 的放大）。肿瘤细胞体积大，细胞质染色浅且透明、有空泡，细胞异型性明显，分化差

（编校：崔甜甜、大平东子）

- 肾母细胞瘤病（nephroblastematosis，图 2-4-35 ～图 2-4-37）

【组织来源】　后肾胚基。

【诊断特征】　由细胞核嗜碱性、细胞质不明显、密集排列的肾母细胞增殖形成的小的、孤立性的细胞团，常发生于髓质外带区域。肾母细胞偶见核分裂象。肾母细胞瘤病是大鼠的自发性病变，与遗传因素有关。有可能发展为肾母细胞瘤，认为是癌前病变。

【鉴别诊断】

肾母细胞瘤（nephroblastoma）：肿块较大，显示出器官样的分化特征，如原始的嗜碱性强的肾小管或肾小球。

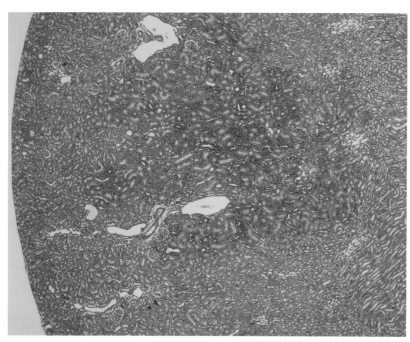

图 2-4-35. 肾母细胞瘤病，SD 大鼠，肾脏。肾脏内可见嗜碱性的细胞在肾小管之间密集排列

图 2-4-36. 肾母细胞瘤病，SD 大鼠，肾脏（图 2-4-35 的放大）。增生的细胞呈嗜碱性，密集排列于肾小管之间，无压迫性

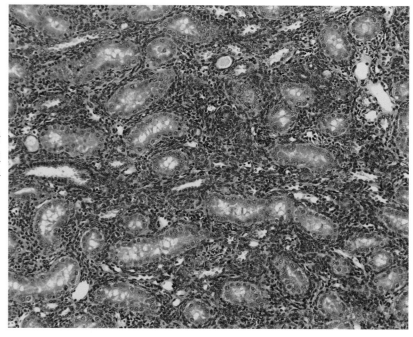

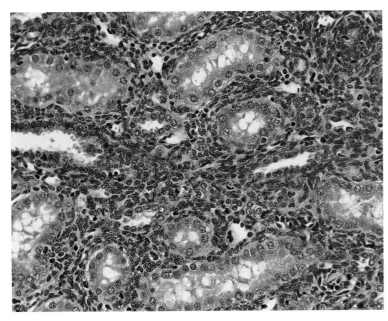

图 2-4-37. 肾母细胞瘤病，SD 大鼠，肾脏（图 2-4-35 的放大）。增生的细胞呈卵圆形或梭形，嗜碱性，未见细胞异型性

（编校：崔甜甜、大平东子）

- 肾母细胞瘤（nephroblastoma，图 2-4-38 ～图 2-4-54）

【组织来源】 后肾胚基。

【诊断特征】 起源于胚胎期的后肾胚基的恶性肿瘤。肿瘤组织特征是由原始的、不同分化程度的肾母细胞成分构成。肾母细胞呈圆形或卵圆形，嗜碱性强，细胞质少，染色质丰富，形成岛屿状或巢状的细胞聚集团，可向原始的肾小管样、肾小球样结构或腺管状结构的上皮样细胞分化。还可见向间叶细胞分化，形成纤维样、平滑肌样、脂肪样或骨样组织等间叶组织。肾母细胞瘤可根据细胞成分的形态和比例不同，主要分为肾母细胞型、上皮型及间叶型。核分裂象常见。

【鉴别诊断】

肾间叶性肿瘤（renal mesenchymal tumor）：无肾母细胞，肿瘤组织由两种以上间叶成分如胶原纤维、骨组织、肌组织或脂肪组织等构成的肿瘤性增生。

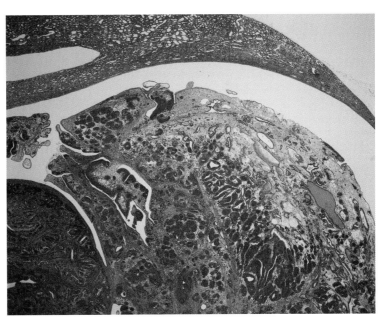

图 2-4-38. 肾母细胞瘤，SD 大鼠，肾脏。肾组织内可见大块的、嗜碱性强的肿瘤组织

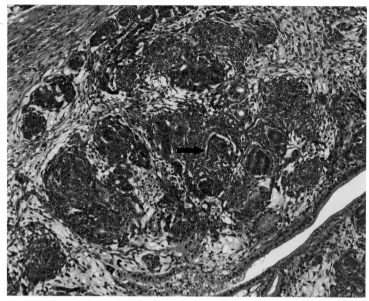

图 2-4-39. 肾母细胞瘤，SD 大鼠，肾脏（图 2-4-38 的放大）。肾母细胞形成原始的肾小球样结构（如箭头所示）

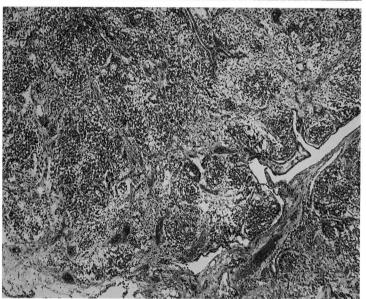

图 2-4-40. 肾母细胞瘤，SD 大鼠，肾脏。可见嗜碱性强、呈团块状排列的肾母细胞和呈原始的肾小管样排列的上皮样细胞

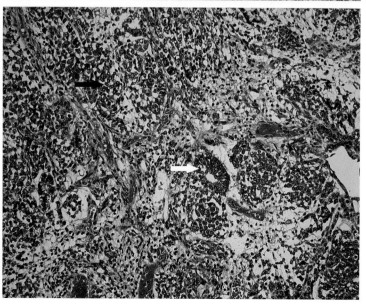

图 2-4-41. 肾母细胞瘤，SD 大鼠，肾脏（图 2-4-40 的放大）。可见嗜碱性强、卵圆形、呈巢状排列的肾母细胞（如黑色箭头所示）和呈管状排列的上皮样的肾母细胞（如白色箭头所示）

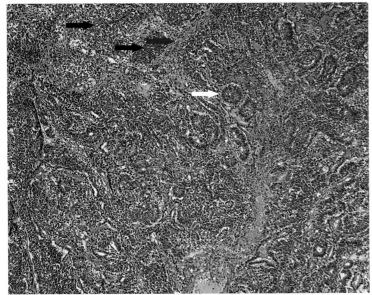

图 2-4-42. 肾母细胞瘤，SD 大鼠，肾脏。可见呈原始的肾小管样排列（如白色箭头所示）和呈巢状排列（如黑色箭头所示）的肾母细胞，以及梭形的间叶成分的细胞（如蓝色箭头所示）

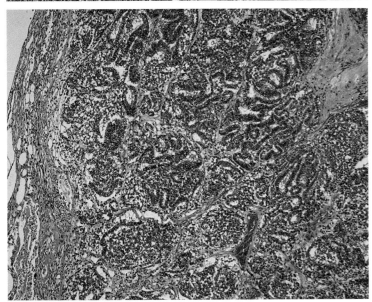

图 2-4-43. 肾母细胞瘤，SD 大鼠，肾脏（图 2-4-42 的放大）。肿瘤细胞以原始的肾小管样的细胞为主

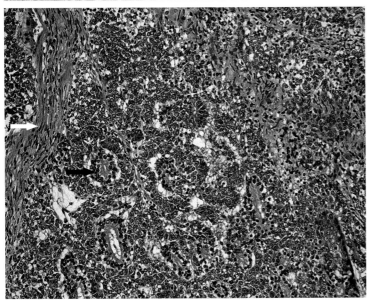

图 2-4-44. 肾母细胞瘤，SD 大鼠，肾脏（图 2-4-42 的放大）。主要可见未成熟的上皮样的肿瘤细胞呈管状排列（如黑色箭头所示）和间叶样组织（如白色箭头所示）

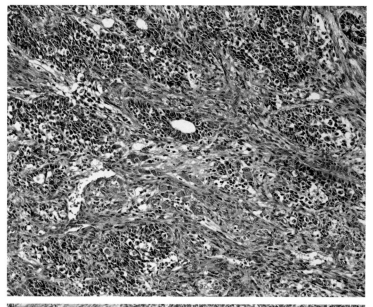

图 2-4-45. 肾母细胞瘤，犬，肾脏。可见不同分化成分的肾母细胞，有呈管状排列的上皮样细胞，中间可见细胞核呈杆状或梭形样的间叶细胞及少数圆形、细胞体积大的神经细胞

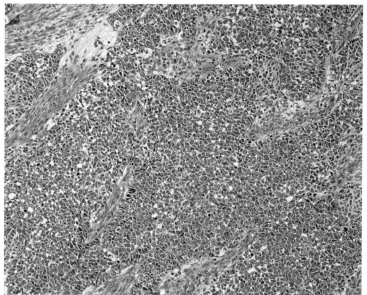

图 2-4-46. 肾母细胞瘤，犬（图 2-4-45 的同一只动物），肾脏。可见嗜碱性的肾母细胞呈实体性、浸润性生长

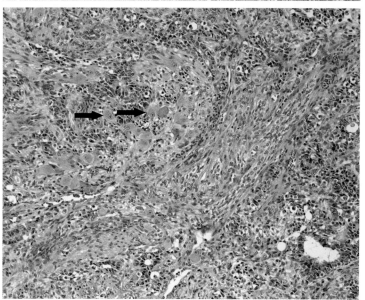

图 2-4-47. 肾母细胞瘤，犬（图 2-4-45 的同一只动物），肾脏。嗜碱性的肾母细胞，细胞核大且圆、细胞质丰富的神经细胞（如箭头所示），细胞核呈梭形或杆状的细胞混合存在

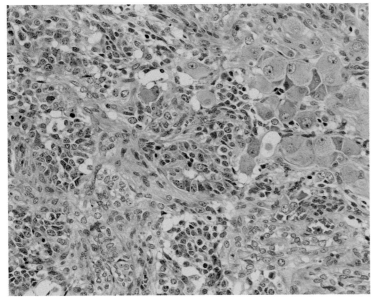

图 2-4-48. 肾母细胞瘤，犬，肾脏（图 2-4-47
的放大）。可见嗜碱性的肾母细胞，
细胞核大且圆、细胞质丰富的神经
细胞，以及梭形核或杆状核的细胞

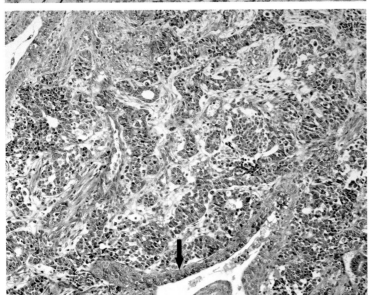

图 2-4-49. 肾母细胞瘤，犬（图 2-4-45 的同一
只动物），肾脏，过碘酸希夫染色。
上皮样的管状结构过碘酸希夫染色
阳性（如箭头所示）

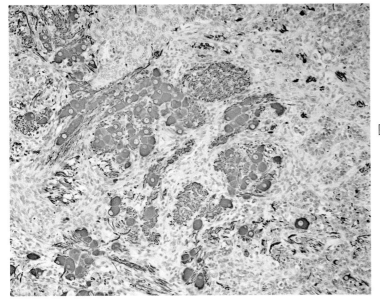

图 2-4-50. 肾母细胞瘤，犬（图 2-4-45 的同一
只动物），肾脏，免疫组织化学染色。
神经丝蛋白染色阳性

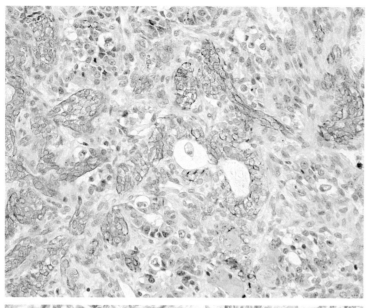

图 2-4-51. 肾母细胞瘤，犬（图 2-4-45 的同一只动物），肾脏，免疫组织化学染色。管状排列、上皮样的肿瘤细胞细胞角蛋白阳性

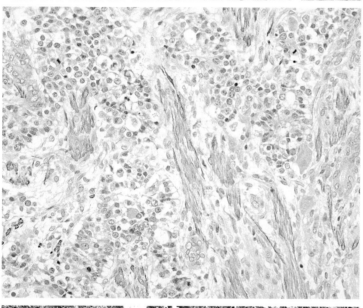

图 2-4-52. 肾母细胞瘤，犬（图 2-4-45 的同一只动物），肾脏，免疫组织化学染色。肌纤维肌动蛋白染色阳性

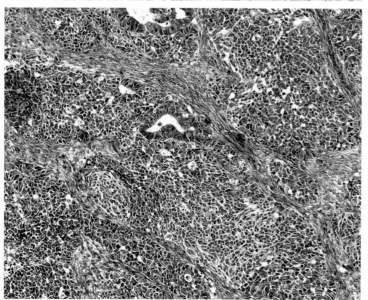

图 2-4-53. 肾母细胞瘤，犬（图 2-4-45 的同一只动物），肾脏，Masson 三色染色。胶原纤维呈蓝色

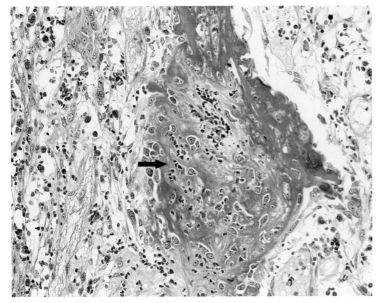

图 2-4-54. 肾母细胞瘤，犬（图 2-4-45 的同一只动物），肾脏，Masson 染色。骨组织呈蓝色（如箭头所示）

（编校：崔甜甜、大平东子）

● 肾间叶性肿瘤（renal mesenchymal tumor，RMT，图 2-4-55 ～图 2-4-59）

【组织来源】 间叶细胞。

【诊断特征】 属于恶性肿瘤。肿瘤组织由两种以上的间叶成分如胶原纤维、骨组织、肌组织或脂肪组织等构成的肿瘤性增生。肿瘤细胞常在肾小管之间呈浸润性生长，界限不清。肿瘤组织可见多种结缔组织细胞成分，如梭形细胞、星形细胞、黏液样细胞或骨样组织等。可见核分裂象。

【鉴别诊断】

1. 肾母细胞瘤（nephroblastoma）：起源于后肾胚基，肿瘤组织内有肾母细胞，形成原始的肾小管或肾小球样结构。

2. 脂肪肉瘤（liposarcoma）：肿瘤组织可见脂肪母细胞、不同分化程度的脂肪样肿瘤细胞。

3. 肾肉瘤（renal sarcoma）：肿瘤细胞呈单一间叶成分的纤维肉瘤样增生。细胞核嗜碱性强、密集排列的梭形细胞。含有胶原纤维。

图 2-4-55. 肾间叶性肿瘤，SD 大鼠，肾脏。梭形或纺锤形的肿瘤细胞在肾小管之间呈浸润性增生

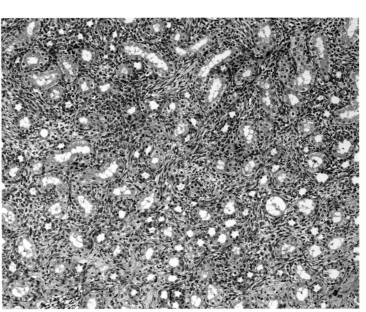

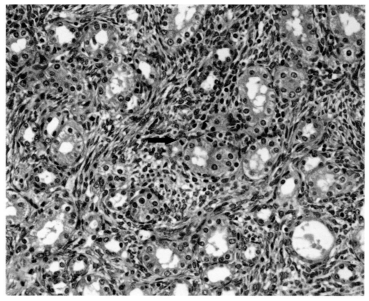

图 2-4-56. 肾间叶性肿瘤，SD 大鼠，肾脏（图 2-4-55 的放大）。纤维样的梭形细胞增生，浸润于肾小管周围。可见核分裂象（如箭头所示）

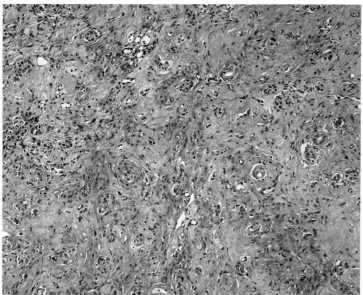

图 2-4-57. 肾间叶性肿瘤，SD 大鼠（图 2-4-55 的同一只动物），肾脏。可见致密的胶原纤维样组织增生，压迫肾小管

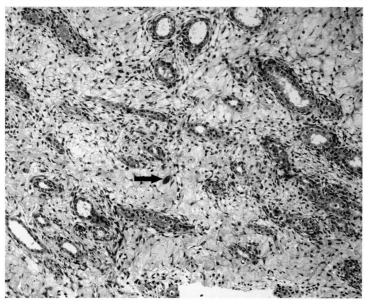

图 2-4-58. 肾间叶性肿瘤，SD 大鼠（图 2-4-55 的同一只动物），肾脏。间质可见细胞质染色浅、黏液样的肿瘤细胞增生，细胞核异型性（如箭头所示）

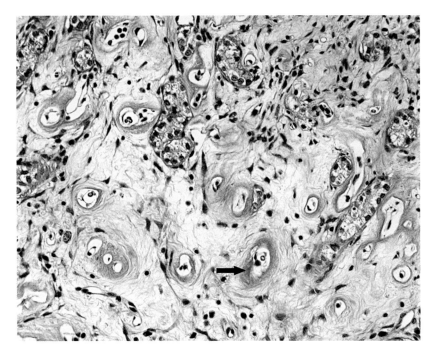

图 2-4-59. 肾间叶性肿瘤，SD 大鼠（图 2-4-55 的同一只动物），肾脏。骨样组织增生（如箭头所示）区域

（编校：崔甜甜、大平东子）

• 脂肪瘤（lipoma，图 2-4-60 ～图 2-4-62）

【组织来源】 脂肪细胞。

【诊断特征】 肾组织内可见成熟的脂肪细胞样细胞形成的结节状团块，由纤维间隔分成小叶状。界限清楚，压迫周围肾组织，无包膜形成。无多形性、核分裂象、出血或坏死。脂肪瘤内可见血管。

【鉴别诊断】

脂肪肉瘤（liposarcoma）：具有明显的恶性肿瘤的组织学特征，含多形性梭形细胞、脂肪母细胞，核异型性、病理性核分裂象多见。

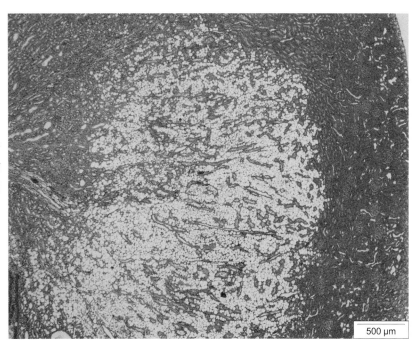

图 2-4-60. 脂肪瘤，SD 大鼠，肾脏。肾组织内可见大量成熟的脂肪细胞样细胞增生灶，压迫周围肾组织，无包膜

500 μm

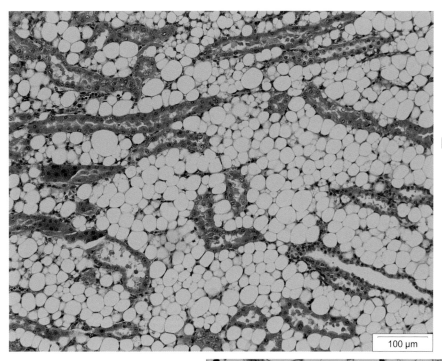

图 2-4-61. 脂肪瘤，SD 大鼠，肾脏
（图 2-4-60 的放大）。肾
间质内可见大量成熟的
脂肪细胞样细胞增生，压
迫周围正常肾小管

图 2-4-62. 脂肪瘤，SD 大鼠，肾脏
（图 2-4-60 的放大）。无
细胞异型性

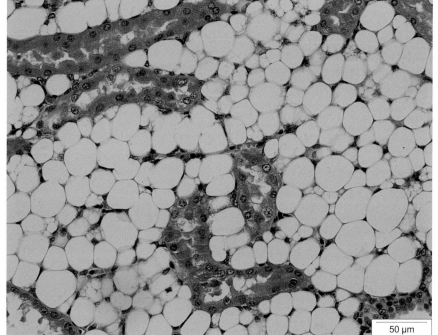

（编校：崔甜甜、大平东子）

● 脂肪肉瘤（liposarcoma，图 2-4-63 ～图 2-4-66）

【组织来源】　脂肪细胞、脂肪母细胞和多能间充质干细胞。

【诊断特征】　肿瘤组织内可见大小不同、较成熟的脂肪细胞样肿瘤细胞和细胞质含脂滴、细胞核大而深染、未成熟的脂肪母细胞，有时可见未分化的间叶细胞混合存在。肿瘤细胞可见核异型性、病理性核分裂象。肿瘤组织呈浸润性生长，有时可见出血、坏死。脂肪母细胞是诊断脂肪肉瘤的重要特征之一。

【鉴别诊断】

脂肪瘤（lipoma）：由成熟的脂肪细胞样细胞构成，未见脂肪母细胞。

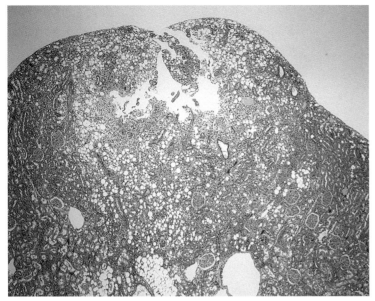

图 2-4-63. 脂肪肉瘤，SD 大鼠，肾脏。肾组织内可见含有大小不同的、脂肪样空泡的肿瘤细胞，呈团块状、浸润性生长

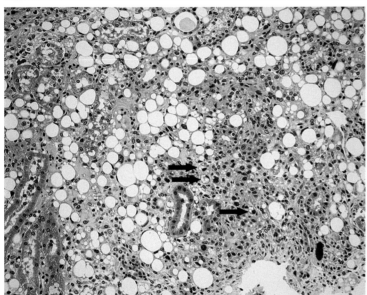

图 2-4-64. 脂肪肉瘤，SD 大鼠，肾脏（图 2-4-63 的放大）。肿瘤组织内可见含有大小不同的脂质空泡、核异型性的脂肪母细胞（如箭头所示），还有不同分化程度的脂肪细胞样肿瘤细胞

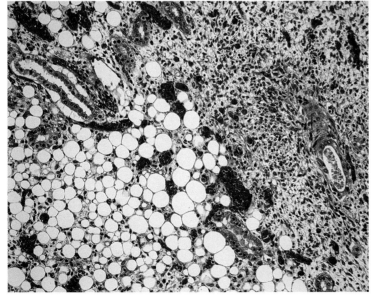

图 2-4-65. 脂肪肉瘤，SD 大鼠，肾脏。分化较成熟的脂肪细胞样肿瘤细胞和细胞小、细胞核大、含有脂滴的脂肪母细胞混合存在

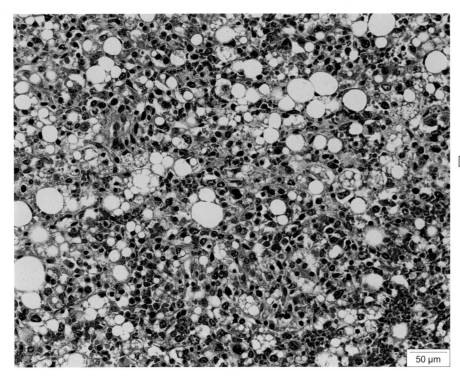

图 2-4-66. 脂肪肉瘤，SD 大鼠，肾脏。肿瘤组织内可见脂肪母细胞，细胞异型性大，出血明显

（编校：崔甜甜、大平东子）

• 肾肉瘤（renal sarcoma，图 2-4-67 ～图 2-4-71）

【组织来源】　来源不明。

【诊断特征】　肿瘤组织由大量密集排列、嗜碱性强、成纤维细胞样的单一间叶成分构成，呈浸润性生长。肿瘤细胞呈片状或束状密集排列，细胞呈梭形，可见核分裂象。胶原纤维含量不等。肿瘤组织内肾小球、肾小管结构通常消失，偶见残存的数个肾小球、肾小管。可见出血、坏死灶。

【鉴别诊断】

肾间叶性肿瘤（renal mesenchymal tumor，RMT）：肿瘤组织由两种以上的间叶成分构成，在正常的肾小球、肾小管之间浸润性生长，肿瘤细胞排列疏松。

图 2-4-67. 肾肉瘤，SD 大鼠，肾脏。可见密集排列、梭形细胞样的肿瘤细胞结节状增生，正常肾组织被挤到周围。肿瘤组织内可见残存的数个肾小管

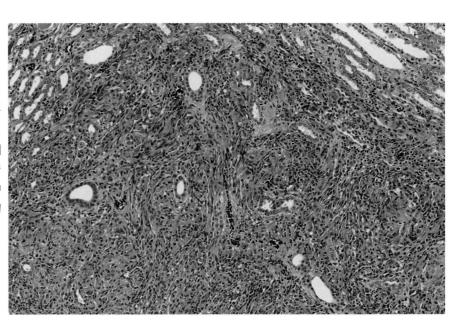

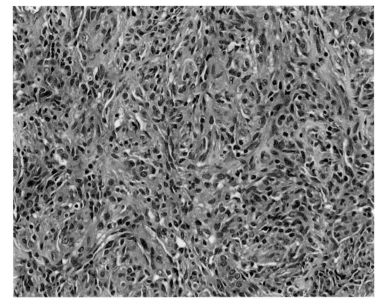

图 2-4-68. 肾肉瘤，SD 大鼠，肾脏（图 2-4-67
的放大）。单一间叶成分的肿瘤细胞
呈梭形、嗜碱性强，束状交错排列
呈肉瘤样增生，可见核分裂象

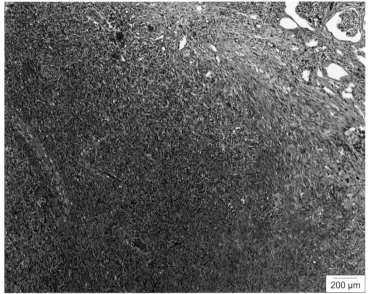

图 2-4-69. 肾肉瘤，Wistar 大鼠，肾脏。密集排
列、梭形细胞样的肿瘤细胞结节状
增生，呈浸润性生长，正常肾组织被
挤到周围。右上方可见残存的肾小球

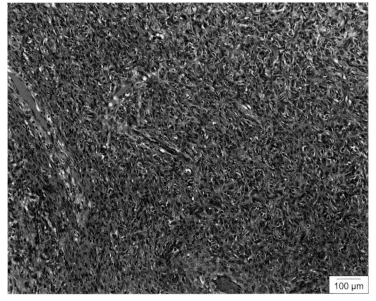

图 2-4-70. 肾肉瘤，Wistar 大鼠，肾脏（图 2-4-
69 的放大）。成纤维细胞样的肿瘤细
胞呈实体性增生，结构和细胞异型性
明显

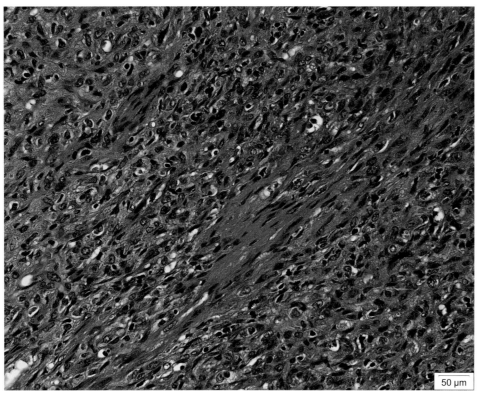

图 2-4-71. 肾肉瘤，Wistar 大鼠（图 2-4-69 的同一只动物），肾脏。肿瘤细胞呈束状排列，可见胶原纤维。肿瘤细胞呈纺锤形，核分裂象多见，细胞异型性明显

（编校：崔甜甜、大平东子）

- 尿路上皮增生（urothelial hyperplasia，图 2-4-72）

组织来源、诊断特征、鉴别诊断详见膀胱的尿路上皮增生的相关内容。

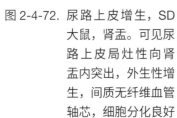

图 2-4-72. 尿路上皮增生，SD 大鼠，肾盂。可见尿路上皮局灶性向肾盂内突出，外生性增生，间质无纤维血管轴芯，细胞分化良好

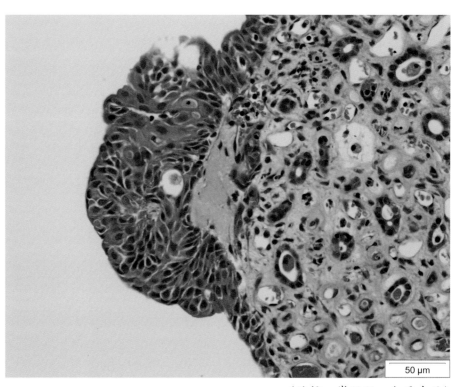

（编校：崔甜甜、大平东子）

● 尿路上皮癌（urothelial carcinoma，图 2-4-73 ～图 2-4-76）

【组织来源】 尿路上皮。

【诊断特征】 尿路上皮样的肿瘤细胞异型性增生，细胞异型性明显，细胞极性消失，核分裂象多见。可有出血或坏死等变化。有时可见鳞状上皮化生、腺管样结构，可伴有淋巴细胞、肥大细胞等炎症细胞浸润。根据肿瘤细胞的生长方式分为突出到腔内的乳头状尿路上皮癌和从基底部呈实体性生长的非乳头状尿路上皮癌。非乳头状尿路上皮癌异型性明显，多为浸润性生长。

【鉴别诊断】

1. 尿路上皮乳头状瘤（urothelial papilloma）：无浸润，细胞异型性小。

2. 鳞状细胞癌（squamous cell carcinoma）：肿瘤细胞以鳞状上皮样细胞为主，有角化或角化珠形成。

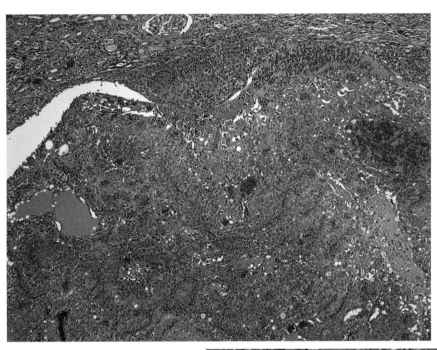

图 2-4-73. 尿路上皮癌，F344 大鼠，肾盂。肾盂内可见大块状的肿瘤组织呈浸润性生长，有出血、坏死灶

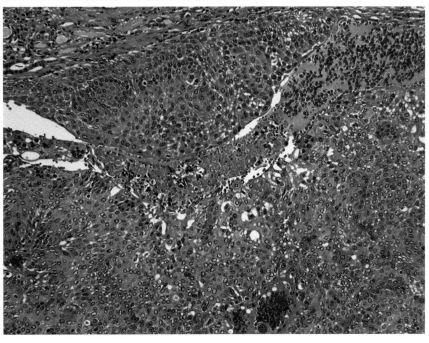

图 2-4-74. 尿路上皮癌，F344 大鼠，肾盂（图 2-4-73 的放大）。尿路上皮样的肿瘤细胞增生，结构和细胞异型性明显

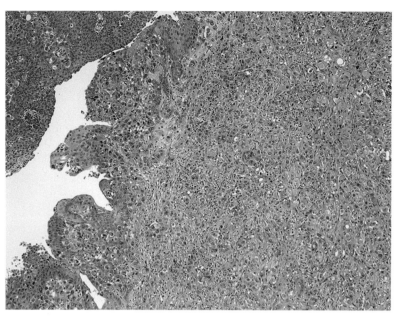

图 2-4-75. 尿路上皮癌，F344 大鼠，肾盂。肾盂内可见尿路上皮样的
　　　　　肿瘤细胞呈浸润性生长

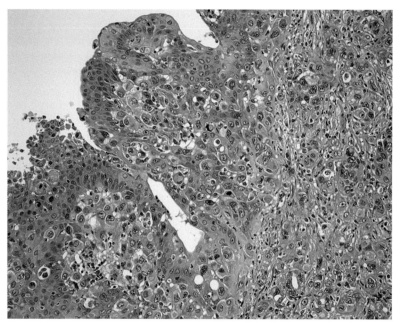

图 2-4-76. 尿路上皮癌，F344 大鼠，肾盂（图 2-4-75 的放大）。可见
　　　　　肿瘤细胞大小不一，细胞异型性明显，核分裂象多见，并且
　　　　　向深层组织浸润

（编校：崔甜甜、大平东子）

4.2 膀胱 urinary bladder

- 尿路上皮增生（urothelial hyperplasia，图 2-4-77、图 2-4-78）

【组织来源】 尿路上皮。

【诊断特征】 根据增生细胞的生长方式分为单纯性增生、乳头状增生及结节状增生。

1. 单纯性增生（simple hyperplasia）：尿路上皮细胞层数增多，上皮呈均匀地增厚。无细胞异型性，缺乏明显的向内或向外灶性生长的趋势。

2. 乳头状增生（papillary hyperplasia）：尿路上皮呈乳头状向腔内突出增殖，增生的细胞仍保持正常尿路上皮的分化。

3. 结节状增生（nodular hyperplasia）：尿路上皮细胞呈实体性或巢状向腔内突出，或者向黏膜下方生长，可伴有细胞异型性。可与单纯性或乳头状增生同时出现。

【鉴别诊断】

尿路上皮乳头状瘤（urothelial papilloma）：由尿路上皮样细胞呈乳头状增生形成，体积较大，间质内可见纤维血管轴芯。

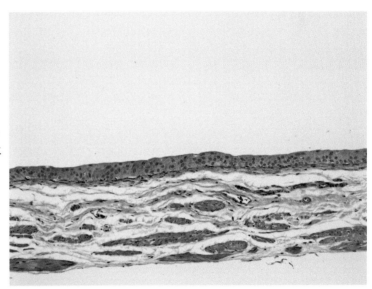

图 2-4-77. 尿路上皮单纯性增生，大鼠，膀胱，诱发。尿路上皮细胞层数增多，上皮均匀增厚，无细胞异型性

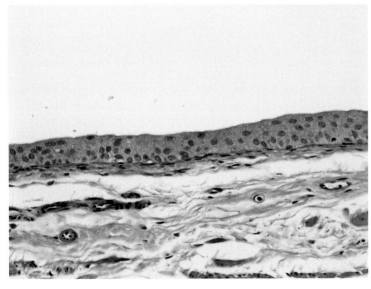

图 2-4-78. 尿路上皮单纯性增生，大鼠，膀胱，诱发（图 2-4-77 的放大）

（编校：崔甜甜、魏民）

• 尿路上皮乳头状瘤（urothelial papilloma，图 2-4-79 ～图 2-4-84）

【组织来源】　尿路上皮。

【诊断特征】　尿路上皮样的肿瘤细胞呈乳头状向腔内突出为外生性乳头状瘤（exophytic papilloma），较常见；向黏膜下方增生为内翻型乳头状瘤（inverted papilloma）或内生性乳头状瘤（endophytic papilloma），较少见。肿瘤组织内有纤维血管性间质成分。肿瘤细胞细胞质弱嗜碱性，细胞有明显极性，垂直于基底膜，沿血管分布。细胞核排列整齐，异型性小，核分裂象少见。无浸润性生长。

【鉴别诊断】

尿路上皮癌（urothelial carcinoma）：细胞异型性明显，有浸润或转移，与周围组织界限不清，核分裂象多见，有出血和坏死。

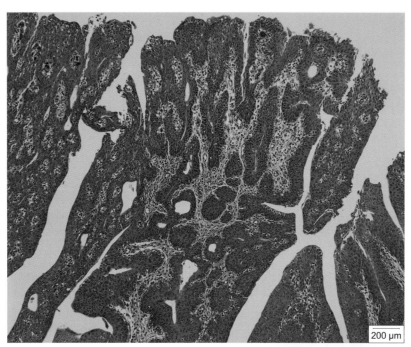

200 μm

图 2-4-79. 尿路上皮乳头状瘤，Wistar 大鼠，膀胱。尿路上皮样的肿瘤细胞增生呈乳头状突入腔内，细胞层数增多，基底膜完整，肿瘤组织可见纤维血管性间质成分

图 2-4-80. 尿路上皮乳头状瘤，Wistar 大鼠，膀胱（图 2-4-79 的放大）。肿瘤细胞分化良好，与膀胱尿路上皮相似，核分裂象少见

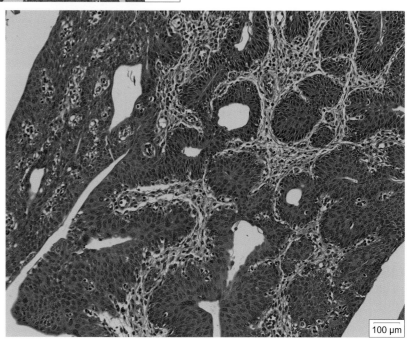

100 μm

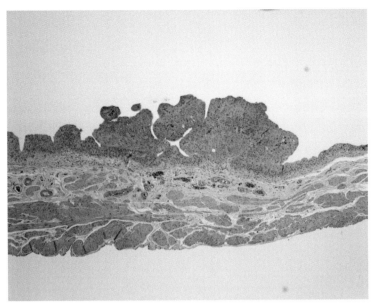

图 2-4-81. 尿路上皮乳头状瘤，大鼠，膀胱，诱发。尿路上皮样的肿瘤细胞向膀胱腔内呈乳头状增生，与周围组织界限清楚

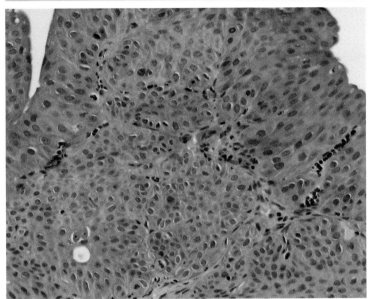

图 2-4-82. 尿路上皮乳头状瘤，大鼠，膀胱，诱发（图 2-4-81 的放大）。增生的尿路上皮细胞异型性小，可见纤维血管间质

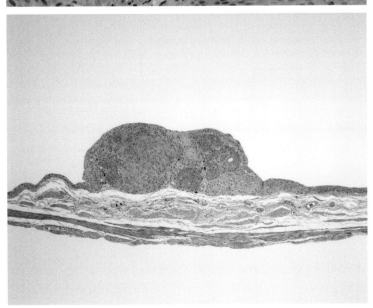

图 2-4-83. 尿路上皮乳头状瘤，内翻型乳头状瘤，大鼠，膀胱，诱发。尿路上皮样肿瘤细胞向膀胱黏膜下方结节状增生，与周围组织界限清楚

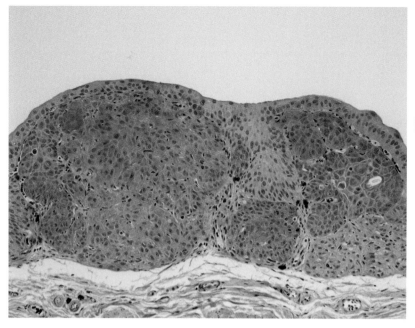

图 2-4-84. 尿路上皮乳头状瘤，内翻型乳头状瘤，大鼠，膀胱，诱发（图 2-4-83 的放大）。尿路上皮样的肿瘤细胞向黏膜下方增生，可见纤维血管间质

（编校：崔甜甜、魏民）

- 鳞状细胞乳头状瘤（squamous cell papilloma，图 2-4-85、图 2-4-86）

【组织来源】 尿路上皮的鳞状上皮化生部位发展而来。

【诊断特征】 肿瘤细胞通常是高度分化的鳞状上皮样细胞，呈树枝状或指状向外增生形成乳头状肿块，中间伴有纤维血管间质。生长方式一般为外生性生长，无浸润。细胞异型性、核分裂象不常见。可伴有角化形成，膀胱腔内有时可见脱落的角化物。

【鉴别诊断】

1. 鳞状上皮化生（squamous metaplasia）：鳞状上皮化生不伴有上皮的增厚，未见或极少见外生性生长。

2. 鳞状细胞癌（squamous cell carcinoma）：细胞异型性明显，细胞极性丧失，核分裂象多见，常有浸润。

图 2-4-85. 鳞状细胞乳头状瘤，大鼠，膀胱，诱发。鳞状上皮样的肿瘤细胞向腔内突出呈乳头状增生，伴有角化形成，未见浸润

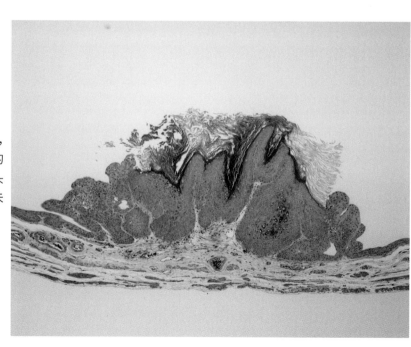

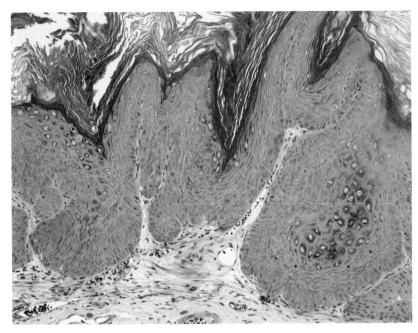

图 2-4-86. 鳞状细胞乳头状瘤，大鼠，膀胱，诱发（图 2-4-85 的放大）。肿瘤细胞为高度分化的鳞状上皮样细胞，基底膜存在，细胞异型性及核分裂象少

（编校：崔甜甜、魏民）

● 尿路上皮癌（urothelial carcinoma，图 2-4-87、图 2-4-88）

【组织来源】 尿路上皮。

【诊断特征】 尿路上皮样的肿瘤细胞异型性增生，细胞异型性明显，核分裂象多见。有时可见鳞状上皮化生、腺管样结构，可有出血、坏死或炎症细胞浸润等变化。突出到腔内的乳头状尿路上皮癌，多为非浸润性生长；从基底部呈实体性生长的非乳头状尿路上皮癌，异型性明显，多为浸润性生长。

【鉴别诊断】

1. 尿路上皮乳头状瘤（urothelial papilloma）：无浸润，细胞异型性小。

2. 鳞状细胞癌（squamous cell carcinoma）：肿瘤细胞以鳞状上皮样细胞为主，有角化或角化珠形成。

图 2-4-87. 尿路上皮癌，大鼠，膀胱，诱发。膀胱内可见大块状的肿瘤组织呈乳头状向腔内突出。肿瘤细胞为尿路上皮样细胞，排列不规则，可见坏死灶

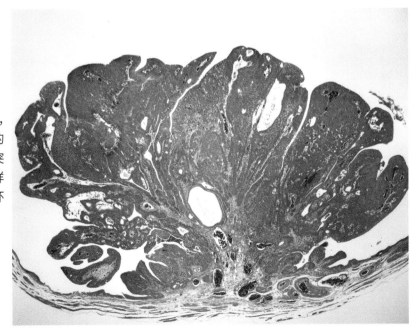

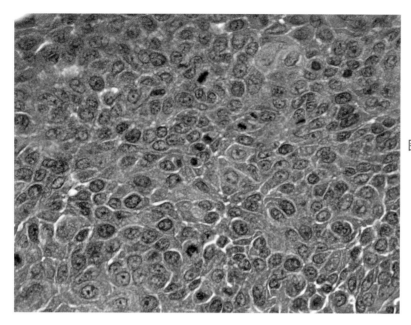

图 2-4-88. 尿路上皮癌，大鼠，膀胱，诱发（图 2-4-87 的放大）。肿瘤细胞异型性明显，核分裂象多见

（编校：崔甜甜、魏民）

- 鳞状细胞癌（squamous cell carcinoma，图 2-4-89）

【组织来源】　由尿路上皮的鳞状上皮化生部位发展而来，或由尿路上皮癌的肿瘤细胞转化而成。

【诊断特征】　肿瘤细胞主要由排列成索状、片状或巢状的鳞状上皮样细胞构成，可见分化程度不同的肿瘤细胞。分化好的肿瘤细胞高度角化或有角化珠形成；分化差的肿瘤细胞异型性和多形性明显，核分裂象多见。纤维间质成分丰富。多见浸润和转移。可伴有炎症细胞浸润、矿化等。自发性鳞状细胞癌非常罕见。

【鉴别诊断】

1. 尿路上皮癌（urothelial carcinoma）：主要是尿路上皮的分化，鳞状上皮分化区域有限。

2. 鳞状细胞乳头状瘤（squamous cell papilloma）：无浸润，细胞异型性小。

图 2-4-89. 鳞状细胞癌，大鼠，膀胱，诱发。肿瘤组织内可见鳞状上皮样的肿瘤细胞异型性增生，有角化形成

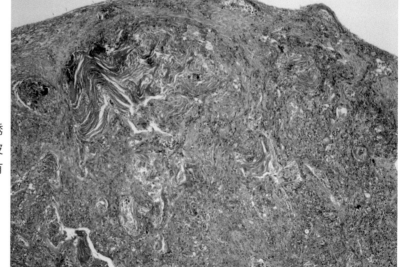

（编校：崔甜甜、魏民）

5. 雄性生殖系统
Male Reproductive System

5.1 睾丸 testis

● 精原细胞瘤（seminoma，图 2-5-1、图 2-5-2）

【组织来源】 睾丸生殖细胞。

【诊断特征】 精原细胞瘤是属于恶性肿瘤。增生的肿瘤细胞与原始的生殖细胞或精原细胞相似。肿瘤细胞呈多角形或圆形，肿瘤细胞之间界限清楚。细胞质丰富，呈嗜酸性，细胞核较大，呈圆形或椭圆形，位于中央。核质比高，核分裂象多见，异型性明显。肿瘤细胞呈包巢状、片状排列，浸润性生长。间质有时可见纤细的纤维结缔组织。啮齿类动物发生率极低的自发性肿瘤。免疫组织化学 S-100 和波形蛋白染色阳性。

【鉴别诊断】

间质细胞腺瘤（Leydig cell adenoma）：间质细胞样肿瘤细胞形态多样，细胞质丰富，可有嗜酸性、空泡样、淋巴样和梭形四种形态的肿瘤细胞，肿瘤细胞呈巢状或团块状增生，肿瘤细胞核分裂象少，细胞异型性不明显。

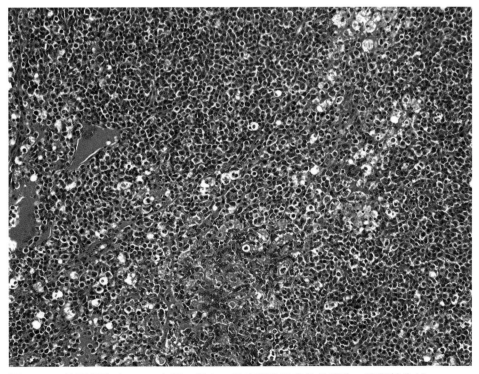

图 2-5-1. 精原细胞瘤，SD 大鼠，睾丸。肿瘤细胞呈实体性增生，浸润性生长

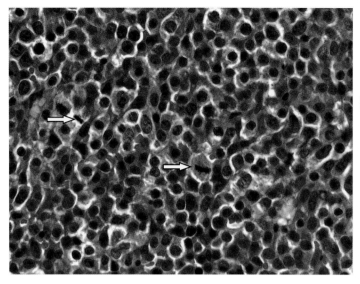

图 2-5-2. 精原细胞瘤，SD 大鼠，睾丸（图 2-5-1 的放大）。肿瘤细胞呈圆形或多角形，肿瘤细胞之间界限清楚。细胞质呈嗜酸性，细胞核大，呈圆形，核质比高，可见多个核分裂象（如箭头所示）

（编校：严建燕、大平东子）

• 间质细胞腺瘤（Leydig cell adenoma，图 2-5-3 ～图 2-5-7）

【组织来源】 睾丸间质细胞。

【诊断特征】 肿瘤细胞呈巢状或团块状增生，通常无包膜，直径大于三个生精小管直径。病灶内血管丰富，大的病灶有时可伴有出血、坏死、囊肿、钙化灶。肿瘤细胞形态多样，细胞质丰富，可有嗜酸性、空泡样、淋巴样和梭形四种形态的肿瘤细胞。肿瘤细胞核分裂象少，细胞异型性不明显。增生的肿瘤组织常压迫周围的生精小管。睾丸间质细胞瘤大多数为良性，当侵袭血管、睾丸被膜或远处转移时为恶性。18 ～ 24 月龄的 F344 大鼠发生率非常高。

【鉴别诊断】

1. 睾丸间质细胞增生（Leydig cell hyperplasia）：间质细胞灶性增生，病灶直径小于或等于三个生精小管直径。通常对周围的生精小管无压迫。

2. 间质细胞癌（Leydig cell carcinoma）：肿瘤细胞具有多形性和异型性，可侵袭血管、睾丸被膜或远处转移。

图 2-5-3. 间质细胞腺瘤，F344 大鼠，睾丸，低倍镜。肿瘤呈大面积团块状增生，与周围组织界限清楚，压迫周围组织，可见萎缩的生精小管（如箭头所示）

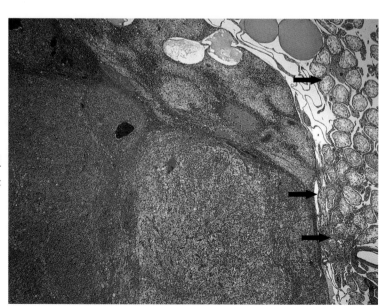

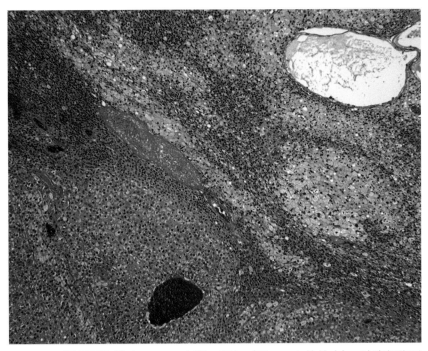

图 2-5-4. 间质细胞腺瘤，F344 大鼠，睾丸（图 2-5-3 的放大）。肿瘤细胞形
态多样，可见嗜酸性、空泡样、淋巴样和少量梭形的肿瘤细胞

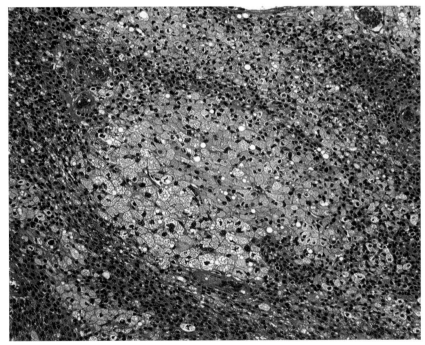

图 2-5-5. 间质细胞腺瘤，F344 大鼠，睾丸（图 2-5-3 的放大）。病灶中央可
见肿瘤细胞体积大呈空泡样，细胞质染色浅

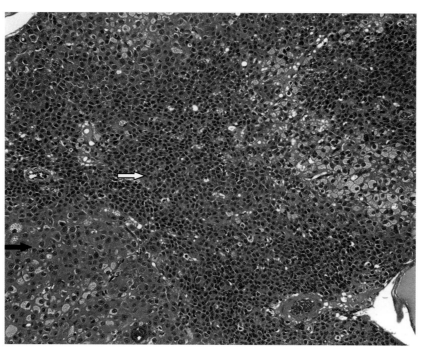

图 2-5-6. 间质细胞腺瘤，F344 大鼠，睾丸（图 2-5-3 的放大）。病灶中可见
　　　　肿瘤细胞呈嗜酸性（如黑色箭头所示）、体积小的淋巴样细胞（如
　　　　白色箭头所示）

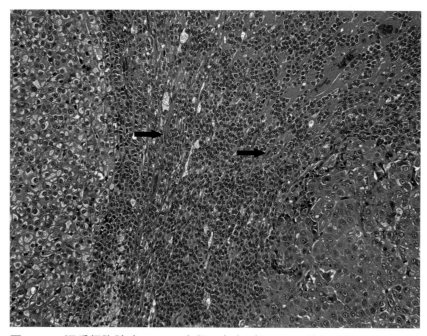

图 2-5-7. 间质细胞腺瘤，F344 大鼠，睾丸（图 2-5-3 的放大）。淋巴样肿
　　　　瘤细胞中混有少量梭形的肿瘤细胞（如箭头所示），同时可见嗜酸
　　　　性和空泡样肿瘤细胞

（编校：严建燕、大平东子）

● 恶性间皮瘤（malignant mesothelioma，图 2-5-8、图 2-5-9）

【组织来源】 睾丸鞘膜的间皮及间皮下结缔组织未分化的间皮细胞。

【诊断特征】 间皮瘤通常在睾丸鞘膜的浆膜面呈乳头状或绒毛状外生性生长，沿间皮表面侵袭附睾或直接蔓延至腹腔或盆腔形成种植性转移，常伴有腹水。肿瘤细胞呈特有的乳头状或绒毛状增生，中间部为纤维结缔组织。间皮瘤可分为上皮样型、肉瘤样型和双相型（详见软组织肿瘤）。肿瘤细胞可见异型性及核分裂象。

【鉴别诊断】

间皮增生（mesothelium hyperplasia）：局灶性的间皮细胞绒毛状增生，异型性不明显，不侵袭邻近组织。

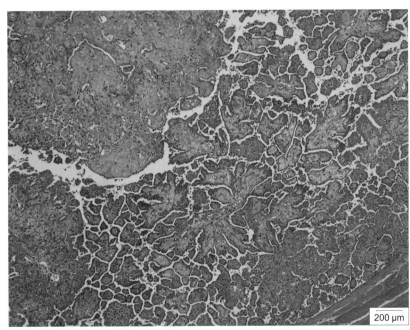

图 2-5-8. 恶性间皮瘤，Wistar 大鼠，睾丸。睾丸鞘膜的浆膜面可见肿瘤组织呈乳头状或绒毛状外生性生长

图 2-5-9. 恶性间皮瘤，Wistar 大鼠，睾丸（图 2-5-8 的放大）。肿瘤组织呈叶状、乳头状增生。上皮样肿瘤细胞呈圆形或立方形，核分裂象多见，可见纤维结缔组织间质

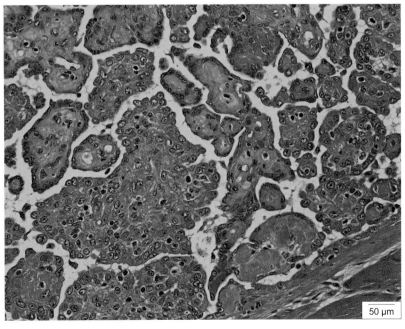

（编校：严建燕、大平东子）

5.2 前列腺 prostate

- 增生（hyperplasia，图 2-5-10 ～图 2-5-14）

【组织来源】　前列腺腺泡上皮。

【诊断特征】　前列腺腺泡上皮增生，呈腺腔样或乳头状排列，向腺腔内生长，对周围正常组织无压迫，不破坏腺泡结构。增生的细胞呈高柱状，未突破基底膜。多发生在腹侧叶，通常不伴炎症。

【鉴别诊断】

腺瘤（adenoma）：肿瘤组织范围大，常充满整个腺腔，并压迫邻近组织，组织结构异常。

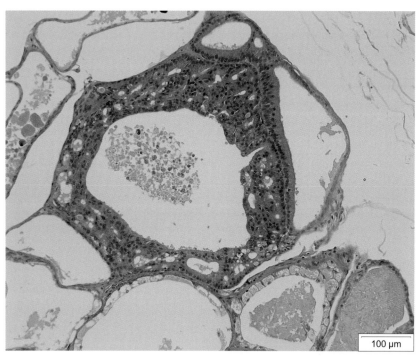

100 μm

图 2-5-10. 增生，F344 大鼠，前列腺。前列腺上皮增生，腺管状排列，向腺腔内生长，对周围正常组织无压迫

图 2-5-11. 增生，F344 大鼠，前列腺（图 2-5-10 的放大）。增生的前列腺上皮细胞数量增加，与正常腺上皮相似，单层排列，细胞无异型性

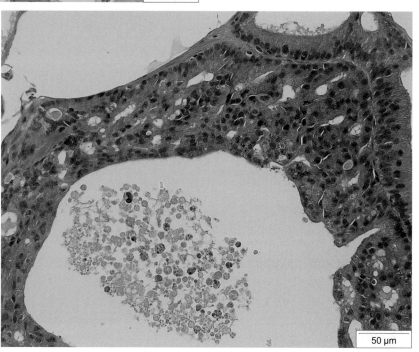

50 μm

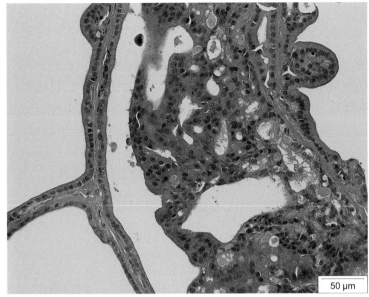

图 2-5-12. 增生，F344 大鼠，前列腺。前列腺上皮细胞数量增加

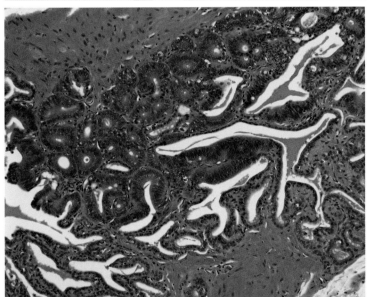

图 2-5-13. 增生，SD 大鼠，前列腺。前列腺上皮腺腔样增生

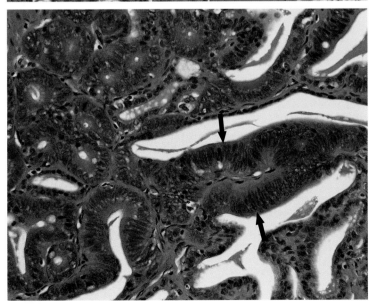

图 2-5-14. 增生，SD 大鼠，前列腺（图 2-5-13 的放大）。部分区域可见异型性增生，细胞呈高柱状，细胞核深染（如箭头所示）

（编校：严建燕、大平东子）

● 腺瘤（adenoma，图 2-5-15 ～图 2-5-18）

【组织来源】　前列腺腺泡上皮。

【诊断特征】　前列腺组织内可见肿瘤细胞呈乳头状或腺管状增生，肿瘤细胞填满腺腔，组织结构有异型性，可累及多个腺泡对周围的前列腺组织形成压迫。肿瘤细胞分化较好，细胞质的嗜酸性强，细胞核稍大，核分裂象少见。

【鉴别诊断】

腺癌（adenocarcinoma）：肿瘤细胞异型性明显，呈浸润性生长或转移。

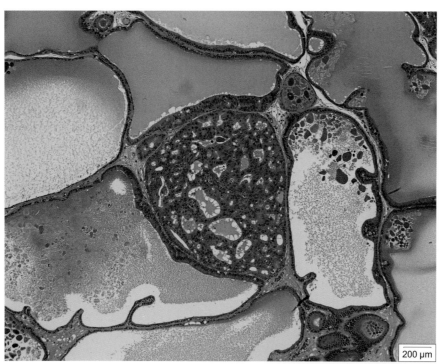

图 2-5-15. 腺瘤，SD 大鼠，前列
腺。肿瘤细胞增生填满
腺腔，对周围组织形成
压迫

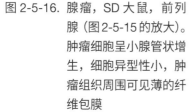

图 2-5-16. 腺瘤，SD 大鼠，前列
腺（图 2-5-15 的放大）。
肿瘤细胞呈小腺管状增
生，细胞异型性小，肿
瘤组织周围可见薄的纤
维包膜

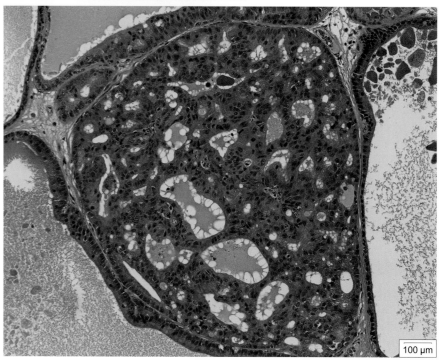

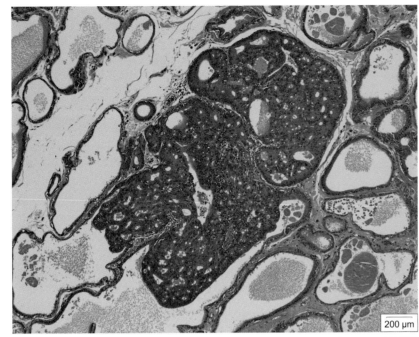

图 2-5-17. 腺瘤，SD 大鼠，前列腺。前列腺组织内可见肿瘤细胞呈乳头状或腺管状增生，累及多个腺泡

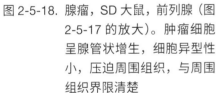

图 2-5-18. 腺瘤，SD 大鼠，前列腺（图 2-5-17 的放大）。肿瘤细胞呈腺管状增生，细胞异型性小，压迫周围组织，与周围组织界限清楚

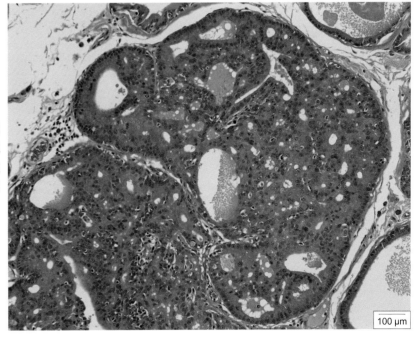

（编校：严建燕、大平东子）

• 腺癌（adenocarcinoma，图 2-5-19 ～图 2-5-23）

【组织来源】　前列腺的腺泡上皮。

【诊断特征】　前列腺的腺泡上皮细胞异型性增生，呈腺管状、乳头状、筛状或实体性向腺腔内生长。可有纤维性包膜。增生的腺癌细胞异型性明显，细胞大小不一，细胞核呈嗜碱性，细胞质呈嗜酸性，核质比高，核分裂象多。肿瘤组织直径大于 5 个前列腺腺泡直径。肿瘤组织破坏腺腔结构，侵袭邻近组织，可伴有出血、坏死灶。可转移至局部淋巴结、肺脏和肾脏。

【鉴别诊断】

腺瘤（adenoma）：肿瘤组织细胞异型性小，无浸润性生长或转移。

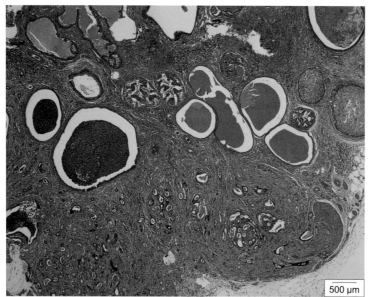

图 2-5-19. 腺癌，Wistar 大鼠，前列腺。前列腺左下侧可见腺样增生肿瘤组织，呈浸润性生长。右上方为残留的正常前列腺组织

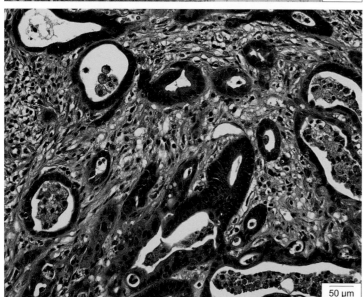

图 2-5-20. 腺癌，Wistar 大鼠，前列腺（图 2-5-19 的放大）。增生的肿瘤细胞呈不规则腺管状、多层排列，异型性明显，核分裂象多见

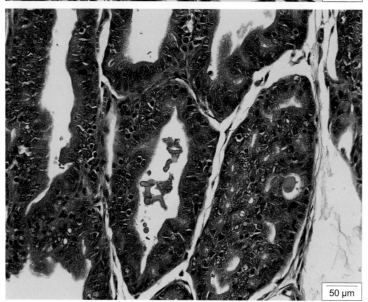

图 2-5-21. 腺癌，SD 大鼠，前列腺。肿瘤细胞排列成腺管状、筛状，向腺腔内生长，核分裂象多见

图 2-5-22. 腺癌，SD 大鼠，前列腺，低倍镜。肿瘤细胞弥漫性浸润性生长，肿瘤组织分化程度低，腺样结构不明显，伴有较多纤维结缔组织

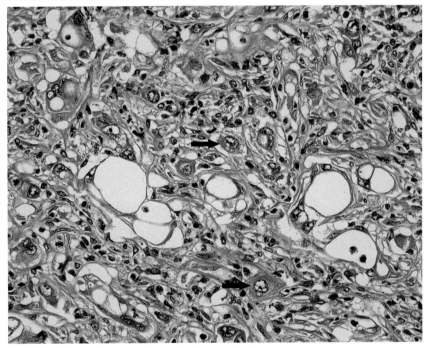

图 2-5-23. 腺癌，SD 大鼠，前列腺（图 2-5-22 的放大）。肿瘤细胞多形性明显，细胞核大小不一，可见多个体积较大的上皮样细胞（箭头所示）

（编校：严建燕、大平东子）

- 腺鳞癌（adenosquamous carcinoma，图 2-5-24 ～图 2-5-26）

【组织来源】 前列腺的腺泡上皮。

【诊断特征】 肿瘤组织具有腺癌和鳞癌两种成分。病灶内可见腺癌结构和鳞癌结构混合存在，病灶内腺癌区域癌细胞呈腺管状排列，多层、细胞异型性和结构异型性明显；病灶内鳞癌区域可见鳞状上皮样的肿瘤细胞排列成团状、巢状，中间可见多个角化珠。肿瘤细胞浸润性生长。

【鉴别诊断】

腺癌（adenocarcinoma）：无鳞癌特征。

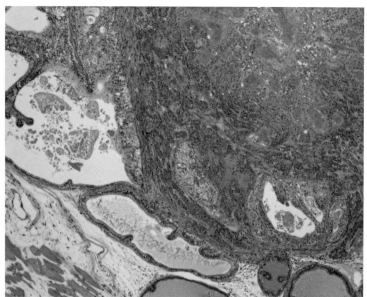

图 2-5-24. 腺鳞癌，SD 大鼠，前列腺。腺癌结构和鳞癌结构混合存在。肿瘤细胞呈浸润性生长，病灶左下方可见残存的正常前列腺组织

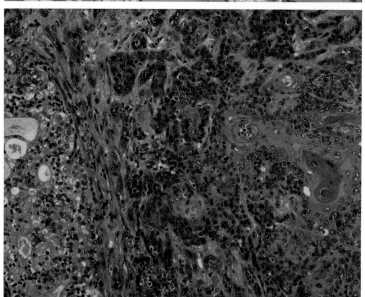

图 2-5-25. 腺鳞癌，SD 大鼠，前列腺（图 2-5-24 的放大）。可见呈腺管状排列的腺癌区域和具有角化珠形成的鳞癌区域混合存在

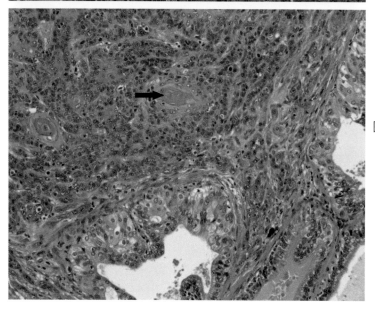

图 2-5-26. 腺鳞癌，SD 大鼠，前列腺（图 2-5-24 的放大）。可见腺癌和含有角化珠（如箭头所示）的鳞癌区域混合存在。核分裂象多见

（编校：严建燕、大平东子）

5.3 精囊腺 seminal vesicle

- 腺瘤（adenoma，图 2-5-27 ～图 2-5-30）

【组织来源】 精囊腺腺泡上皮或导管上皮。

【诊断特征】 精囊腺腔内可见结节状的肿瘤组织。腺泡样的肿瘤细胞呈乳头状或管状增生，与周围组织界限清楚。肿瘤细胞增生形成多个小叶状结构，并由纤维结缔组织间质分隔。肿瘤细胞细胞核呈圆形或椭圆形，染色质嗜酸性，分化较好，细胞异型性不明显。自发性精囊腺腺瘤大小鼠均罕见。

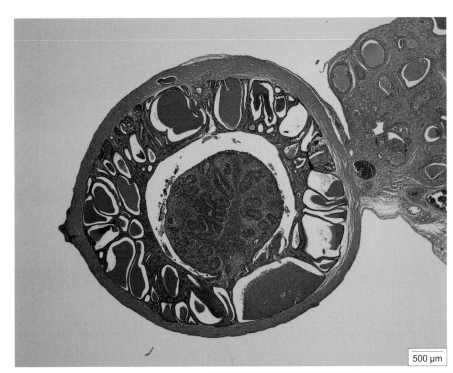

图 2-5-27. 腺瘤，Wistar 大鼠，精囊腺，低倍镜。精囊腺腺腔内可见一息肉状增生的肿瘤组织，突入腺腔

500 μm

图 2-5-28. 腺瘤，Wistar 大鼠，精囊腺（图 2-5-27 的放大）。肿瘤组织呈腺泡样增生，形成多个小叶状结构

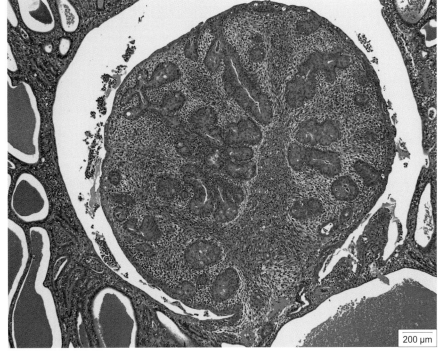

200 μm

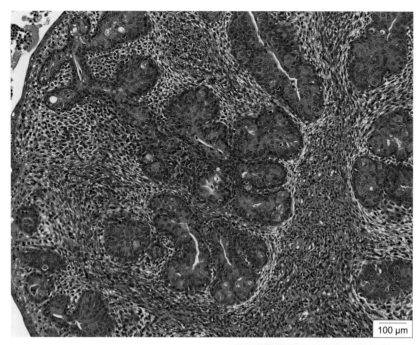

图 2-5-29. 腺瘤，Wistar 大鼠，精囊腺
（图 2-5-27 的放大）。肿瘤细
胞增生形成多个小叶状结构，
并由纤维结缔组织间质分隔

图 2-5-30. 腺瘤，Wistar 大鼠，精囊腺
（图 2-5-27 的放大）。腺泡样
增生的肿瘤细胞多层排列，细
胞异型性不明显

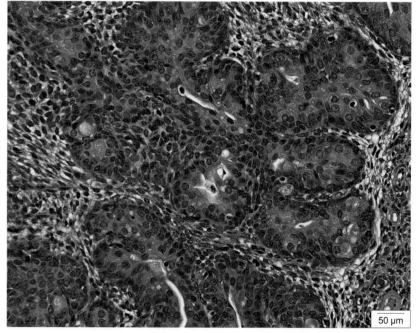

（编校：严建燕、大平东子）

● 腺癌（adenocarcinoma，图 2-5-31 ～图 2-5-33）

【组织来源】　精囊腺腺泡上皮或导管上皮。

【诊断特征】　精囊腺正常结构消失，肿瘤细胞呈不规则的腺样、乳头状或条索状排列，肿瘤细胞具有多形性。有的肿瘤组织间质较丰富，表现为硬癌样结构，可见坏死、出血和炎症细胞浸润。肿瘤细胞异型性大，核质比高，核分裂象多见。肿瘤组织可侵袭周围组织或转移。自发性精囊腺癌大小鼠均罕见，可由多种致癌物诱发。

【鉴别诊断】

腺瘤（adenoma）：肿瘤细胞异型性小，无侵袭性或转移。

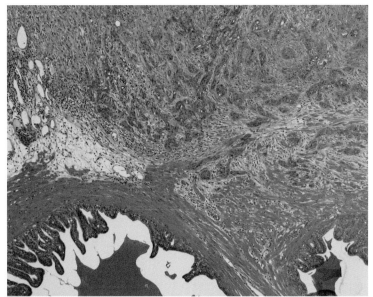

图 2-5-31. 腺癌，SD 大鼠，精囊腺，低倍镜。图片上方可见肿瘤细胞呈条索状浸润性生长，病灶下方为正常精囊腺组织，该动物前列腺正常

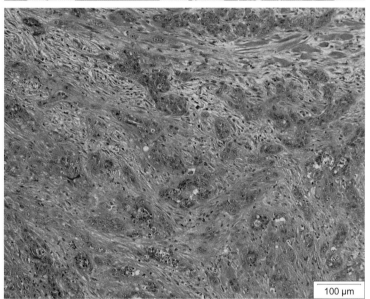

图 2-5-32. 腺癌，SD 大鼠，精囊腺（图 2-5-31 的放大）。病灶内可见腺上皮样的肿瘤细胞呈条索状排列，纤维结缔组织间质丰富，呈硬癌样结构

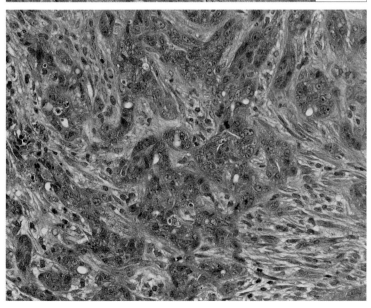

图 2-5-33. 腺癌，SD 大鼠，精囊腺（图 2-5-31 的放大）。腺上皮样的肿瘤细胞核分裂象多见，异型性大

（编校：严建燕、大平东子）

5.4 包皮腺 preputial gland

● 腺瘤 （adenoma，图 2-5-34～图 2-5-36）

【组织来源】 包皮腺腺泡细胞。

【诊断特征】 大体观察可见包皮腺结节状肿块，质地软，与周围组织界限清楚。镜下可见肿瘤组织呈小叶状或片状增生，也可呈实体性、囊性或乳头状增生，压迫周围组织。肿瘤细胞与正常包皮腺腺泡细胞相似，含嗜酸性颗粒，排列呈不规则的腺泡样结构。细胞异型性小，无浸润性生长。包皮腺腺瘤 F344和 Wistar 大鼠比较常见，SD 大鼠较少见。

【鉴别诊断】

腺癌 （adenocarcinoma）：肿瘤组织细胞异型性大，浸润性生长，与周围组织界限不清。

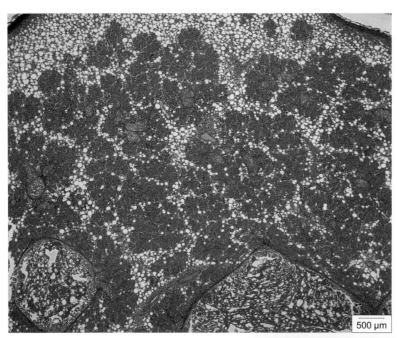

图 2-5-34. 腺瘤，Wistar 大鼠，包皮腺，低倍镜。腺泡样结构的肿瘤组织呈多个小叶状增生，包皮腺结构被破坏

图 2-5-35. 腺瘤，Wistar 大鼠，包皮腺（图2-5-34 的放大）。增生的肿瘤细胞排列成不规则的腺泡样结构

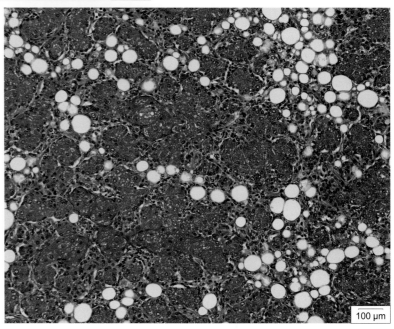

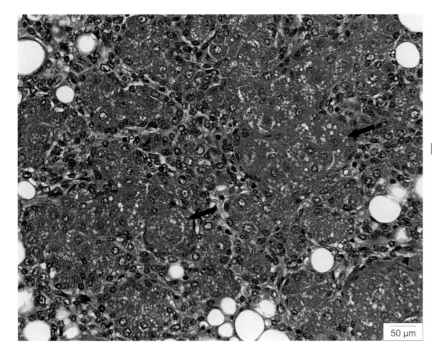

图 2-5-36. 腺瘤，Wistar 大鼠，包皮腺（图 2-5-34 的放大）。肿瘤细胞可见嗜酸性颗粒（如箭头所示），核分裂象少见

（编校：严建燕、大平东子）

- 腺癌（adenocarcinoma，图 2-5-37 ～图 2-5-39）

【组织来源】 包皮腺腺泡细胞。

【诊断特征】 包皮腺腺泡结构消失，肿瘤组织界限不清，肿瘤细胞呈浸润性生长。肿瘤细胞多层不规则排列，可呈多叶状，可伴有鳞状上皮化生。肿瘤细胞体积较大，形态大小不一、细胞质有时可见嗜酸性颗粒，细胞核大深染，核分裂象多见。包皮腺腺癌可分为实体性、囊性、乳头状及混合细胞性等多种亚型。

【鉴别诊断】

腺瘤（adenoma）：界限清楚，细胞异型性小，无浸润性。

图 2-5-37. 腺癌，SD 大鼠，包皮腺，低倍镜。肿瘤细胞呈囊性乳头状增生。腺腔内可见嗜酸性物质

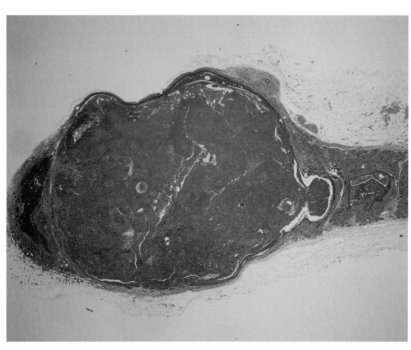

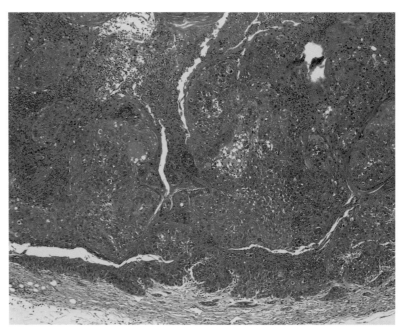

图 2-5-38. 腺癌，SD 大鼠，包皮腺（图 2-5-37 的放大）。肿瘤细胞向囊腔内乳头状增生，向基底侧浸润性生长，可见坏死灶

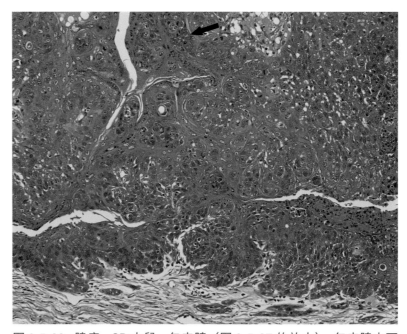

图 2-5-39. 腺癌，SD 大鼠，包皮腺（图 2-5-37 的放大）。包皮腺内可见肿瘤细胞体积大，核分裂象多见，部分肿瘤细胞胞质可见嗜酸性颗粒（如箭头所示）

（编校：严建燕、大平东子）

- 鳞状细胞癌（squamous cell carcinoma，图 2-5-40～图 2-5-43）

【组织来源】　基底细胞或导管的鳞状细胞。

【诊断特征】　包皮腺内可见不同分化程度的鳞状细胞样的肿瘤细胞浸润性生长，可侵袭邻近组织。鳞状上皮样的肿瘤组织呈乳头状、巢状或索状排列。肿瘤细胞体积较大，棘细胞样，细胞质丰富，呈嗜酸性。分化较好的鳞癌可见角化珠形成。肿瘤细胞异型性明显，核分裂象多见。可伴有坏死或炎症。

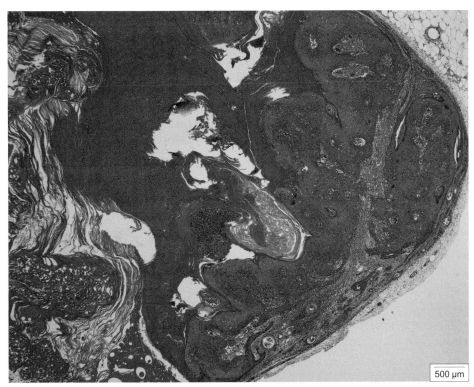

图 2-5-40. 鳞状细胞癌，SD
大鼠，包皮腺，低
倍镜。鳞状上皮样
肿瘤组织向囊性
区域内增生，伴有
大量角化物

图 2-5-41. 鳞状细胞癌，SD
大鼠，包皮腺（图
2-5-40 的放大）。
鳞状上皮样的肿瘤
细胞呈浸润性生长

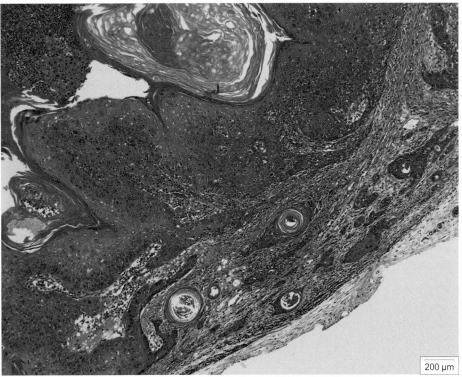

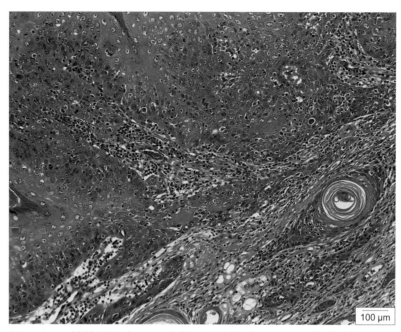

图 2-5-42. 鳞状细胞癌，SD 大鼠，包皮腺（图 2-5-40 的放大）。肿瘤组织内鳞状上皮样的细胞巢状增生，可见角化珠形成

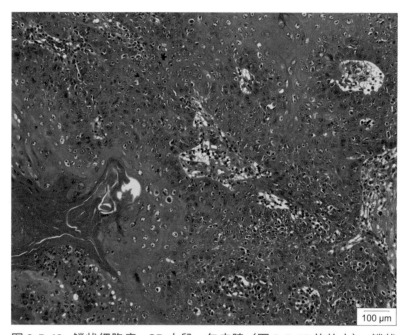

图 2-5-43. 鳞状细胞癌，SD 大鼠，包皮腺（图 2-5-40 的放大）。鳞状上皮样的肿瘤细胞体积较大，细胞质丰富，呈嗜酸性，细胞核多形性明显，核分裂象多见

（编校：严建燕、大平东子）

6. 雌性生殖系统
Female Reproductive System

6.1 卵巢 ovary

● 间质细胞增生（interstitial cell hyperplasia，图 2-6-1～图 2-6-3）

【组织来源】 卵巢间质细胞。

【诊断特征】 间质细胞数量增多，呈索状、巢状排列，对周围组织无压迫。间质细胞体积较大，多角形。细胞质丰富，淡染，有时可见空泡化。细胞无异型性。

【鉴别诊断】

间质细胞肥大（interstitial cell hypertrophy）：细胞体积增大，核质比减少，但细胞数量未增多。

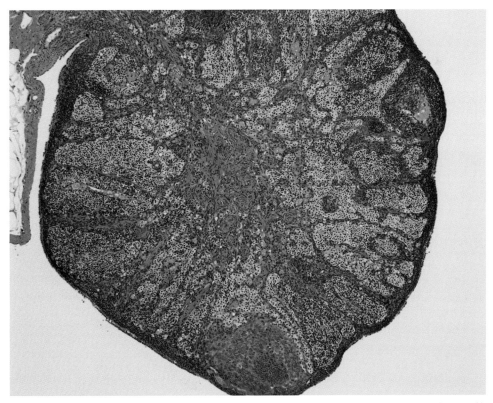

图 2-6-1. 间质细胞增生，SD 大鼠，卵巢，低倍镜。间质细胞数量增多，呈索状、巢状排列

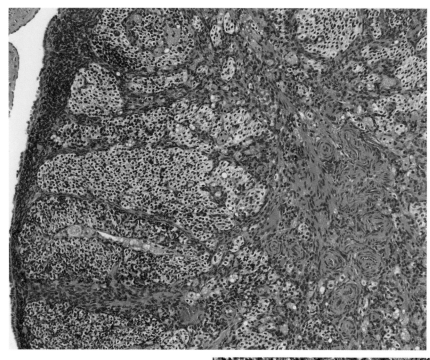

图 2-6-2. 间质细胞增生，SD 大鼠，卵巢（图 2-6-1 的放大）。间质细胞增生，呈巢状排列，细胞质染色浅而透明，对周围组织无压迫

图 2-6-3. 间质细胞增生，F344 大鼠，卵巢。增生的间质细胞体积较大，多角形。细胞质丰富、淡染。细胞无异型性

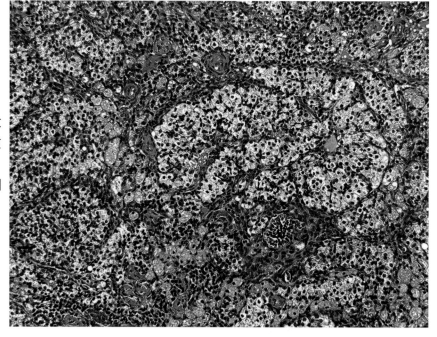

（编校：毛晶晶、大平东子）

- 囊腺瘤（cystadenoma，图 2-6-4）

【组织来源】　卵巢的表面上皮。

【诊断特征】　肿瘤组织内可见卵巢表面上皮来源的肿瘤细胞增生形成的一个或多个囊性或乳头状结构，对周围组织有压迫。囊腔内常见黏液性、浆液性液体或血液。囊腔内的乳头状结构由上皮样的肿瘤细胞及纤维血管间质组成。肿瘤细胞呈立方形或柱状，异形性小，核分裂象少见。

【鉴别诊断】

卵巢网腺瘤（rete ovarii adenoma）：来源于卵巢的卵巢网上皮细胞，常位于卵巢网附近。

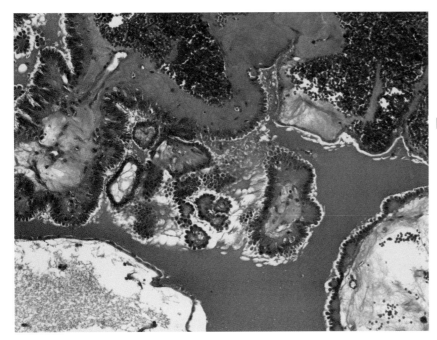

图 2-6-4. 囊腺瘤，犬，卵巢。肿瘤细
　　　胞呈囊性及乳头状增生，细
　　　胞呈立方形或柱状，多单层
　　　排列。囊腔内可见大量浆液
　　　性液体
　　　尾崎清和先生 供图

（编校：毛晶晶、大平东子）

● 囊腺癌（cystadenocarcinoma，图 2-6-5～图 2-6-11）

【组织来源】 卵巢表面上皮。

【诊断特征】 卵巢内肿瘤细胞增生呈乳头状或囊性结构，囊腔内常见黏液性或浆液性液体，肿瘤组织浸润性生长。囊腔内可见纤维结缔组织被覆立方形或柱状的肿瘤细胞，形成乳头状结构。肿瘤细胞异型性明显，核分裂象多见。可侵袭周围组织。

【鉴别诊断】

囊腺瘤（cystadenoma）：肿瘤组织膨胀性生长，无浸润性。细胞异形性小，核分裂象少见。

图 2-6-5. 囊腺癌，犬，卵巢，低倍镜。
　　　肿瘤组织内可见一大的囊性
　　　结构。囊腔内肿瘤细胞增生，
　　　呈乳头状向囊泡内突起。肿
　　　瘤组织内可见出血灶
　　　尾崎清和先生 供图

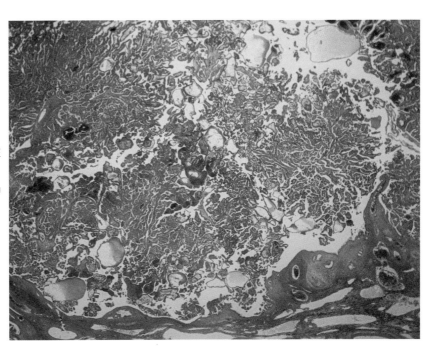

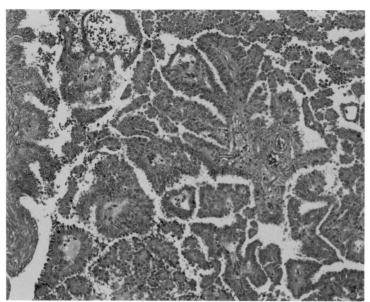

图 2-6-6. 囊腺癌，犬，卵巢（图 2-6-5 的放大）。增生的肿瘤细胞及少量的间质形成乳头状结构，异型性明显

尾崎清和先生 供图

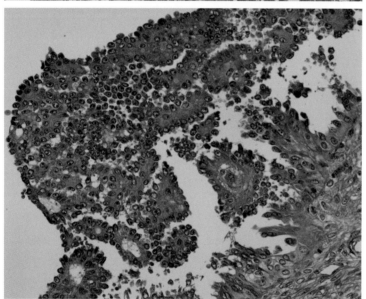

图 2-6-7. 囊腺癌，犬，卵巢（图 2-6-5 的放大）。肿瘤细胞呈立方形，单层或多层排列

尾崎清和先生 供图

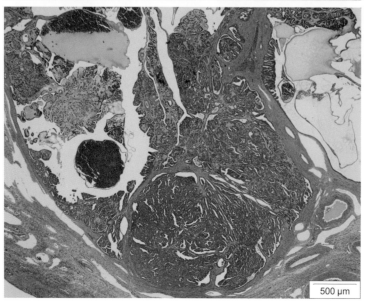

图 2-6-8. 囊腺癌，比格犬，卵巢，低倍镜。肿瘤组织内可见囊性结构，囊腔内含有浆液性液体

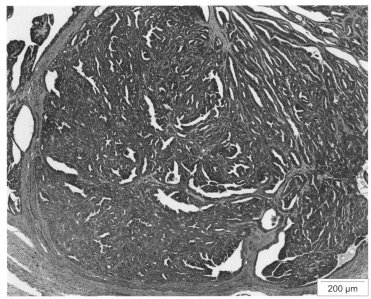

图 2-6-9. 囊腺癌，比格犬，卵巢（图 2-6-8 的
放大）。囊腔内肿瘤细胞呈乳头状增生

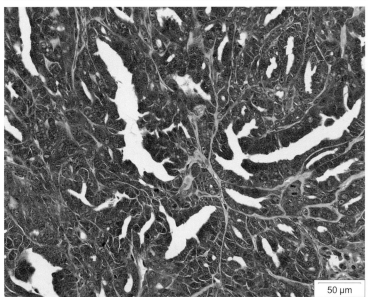

图 2-6-10. 囊腺癌，比格犬，卵巢（图 2-6-9
的放大）。肿瘤细胞单层或多层排
列，异型性明显，核分裂象多见

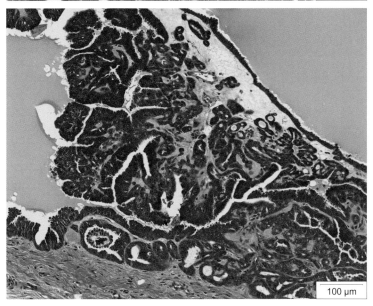

图 2-6-11. 囊腺癌，比格犬（图 2-6-8 的同一
只动物），卵巢。囊腔内肿瘤细胞呈
乳头状异型性增生，可见浆液性液体

（编校：毛晶晶、大平东子）

● 管状间质腺瘤（tubulostromal adenoma，图 2-6-12 ～图 2-6-14）

【组织来源】　卵巢的表面上皮及性索间质。

【诊断特征】　肿瘤组织由卵巢的表面上皮来源的细胞及性索间质来源的细胞同时增生构成，常呈结节状，直径大于一个黄体，对周围组织有压迫。肿瘤组织可见立方形上皮样细胞排列成管状，周围可见来源于间质的细胞肿瘤样增生。间质细胞可见不同程度的黄体化。肿瘤细胞有轻微的异型性。

【鉴别诊断】

囊腺瘤（cystadenoma）：肿瘤细胞形成囊状或乳头状结构，无间质细胞，被覆无纤毛的立方形或柱状上皮。

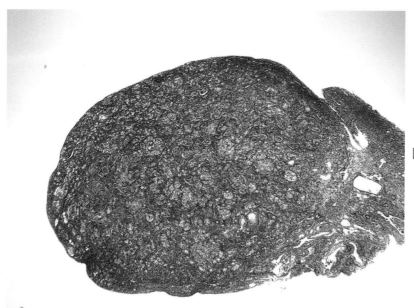

图 2-6-12. 管状间质腺瘤，B6C3F1 小鼠，卵巢，低倍镜。肿瘤组织呈结节状增生，压迫周围组织

图 2-6-13. 管状间质腺瘤，B6C3F1 小鼠，卵巢（图 2-6-12 的放大）。肿瘤组织内可见管状结构及间质成分的增生

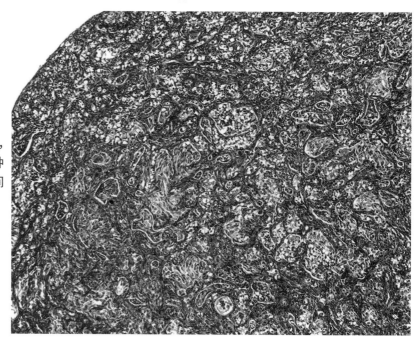

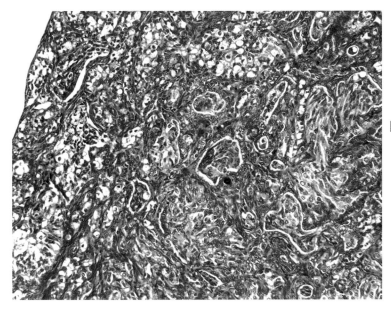

图 2-6-14. 管状间质腺瘤，B6C3F1 小鼠，卵巢（图 2-6-12 的放大）。立方形上皮样肿瘤细胞排列成管状。周围可见间质细胞肿瘤样增生

（编校：毛晶晶、大平东子）

- 良性颗粒膜细胞瘤（benign granulosa cell tumor，图 2-6-15 ～图 2-6-18）

【组织来源】 性索间质细胞。

【诊断特征】 肿瘤组织内大多数肿瘤细胞（70% 以上）与正常的卵巢颗粒膜细胞相似，细胞异型性小，呈巢状、滤泡状、囊状或实体性增生，结节性生长，对周围组织有压迫。肿瘤细胞体积较小，细胞质少或具有淡染的细胞质，细胞核呈圆形或椭圆形，核分裂象少见。有时还可见部分细胞黄体化。肿瘤组织中还可见少量其他类型的性索间质细胞。

【鉴别诊断】

恶性颗粒膜细胞瘤（malignant granulosa cell tumor）：细胞异型性及核分裂象明显，肿瘤组织内可见坏死及出血。浸润周围组织和转移。

图 2-6-15. 良性颗粒膜细胞瘤，SD 大鼠，卵巢。肿瘤细胞与正常的卵巢膜颗粒细胞相似。肿瘤组织压迫周围组织

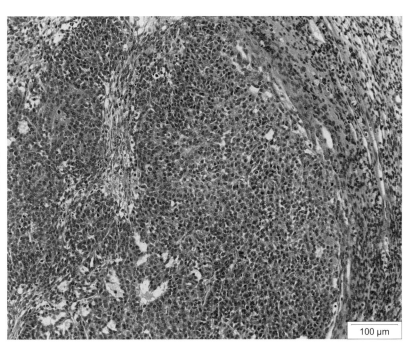

100 μm

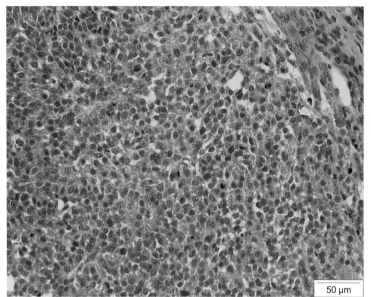

图 2-6-16. 良性颗粒膜细胞瘤，SD 大鼠，卵巢（图 2-6-15 的放大）。增生的肿瘤细胞体积较小，细胞质少，细胞核呈圆形或椭圆形，可见少量核分裂象

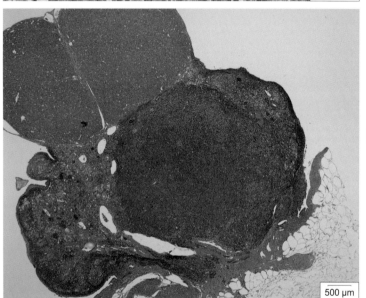

图 2-6-17. 良性颗粒膜细胞瘤，Wistar 大鼠，卵巢，低倍镜。肿瘤组织呈结节状，压迫周围卵巢组织

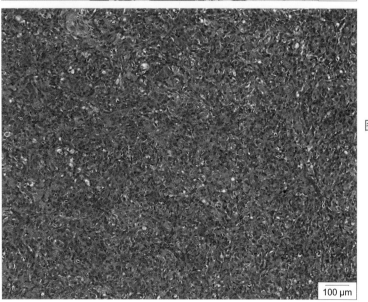

图 2-6-18. 良性颗粒膜细胞瘤，Wistar 大鼠，卵巢（图 2-6-17 的放大）。颗粒膜细胞样肿瘤细胞实体性增生，细胞异型性不明显

（编校：毛晶晶、大平东子）

- **恶性颗粒膜细胞瘤**（malignant granulosa cell tumor，图 2-6-19～图 2-6-22）

【组织来源】 性索间质细胞。

【诊断特征】 肉眼观察卵巢可见一圆形或卵圆形乳白色结节。镜下组织学特征肿瘤组织内 70% 以上肿瘤细胞形态与正常的卵巢颗粒膜细胞相似，呈实体性增生，排列呈巢状或滤泡状，浸润性生长。肿瘤细胞细胞质少，细胞核圆，浓染，核分裂象多，异型性大。肿瘤组织内伴有出血坏死灶，可远处转移。

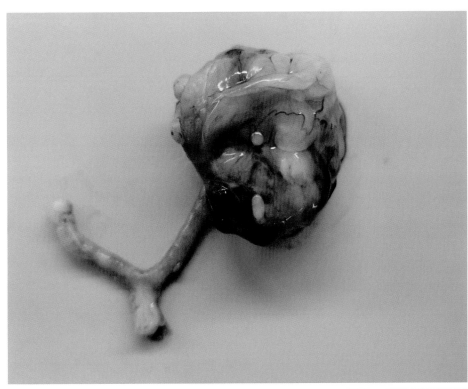

图 2-6-19. 恶性颗粒膜细胞瘤，Wistar 大鼠，卵巢。大体观察右侧卵巢可见一个圆形或卵圆形肿块，呈乳白色混有暗红色

图 2-6-20. 恶性颗粒膜细胞瘤，Wistar 大鼠（图 2-6-19 的同一只动物），卵巢。肿瘤组织可见出血坏死灶，肿瘤细胞呈实体性增生，浸润性生长

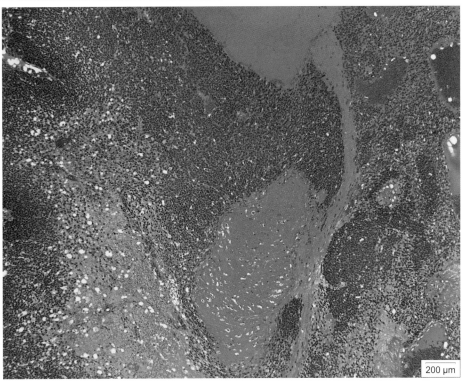

200 µm

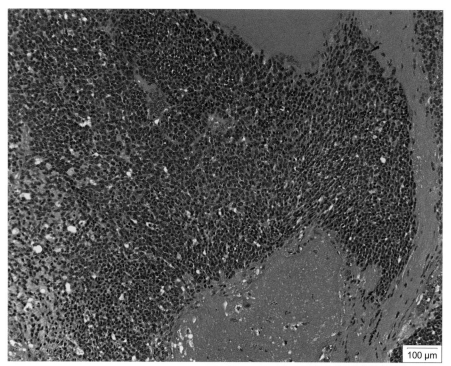

图 2-6-21. 恶性颗粒膜细胞瘤，Wistar 大鼠，卵巢（图 2-6-20 的放大）。肿瘤细胞细胞质少，细胞核圆，浓染

图 2-6-22. 恶性颗粒膜细胞瘤，Wistar 大鼠，卵巢（图 2-6-20 的放大）。肿瘤细胞细胞形态与卵巢颗粒膜细胞相似，细胞核圆，浓染，核分裂象多见，细胞异型性大

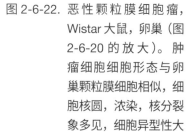

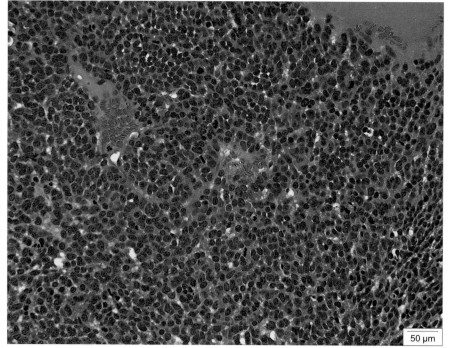

（编校：毛晶晶、大平东子）

- 良性卵泡膜细胞瘤（benign thecoma，图 2-6-23 ～图 2-6-27）

【组织来源】　性索间质细胞。

【诊断特征】　增生的肿瘤细胞为梭形或纺锤形，呈漩涡状或交错的束状，密集排列，形成巢状的细胞灶，细胞灶周围可见胶原纤维。细胞异型性和核分裂象较少。肿瘤组织对周围组织有压迫，通常无包膜。

【鉴别诊断】

恶性卵泡膜细胞瘤（malignant thecoma）：细胞异型性大，核分裂象明显。浸润周围组织和转移。

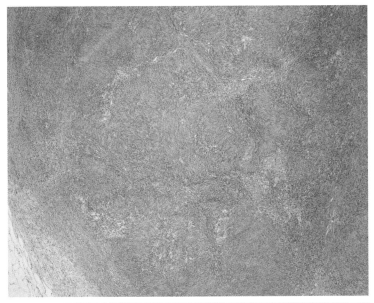

图 2-6-23. 良性卵泡膜细胞瘤，SD 大鼠，卵巢，低倍镜。正常的卵巢组织被大块的肿瘤组织取代，对周围组织有压迫

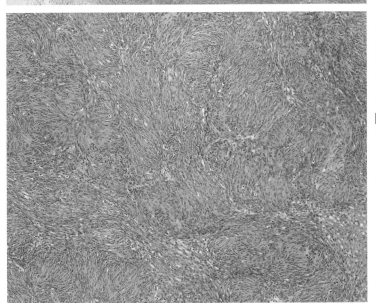

图 2-6-24. 良性卵泡膜细胞瘤，SD 大鼠，卵巢（图 2-6-23 的放大）。肿瘤细胞呈梭形，排列密集，呈漩涡状或交错的束状排列，形成巢状的细胞灶。细胞灶周围可见胶原纤维

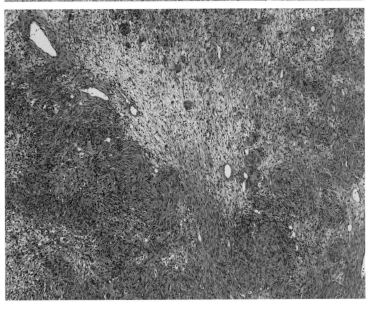

图 2-6-25. 良性卵泡膜细胞瘤，SD 大鼠，卵巢，低倍镜。肿瘤组织中可见增生的肿瘤细胞及疏松的结缔组织

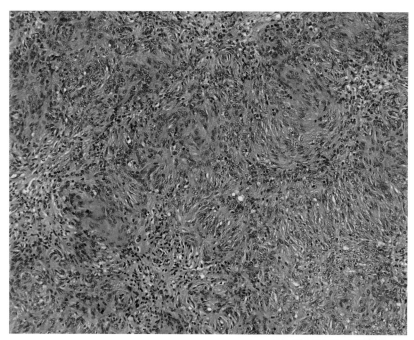

图 2-6-26. 良性卵泡膜细胞瘤，SD大鼠，卵巢（图 2-6-25 的放大）。肿瘤细胞排列密集成巢状，肿瘤灶内可见胶原纤维

图 2-6-27. 良性卵泡膜细胞瘤，SD大鼠，卵巢（图 2-6-25 的放大）。肿瘤细胞分化良好，呈梭形或纺锤形，排列呈漩涡状或交错的束状

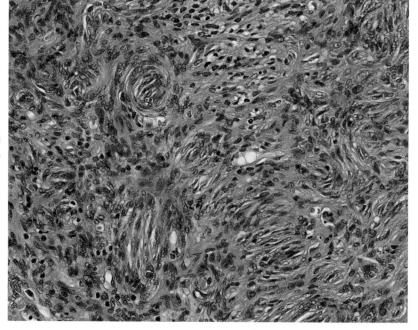

（编校：毛晶晶、大平东子）

- 恶性卵泡膜细胞瘤（malignant thecoma，图 2-6-28～图 2-6-30）

【组织来源】 性索间质细胞。

【诊断特征】 肿瘤组织结节性、浸润性生长。肿瘤细胞呈梭形或纺锤形，排列密集，呈漩涡状或交错的束状排列，异型性明显。细胞束之间可见胶原成分。组织坏死明显。核分裂象多见。肿瘤组织可侵袭邻近组织。

【鉴别诊断】

纤维肉瘤（fibrosarcoma）：纤维来源肿瘤组织内可见胶原纤维。

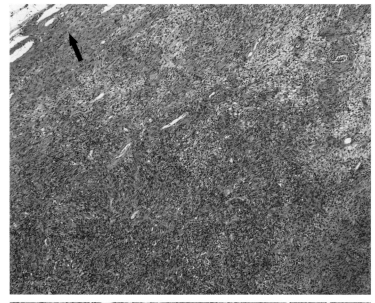

图 2-6-28. 恶性卵泡膜细胞瘤，SD 大鼠，卵巢，低倍镜。肿瘤细胞侵袭性生长（如箭头所示）

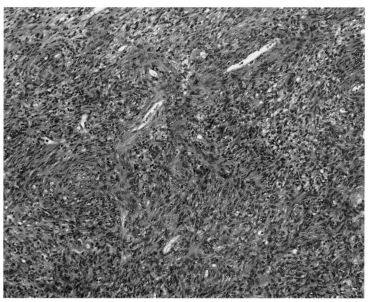

图 2-6-29. 恶性卵泡膜细胞瘤，SD 大鼠，卵巢（图 2-6-28 的放大）。肿瘤细胞呈漩涡状或交错的束状排列

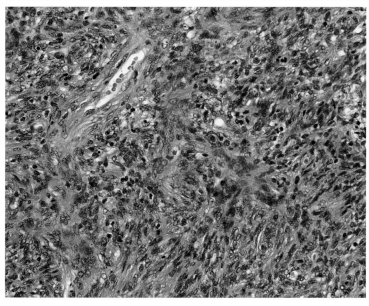

图 2-6-30. 恶性卵泡膜细胞瘤，SD 大鼠，卵巢（图 2-6-28 的放大）。肿瘤细胞异型性明显，呈梭形或椭圆形，排列紊乱。核分裂象多见

（编校：毛晶晶、大平东子）

● 良性黄体瘤 （benign luteoma，图 2-6-31 ～图 2-6-34）

【组织来源】 性索间质细胞。

【诊断特征】 肿瘤组织巢状或小叶状增生，膨胀性生长，其直径大于三个正常黄体。肿瘤细胞分化程度高，异型性小，与黄体细胞相似。肿瘤细胞体积大，呈多角形，细胞之间界限清晰。细胞核呈圆形或椭圆形。细胞质丰富，淡嗜酸性染色，可见淡染的细小颗粒。

【鉴别诊断】

黄体细胞肥大 （corpora lutea hypertrophy）：无细胞多形性或异型性，直径小于三个正常黄体。

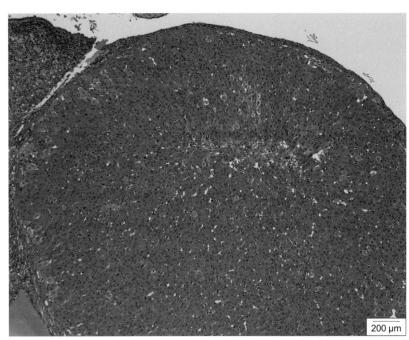

图 2-6-31. 良性黄体瘤，Wistar 大鼠，卵巢，低倍镜。肿瘤细胞呈巢状增生，膨胀性生长

图 2-6-32. 良性黄体瘤，Wistar 大鼠，卵巢（图 2-6-31 的放大）。肿瘤细胞分化程度高，异型性小，与黄体细胞相似。细胞体积大，细胞核呈圆形或椭圆形。细胞质丰富，淡嗜酸性染色，有时可见空泡化。肿瘤组织内可伴有纤维结缔组织和血管

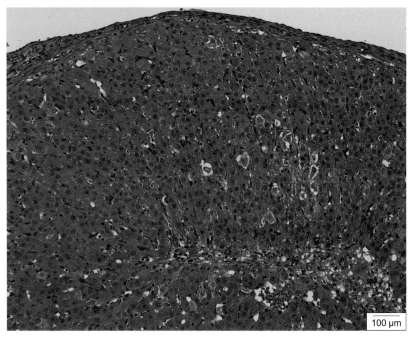

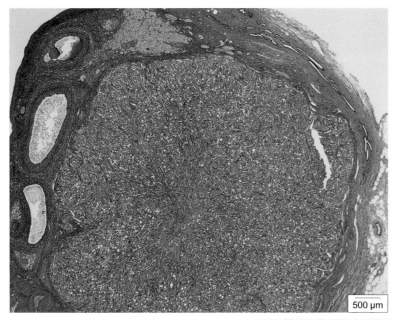

图 2-6-33. 良性黄体瘤，Wistar 大鼠，卵巢，低倍镜。结节状肿瘤组织，膨胀性生长，压迫周围的卵巢组织，其直径明显大于三个正常黄体大小

图 2-6-34. 良性黄体瘤，Wistar 大鼠，卵巢（图 2-6-33 的放大）。肿瘤细胞与黄体细胞相似，体积大，细胞质丰富，可见淡染的细小颗粒，有的可见空泡化。肿瘤组织内可见胆固醇结晶

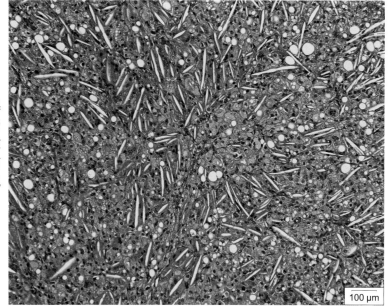

（编校：毛晶晶、大平东子）

- 良性支持细胞瘤（benign Sertoli cell tumor，图 2-6-35 ～图 2-6-37）

【组织来源】 性索间质细胞。

【诊断特征】 肿瘤细胞增生，排列成管状结构，与萎缩的生精小管样结构相似，由结缔组织间质分隔。管腔内的肿瘤细胞单层或双层排列，细胞异型性小，与支持细胞相似，细胞核呈卵圆形，位于基底侧，细胞质丰富，呈嗜酸性或空泡化，游离缘延伸向管腔。核分裂象罕见。

【鉴别诊断】

1. 良性混合型性索间质瘤（benign mixed sex cord stromal tumor）：瘤组织内可见多种性索间质来源的细胞成分，其中任意一种细胞成分占比不超过 70%。

2. 恶性支持细胞瘤（malignant Sertoli cell tumor）：可见细胞多形性、出血和坏死区域。浸润性生长和转移。

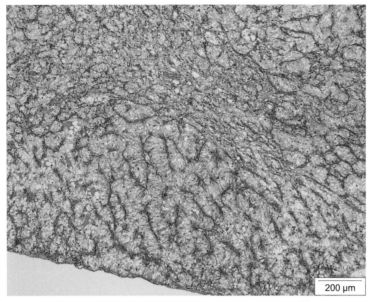

图 2-6-35. 良性支持细胞瘤，SD 大鼠，卵巢，低倍镜。肿瘤细胞增生，形成管状结构

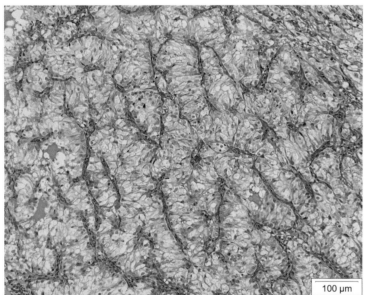

图 2-6-36. 良性支持细胞瘤，SD 大鼠，卵巢（图 2-6-35 的放大）。肿瘤细胞呈管状增生，类似萎缩的生精小管，由结缔组织间质分隔

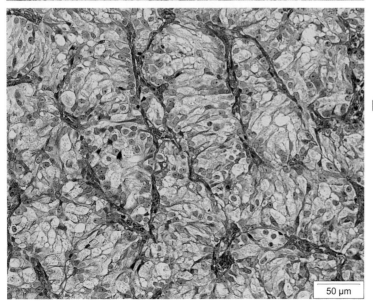

图 2-6-37. 良性支持细胞瘤，SD 大鼠，卵巢（图 2-6-35 的放大）。管腔内的肿瘤细胞单层或双层排列。细胞异型性小，细胞核呈椭圆形，位于基底侧。细胞质丰富，呈嗜酸性或空泡化，游离缘延伸向管腔

（编校：毛晶晶、大平东子）

- 混合型性索间质增生（mixed sex cord stromal hyperplasia，图 2-6-38 ～图 2-6-42）

【组织来源】 性索间质细胞。

【诊断特征】 增生灶内可见多种性索来源的细胞，如颗粒膜细胞、卵泡膜细胞、支持细胞、间质细胞及黄体细胞。其中任意一种细胞占比不超过 70%。细胞异型性不明显。可发生局灶性增生或弥漫性增生。

局灶性增生：局灶性性索间质细胞增生，与周围组织界限清楚，对周围组织无压迫。增生灶小于一个大黄体的大小。

弥漫性增生：增生的间质细胞呈多灶性或弥漫性分布，与周围组织界限不清。病灶内增生的细胞主要是支持细胞和间质细胞。

【鉴别诊断】

良性混合型性索间质瘤（benign mixed sex cord stromal tumor）：对周围组织有压迫，部分肿瘤细胞可见异型性。

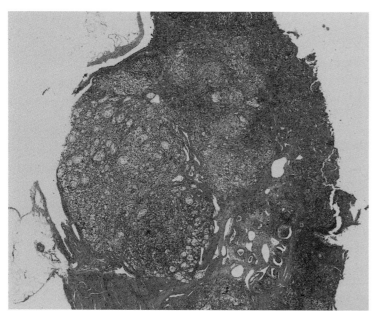

图 2-6-38. 混合型性索间质增生，SD 大鼠，卵巢，低倍镜。性索间质细胞多灶性增生

图 2-6-39. 混合型性索间质增生，SD 大鼠，卵巢（图 2-6-38 的放大）。增生灶内可见不同类型的性索间质细胞。增生的细胞呈巢状、索状或腺管状排列

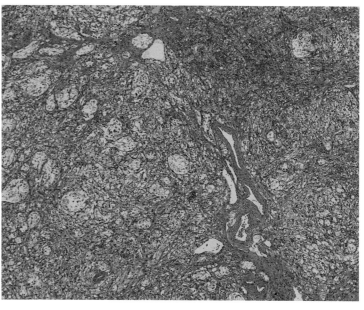

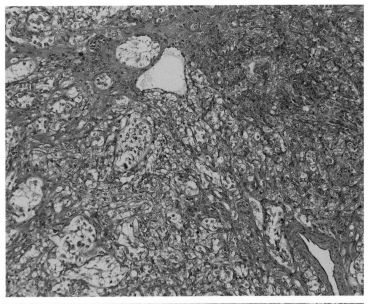

图 2-6-40. 混合型性索间质增生，SD 大鼠，卵巢（图 2-6-38 的放大）。可见支持细胞、间质细胞及黄体细胞的增生。支持细胞增生形成生精小管样结构

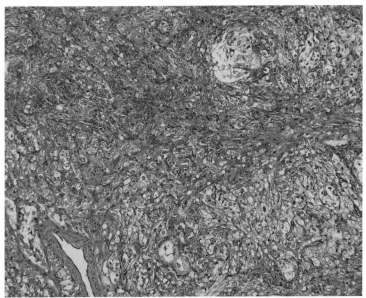

图 2-6-41. 混合型性索间质增生，SD 大鼠，卵巢（图 2-6-38 的放大）。可见支持细胞、间质细胞及黄体细胞的增生。间质细胞体积较大，多角形。细胞质丰富，淡染，有时可见空泡化

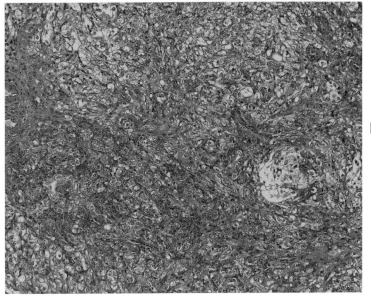

图 2-6-42. 混合型性索间质增生，SD 大鼠，卵巢（图 2-6-38 的放大）。可见支持细胞、间质细胞及黄体细胞的增生

（编校：毛晶晶、大平东子）

● 良性混合型性索间质瘤（benign mixed sex cord stromal tumor，图2-6-43～图2-6-45）

【组织来源】 性索间质细胞。

【诊断特征】 肿瘤细胞灶性增生，与周围组织界限清楚，对周围组织有压迫。肿瘤组织内可见多种性索间质来源的细胞成分的混合，如颗粒膜细胞、卵泡膜细胞、支持细胞、间质细胞及黄体细胞。其中任意一种细胞成分占比不超过70%。细胞异型性不明显。肿瘤的直径大于一个大黄体。

【鉴别诊断】

混合型性索间质增生（mixed sex cord stromal hyperplasia）：细胞异型性小，对周围组织无压迫。

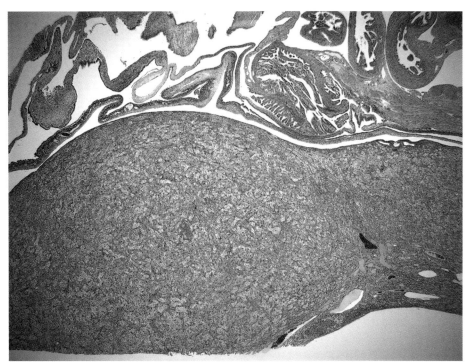

图 2-6-43. 良性混合型性索间
质瘤，SD大鼠，卵
巢，低倍镜。肿瘤
细胞灶性、结节性
增生，与周围组织
界限清楚，对周围
组织有压迫

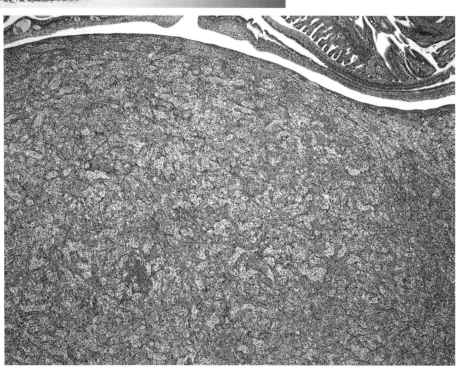

图 2-6-44. 良性混合型性索间
质瘤，SD大鼠，卵
巢（图2-6-43的放
大）。肿瘤组织内
可见腺管状或索状
排列的肿瘤细胞

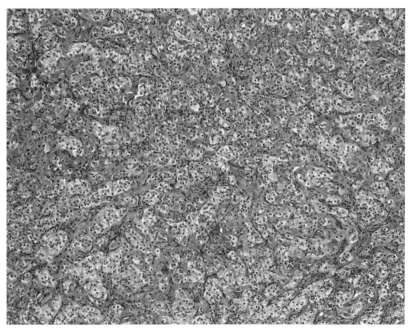

图 2-6-45. 良性混合型性索间质瘤，SD 大鼠，卵巢（图 2-6-44 的放大）。肿瘤组织内可见淡染的间质细胞成分、黄体细胞成分及其他间质细胞成分混合存在

（编校：毛晶晶、大平东子）

- 卵巢网腺瘤（rete ovarii adenoma，图 2-6-46 ～图 2-6-49）

【组织来源】　卵巢网上皮细胞。

【诊断特征】　来源于卵巢外网和卵巢内网的肿瘤，常位于卵巢门部。肿瘤细胞增生，形成乳头状结构，突入扩张的卵巢网的管腔。肿瘤细胞呈立方形或柱状，细胞质少，细胞核位于细胞的中央或顶部。无侵袭性生长或细胞异型性。

【鉴别诊断】

囊腺瘤（cystadenoma）：来源于卵巢的表面上皮。

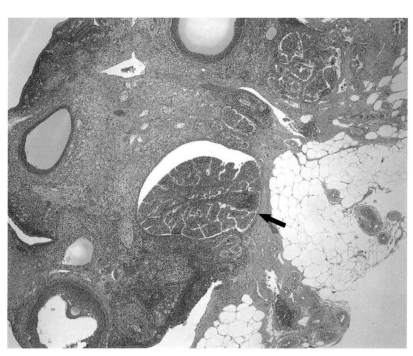

图 2-6-46. 卵巢网腺瘤，SD 大鼠，卵巢，低倍镜。位于卵巢门部，肿瘤细胞呈乳头状增生，突入扩张的卵巢网的管腔（如箭头所示）

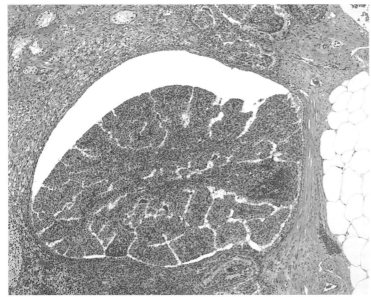

图 2-6-47. 卵巢网腺瘤，SD 大鼠，卵巢（图 2-6-46 的放大）。肿瘤细胞呈乳头状增生，肿瘤细胞呈立方形或柱状，细胞质少

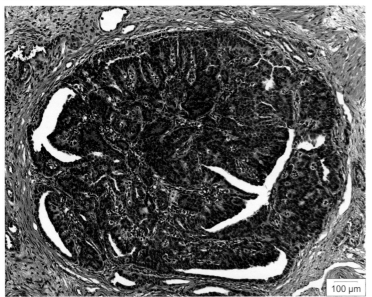

图 2-6-48. 卵巢网腺瘤，Wistar 大鼠，卵巢。肿瘤细胞呈乳头状增生，膨胀性生长

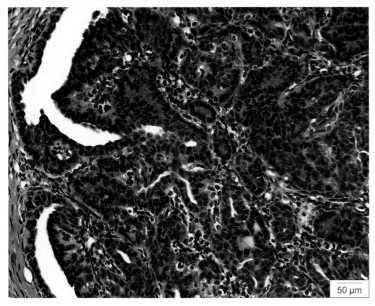

图 2-6-49. 卵巢网腺瘤，Wistar 大鼠，卵巢（图 2-6-48 的放大）。肿瘤细胞呈立方形或柱状，细胞质少，细胞核嗜碱性，单层排列，细胞异型性小，核分裂象少见

（编校：毛晶晶、大平东子）

● 卵黄囊癌（yolk sac carcinoma，图 2-6-50 ～图 2-6-53）

【组织来源】　生殖细胞。大鼠和小鼠均罕见。

【诊断特征】　肿瘤细胞增生，呈巢状或索状排列，分布于淡染的嗜酸性基质中，组织形态与卵黄囊相似。肿瘤细胞异型性明显，呈圆形、卵圆形或多形性，大小不一。细胞质丰富，嗜酸性染色，细胞质内常见透明小滴或颗粒，PAS 染色呈阳性。细胞核较大，核仁明显，常见核分裂象。免疫组织化学染色层粘连蛋白（laminin）呈阳性。

【鉴别诊断】

囊腺癌（cystadenocarcinoma）：由多形性立方上皮组成。上皮可能有纤毛。胞质缺乏 PAS 染色阳性小滴或颗粒。

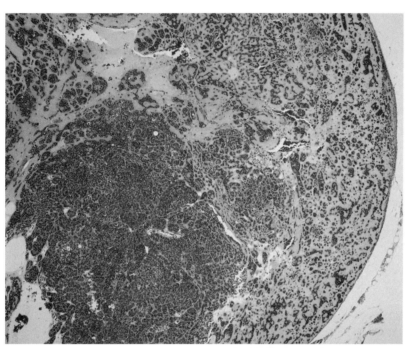

图 2-6-50. 卵黄囊癌，SD 大鼠，卵巢，低倍镜。肿瘤组织中可见大量的肿瘤细胞增生及淡染的嗜酸性基质

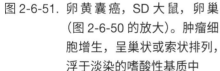

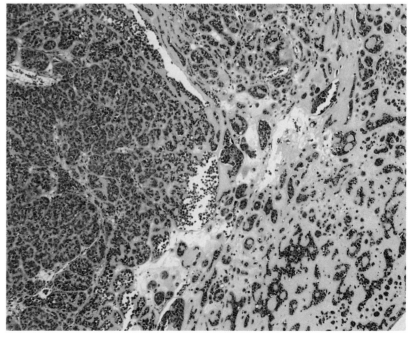

图 2-6-51. 卵黄囊癌，SD 大鼠，卵巢（图 2-6-50 的放大）。肿瘤细胞增生，呈巢状或索状排列，浮于淡染的嗜酸性基质中

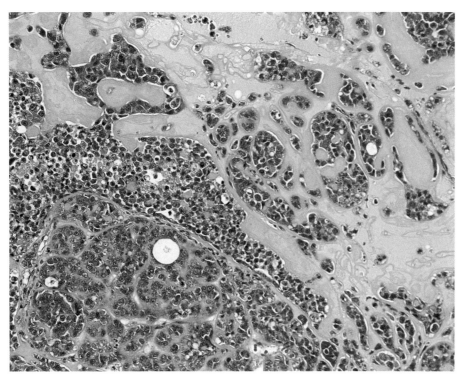

图 2-6-52 . 卵黄囊癌，SD 大鼠，卵巢（图 2-6-50 的放大）。肿瘤细胞大小不一，
呈巢状或索状排列

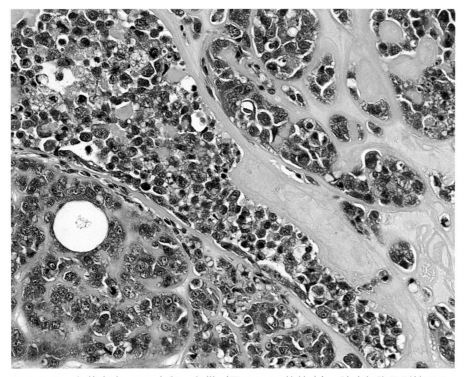

图 2-6-53 . 卵黄囊癌，SD 大鼠，卵巢（图 2-6-50 的放大）。肿瘤细胞异型性明显，
呈卵圆形或多形性。细胞质丰富，嗜酸性染色，细胞质内可见透明小滴
或颗粒。细胞核较大，核仁明显，核分裂象多见

（编校：毛晶晶、大平东子）

● 畸胎瘤（teratoma，图 2-6-54 ～图 2-6-56）

【组织来源】　多能胚胎组织。

【诊断特征】　肿瘤组织由内胚层、中胚层及外胚层分化来的多种肿瘤成分不规则混合构成，如内胚层由来的胃肠道、气管等组织；中胚层由来的结缔组织、软骨、骨组织等；外胚层由来的皮肤及神经组织等。根据胚胎组织的分化程度可分为良性畸胎瘤（benign teratoma）及恶性畸胎瘤（malignant teratoma）。良性畸胎瘤内可见三个胚层来源的组织通常分化好。恶性畸胎瘤由大部分不同发育阶段未分化的三胚层组织及小部分发育成熟的胚胎组织构成，常伴有出血、坏死，可见侵袭和转移。

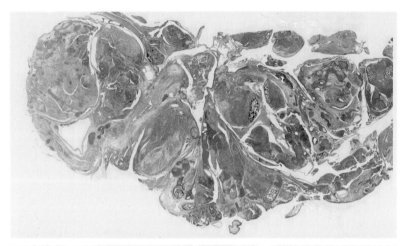

图 2-6-54. 良性畸胎瘤，大鼠，卵巢，低倍镜。肿瘤组织可见由内胚层、中胚层及外胚层分化来的多种不同组织的混合构成

義澤克彦先生 供图

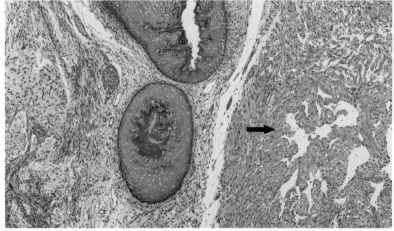

图 2-6-55. 良性畸胎瘤，大鼠，卵巢（图 2-6-54 的放大）。肿瘤组织内可见分化良好的鳞状上皮、神经组织及心肌组织（如箭头所示）

義澤克彦先生 供图

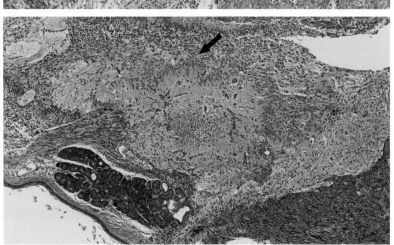

图 2-6-56. 良性畸胎瘤，大鼠，卵巢（图 2-6-54 的放大）。肿瘤组织内可见分化良好的神经组织（如箭头所示）、皮肤、消化腺及肌组织等三个不同胚层由来的组织

義澤克彦先生 供图

（编校：毛晶晶、大平东子）

6.2 子宫 uterus

● 蜕膜反应（decidual reaction，图 2-6-57、图 2-6-58）

【组织来源】 子宫间质细胞及子宫内膜腺细胞。

【诊断特征】 非肿瘤性病变，与早期妊娠反应相似，为植入或机械刺激导致，是对子宫的刺激产生的反应性增生，不是真性的肿瘤。病变呈局灶状的结节性增生，与周围组织界限不清。病灶内的细胞呈圆形或椭圆形，细胞质丰富，嗜酸性染色或含大量糖原呈空泡状。细胞核大，呈圆形或椭圆形。

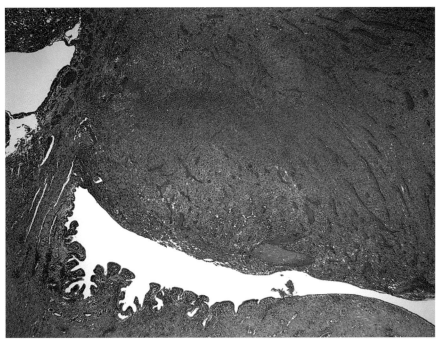

图 2-6-57. 蜕膜反应，F344 大鼠，子宫，低倍镜。子宫壁内可见结节状病灶，血管丰富

图 2-6-58. 蜕膜反应，F344 大鼠，子宫（图 2-6-57 的放大）。病灶内的细胞呈圆形或椭圆形，细胞质丰富，嗜酸性染色或含大量糖原呈空泡状。细胞核大，呈圆形或椭圆形

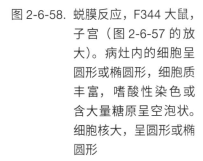

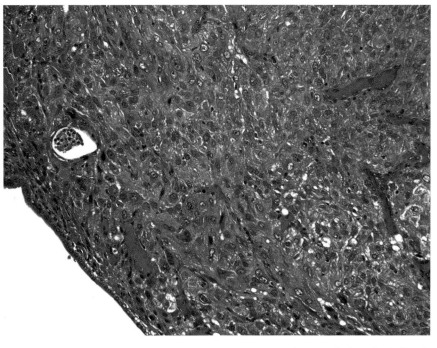

（编校：毛晶晶、大平东子）

- 局灶性子宫腺增生（focal glandular hyperplasia，图 2-6-59、图 2-6-60）

【组织来源】　子宫腺上皮。

【诊断特征】　子宫腺局灶性增生，腺管数量增多。增生的腺管大小不等，有时可见扩张。腺管之间仅见少量的间质。腺上皮细胞呈立方形或柱状，一般为单层排列。细胞质嗜酸性或嗜碱性染色，有轻微异型性。

【鉴别诊断】

子宫内膜腺瘤（endometrial adenoma）：子宫内膜肿瘤细胞呈乳头状、腺样或管状增生，单层或双层排列，对周围组织有压迫。

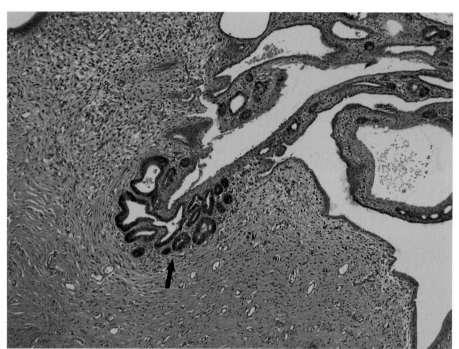

图 2-6-59. 局灶性子宫腺增生，Wistar 大鼠，子宫，低倍镜。子宫腺局灶性增生（如箭头所示），对周围组织无压迫

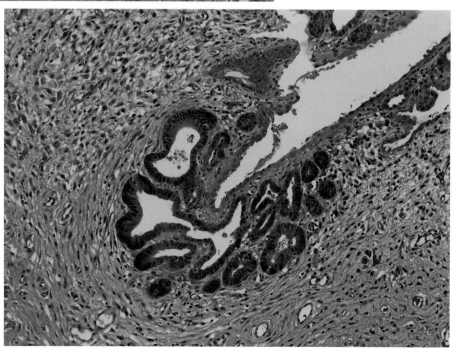

图 2-6-60. 局灶性子宫腺增生，Wistar 大鼠，子宫（图 2-6-59 的放大）。增生的腺上皮细胞呈柱状，为单层排列，细胞质呈嗜碱性、核深染，有轻微异型性

（编校：毛晶晶、大平东子）

- 囊性子宫腺增生（cystic glandular hyperplasia，图 2-6-61～图 2-6-63）

【组织来源】 子宫腺上皮。

【诊断特征】 子宫内膜的子宫腺局灶性或弥漫性增生。增生的腺管管腔扩张或囊性扩张，腔内有时可见嗜中性液体或嗜酸性小滴。扩张的腺管内腺上皮细胞呈立方形或柱状，单层排列。有时可见核分裂象。老龄小鼠常见该病变。

【鉴别诊断】

囊性子宫腺扩张（cystic glandular dilation）：子宫腺增生不明显。腺管囊性扩张，腺上皮扁平状。

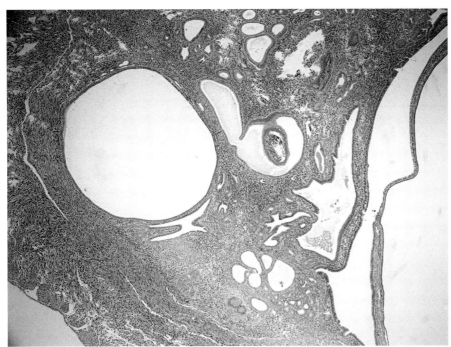

图 2-6-61. 囊性子宫腺增生，B6
C3F1 小鼠，子宫，低
倍镜。病灶内可见子
宫腺增生及大小不等
的囊腔

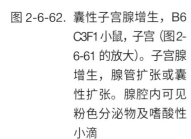

图 2-6-62. 囊性子宫腺增生，B6
C3F1小鼠，子宫（图2-
6-61 的放大）。子宫腺
增生，腺管扩张或囊
性扩张。腺腔内可见
粉色分泌物及嗜酸性
小滴

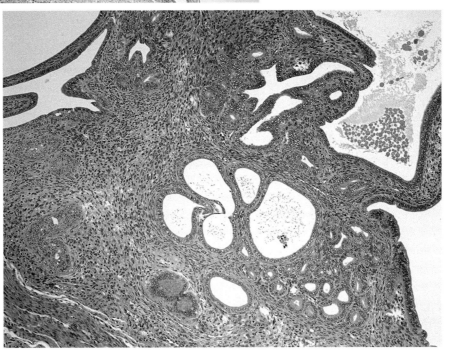

（编校：毛晶晶、大平东子）

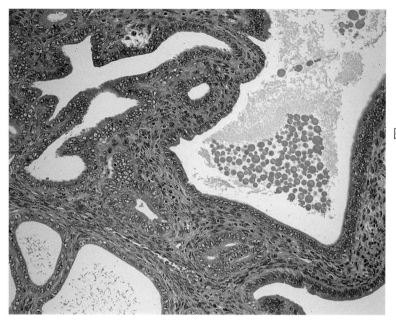

图 2-6-63. 囊性子宫腺增生，B6C3F1 小鼠，子宫（图 2-6-62 的放大）。腺管囊性扩张，腺上皮细胞呈立方形或柱状，单层排列。可见核分裂象

（编校：毛晶晶、大平东子）

• 子宫内膜腺瘤（endometrial adenoma，图 2-6-64 ～图 2-6-66）

【组织来源】 子宫内膜上皮。

【诊断特征】 肿瘤组织在子宫内膜呈灶性结节性生长，突出于管腔，对周围组织形成压迫，无浸润性。子宫内膜肿瘤细胞呈乳头状或腺样增生，肿瘤细胞呈立方形或柱状，通常单层排列。细胞异型性小，分化程度高，核分裂象罕见。

【鉴别诊断】

子宫内膜腺癌（endometrial adenocarcinoma）：肿瘤细胞浸润性生长，与周围组织分界不清，可浸润至子宫肌层、子宫颈。细胞具有异型性及核分裂象。

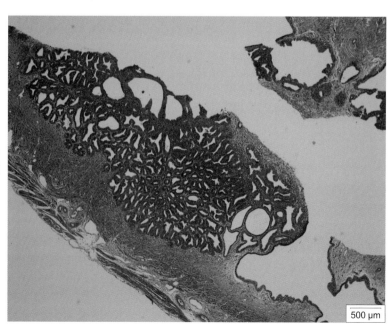

图 2-6-64. 子宫内膜腺瘤，SD 大鼠，子宫，低倍镜。肿瘤组织局限于子宫内膜，呈腺管样增殖

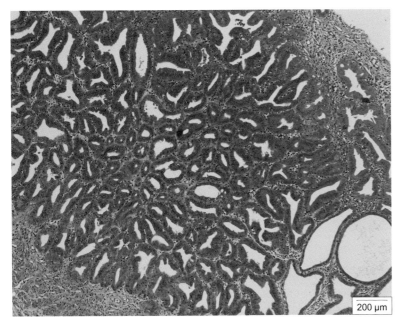

图 2-6-65. 子宫内膜腺瘤，SD 大鼠，子宫
（图 2-6-64 的放大）。子宫内膜肿
瘤细胞呈乳头状或腺样增生

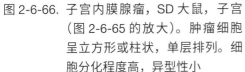

图 2-6-66. 子宫内膜腺瘤，SD 大鼠，子宫
（图 2-6-65 的放大）。肿瘤细胞
呈立方形或柱状，单层排列。细
胞分化程度高，异型性小

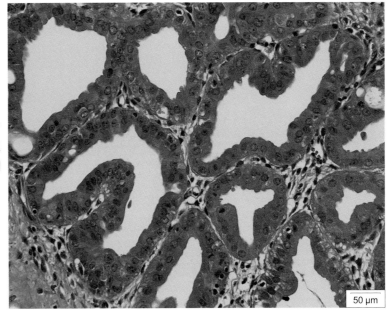

（编校：毛晶晶、大平东子）

- 子宫内膜腺癌（endometrial adenocarcinoma，图 2-6-67 ～图 2-6-87）

【组织来源】 子宫内膜上皮。

【诊断特征】 子宫内膜肿瘤细胞呈腺样、乳头状、索状、实体性或巢状增生。肿瘤细胞呈立方形或柱状，通常一到两层，有时可见多层排列，具有异型性及核分裂象。肿瘤组织浸润性生长，与周围组织分界不清，组织内可见出血坏死及炎症细胞浸润。可浸润至子宫肌层、子宫颈，甚至转移至阴道及全身多脏器。

【鉴别诊断】

1. 子宫内膜腺瘤（endometrial adenoma）：肿瘤细胞灶性结节性生长，与周围组织分界清楚，无浸润性。细胞分化良好，异型性小。

2. 子宫内膜间质息肉（endometrial stromal polyp）：由梭形的间质细胞或星状细胞、大量的胶原纤维及血管构成，被覆正常的子宫内膜上皮。

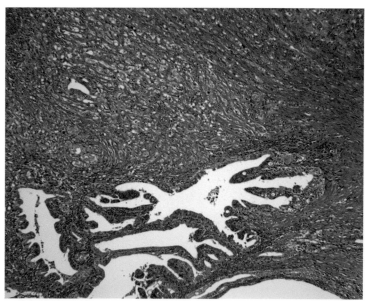

图 2-6-67. 子宫内膜腺癌，F344 大鼠，子宫，低倍镜。肿瘤组织浸润性生长，侵袭子宫肌层

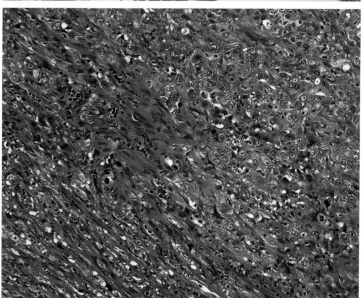

图 2-6-68. 子宫内膜腺癌，F344 大鼠，子宫（图 2-6-67 的放大）。肿瘤细胞呈腺样或索状增生，细胞异型性明显，可见核分裂象。肿瘤细胞在子宫肌层弥漫性浸润生长

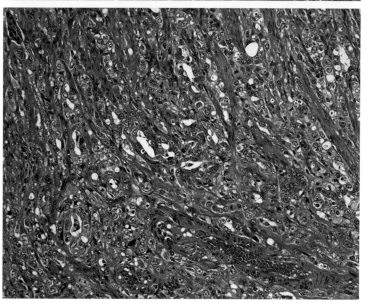

图 2-6-69. 子宫内膜腺癌，F344 大鼠，子宫（图 2-6-67 的放大）。肿瘤细胞腺样增生，呈立方形或柱状，单层或双层排列，细胞异型性明显，可见少量细胞坏死及核分裂象

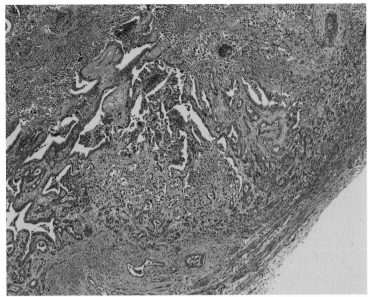

图 2-6-70. 子宫内膜腺癌，SD 大鼠，子宫，低倍镜。肿瘤细胞呈乳头状或腺样增生

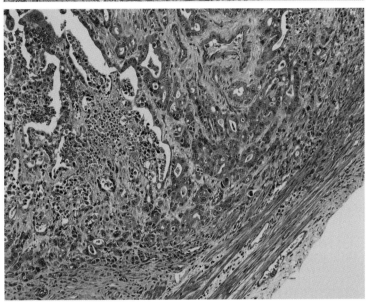

图 2-6-71. 子宫内膜腺癌，SD 大鼠，子宫（图 2-6-70 的放大）。肿瘤组织浸润性生长，形成腺样结构，腺管间由少量结缔组织分隔。可见明显的坏死

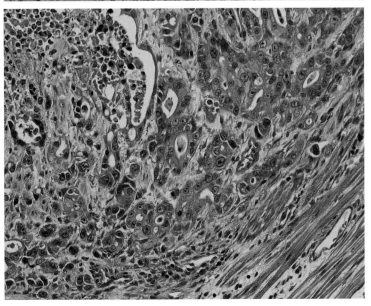

图 2-6-72. 子宫内膜腺癌，SD 大鼠，子宫（图 2-6-71 的放大）。肿瘤细胞异型性增生，腺管状排列。细胞核大，形态不规则，核仁明显，可见核分裂象。组织中可见坏死灶

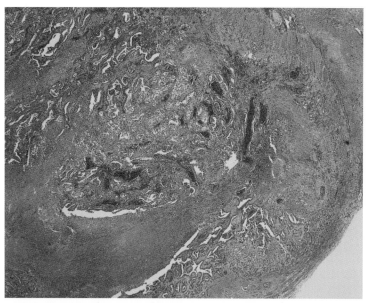

图 2-6-73. 子宫内膜腺癌，SD 大鼠，子宫，低倍镜。肿瘤组织中可见大面积的出血和坏死

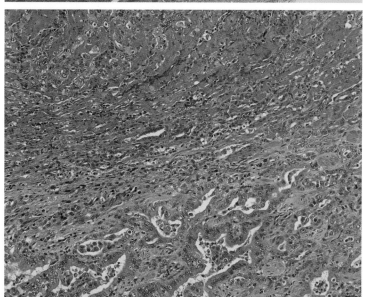

图 2-6-74. 子宫内膜腺癌，SD 大鼠，子宫（图 2-6-73 的放大）。肿瘤组织浸润性生长，可浸润至子宫肌层。肿瘤细胞增生，形成腺样结构，腺管内可见明显的坏死及细胞碎片

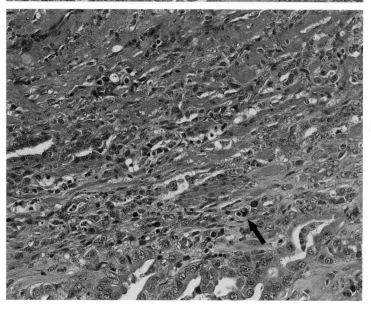

图 2-6-75. 子宫内膜腺癌，SD 大鼠，子宫（图 2-6-73 的放大）。肿瘤细胞由子宫内膜向子宫肌层浸润性生长，细胞异型性明显（如箭头所示）

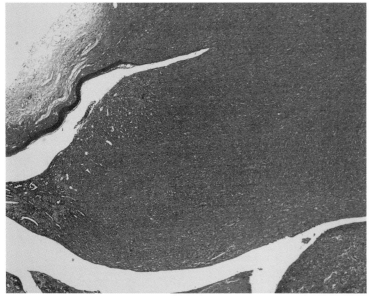

图 2-6-76. 子宫内膜腺癌，SD 大鼠，子宫颈，低倍镜。肿瘤组织弥漫性、浸润性生长

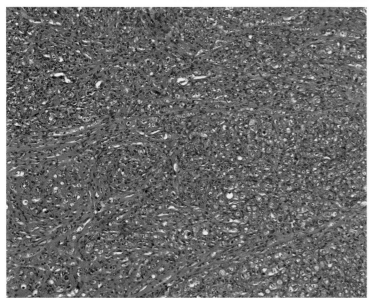

图 2-6-77. 子宫内膜腺癌，SD 大鼠，子宫颈（图 2-6-76 的放大）。肿瘤细胞呈索状排列，弥漫性浸润

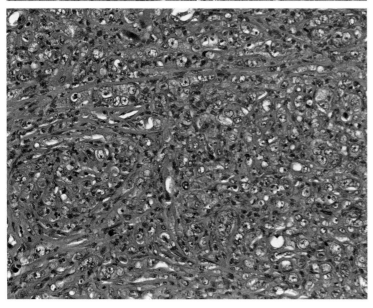

图 2-6-78. 子宫内膜腺癌，SD 大鼠，子宫颈（图 2-6-77 的放大）。肿瘤细胞分化差，恶性程度高，腺腔结构不明显，有明显的异型性。细胞体积大，细胞核多形性，核仁明显，可见核分裂象

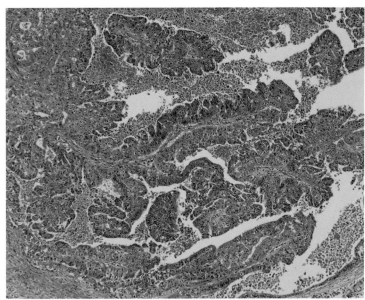

图 2-6-79. 子宫内膜腺癌，SD 大鼠，子宫，低倍镜。肿瘤细胞呈乳头状生长，突入管腔。管腔内还可见大量的坏死组织

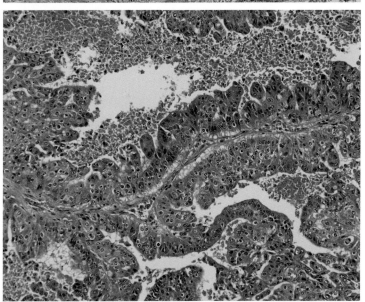

图 2-6-80. 子宫内膜腺癌，SD 大鼠，子宫（图2-6-79 的放大）。肿瘤细胞呈乳头状增生

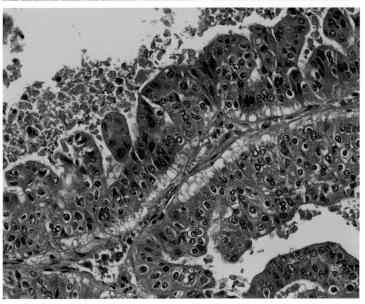

图 2-6-81. 子宫内膜腺癌，SD 大鼠，子宫（图2-6-80 的放大）。乳头状增生的肿瘤细胞异型性明显，双层或多层排列。核分裂象多见

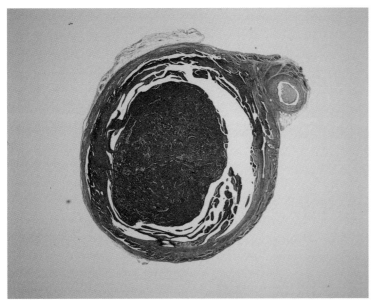

图 2-6-82. 子宫内膜腺癌，SD 大鼠，子宫，低
　　　　　倍镜。子宫腔内可见肿瘤结节突入
　　　　　腔内

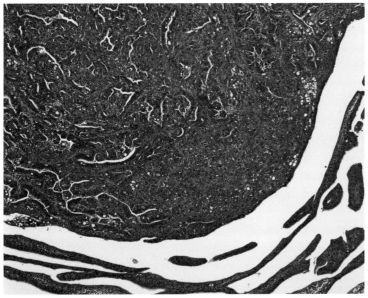

图 2-6-83. 子宫内膜腺癌，SD 大鼠，子宫（图
　　　　　2-6-82 的放大）。结节内的肿瘤细胞
　　　　　呈腺样或巢状增生

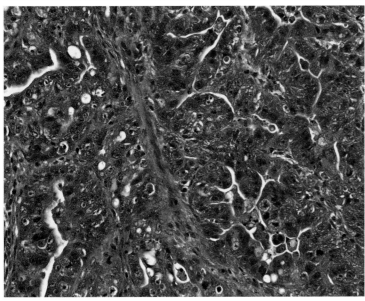

图 2-6-84. 子宫内膜腺癌，SD 大鼠，子宫（图
　　　　　2-6-82 的放大）。肿瘤细胞异型性明
　　　　　显，多层排列，可见细胞坏死和明
　　　　　显的核分裂象

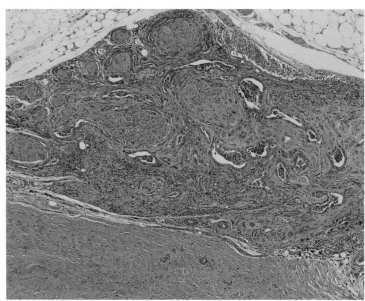

图 2-6-85. 子宫内膜腺癌，SD 大鼠，神经组织，低倍镜。神经组织内可见子宫内膜腺癌的转移

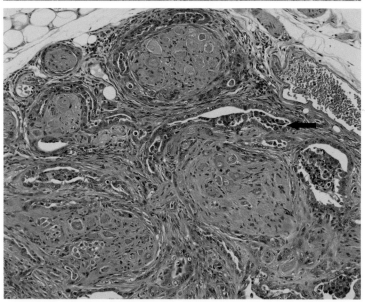

图 2-6-86. 子宫内膜腺癌，SD 大鼠（图 2-6-85 的放大），神经组织。神经组织内可见腺管样排列的肿瘤细胞（如箭头所示），腺管内可见坏死的组织

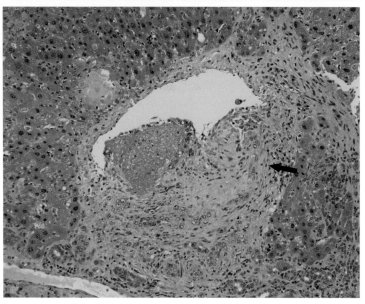

图 2-6-87. 子宫内膜腺癌，SD 大鼠（图 2-6-85 同一只动物），肝脏。肝脏血管内见子宫内膜腺癌的转移灶（如箭头所示）

（编校：毛晶晶、大平东子）

• 腺鳞癌（adenosquamous carcinoma，图 2-6-88 ～图 2-6-93）

【组织来源】 子宫内膜上皮或子宫颈上皮。

【诊断特征】 肿瘤组织内腺癌和鳞状细胞癌两种成分混合存在，其中鳞状细胞癌所占比例不少于 10%。肿瘤组织内腺样及鳞状上皮样成分均具有恶性肿瘤的特征。腺癌区域癌细胞增生呈腺管状，多层排列，细胞异型性和组织异型性明显；病灶内鳞状细胞癌区域可见鳞状上皮样的肿瘤细胞排列呈团状或巢状，其中分化好的鳞状细胞癌内可见角化珠。肿瘤组织呈浸润性生长。

【鉴别诊断】

子宫内膜腺癌（endometrial adenocarcinoma）：腺癌内有时可见分化好的鳞状上皮组织，没有鳞癌的特征。

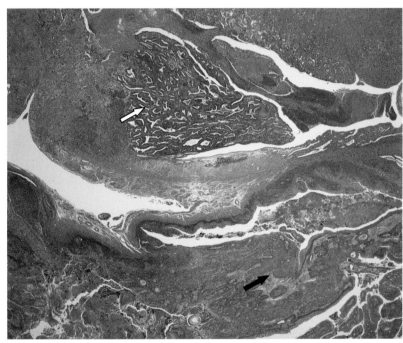

图 2-6-88. 腺鳞癌，SD 大鼠，子宫，低倍镜。肿瘤组织中可见腺癌及鳞状细胞癌混合存在。腺癌区域内腺细胞样的肿瘤细胞呈乳头状或腺管状排列（如白色箭头所示）。鳞状细胞癌的区域内鳞状上皮样的肿瘤细胞呈巢状或索状大面积增生（如黑色箭头所示）

图 2-6-89. 腺鳞癌，SD 大鼠，子宫（图 2-6-88 的放大）。腺癌区域内的肿瘤细胞呈腺管状或条索状排列。可见细胞坏死及炎症细胞浸润

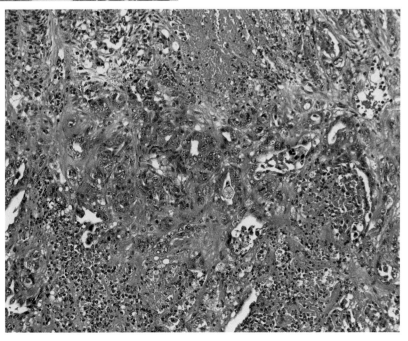

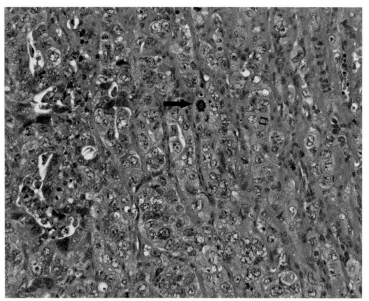

图 2-6-90. 腺鳞癌，SD 大鼠，子宫（图 2-6-88 的放大）。腺癌区域内的肿瘤细胞呈索状或腺管状增生。肿瘤细胞体积大，异型性明显。细胞质丰富，细胞核大，呈圆形、椭圆形或多形性，核仁明显，核分裂象多见（如箭头所示）。可见坏死灶

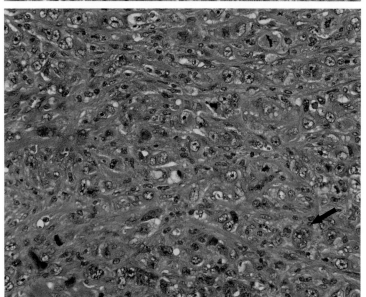

图 2-6-91. 腺鳞癌，SD 大鼠，子宫（图 2-6-88 的放大）。腺癌区域内的肿瘤细胞索状、弥漫性增生，细胞异型性明显，分化程度低。细胞核大小不等，形态多样，核仁明显，可见巨大的奇异形核（如箭头所示）。核分裂象多见

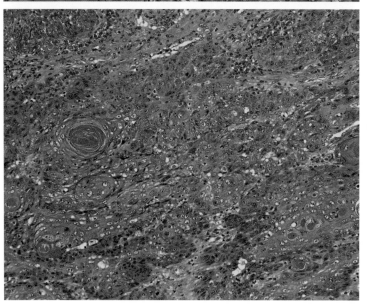

图 2-6-92. 腺鳞癌，SD 大鼠，子宫（图 2-6-88 的放大）。鳞状细胞癌区域内肿瘤细胞呈巢状增生，与鳞状上皮的结构相似。中心可见角化珠

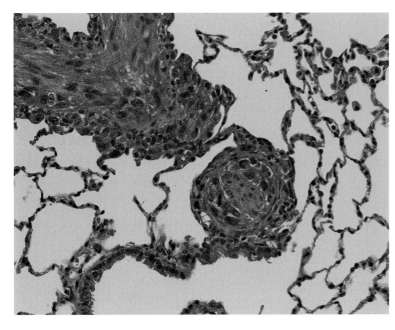

图 2-6-93. 腺鳞癌，SD 大鼠（图 2-6-88 的同一只动物），肺脏。肺内可见子宫腺鳞癌的转移灶

（编校：毛晶晶、大平东子）

• 子宫内膜间质息肉（endometrial stromal polyp，图 2-6-94 ～图 2-6-96）

【组织来源】 子宫内膜间质。

【诊断特征】 大体可见单个或多个息肉状肿块突入子宫腔内或阴道。镜下可见子宫内膜间质的局灶性增生，息肉组织有明显的茎样结构，被覆分化良好的子宫内膜上皮。息肉组织内可见数量不等的梭形间质细胞、增生的成纤维细胞、丰富的胶原纤维及血管。有时可见少量的子宫腺。子宫内膜息肉极少发展为子宫内膜间质肉瘤，通常不认为是间质肉瘤的癌前病变。

【鉴别诊断】

子宫内膜间质肉瘤（endometrial stromal sarcoma）：肿瘤组织浸润性生长，可见大量椭圆形或梭形的间质来源的肿瘤细胞增生。细胞具有明显的异型性，可见核分裂象。

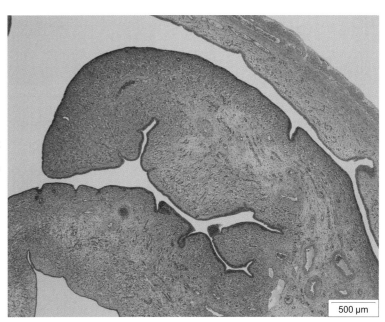

图 2-6-94. 子宫内膜间质息肉，SD 大鼠，子宫，低倍镜。具有茎样结构的息肉组织突入子宫腔内

500 µm

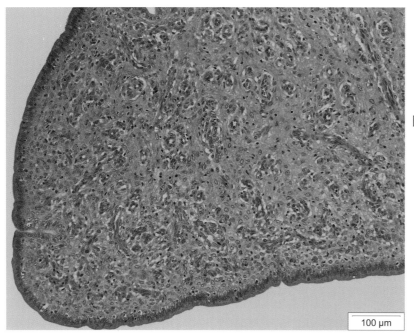

图 2-6-95. 子宫内膜间质息肉，SD大鼠，子宫（图2-6-94 的放大）。息肉组织被覆立方形或柱状子宫内膜上皮。息肉组织内可见丰富的血管及胶原纤维、大量成纤维细胞及少量间质细胞

100 μm

图 2-6-96. 子宫内膜间质息肉，SD大鼠，子宫（图2-6-95 的放大）。息肉组织内的细胞均无异型性

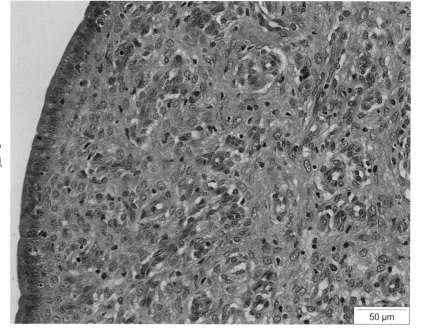

50 μm

（编校：毛晶晶、大平东子）

• 子宫内膜间质增生（endometrial stromal hyperplasia，图 2-6-97 ～图 2-6-99）

【组织来源】　子宫内膜间质细胞。

【诊断特征】　子宫内膜的间质细胞数量增多，呈圆形、椭圆形、梭形或星状，嗜碱性染色较强，无异型性。细胞间可见大量的胶原基质。增生的子宫内膜间质细胞无浸润性生长，极少见子宫内膜腺。

【鉴别诊断】

子宫内膜间质息肉（endometrial stromal polyp）：息肉组织有明显的茎样结构，组织内可见数量不等的梭形的间质细胞、增生的成纤维细胞、丰富的胶原纤维及血管。有时组织内可见少量的子宫内膜腺。

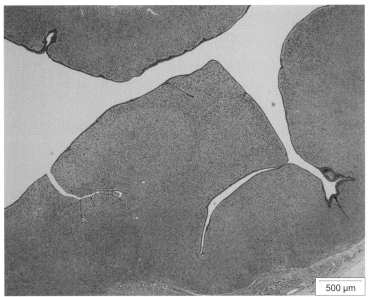

图 2-6-97. 子宫内膜间质增生，SD 大鼠，子宫，低倍镜。子宫内膜的间质细胞数量增多，无浸润性生长

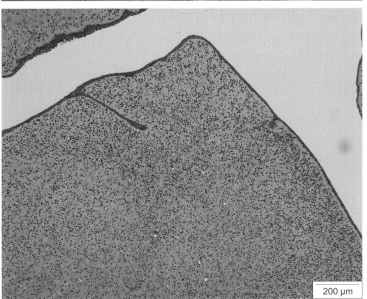

图 2-6-98. 子宫内膜间质增生，SD 大鼠，子宫（图 2-6-97 的放大）。子宫内膜的间质细胞数量增多，细胞密集，嗜碱性染色

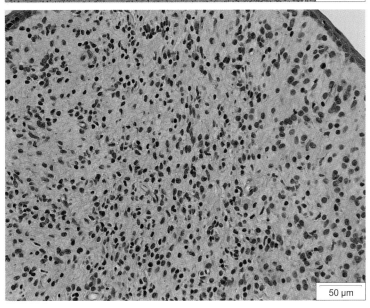

图 2-6-99. 子宫内膜间质增生，SD 大鼠，子宫（图 2-6-97 的放大）。增生的间质细胞呈圆形、椭圆形、梭形，细胞分化良好，无异型性。细胞间可见大量的胶原基质

（编校：毛晶晶、大平东子）

● 子宫内膜间质肉瘤（endometrial stromal sarcoma，图 2-6-100 ～图 2-6-107）

【组织来源】　子宫内膜间质。

【诊断特征】　子宫内膜间质肿瘤细胞浸润性生长，与周围组织分界不清，形成息肉样结节突入子宫腔中。肿瘤细胞呈片状增生或束状交错排列，细胞体积较小，细胞核呈椭圆形或梭形，异型性明显，可见核分裂象。细胞间可见数量不等的胶原及血管形成。肿瘤灶常见坏死及出血。该肿瘤可突破子宫内膜，侵袭肌层甚至其他脏器。免疫组织化学 S-100 及波形蛋白染色呈阳性，结蛋白和肌动蛋白染色呈阴性。

【鉴别诊断】

　子宫内膜间质增生（endometrial stromal hyperplasia）：间质细胞数量增多，无浸润性生长，无细胞异型性。

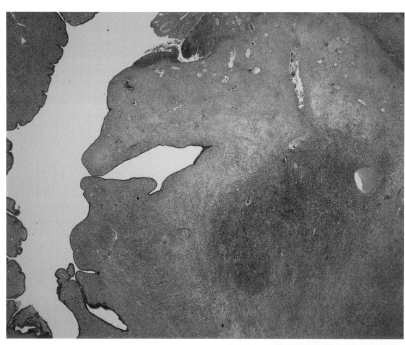

图 2-6-100. 子宫内膜间质肉瘤，SD 大鼠，子宫，低倍镜。子宫内膜上皮结构正常。子宫内膜间质肿瘤细胞大量增生，与周围组织分界不清，形成结节突入子宫腔中

图 2-6-101. 子宫内膜间质肉瘤，SD 大鼠，子宫（图 2-6-100 的放大）。肿瘤细胞排列紊乱，细胞密度较高

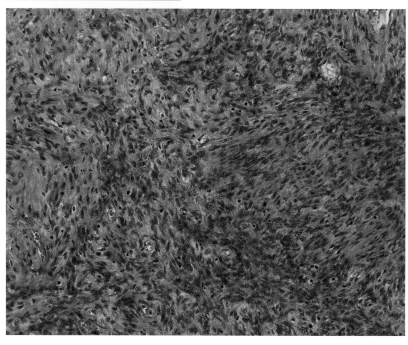

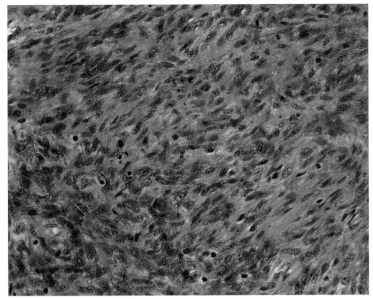

图 2-6-102. 子宫内膜间质肉瘤，SD 大鼠，子宫（图 2-6-100 的放大）。肿瘤细胞的细胞核呈椭圆形或梭形，异型性明显，核分裂象多见

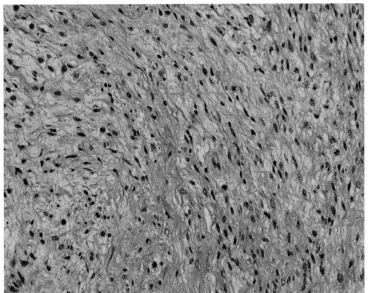

图 2-6-103. 子宫内膜间质肉瘤，SD 大鼠，子宫（图 2-6-100 的放大）。肿瘤细胞散在分布，细胞核呈椭圆形或梭形，细胞间可见疏松的胶原基质

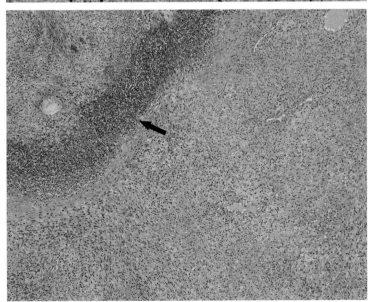

图 2-6-104. 子宫内膜间质肉瘤，SD 大鼠，子宫，低倍镜。肿瘤细胞大面积增生。肿瘤灶内可见明显的坏死灶（如箭头所示）

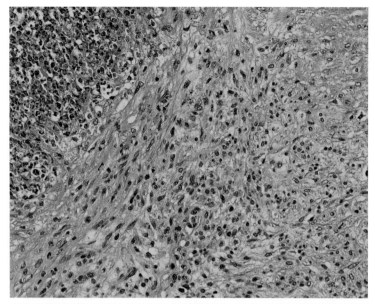

图 2-6-105. 子宫内膜间质肉瘤，SD 大鼠，子宫（图 2-6-104 的放大）。肿瘤灶内肿瘤细胞呈梭形或椭圆形。坏死灶内可见坏死的组织及中性粒细胞

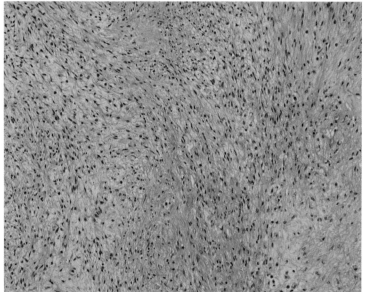

图 2-6-106. 子宫内膜间质肉瘤，SD 大鼠，子宫（图 2-6-104 的放大）。肿瘤细胞弥漫性增生，排列疏松

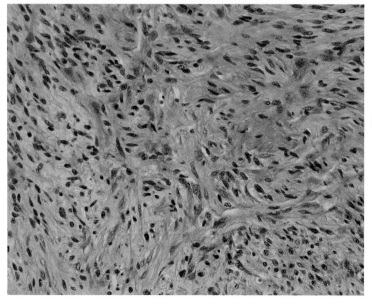

图 2-6-107. 子宫内膜间质肉瘤，SD 大鼠，子宫（图 2-6-104 的放大）。肿瘤细胞细胞核呈梭形，有明显的异型性，可见胶原基质

（编校：毛晶晶、大平东子）

● 恶性神经鞘瘤（malignant schwannoma，图 2-6-108～图 2-6-111）

【组织来源】 子宫内膜间质的施万细胞。

【诊断特征】 肿瘤细胞体积较小，细胞质较少，细胞核多呈圆形、卵圆形或梭形。细胞异型性明显，浸润性生长。肿瘤灶内有两种类型的肿瘤细胞，分别为 Antoni A 型和 Antoni B 型。两种类型的肿瘤细胞可单独存在，也可同时存在。Antoni A 型：肿瘤细胞分布较密集，主要由梭形肿瘤细胞错综排列而成，细胞核呈栅栏状排列；Antoni B 型：圆形或梭形肿瘤细胞及细胞外基质构成，肿瘤细胞数量较少，排列较疏松，间质较多，呈网状。有时肿瘤灶内可见囊腔，囊腔周围围绕立方形的肿瘤细胞。肿瘤灶内常见坏死及核分裂象。可发生全身多脏器转移。免疫组织化学 S-100 和波形蛋白染色多为阳性（详见神经系统）。

【鉴别诊断】

平滑肌肉瘤（leiomyosarcoma）：恶性肿瘤由嗜酸性的梭形细胞组成，细胞核两端钝圆。免疫组织化学 S-100 染色阴性，结蛋白和 α- 平滑肌肌动蛋白染色阳性。

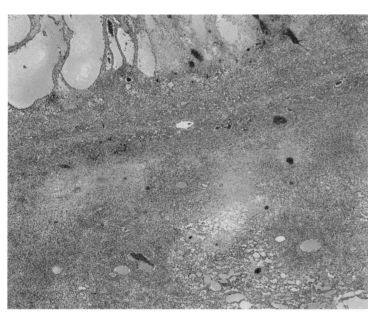

图 2-6-108. 恶性神经鞘瘤，SD 大鼠，子宫，低倍镜。肿瘤细胞浸润性生长，肿瘤灶内可见坏死及多个囊腔

图 2-6-109. 恶性神经鞘瘤，SD 大鼠，子宫（图 2-6-108 的放大）。肿瘤灶内可见大量的 Antoni B 型肿瘤细胞，较多的间质及大小不等的囊腔。囊腔周围围绕立方形的肿瘤细胞。囊腔内可见粉色分泌物及红细胞

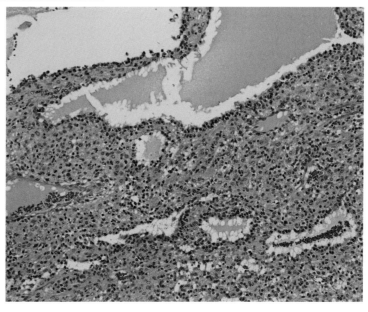

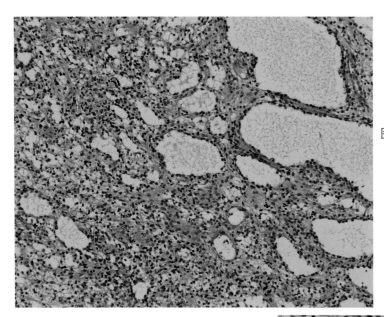

图 2-6-110. 恶性神经鞘瘤，SD 大鼠，子宫（图 2-6-108 的放大）。肿瘤细胞排列疏松，间质较多，呈网状。可见大小不等的囊腔及围绕囊腔的肿瘤细胞

图 2-6-111. 恶性神经鞘瘤，SD 大鼠，子宫（图 2-6-108 的放大）。肿瘤细胞体积较小，细胞核多呈卵圆形

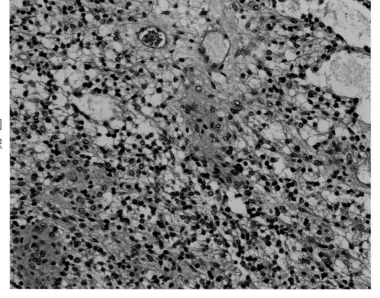

（编校：毛晶晶、大平东子）

- 平滑肌肉瘤（leiomyosarcoma，图 2-6-112、图 2-6-113）

【组织来源】　平滑肌细胞和多能间充质干细胞。

【诊断特征】　肿瘤浸润性生长，与周围组织界限不清。肿瘤细胞异型性增生，细胞密度高，呈束状或栅栏状交错排列。肿瘤细胞体积增大，呈长梭形，细胞质呈嗜酸性，细胞核呈椭圆形，两端钝圆，强嗜碱性。细胞异型性明显，核分裂象多见。分化程度较低的肿瘤还可见多形性细胞、巨细胞或多核细胞。肿瘤灶内可见少量的胶原纤维，常见坏死、出血。可转移至其他脏器。免疫组织化学结蛋白及 α- 平滑肌肌动蛋白染色阳性（详见软组织肿瘤）。

【鉴别诊断】

子宫内膜间质肉瘤（endometrial stromal sarcoma）：主要发生于子宫内膜间质细胞及细胞核呈椭圆形或梭形。细胞间可见明显的胶原基质。

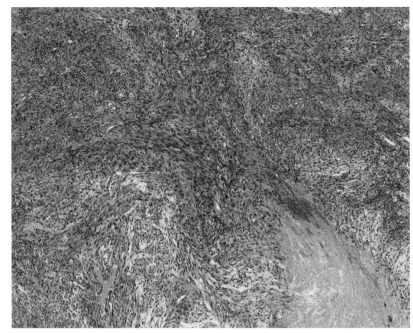

图 2-6-112. 平滑肌肉瘤，Donryu 大鼠，子宫，低倍镜。肿瘤细胞排列紊乱，呈束状或栅栏状交错排列。细胞密度较高，浸润性生长。可见坏死及出血

图 2-6-113. 平滑肌肉瘤，Donryu 大鼠，子宫（图 2-6-112 的放大）。肿瘤细胞具有明显的异型性，细胞呈长梭形，细胞质呈嗜酸性。细胞核呈椭圆形，两端钝圆，呈强嗜碱性

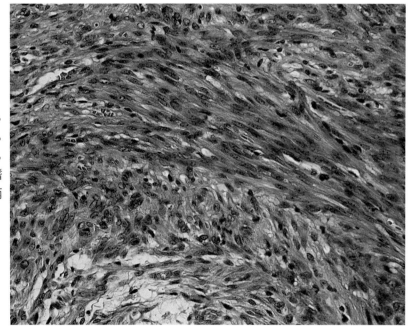

（编校：毛晶晶、大平东子）

- 良性颗粒细胞瘤（benign granular cell tumor，图 2-6-114 ～图 2-6-117）

【组织来源】 尚未明确，可能为子宫或子宫颈间质细胞或施万细胞。

【诊断特征】 肿瘤细胞呈片状或结节状增殖，与周围组织界限清楚，无浸润性生长。肿瘤细胞大，呈圆形或椭圆形。细胞核小，可位于细胞中心或细胞周边。细胞质丰富，可见大量的嗜酸性颗粒。肿瘤组织内有时可见丰富的胶原纤维间质。肿瘤细胞嗜酸性颗粒过碘酸希夫染色阳性，免疫组织化学 S-100 和波形蛋白染色阳性。

【鉴别诊断】

恶性颗粒细胞瘤（malignant granular cell tumor）：肿瘤细胞浸润性生长，可转移至全身多处脏器。

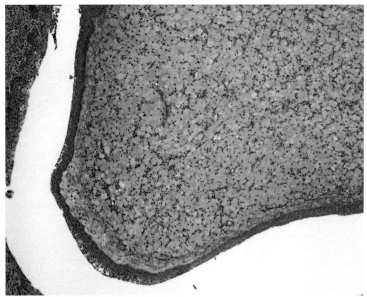

图 2-6-114. 良性颗粒细胞瘤，SD 大鼠，子宫，低倍镜。子宫颈间质中可见大量的嗜酸性染色的肿瘤细胞增殖

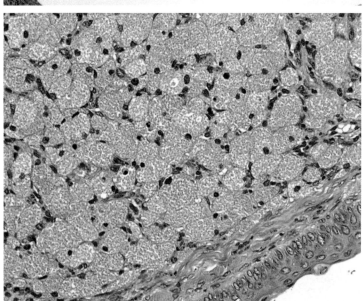

图 2-6-115. 良性颗粒细胞瘤，SD 大鼠，子宫（图2-6-114 的放大）。肿瘤细胞大，呈圆形。细胞核小，细胞质丰富，可见大量微小的嗜酸性颗粒

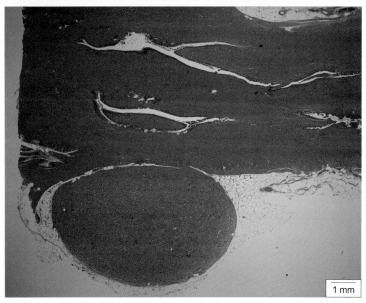

图 2-6-116. 良性颗粒细胞瘤，Wistar 大鼠，子宫，低倍镜。子宫颈外膜处可见结节状肿物

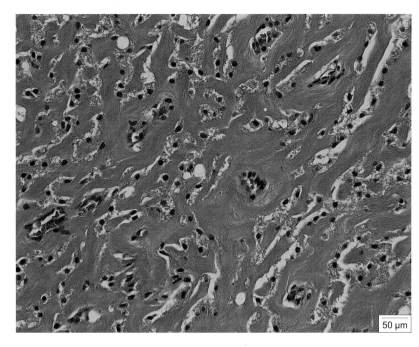

图 2-6-117. 良性颗粒细胞瘤，Wistar 大鼠，子宫（图 2-6-116 的放大）。肿瘤组织可见细胞质含有颗粒的肿瘤细胞弥漫性增生，间质胶原纤维丰富

（编校：毛晶晶、大平东子）

● 恶性颗粒细胞瘤（malignant granular cell tumor，图 2-6-118～图 2-6-120）

【组织来源】 尚未明确，可能为子宫或子宫颈间质细胞或施万细胞。

【诊断特征】 子宫或子宫颈间质中肿瘤细胞呈片状，浸润性生长，可转移至全身多处脏器。肿瘤细胞大，呈圆形或多角形。细胞核小，可位于细胞中心或细胞周边，核分裂象较少。肿瘤细胞细胞质丰富，可见大量的嗜酸性颗粒，过碘酸希夫染色阳性，免疫组织化学 S-100 和波形蛋白染色阳性。细胞间可见少量的胶原纤维。

【鉴别诊断】

良性颗粒细胞瘤（malignant granular cell tumor）：无浸润性生长，不转移。

图 2-6-118. 恶性颗粒细胞瘤，SD 大鼠，子宫，低倍镜。子宫颈间质中大量的嗜酸性染色的肿瘤细胞弥漫性增生

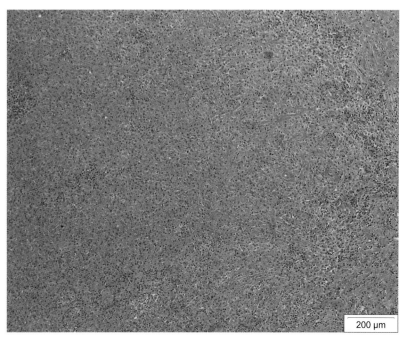

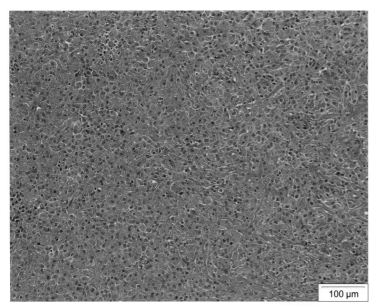

图 2-6-119. 恶性颗粒细胞瘤，SD 大鼠，子宫（图 2-6-118 的放大）。肿瘤细胞大，呈圆形或多角形。细胞间见少量的胶原纤维

图 2-6-120. 恶性颗粒细胞瘤，SD 大鼠，子宫（图 2-6-118 的放大）。细胞核小，呈圆形或椭圆形，多位于细胞中心。细胞质丰富，可见大量的微小的嗜酸性颗粒

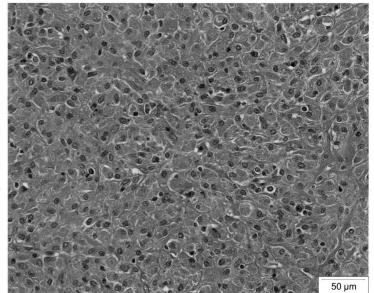

（编校：毛晶晶、大平东子）

- 绒毛膜癌（choriocarcinoma，图 2-6-121 ～图 2-6-123）

【组织来源】　滋养层细胞。

【诊断特征】　肿瘤细胞浸润性生长，常侵袭子宫肌层。肿瘤组织内常见出血和坏死。肿瘤细胞由两种细胞组成。一种是小而圆的肿瘤细胞，双嗜性或嗜碱性染色，与胎盘的细胞滋养层细胞相似；另一种是巨细胞型肿瘤细胞，体积大，细胞内可见单个巨大细胞核与滋养层巨细胞相似，或多个多形性细胞核与合体滋养层细胞相似，核仁明显。巨细胞型肿瘤细胞之中有时可见被吞噬的红细胞或其他过碘酸希夫染色阳性的物质。

【鉴别诊断】

血管肉瘤（hemangiosarcoma）：血管内皮样的肿瘤细胞异型性增生。

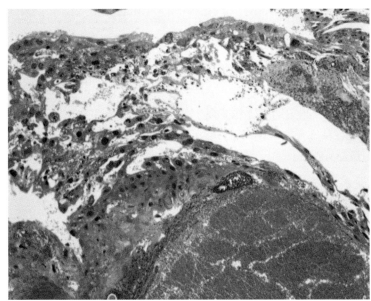

图 2-6-121. 绒毛膜癌，SD 大鼠，子宫，低倍镜。肿瘤细胞浸润性生长，肿瘤灶内可见明显的出血

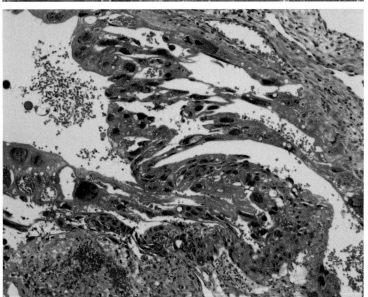

图 2-6-122. 绒毛膜癌，SD 大鼠，子宫（图 2-6-121 的放大）。巨细胞型肿瘤细胞体积大，可见单个巨大细胞核或多个多形性细胞核，核仁明显

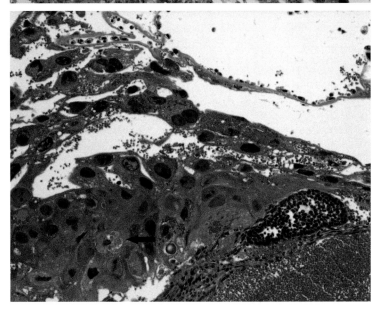

图 2-6-123. 绒毛膜癌，SD 大鼠，子宫（图 2-6-121 的放大）。肿瘤灶内可见巨细胞型的肿瘤细胞，可见被吞噬的红细胞（如箭头所示）

（编校：毛晶晶、大平东子）

6.3 阴道 vagina

● 鳞状细胞乳头状瘤（squamous cell papilloma，图 2-6-124、图 2-6-125）

【组织来源】　阴道黏膜上皮。

【诊断特征】　鳞状上皮样的肿瘤细胞呈乳头状增生，外生性生长突入阴道腔内。肿瘤组织由纤维血管轴芯及鳞状上皮样的肿瘤细胞构成，有时可伴有过度角化。肿瘤细胞分化良好，无异型性及浸润性，核分裂象少见。

【鉴别诊断】

鳞状细胞癌（squamous cell carcinoma）：肿瘤组织内可见鳞状上皮样的肿瘤细胞浸润性生长，可侵袭邻近组织。

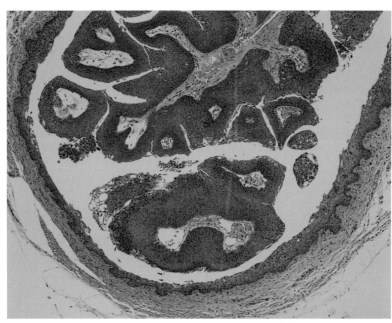

图 2-6-124. 鳞状细胞乳头状瘤，SD 大鼠，阴道，低倍镜。鳞状上皮样的肿瘤细胞呈乳头状增生，突入阴道腔内

图 2-6-125. 鳞状细胞乳头状瘤，SD 大鼠，阴道（图 2-6-124 的放大）。肿瘤组织由纤维血管轴芯及鳞状上皮样的肿瘤细胞构成。肿瘤细胞分化良好，异型性小。肿瘤细胞未突破基底膜，未向黏膜下组织浸润

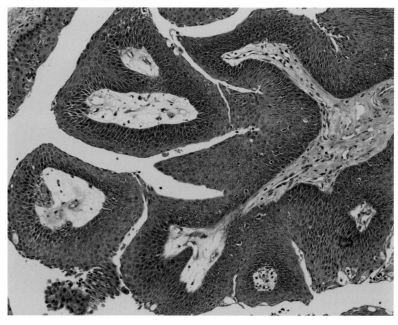

（编校：毛晶晶、大平东子）

● 鳞状细胞癌（squamous cell carcinoma，图 2-6-126～图 2-6-133）

【组织来源】 阴道黏膜上皮。

【诊断特征】 肿瘤组织内可见鳞状上皮样的肿瘤细胞浸润性生长，可侵袭邻近组织。其中高分化的肿瘤组织内可见乳头状、巢状或索状的鳞状上皮样的结构，有的细胞较小，呈基底细胞样，嗜碱性强。分化较好的肿瘤细胞呈棘细胞样，细胞质丰富，嗜酸性染色；中心可见嗜酸性染色的角化珠。低分化的肿瘤组织细胞体积大，呈梭形或多形性，异型性明显，呈肉瘤样。

【鉴别诊断】

鳞状细胞乳头状瘤（squamous cell papilloma）：肿瘤细胞分化好，异型性小，对周围组织无浸润性。

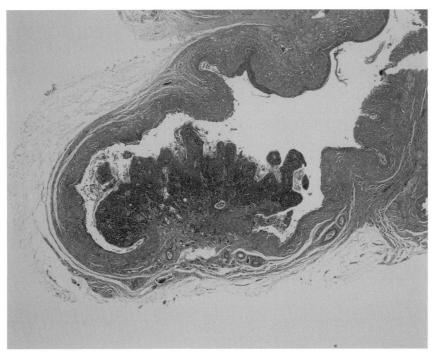

图 2-6-126. 鳞状细胞癌，SD 大鼠，阴道，低倍镜。肿瘤细胞乳头状增生，突入阴道腔内

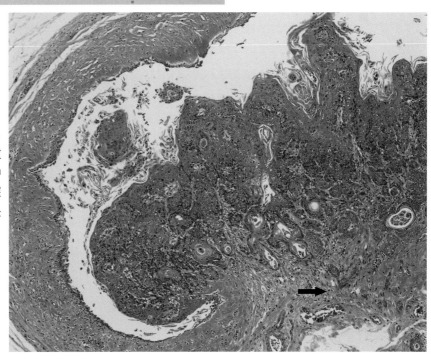

图 2-6-127. 鳞状细胞癌，SD 大鼠，阴道（图 2-6-126 的放大）。鳞状上皮样的肿瘤细胞向黏膜下层及深层浸润性生长（如箭头所示）

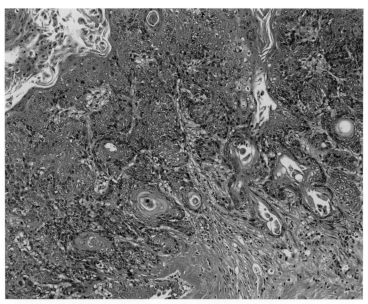

图 2-6-128. 鳞状细胞癌，SD 大鼠，阴道（图 2-6-127 的放大）。肿瘤组织内可见鳞状上皮样的细胞巢状增生。细胞分化较好，可见嗜酸性染色的角化珠

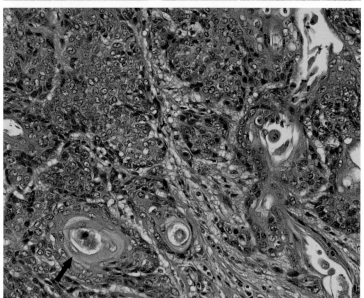

图 2-6-129. 鳞状细胞癌，SD 大鼠，阴道（图 2-6-128 的放大）。鳞状上皮样的肿瘤细胞浸润性生长，癌巢中心可见角化珠（如箭头所示）

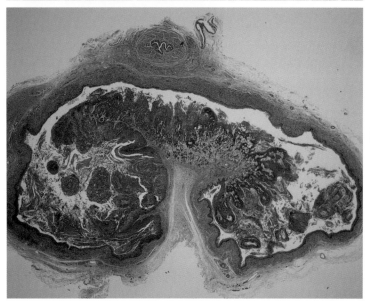

图 2-6-130. 鳞状细胞癌，SD 大鼠，阴道，低倍镜。阴道内可见乳头状突起的肿瘤组织

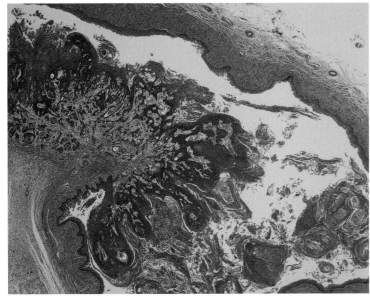

图 2-6-131. 鳞状细胞癌，SD 大鼠，阴道（图 2-6-130 的放大）。肿瘤组织过度角化。阴道腔内可见大量的嗜酸性染色的角化物

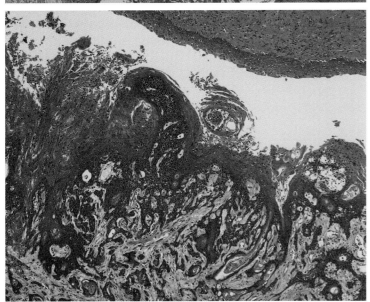

图 2-6-132. 鳞状细胞癌，SD 大鼠，阴道（图 2-6-130 的放大）。鳞状上皮样的肿瘤细胞向黏膜下的深层组织浸润性生长

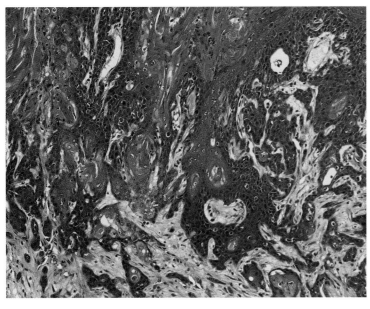

图 2-6-133. 鳞状细胞癌，SD 大鼠，阴道（图 2-6-130 的放大）。肿瘤细胞为鳞状上皮样的细胞。可见嗜酸性的角化物

（编校：毛晶晶、大平东子）

- 阴道间质肉瘤（vaginal stromal sarcoma，图 2-6-134 ～图 2-6-141）

【组织来源】 阴道间质细胞。

【诊断特征】 阴道黏膜下间质内的肿瘤细胞浸润性生长，与周围组织界限不清，形成较大的结节，有时可突起于阴道腔中。肿瘤组织内常见坏死及出血。肿瘤细胞与间质细胞相似，细胞体积较小，细胞核呈椭圆形或梭形，呈片状增生或束状交错增生，密集或稀疏排列。异型性明显，核分裂象多见。可侵袭肌层或发生转移。

【鉴别诊断】

阴道间质增生（vaginal stromal hyperplasia）：间质细胞数量增多，病灶较小，无浸润性生长，无细胞异型性。

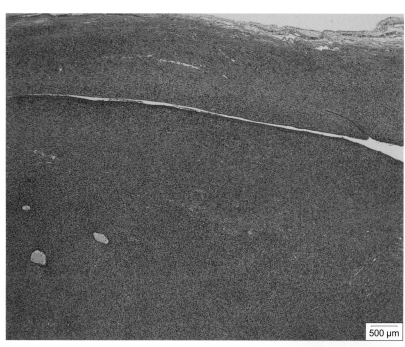

图 2-6-134. 阴道间质肉瘤，Wistar 大鼠，阴道。阴道黏膜下间质内的肿瘤细胞浸润性生长，形成大结节突起于阴道腔中

图 2-6-135. 阴道间质肉瘤，Wistar 大鼠（图 2-6-134 的同一只动物），阴道。阴道黏膜下间质内的肿瘤细胞浸润性生长，呈束状交错增生，密集排列

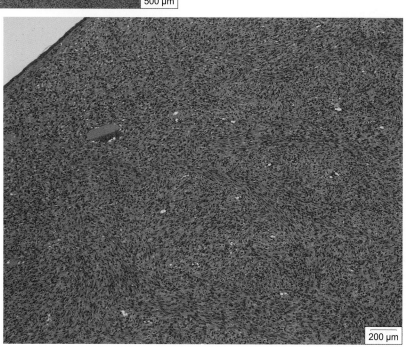

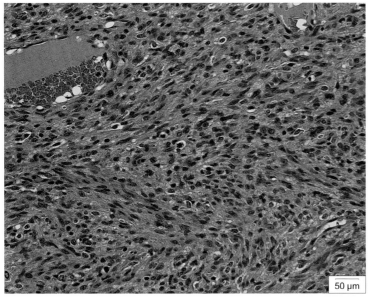

图 2-6-136. 阴道间质肉瘤，Wistar 大鼠，阴道（图 2-6-135 的放大）。间质细胞样的肿瘤细胞弥漫性增生，呈束状排列。肿瘤细胞的细胞核呈梭形或椭圆形，可见核分裂象，异型性明显

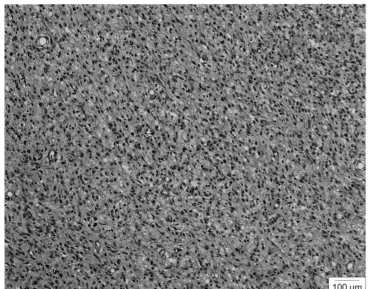

图 2-6-137. 阴道间质肉瘤，Wistar 大鼠（图 2-6-134 的同一只动物），阴道。肿瘤细胞稀疏排列

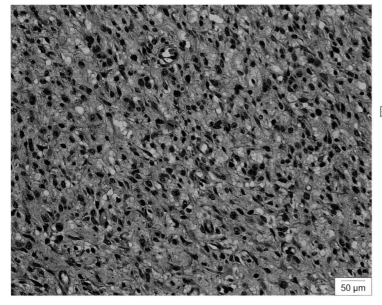

图 2-6-138. 阴道间质肉瘤，Wistar 大鼠，阴道（图 2-6-137 的放大）。肿瘤细胞与间质细胞相似，细胞体积较小，细胞核呈椭圆形或梭形，核分裂象多见

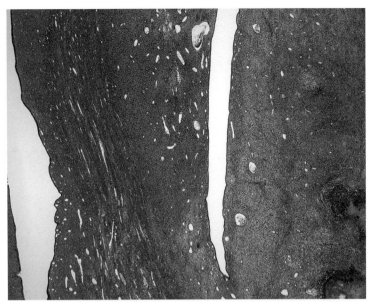

图 2-6-139. 阴道间质肉瘤，F344 大鼠，阴道，低倍镜。阴道内可见肿瘤细胞浸润性生长，形成较大的结节。肿瘤灶内可见坏死

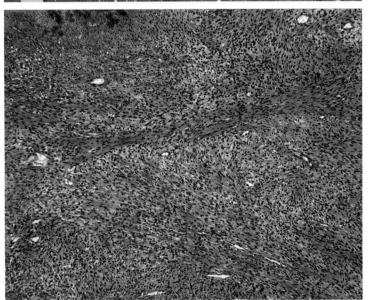

图 2-6-140. 阴道间质肉瘤，F344 大鼠（图 2-6-139 的同一只动物），阴道。间质细胞样的肿瘤细胞弥漫性增生，呈束状交错状密集排列。肿瘤组织左上方可见坏死

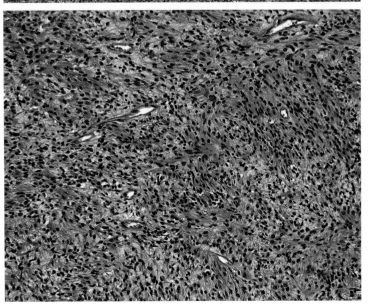

图 2-6-141. 阴道间质肉瘤，F344 大鼠，阴道（图 2-6-140 的放大）。肿瘤细胞的细胞核呈椭圆形或梭形，异型性明显

（编校：毛晶晶、大平东子）

6.4 阴蒂腺 clitoral gland

• 腺瘤（adenoma，图 2-6-142 ～图 2-6-144）

【组织来源】 阴蒂腺腺泡细胞。

【诊断特征】 肿瘤细胞增生形成结节，位于靠近生殖器的下腹壁上。常双侧发生，肉眼观察特点为坚硬、棕褐色且呈多叶状。肿瘤对周围组织有压迫。肿瘤组织的特征是增生的肿瘤细胞排列成腺泡样，与阴蒂腺腺泡相似。腺泡样组织内肿瘤细胞体积大，细胞质内含有嗜酸性颗粒，周围是基底细胞样，嗜碱性强。细胞异型性小，核分裂象少。肿瘤组织内有时还可见鳞状上皮化生，细胞排列成乳头状或囊状。

【鉴别诊断】

鳞状细胞癌（squamous cell carcinoma）：来源于阴蒂腺导管上皮。肿瘤组织内可见鳞状上皮样的肿瘤细胞浸润性生长，可侵袭邻近组织。

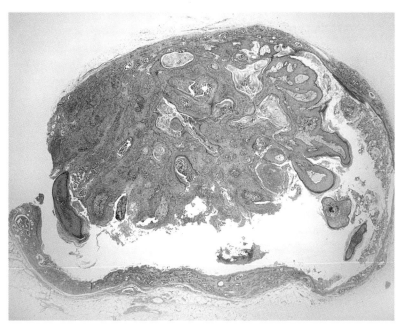

图 2-6-142. 腺瘤，SD 大鼠，阴蒂腺，低倍镜。肿瘤组织可见扩张的囊腔，囊腔内的肿瘤细胞呈巢状或乳头状增生

图 2-6-143. 腺瘤，SD 大鼠，阴蒂腺（图 2-6-142 的放大）。肿瘤细胞排列成巢状或乳头状。肿瘤组织中可见大量嗜酸性物质

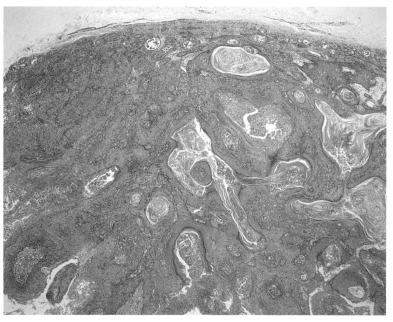

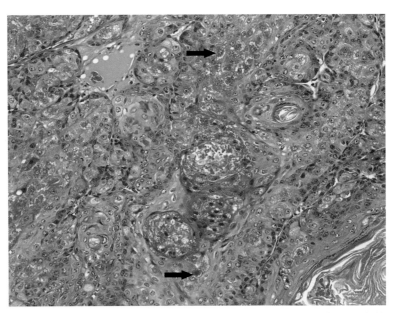

图 2-6-144. 腺瘤，SD 大鼠，阴蒂腺（图 2-6-142 的放大）。增生的肿瘤细胞与阴蒂腺的腺泡细胞相似，细胞体积大，细胞质内含有嗜酸性颗粒（如箭头所示）。细胞异型性小，核分裂象少

（编校：毛晶晶、大平东子）

7. 淋巴造血系统
Hematolymphoid System

• 髓系白血病*（myeloid leukemia，图 2-7-1 ～图 2-7-16）

【组织来源】 骨髓或脾脏的粒系或单核细胞系。

【诊断特征】 髓系白血病原发于骨髓或脾脏，可见肿瘤细胞充满骨髓腔，并向骨髓组织外浸润，主要累及脾脏的红髓、肝脏的门管区、中央静脉或肝窦，严重时可累及全身多个脏器。肿瘤细胞呈多角形，细胞质明亮呈嗜酸性，细胞核呈肾形、分叶状、椭圆形或环形，核仁明显，一个或多个。肉眼可见脾肿大、肝肿大，被累及的组织或器官呈绿色，又称"绿色白血病"。有时在肾脏近端小管上皮细胞中可观察到透明小滴。

【鉴别诊断】

1. 髓外造血（extramedullary hematopoiesis）：髓外造血主要发生在脾脏，粒系通常为较成熟的粒系细胞，常同时存在较多数量的红系前体细胞及巨核细胞。

2. 淋巴瘤（lymphoma）：原发于淋巴组织，肿瘤细胞缺乏细胞质，通常早期不会累及骨髓。

3. 大颗粒淋巴细胞白血病（large granular lymphocyte leukemia，LGL）：原发于脾脏红髓边缘带附近，肿瘤细胞向红髓弥漫性浸润性生长，常有淤血。肿瘤细胞在肝窦内浸润明显，通常早期不会累及骨髓。

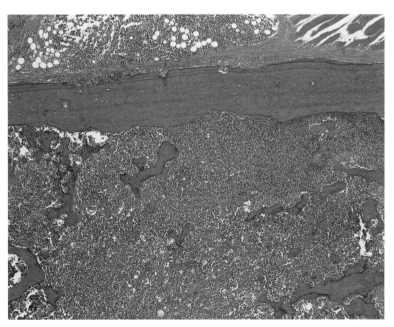

图 2-7-1. 髓系白血病，SD 大鼠，骨髓，低倍镜。肿瘤细胞充满骨髓腔，并向外浸润性生长

* 即粒细胞白血病（granulocytic leukemia）。

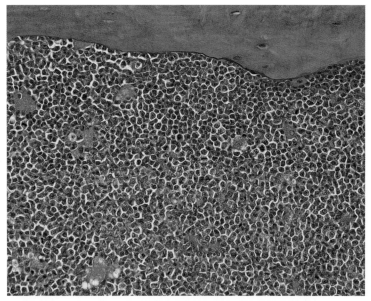

图 2-7-2. 髓系白血病，SD大鼠，骨髓（图2-7-1
的放大）。肿瘤细胞细胞质明亮呈嗜酸
性，细胞核呈肾形、分叶状，可见核
分裂象

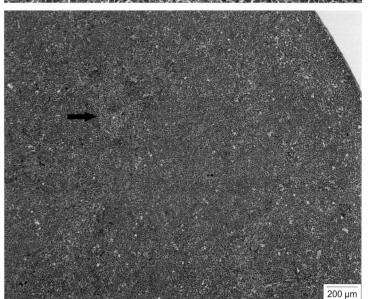

图 2-7-3. 髓系白血病，SD大鼠（图2-7-1的同
一只动物），脾脏，低倍镜。红髓内充
满肿瘤细胞，可见残存白髓组织（如
箭头所示）

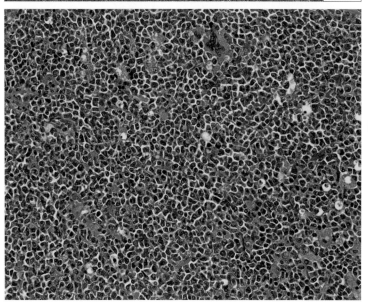

图 2-7-4. 髓系白血病，SD大鼠，脾脏（图2-
7-3 的放大）。多角形肿瘤细胞浸润性
生长，细胞质明亮呈嗜酸性，细胞核
呈肾形、分叶状或环形等

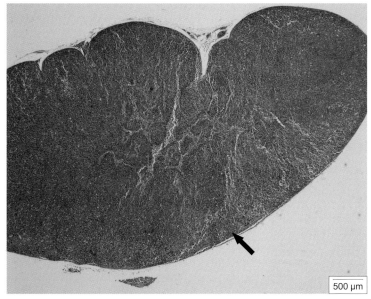

图 2-7-5. 髓系白血病，SD 大鼠（图 2-7-1 的同一只动物），颌下淋巴结。肿瘤细胞弥漫性浸润，占据几乎全部淋巴结，仅在皮质见少量残存的淋巴组织（如箭头所示）

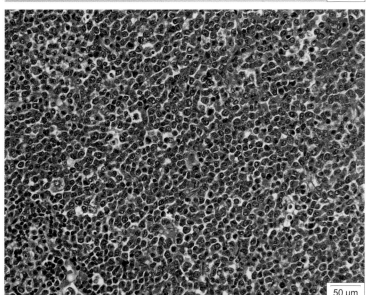

图 2-7-6. 髓系白血病，SD 大鼠，颌下淋巴结（图2-7-5 的放大）。肿瘤细胞呈多角形，细胞质明亮呈嗜酸性，细胞核呈肾形、分叶状或椭圆形等，核仁明显，核分裂象较多

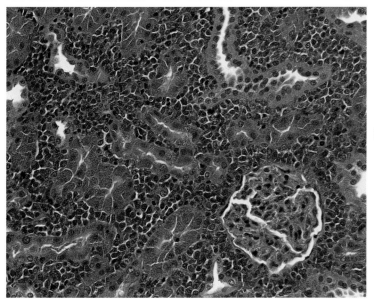

图 2-7-7. 髓系白血病，SD 大鼠（图 2-7-1 的同一只动物），肾脏。间质内见肿瘤细胞浸润，肾小管上皮细胞内可见透明小滴

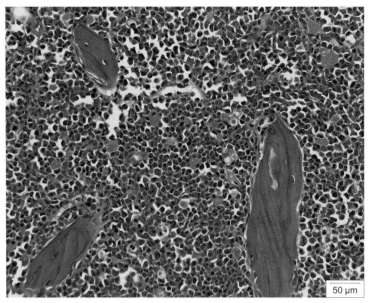

图 2-7-8. 髓系白血病，SD 大鼠，骨髓。高倍镜下肿瘤细胞细胞质明亮呈嗜酸性，细胞核呈肾形、分叶状或椭圆形等，为不同分化阶段的粒系来源的肿瘤细胞

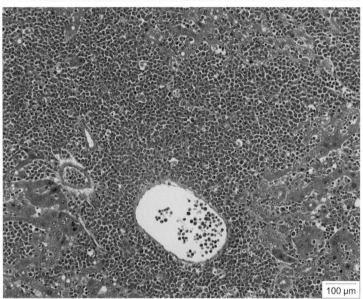

图 2-7-9. 髓系白血病，SD 大鼠（图 2-7-8 的同一只动物），肝脏。肿瘤细胞主要分布在汇管区、中央静脉周围，肝窦内也可见

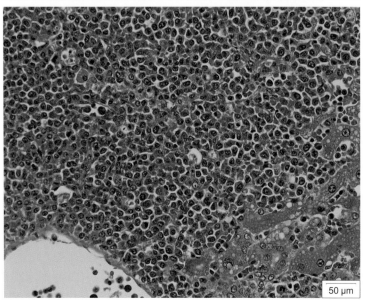

图 2-7-10. 髓系白血病，SD 大鼠，肝脏（图 2-7-9 的放大）。肿瘤细胞呈多角形，细胞质呈弱嗜酸性，细胞核呈肾形、分叶状或椭圆形等，核仁明显

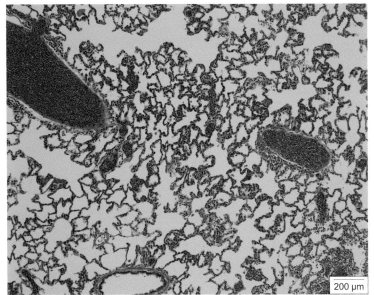

图 2-7-11. 髓系白血病，SD 大鼠（图 2-7-8 的同一只动物），肺脏。肿瘤细胞充满血管腔，肺泡壁内也可见肿瘤细胞浸润

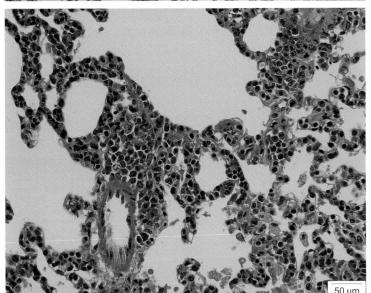

图 2-7-12. 髓系白血病，SD 大鼠，肺脏（图 2-7-11 的放大）。肿瘤细胞呈多角形，细胞质呈嗜酸性，细胞核呈肾形、分叶状或椭圆形等，可见核分裂象

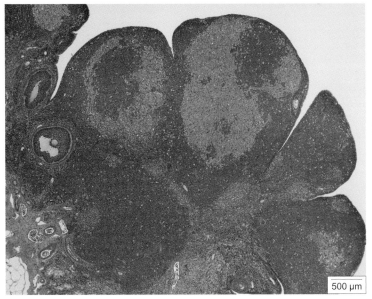

图 2-7-13. 髓系白血病，SD 大鼠（图 2-7-8 的同一只动物），卵巢，低倍镜。可见大量肿瘤细胞浸润

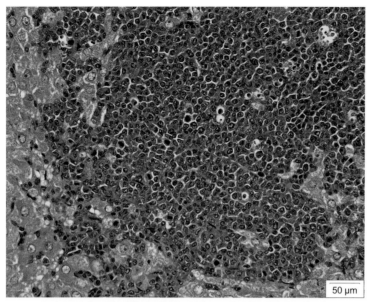

图 2-7-14. 髓系白血病，SD 大鼠，卵巢（图 2-7-13 的放大）。黄体内可见肿瘤细胞浸润，核分裂象明显

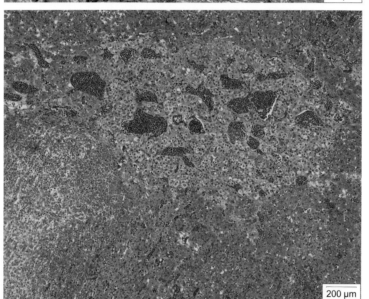

图 2-7-15. 髓系白血病，SD 大鼠（图 2-7-8 的同一只动物），肾上腺。髓质血窦内可见肿瘤细胞巢状浸润，皮质血窦内也可见少量肿瘤细胞浸润

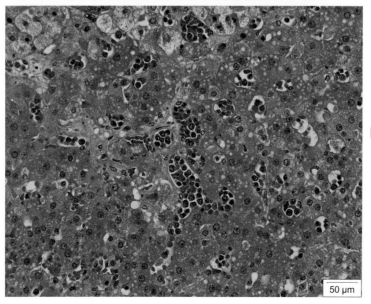

图 2-7-16. 髓系白血病，SD 大鼠，肾上腺（图 2-7-15 的放大）。血窦内可见肿瘤细胞浸润

（编校：贺亮、大平东子）

● 大颗粒淋巴细胞白血病（large granular lymphocyte leukemia，LGL，图 2-7-17 ～图 2-7-22）

【组织来源】 大颗粒淋巴细胞。目前认为大颗粒淋巴细胞白血病来源于自然杀伤（natural killer，NK）细胞。大颗粒淋巴细胞白血病的同义词包括大颗粒淋巴细胞淋巴瘤、单核细胞白血病、大颗粒淋巴细胞自然杀伤细胞淋巴瘤。

【诊断特征】 肿瘤细胞为中等大小的淋巴细胞样细胞。细胞核较大，呈圆形或卵圆形，有时边缘有细小的突起。细胞质少、染色浅或空泡状，含数量和大小不等的颗粒（但 HE 染色切片无法分辨颗粒）。大颗粒淋巴细胞白血病早期多发生于脾脏，大体观察脾脏肿大伴淤血，肿瘤最早期始发于脾脏边缘区，逐渐弥漫性分布于红髓，然后波及整个脾脏。肝脏最常受累及，肿瘤细胞主要在肝窦内浸润性生长，后期可浸润至门管区和中央静脉周围等。中晚期可见全身多脏器或组织浸润，如淋巴结、骨髓等。老龄 F344 大鼠多发。大颗粒淋巴细胞白血病的肿瘤细胞内自然杀伤细胞活性已被证明。免疫组织化学 CD8 染色阳性。

【鉴别诊断】

1. 组织细胞肉瘤（histiocytic sarcoma）：肿瘤细胞的细胞质丰富，呈嗜酸性，可见多核巨细胞样肿瘤细胞及吞噬现象。

2. 髓外造血（extramedullary hematopoiesis）：主要发生在脾脏，细胞成分为红系、粒系或巨核系造血细胞，脾脏结构正常。

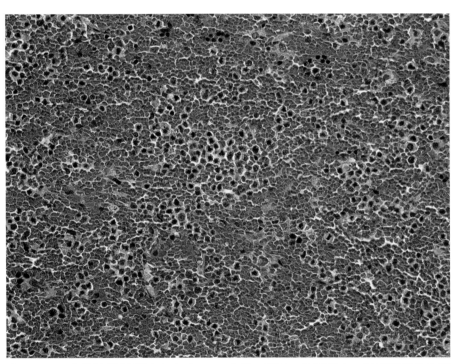

图 2-7-17. 大颗粒淋巴细胞白血病，SD 大鼠，脾脏。严重淤血，肿瘤细胞分布于红髓

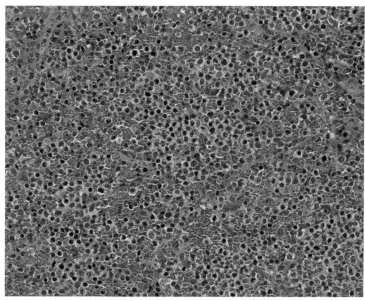

图 2-7-18. 大颗粒淋巴细胞白血病，SD 大鼠，脾脏。肿瘤细胞核呈圆形或椭圆形，细胞质染色浅。核分裂象多见

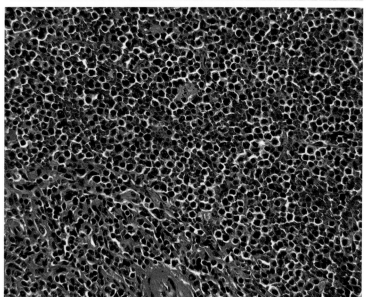

图 2-7-19. 大颗粒淋巴细胞白血病，F344 大鼠，脾脏。肿瘤细胞核大，呈圆形或椭圆形，细胞核边缘有细小突起，染色质丰富

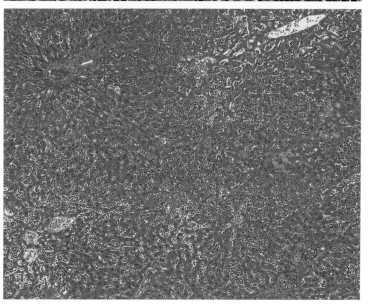

图 2-7-20. 大颗粒淋巴细胞白血病，SD 大鼠，肝脏。低倍镜。肿瘤细胞主要分布于肝窦，累及中央静脉

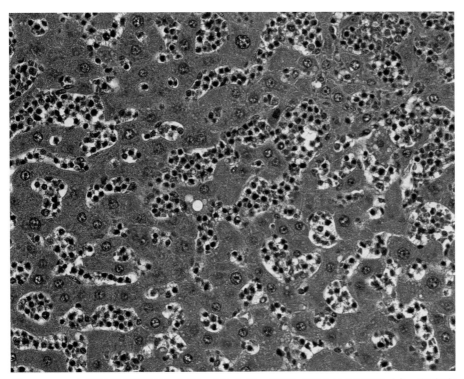

图 2-7-21. 大颗粒淋巴细胞白血病，SD 大鼠，肝脏（图 2-7-20 的放大）。肝窦内
肿瘤细胞的细胞核明显，细胞质少、染色浅

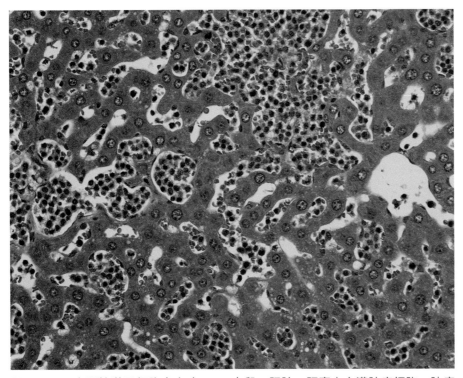

图 2-7-22. 大颗粒淋巴细胞白血病，SD 大鼠，肝脏。肝窦内充满肿瘤细胞，肿瘤
细胞呈圆形，细胞核呈圆形或卵圆形，细胞核边缘有细小突起

（编校：贺亮、大平东子）

● 淋巴瘤（lymphoma，图 2-7-23 ～图 2-7-46）

【组织来源】 T 淋巴细胞、B 淋巴细胞或者其在脾脏、淋巴结、胸腺、黏膜相关淋巴组织或骨髓中的前体细胞。

【诊断特征】 淋巴瘤为淋巴组织发生的恶性肿瘤，淋巴样肿瘤细胞多呈卵圆形，细胞质少，呈嗜碱性。细胞核染色深，呈圆形或卵圆形，可见核分裂象。啮齿类动物中，小鼠较大鼠易发。淋巴瘤属于淋巴造血系统全身性肿瘤，通常在淋巴组织首先发生，然后扩散浸润至其他组织和器官。

可通过免疫组织化学染色分为淋巴母细胞性淋巴瘤（lymphoblastic lymphoma）、多形性淋巴瘤（pleomorphic lymphoma）、滤泡性淋巴瘤（follicular lymphoma）、免疫母细胞性淋巴瘤（immunoblastic lymphoma）、淋巴细胞性淋巴瘤（lymohocytic lymphoma）、大颗粒淋巴细胞白血病（large granular lymphocyte leukemia）、浆细胞性淋巴瘤（plasmacytic lymphoma）、嗜上皮性皮肤淋巴瘤（epitheliotropic cutaneous lymphoma）、边缘区淋巴瘤（marginal zone lymphoma）及未特定分类的淋巴瘤（lymphoma NOS）等亚型。一般情况下，啮齿类动物致癌试验重点是基于淋巴瘤的发生率来进行致癌性的风险评估，主要通过 HE 染色切片镜检进行淋巴瘤的诊断，可不进行亚型的分类。

【鉴别诊断】

1. 组织细胞肉瘤（histiocytic sarcoma）：肿瘤细胞细胞质呈嗜酸性且丰富，经常可见多核巨细胞样肿瘤细胞。

2. 恶性胸腺瘤（malignant thymoma）：上皮成分具有肿瘤性特征，不常累及多个组织或器官。

3. 淋巴组织增生（lymphoid hyperplasia）：为机体对肿瘤、溃疡及感染的反应，淋巴组织结构正常。

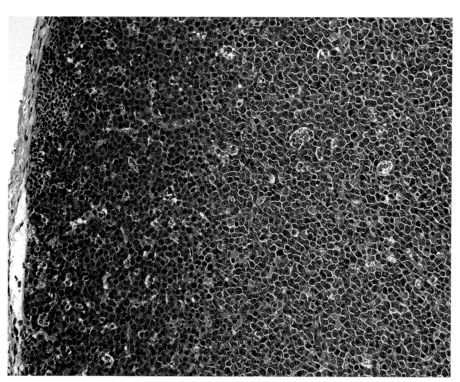

图 2-7-23. 淋巴瘤，B6C3F1 小鼠，淋巴结。肿瘤细胞弥漫性分布

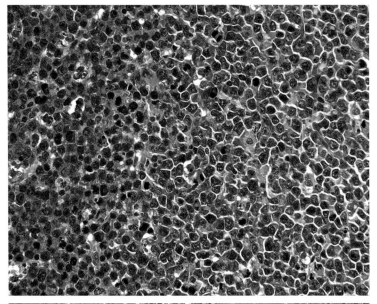

图 2-7-24. 淋巴瘤，B6C3F1 小鼠，淋巴结（图 2-7-23 的放大）。肿瘤由中型至大型的淋巴样肿瘤细胞构成。肿瘤细胞的细胞核染色深，细胞质少，呈嗜碱性。核分裂象较多，细胞异型性明显

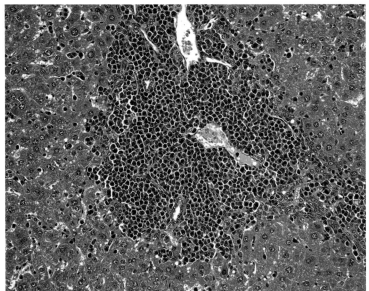

图 2-7-25. 淋巴瘤，B6C3F1 小鼠（图 2-7-23 的同一只动物），肝脏。肝脏内肿瘤细胞主要分布在门管区周围

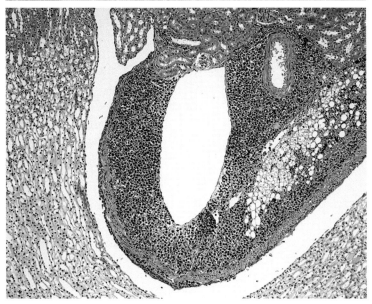

图 2-7-26. 淋巴瘤，B6C3F1 小鼠（图 2-7-23 的同一只动物），肾脏。肿瘤细胞主要分布在肾门附近

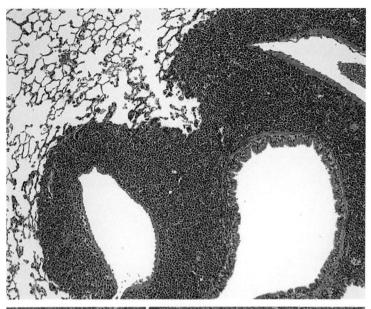

图 2-7-27. 淋巴瘤，B6C3F1 小鼠（图 2-7-23 的同一只动物），肺脏。肿瘤细胞分布在血管、细支气管周围

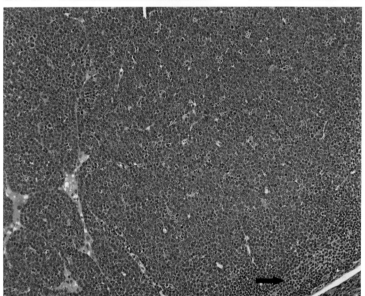

图 2-7-28. 淋巴瘤，转基因小鼠，淋巴结。淋巴样肿瘤细胞增殖，右下角残余少量正常淋巴组织（如箭头所示）

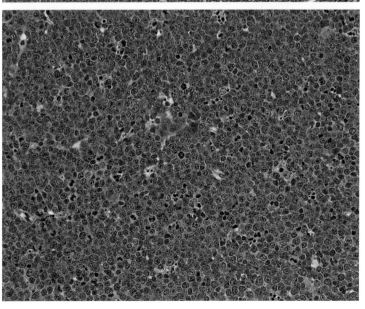

图 2-7-29. 淋巴瘤，转基因小鼠，淋巴结（图 2-7-28 的放大）。淋巴样肿瘤细胞较大，细胞核深染，核仁明显，核分裂象多见

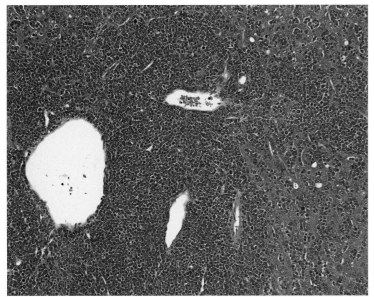

图 2-7-30. 淋巴瘤，转基因小鼠（图 2-7-28 的同一只动物），肝脏。肝脏内中央静脉、门管区及肝窦内见肿瘤细胞浸润

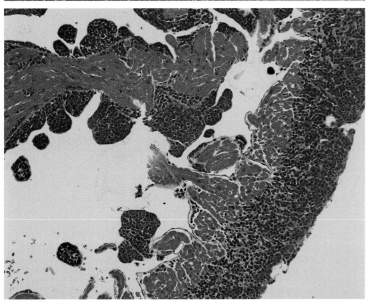

图 2-7-31. 淋巴瘤，转基因小鼠（图 2-7-28 的同一只动物），心脏。心脏内淋巴瘤转移

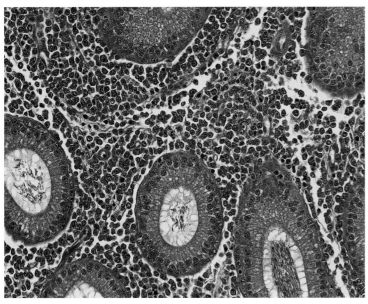

图 2-7-32. 淋巴瘤，转基因小鼠（图 2-7-28 的同一只动物），附睾。淋巴瘤细胞浸润性生长

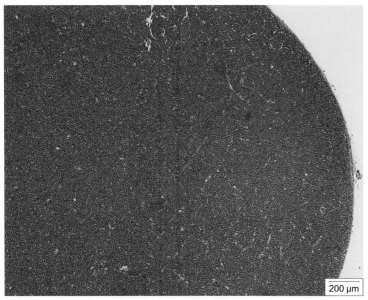

图 2-7-33. 淋巴瘤，SD 大鼠，淋巴结。淋巴样肿瘤细胞弥漫性浸润生长

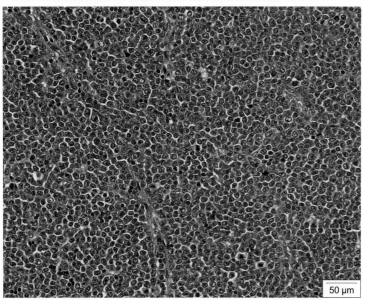

图 2-7-34. 淋巴瘤，SD 大鼠，淋巴结（图 2-7-33 的放大）。淋巴样肿瘤细胞多呈卵圆形，中等大小，细胞质少，细胞核呈圆形或卵圆形，可见核分裂象

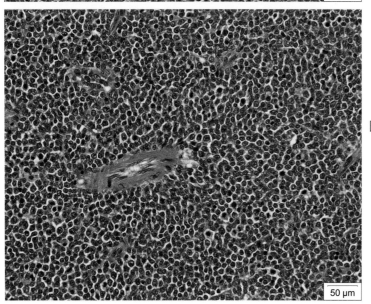

图 2-7-35. 淋巴瘤，SD 大鼠（图 2-7-33 的同一只动物），脾脏。白髓中央动脉周围淋巴样肿瘤细胞弥漫性浸润，核分裂象多见

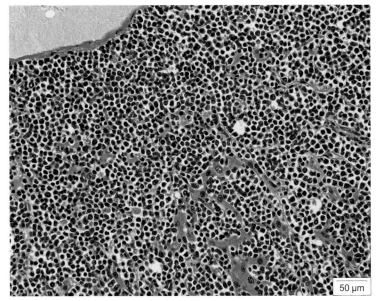

图 2-7-36. 淋巴瘤，SD 大鼠（图 2-7-33 的同一只动物），肝脏。淋巴样肿瘤细胞浸润生长，挤压正常肝脏组织

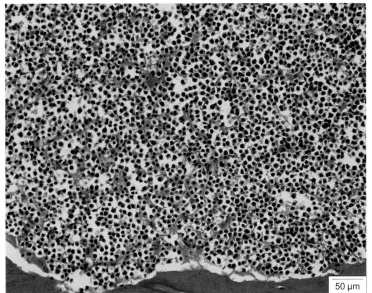

图 2-7-37. 淋巴瘤，SD 大鼠（图 2-7-33 的同一只动物），骨髓。骨髓腔内淋巴样肿瘤细胞弥漫性分布，造血细胞少见

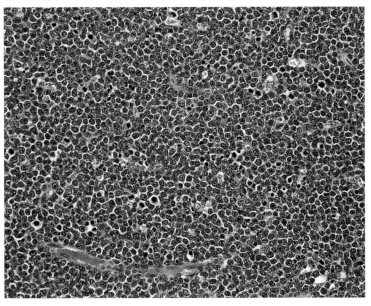

图 2-7-38. 淋巴瘤，SD 大鼠，胸腺。大体解剖见胸腺体积增大明显，为胸腺原发的淋巴瘤。淋巴样肿瘤细胞弥漫性增生，细胞核深染、核仁明显，核分裂象多见，细胞异型性明显

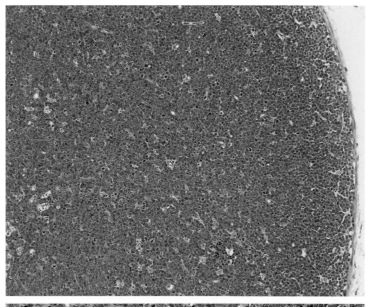

图 2-7-39. 淋巴瘤，SD 大鼠（图 2-7-38 的同一只动物），淋巴结。淋巴结内充满肿瘤细胞

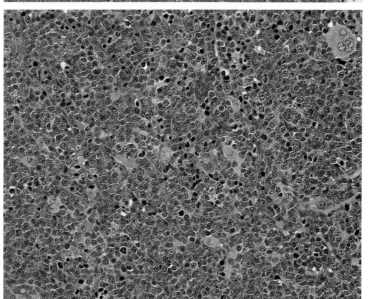

图 2-7-40. 淋巴瘤，SD 大鼠（图 2-7-38 同一只动物），脾脏。脾脏内充满肿瘤细胞，核分裂象多见，细胞异型性明显

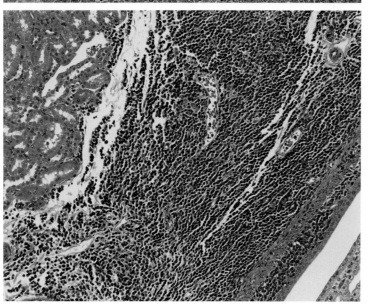

图 2-7-41. 淋巴瘤，SD 大鼠（图 2-7-38 的同一只动物），肾脏。淋巴瘤肾脏转移

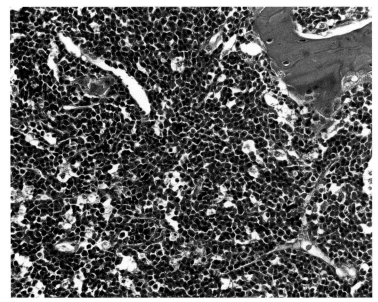

图 2-7-42. 淋巴瘤，SD 大鼠（图 2-7-38 的同一只动物），骨髓。骨髓腔内充满肿瘤细胞

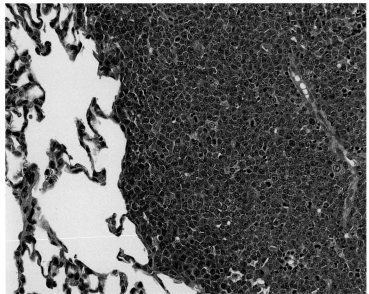

图 2-7-43. 淋巴瘤，SD 大鼠（图 2-7-38 的同一只动物），肺脏。淋巴瘤肺脏转移

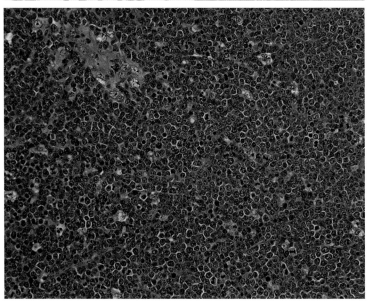

图 2-7-44. 淋巴瘤，小鼠，胸腺，胸腺原发的淋巴瘤。淋巴样肿瘤细胞弥漫性浸润，较多细胞坏死及核分裂象，细胞异型性明显。左上角可见胸腺上皮成分

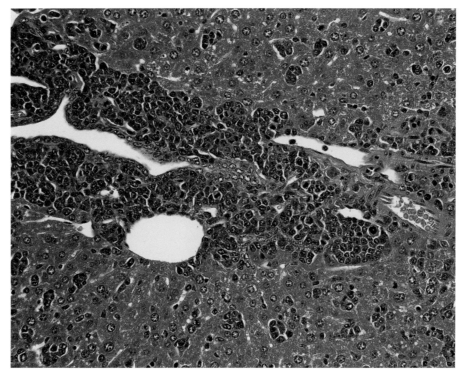

图 2-7-45. 淋巴瘤，小鼠（图 2-7-44 的同一只动物），肝脏。淋巴瘤肝脏转移，淋巴样肿瘤细胞在门管区及肝窦内浸润性生长

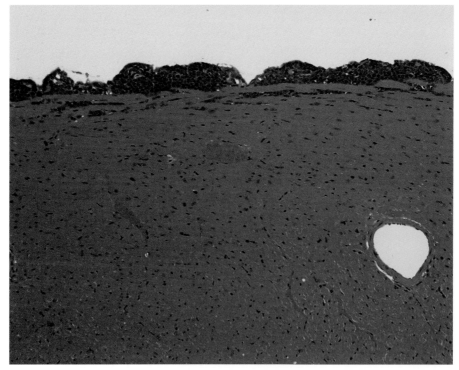

图 2-7-46. 淋巴瘤，小鼠（图 2-7-44 的同一只动物），心脏。淋巴瘤心脏转移，心外膜下及心肌内可见淋巴样肿瘤细胞浸润

（编校：贺亮、大平东子）

● 组织细胞肉瘤（histiocytic sarcoma，图 2-7-47 ～图 2-7-105）

【组织来源】 单核吞噬细胞系统的细胞。

【诊断特征】 INHAND 将组织细胞肉瘤归为淋巴造血系统全身性肿瘤。组织细胞肉瘤好发于骨髓、肝脏、子宫、脾脏及皮下组织等，通常从单一组织原发，扩散浸润至其他组织和器官，也可多器官发生。肿瘤细胞巢状或弥漫性增殖。肿瘤细胞呈圆形或卵圆形，也可呈纺锤形，细胞质丰富，呈嗜酸性，细胞核深染，形态不规则。肿瘤组织内可见多核巨细胞样肿瘤细胞，细胞质内可见空泡或红细胞等的吞噬现象。核分裂象多少不等。在坏死灶周围肿瘤细胞可排列成栅栏状。肿瘤组织间质成分及胶原纤维缺乏。主要由血道转移。在肾近端小管上皮内，常可见透明小滴。免疫组织化学大鼠 ED1（CD68）、ED2（CD163）、ED3（CD169）、溶菌酶（lysozyme）染色阳性；小鼠 F4/80、MAC-2 和溶菌酶染色阳性。

【鉴别诊断】

1. 髓系白血病（myeloid leukemia）：也称粒细胞白血病（granulocytic leukemia）。粒系来源的肿瘤细胞胞核呈分叶状、不同分化阶段的肿瘤细胞，缺乏多核巨细胞样肿瘤细胞。

2. 纤维肉瘤（fibrosarcoma）：胶原纤维成分丰富，有不同分化程度的成纤维细胞形态的肿瘤细胞，缺乏多核巨细胞样肿瘤细胞及吞噬现象。

3. 淋巴瘤（lymphoma）：淋巴组织原发，肿瘤细胞的细胞核染色质丰富，缺乏嗜酸性细胞质，无多核巨细胞样肿瘤细胞。

4. 神经鞘瘤（schwannoma）：低分化的神经鞘瘤，缺乏嗜酸性细胞质及多核巨细胞样肿瘤细胞。免疫组织化学 S-100 染色阳性。

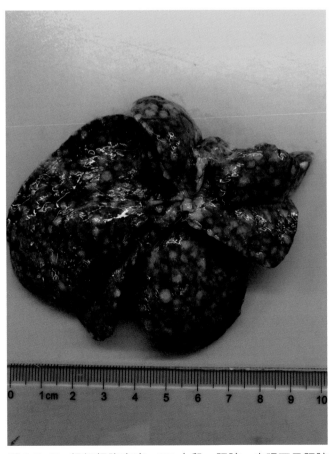

图 2-7-47. 组织细胞肉瘤，SD 大鼠，肝脏。肉眼可见肝脏
内多个灰白色结节，呈弥漫性分布

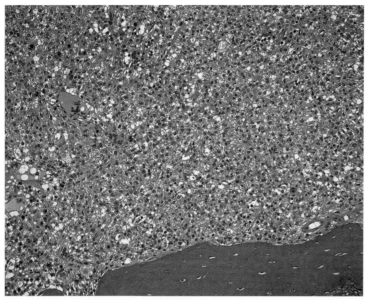

图 2-7-48. 组织细胞肉瘤，F344 大鼠，骨髓。骨髓原发，骨髓腔充满肿瘤细胞。肿瘤细胞呈圆形或卵圆形，细胞质丰富，呈嗜酸性

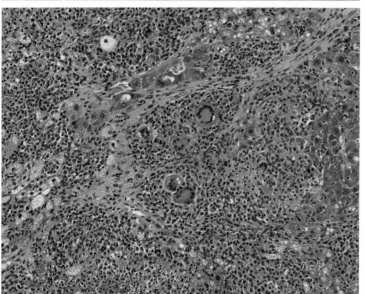

图 2-7-49. 组织细胞肉瘤，F344 大鼠（图 2-7-48 的同一只动物），肝脏。肿瘤细胞浸润，肝脏结构被破坏。肿瘤细胞呈圆形或卵圆形，细胞质丰富，呈嗜酸性。可见多核巨细胞样肿瘤细胞及吞噬现象

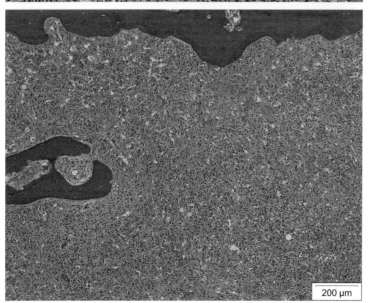

图 2-7-50. 组织细胞肉瘤，Wistar 大鼠，骨髓，低倍镜。骨髓原发，骨髓腔内充满肿瘤细胞

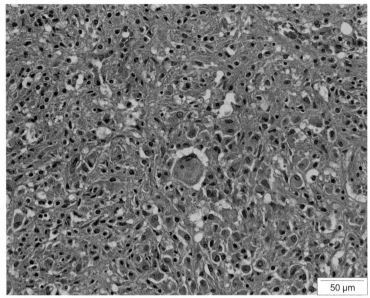

图 2-7-51. 组织细胞肉瘤，Wistar 大鼠，骨髓（图 2-7-50 的放大）。肿瘤细胞卵圆形，细胞核呈卵圆形或杆状，细胞质丰富，呈嗜酸性，可见多核巨细胞

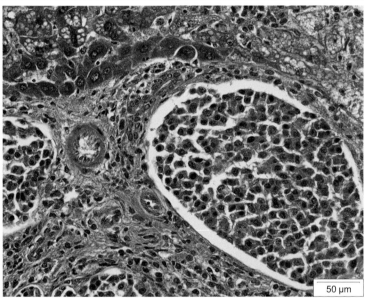

图 2-7-52. 组织细胞肉瘤，Wistar 大鼠（图 2-7-50 的同一只动物），肝脏。肝脏内浸润，血管内可见肿瘤细胞

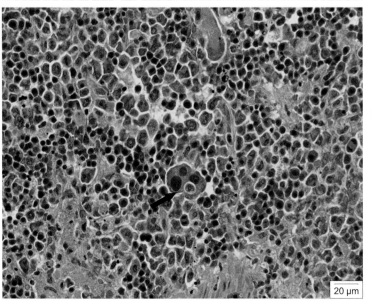

图 2-7-53. 组织细胞肉瘤，Wistar 大鼠（图 2-7-50 的同一只动物），脾脏。可见嗜酸性、细胞质丰富的肿瘤细胞，多核巨细胞样肿瘤细胞的吞噬现象（如箭头所示）及髓外造血细胞

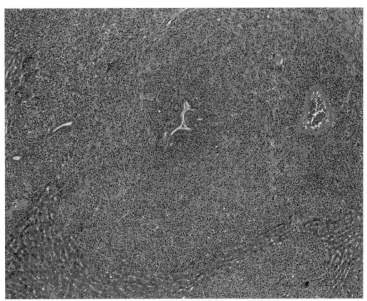

图 2-7-54. 组织细胞肉瘤，SD 大鼠，肝脏，肝脏原发。肝脏被大块的肿瘤组织占据

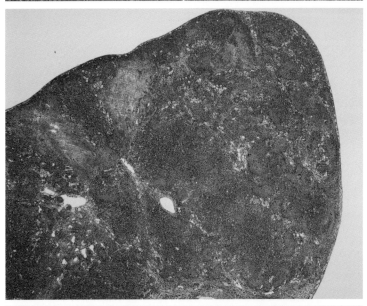

图 2-7-55. 组织细胞肉瘤，SD 大鼠，肝脏，肝脏原发。肝脏正常结构被破坏，见出血、坏死及肿瘤细胞浸润

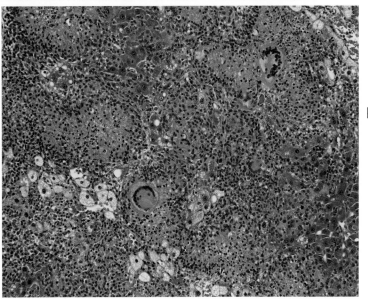

图 2-7-56. 组织细胞肉瘤，SD 大鼠（图 2-7-55 的同一只动物），肝脏。肿瘤细胞多呈圆形或卵圆形，细胞核深染呈卵圆形。肿瘤组织内可见多核巨细胞样肿瘤细胞及泡沫样肿瘤细胞

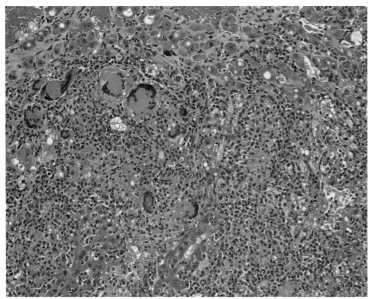

图 2-7-57. 组织细胞肉瘤，SD 大鼠（图 2-7-55
　　　　　　的同一只动物），肝脏。肿瘤组织内
　　　　　　可见多核巨细胞样肿瘤细胞

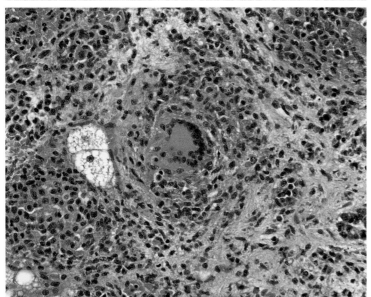

图 2-7-58. 组织细胞肉瘤，SD 大鼠（图 2-7-55
　　　　　　的同一只动物），肝脏。肿瘤细胞细
　　　　　　胞质丰富，呈嗜酸性，可见多核巨
　　　　　　细胞样肿瘤细胞及泡沫样肿瘤细胞

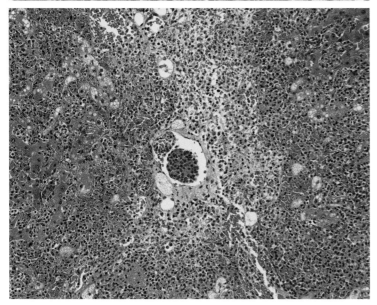

图 2-7-59. 组织细胞肉瘤，SD 大鼠（图 2-7-55
　　　　　　的同一只动物），肝脏。血管内见肿
　　　　　　瘤细胞，为血道转移

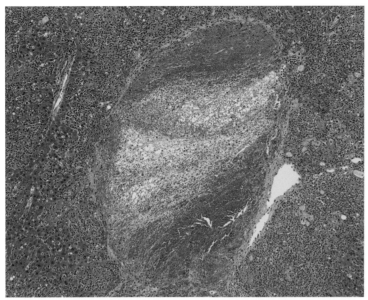

图 2-7-60. 组织细胞肉瘤，SD 大鼠（图 2-7-55 的同一只动物），肝脏。血管内见血栓形成

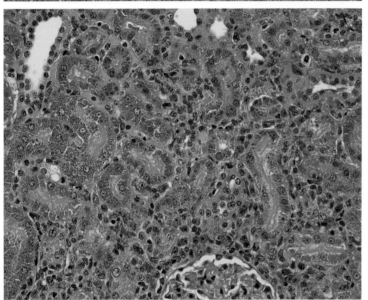

图 2-7-61. 组织细胞肉瘤，SD 大鼠（图 2-7-55 的同一只动物），肾脏。肾脏近端小管上皮内见透明小滴，间质内有肿瘤细胞浸润

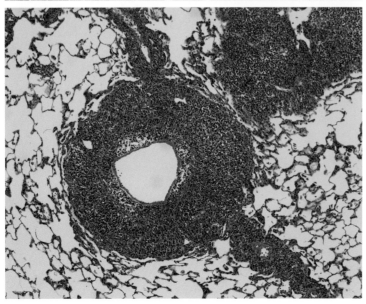

图 2-7-62. 组织细胞肉瘤，SD 大鼠（图 2-7-55 的同一只动物），肺脏。血管周围肿瘤细胞浸润

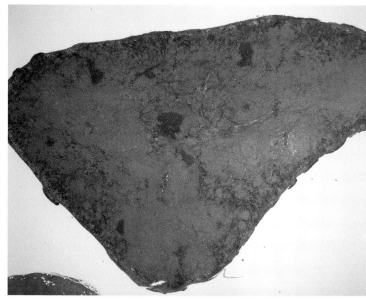

图 2-7-63. 组织细胞肉瘤，SD 大鼠，脾脏，脾脏原发。大量肿瘤组织占据脾脏，残留少量淋巴组织

图 2-7-64. 组织细胞肉瘤，SD 大鼠，脾脏（图2-7-63 的放大）。肿瘤细胞多呈纺锤形，细胞质丰富，呈嗜酸性

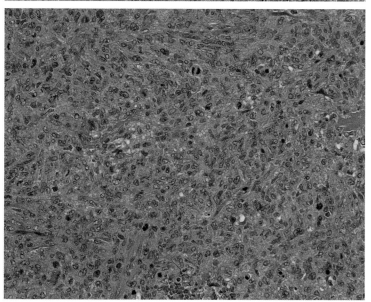

图 2-7-65. 组织细胞肉瘤，SD 大鼠，脾脏原发（图 2-7-64 的放大）。肿瘤细胞核分裂象多见

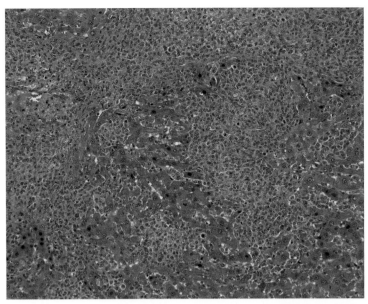

图 2-7-66. 组织细胞肉瘤，SD 大鼠（图 2-7-63 的同一只动物），肝脏。肿瘤细胞肝脏内浸润

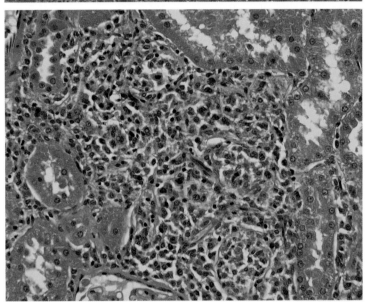

图 2-7-67. 组织细胞肉瘤，SD 大鼠（图 2-7-63 的同一只动物），肾脏。肿瘤细胞肾脏内浸润

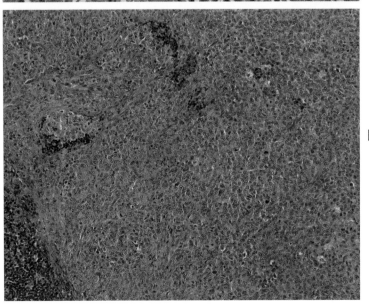

图 2-7-68. 组织细胞肉瘤，SD 大鼠（图 2-7-63 的同一只动物），淋巴结。淋巴结内充满大量肿瘤细胞

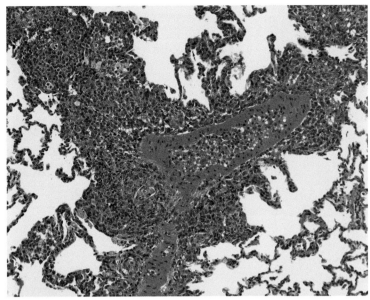

图 2-7-69. 组织细胞肉瘤，SD 大鼠（图 2-7-63 的同一只动物），肺脏。肿瘤细胞肺脏内浸润，血管内可见肿瘤细胞为血道转移

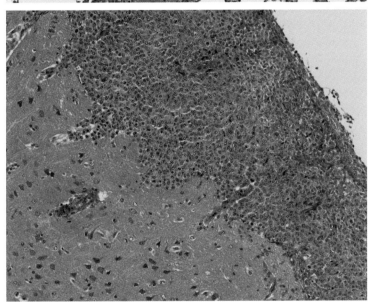

图 2-7-70. 组织细胞肉瘤，SD 大鼠（图 2-7-63 的同一只动物），大脑。肿瘤细胞浸润大脑

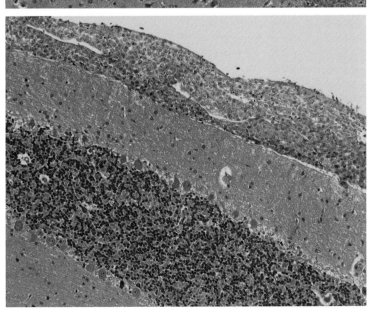

图 2-7-71. 组织细胞肉瘤，SD 大鼠（图 2-7-63 的同一只动物），小脑。肿瘤细胞浸润小脑

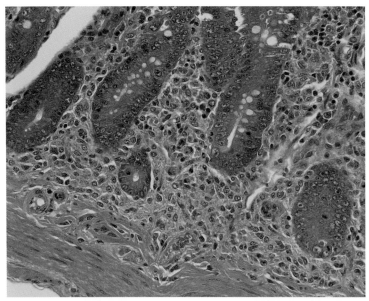

图 2-7-72. 组织细胞肉瘤，SD 大鼠（图 2-7-63 的同一只动物），十二指肠。十二指肠内固有层见肿瘤细胞浸润

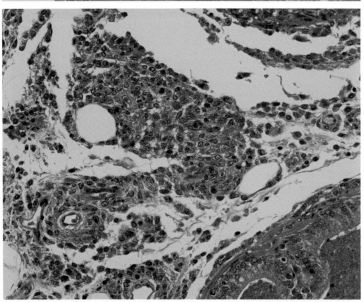

图 2-7-73. 组织细胞肉瘤，SD 大鼠（图 2-7-63 的同一只动物），前列腺。前列腺间质内见肿瘤细胞

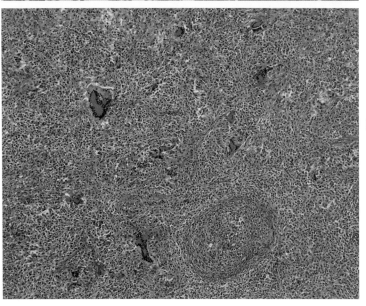

图 2-7-74. 组织细胞肉瘤，SD 大鼠，腹腔内肿块。腹腔原发，腹腔见大块肿瘤组织。肿瘤组织可见多个多核巨细胞样肿瘤细胞

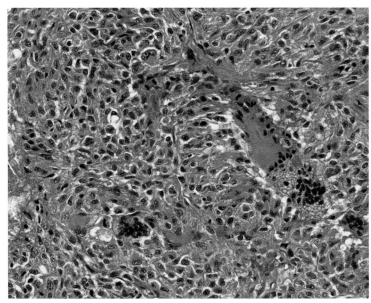

图 2-7-75. 组织细胞肉瘤，SD 大鼠（图 2-7-74 的同一只动物），腹腔内肿块。肿瘤细胞异型性明显，可见奇异形核的肿瘤细胞

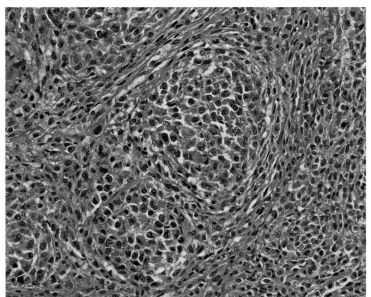

图 2-7-76. 组织细胞肉瘤，SD 大鼠（图 2-7-74 的同一只动物），腹腔内肿块。肿瘤细胞被少量纤维组织围绕

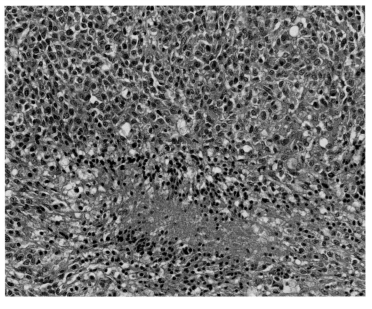

图 2-7-77. 组织细胞肉瘤，SD 大鼠（图 2-7-74 的同一只动物），腹腔内肿块。坏死灶周围肿瘤细胞呈栅栏状排列

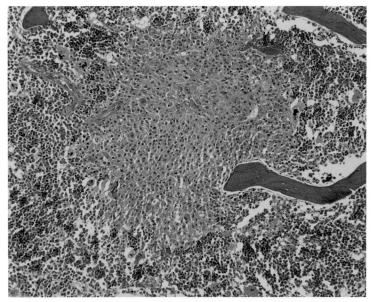

图 2-7-78. 组织细胞肉瘤，SD 大鼠（图 2-7-74 的同一只动物），骨髓。骨髓腔内见肿瘤细胞浸润灶，正常造血细胞仍可见

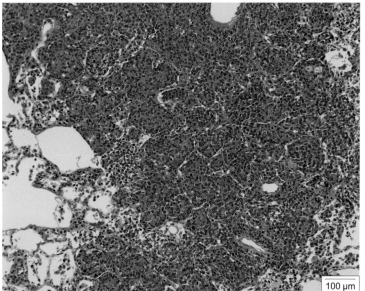

图 2-7-79. 组织细胞肉瘤，SD 大鼠（图 2-7-74 的同一只动物），肺脏。肺脏内肿瘤细胞浸润

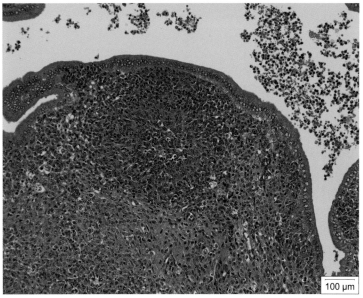

图 2-7-80. 组织细胞肉瘤，SD 大鼠（图 2-7-74 的同一只动物），子宫。子宫内膜肿瘤细胞巢状浸润

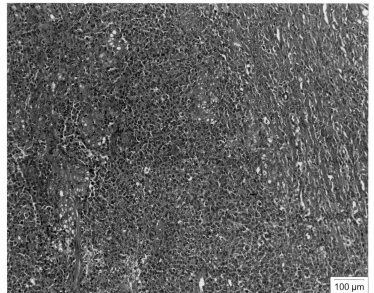

图 2-7-81. 组织细胞肉瘤，SD 大鼠（图 2-7-74
的同一只动物），子宫。子宫内肿瘤
细胞向肌层弥漫性浸润

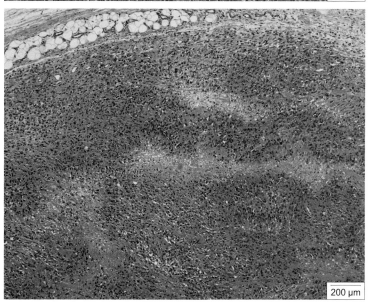

图 2-7-82. 组织细胞肉瘤，SD 大鼠，皮下原发。
低倍镜，皮下见大块的肿瘤组织浸
润

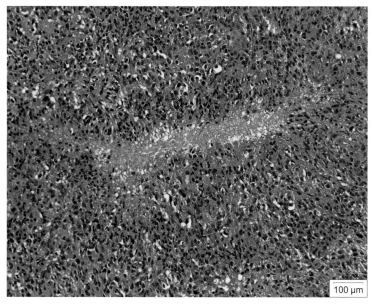

图 2-7-83. 组织细胞肉瘤，SD 大鼠，皮下原发
（图 2-7-82 的放大）。坏死灶周围肿
瘤细胞呈栅栏状排列

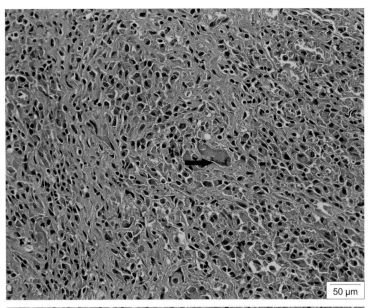

图 2-7-84. 组织细胞肉瘤，SD 大鼠（图 2-7-82 的同一只动物），皮下原发。肿瘤细胞形态多样，见多核巨细胞样肿瘤细胞吞噬现象（如箭头所示）

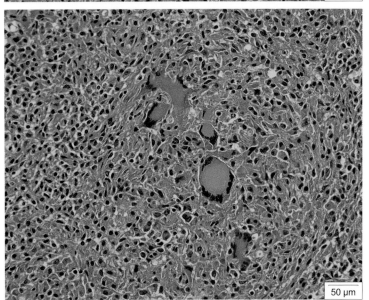

图 2-7-85. 组织细胞肉瘤，SD 大鼠（图 2-7-82 的同一只动物），皮下原发。大量嗜酸性且细胞质丰富的肿瘤细胞和多核巨细胞样肿瘤细胞

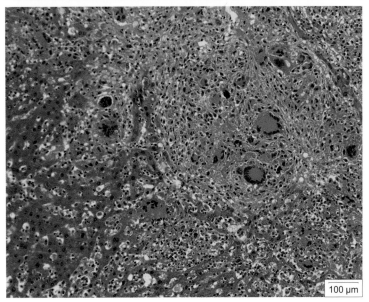

图 2-7-86. 组织细胞肉瘤，SD 大鼠（图 2-7-82 的同一只动物），肝脏。肿瘤细胞肝脏浸润，见大块的肿瘤组织及多核巨细胞样肿瘤细胞

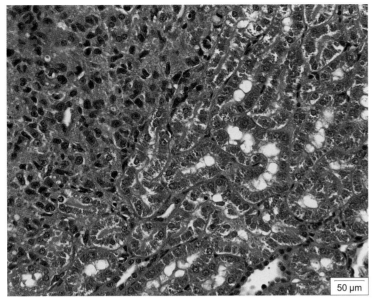

图 2-7-87. 组织细胞肉瘤，SD 大鼠（图 2-7-82 的同一只动物），肾脏。肾脏近端小管上皮内见透明小滴，左上区域见肿瘤细胞浸润灶

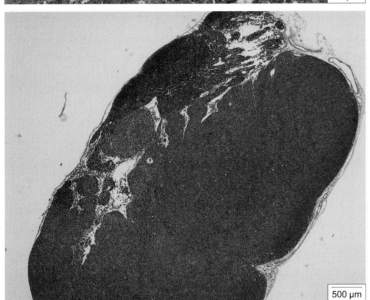

图 2-7-88. 组织细胞肉瘤，SD 大鼠（图 2-7-82 的同一只动物），淋巴结。淋巴结内肿瘤细胞大面积浸润，左上区域可见残存的淋巴组织

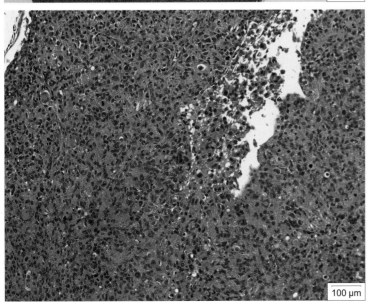

图 2-7-89. 组织细胞肉瘤，SD 大鼠，淋巴结（图 2-7-88 的放大）。淋巴结内可见嗜酸性且细胞质丰富的肿瘤细胞

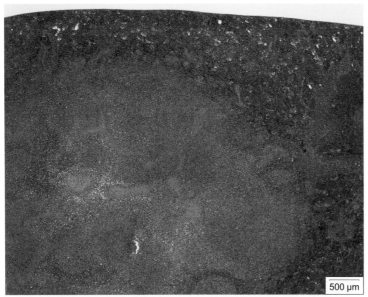

图 2-7-90. 组织细胞肉瘤，SD 大鼠（图 2-7-82 的同一只动物），脾脏。大面积肿瘤细胞浸润，残存的脾脏组织髓外造血明显

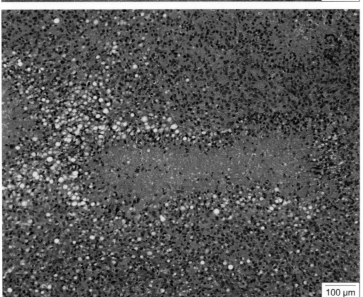

图 2-7-91. 组织细胞肉瘤，SD 大鼠，脾脏（图 2-7-90 的放大）。坏死组织周围肿瘤细胞排列成栅栏状

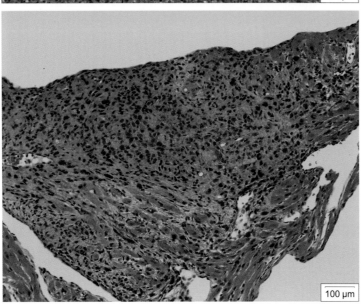

图 2-7-92. 组织细胞肉瘤，SD 大鼠（图 2-7-82 的同一只动物），心脏。心房内见肿瘤细胞浸润灶

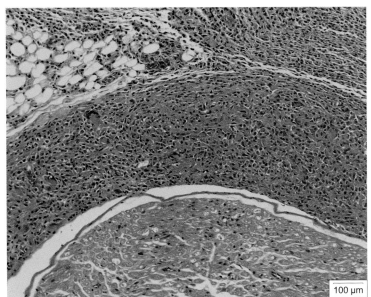

图 2-7-93. 组织细胞肉瘤，SD 大鼠（图 2-7-82 的同一只动物），坐骨神经。坐骨神经周围见肿瘤细胞浸润灶

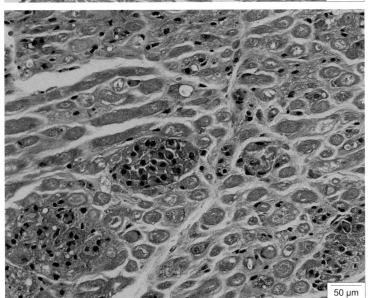

图 2-7-94. 组织细胞肉瘤，SD 大鼠（图 2-7-82 的同一只动物），坐骨神经。坐骨神经内见肿瘤细胞浸润

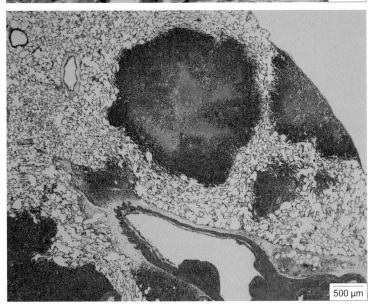

图 2-7-95. 组织细胞肉瘤，SD 大鼠（图 2-7-82 的同一只动物），肺脏。可见多个肿瘤细胞浸润灶

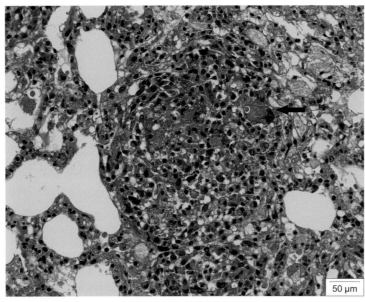

图 2-7-96. 组织细胞肉瘤，SD 大鼠，肺脏（图 2-7-95 的放大）。可见多核巨细胞样肿瘤细胞吞噬现象（如箭头所示）

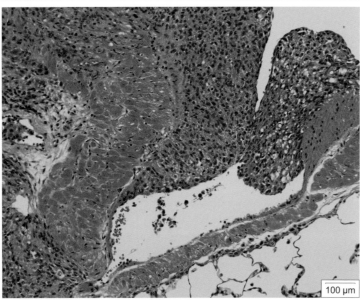

图 2-7-97. 组织细胞肉瘤，SD 大鼠（图 2-7-82 的同一只动物），肺脏。血管内见肿瘤细胞侵袭

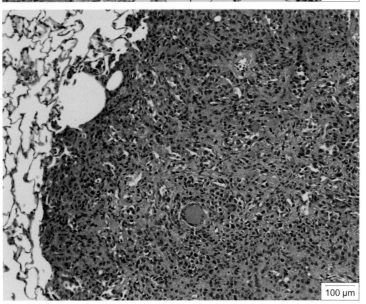

图 2-7-98. 组织细胞肉瘤，SD 大鼠（图 2-7-82 的同一只动物），肺脏。可见多核巨细胞样肿瘤细胞及细胞质呈嗜酸性肿瘤细胞

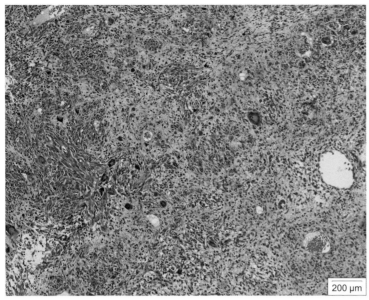

图 2-7-99. 组织细胞肉瘤，SD 大鼠，子宫原发。低倍镜，大量肿瘤细胞浸润性生长，可见多核巨细胞样肿瘤细胞

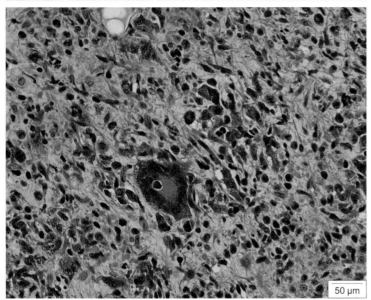

图 2-7-100. 组织细胞肉瘤，SD 大鼠，子宫（图 2-7-99 的放大）。可见肿瘤细胞多形性，多核巨细胞样肿瘤细胞吞噬现象

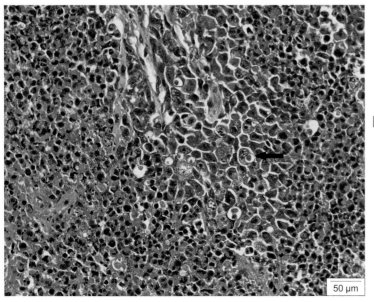

图 2-7-101. 组织细胞肉瘤，SD 大鼠（图 2-7-99 的同一只动物），子宫。肿瘤细胞吞噬现象（如箭头所示），可见大量坏死组织

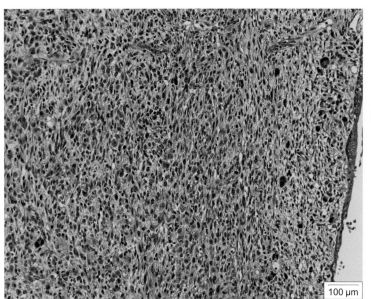

图 2-7-102. 组织细胞肉瘤，SD 大鼠（图 2-7-99 的同一只动物），子宫。宫颈内肿瘤细胞弥漫性浸润，肿瘤细胞呈卵圆形或梭形，可见多核巨细胞样肿瘤细胞

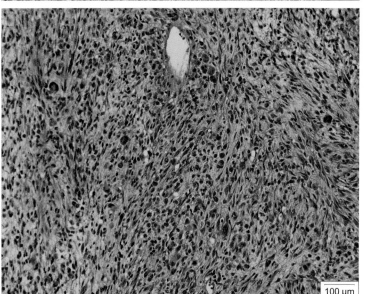

图 2-7-103. 组织细胞肉瘤，SD 大鼠（图 2-7-99 的同一只动物），子宫。肿瘤细胞呈梭形或纺锤形，可见多核巨细胞样肿瘤细胞

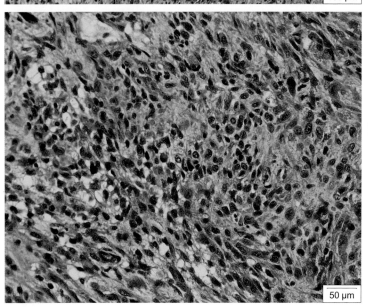

图 2-7-104. 组织细胞肉瘤，SD 大鼠，子宫（图 2-7-103 的放大）。肿瘤细胞呈圆形或纺锤形，细胞异型性明显，细胞质丰富，呈嗜酸性

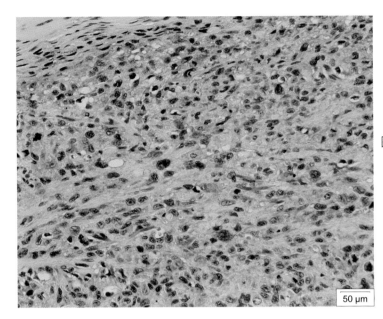

图 2-7-105. 组织细胞肉瘤，SD 大鼠，皮下组织。肿瘤细胞 CD68 免疫组织化学染色阳性

（编校：贺亮、大平东子）

- 良性肥大细胞瘤（benign mast cell tumor，图 2-7-106 ～图 2-7-110）

【组织来源】 肥大细胞和造血组织、黏膜、结缔组织中的肥大细胞的前体细胞。

【诊断特征】 单一结节状肿瘤，肥大细胞样肿瘤细胞增生聚集成块状或片状，压迫周围组织。肿瘤细胞异型性不明显，与肥大细胞相似，体积稍大，呈圆形或卵圆形。肿瘤细胞细胞核呈圆形、大小较一致，位于细胞中央；细胞质丰富呈弱嗜碱性，甲苯胺蓝（toluidine blue）染色可见细胞质内有明显的异染颗粒。病灶中含有数量不等的胶原纤维及嗜酸性粒细胞浸润，周围没有明显的炎症反应。可发生于皮肤、肝脏、脾脏和肾脏。

【鉴别诊断】

恶性肥大细胞瘤（malignant mast cell tumor）：恶性肥大细胞瘤较为罕见，在小鼠中偶见。肿瘤细胞具有异型性，浸润性生长，可累及多个脏器。

图 2-7-106. 良性肥大细胞瘤，SD 大鼠，皮肤。皮下组织内肿瘤细胞与肥大细胞相似，细胞呈圆形或卵圆形，细胞核位于细胞中央，细胞质丰富呈弱嗜碱性

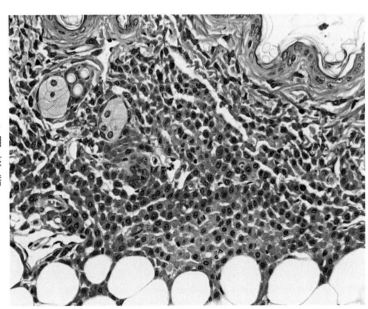

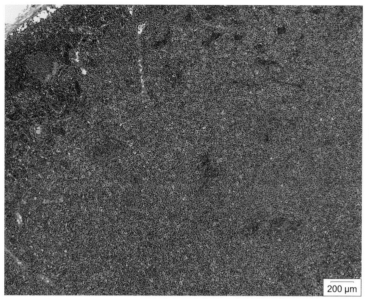

图 2-7-107. 良性肥大细胞瘤，Wistar 大鼠，淋巴结。淋巴结内可见结节状增生的肿瘤细胞，压迫淋巴组织

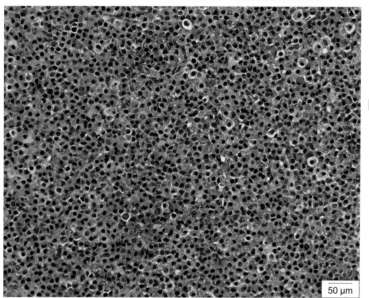

图 2-7-108. 良性肥大细胞瘤，Wistar 大鼠，淋巴结（图 2-7-107 的放大）。肥大细胞样肿瘤细胞呈圆形或椭圆形，体积较大，细胞核呈圆形，位于中央，细胞质丰富呈嗜碱性，可见颗粒。肿瘤细胞异型性小

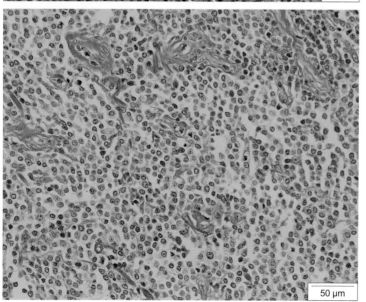

图 2-7-109. 良性肥大细胞瘤，比格犬，皮下组织。肿瘤细胞细胞核呈圆形，位于细胞中央。肿瘤内可见嗜酸性粒细胞散在分布

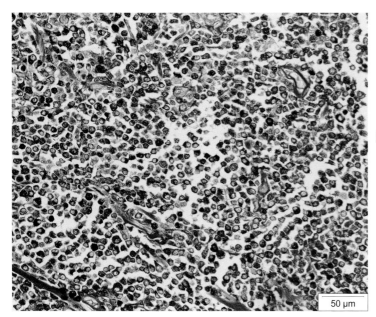

图 2-7-110. 良性肥大细胞瘤，比格犬（图 2-7-109 的同一只动物），皮下组织，甲苯胺蓝染色。肿瘤细胞细胞质内可见异染颗粒

（编校：贺亮、大平东子）

- 恶性肥大细胞瘤（malignant mast cell tumor，图 2-7-111 ～图 2-7-118）

【组织来源】　肥大细胞和造血组织、黏膜、结缔组织中的肥大细胞的前体细胞。

【诊断特征】　分为孤立型（solitary type）和系统型（systemic type）。孤立型：肥大细胞样肿瘤细胞呈肉瘤样、浸润性生长，单一器官受累，细胞异型性明显，细胞质嗜碱性颗粒减少，细胞核多形性，可见奇异形核、两叶核、巨大核，核仁明显，核分裂象多见。系统型：肥大细胞样肿瘤细胞呈结节状或弥漫性浸润生长，两个以上器官受累，细胞质异染颗粒少，也可有典型的嗜碱性颗粒，细胞核多形性，核分裂象多见。肿瘤组织内可见嗜酸性粒细胞，无明显炎症反应。

【鉴别诊断】　良性肥大细胞瘤（benign mast cell tumor）：肿瘤细胞类似正常肥大细胞，异型性不明显，细胞质含有嗜碱性颗粒，无浸润性生长。

图 2-7-111. 恶性肥大细胞瘤，孤立型，Wistar 大鼠，皮下组织。肿瘤细胞呈实体性增生，体积较大，细胞核位于细胞中央，细胞质含有嗜碱性颗粒，部分肿瘤细胞颗粒减少，细胞质不明显。肿瘤细胞具有多形性，可见巨大核。核分裂象多见（如箭头所示）。肿瘤组织内可见嗜酸性粒细胞浸润

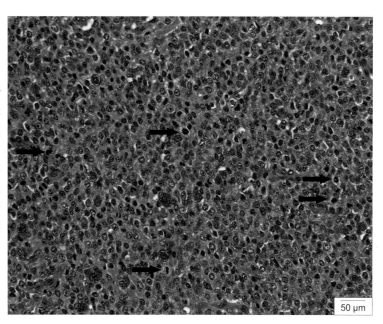

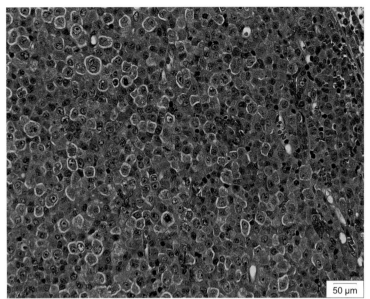

图 2-7-112. 恶性肥大细胞瘤，系统型，Wistar大鼠，皮下组织。肿瘤细胞细胞质含有异染性颗粒。肿瘤细胞具有多形性，核分裂象多见

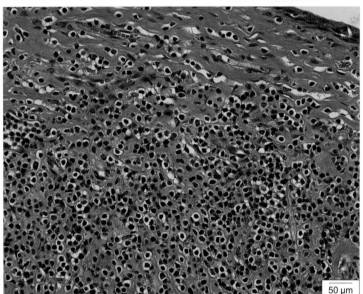

图 2-7-113. 恶性肥大细胞瘤，系统型，Wistar大鼠，子宫（图 2-7-112 的同一只动物）。子宫壁可见弥漫性肿瘤细胞浸润性增殖

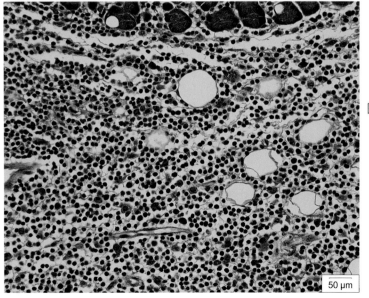

图 2-7-114. 恶性肥大细胞瘤，系统型，Wistar大鼠，胰腺（图 2-7-112 的同一只动物）。胰腺间质内可见弥漫性肿瘤细胞浸润性增殖，大部分肿瘤细胞脱颗粒

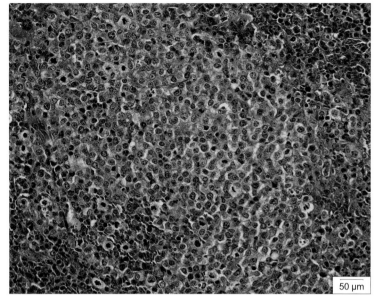

图 2-7-115. 恶性肥大细胞瘤，犬，脾脏。肿瘤细胞体积较大，细胞核呈椭圆形，位于细胞中央，核分裂象多见，可见病理性核分裂象。细胞质嗜碱性颗粒减少，染色浅。肿瘤组织内可见嗜酸性粒细胞浸润

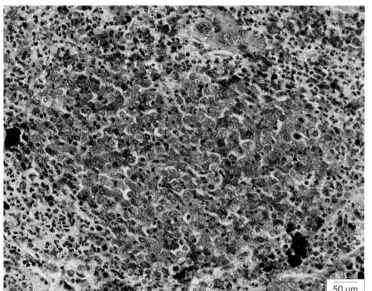

图 2-7-116. 恶性肥大细胞瘤，犬（图 2-7-115 的同一只动物的连续切片），脾脏，甲苯胺蓝染色。肿瘤细胞细胞质内可见紫红色异染颗粒

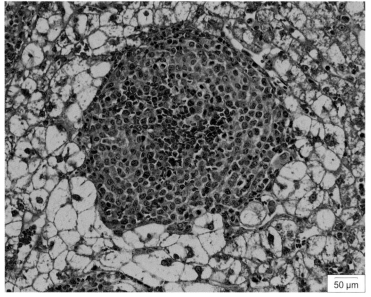

图 2-7-117. 恶性肥大细胞瘤，犬（图 2-7-115 的同一只动物），肝脏。肥大细胞样肿瘤细胞呈结节状增殖，可见核分裂象。细胞质嗜碱性颗粒减少，染色浅。肿瘤组织内可见嗜酸性粒细胞浸润

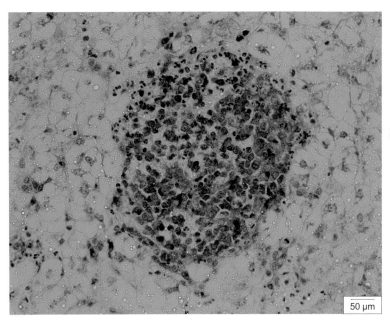

图 2-7-118. 恶性肥大细胞瘤，犬（图 2-7-117 的同一只动物的连续切片），肝脏，甲苯胺蓝染色。肿瘤细胞细胞质内可见紫红色异染颗粒

50 μm

（编校：贺亮、大平东子）

• 胸腺上皮增生（epithelial hyperplasia of thymus，图 2-7-119 ～图 2-7-124）

【组织来源】 胸腺的上皮细胞。

【诊断特征】 位于胸腺的髓质，病灶呈局灶性或弥漫性。增生的胸腺上皮细胞染色浅，体积较大，细胞分化成熟，排列成小管状或条索状，可见鳞状上皮化生。小管状结构可呈囊状，充满嗜酸性胶质样物质，可含有一些具有分泌功能的杯状细胞，细胞呈立方形或柱状，偶有纤毛。

【鉴别诊断】

1. 良性胸腺瘤（benign thymoma）：上皮成分有肿瘤细胞特征，体积大，对胸腺组织有压迫。

2. 上皮囊肿（epithelial cyst）：囊肿是由胸腺咽管残留形成，囊壁衬覆立方形纤毛上皮，腔内有嗜伊红均质物质，无胸腺上皮增生。

图 2-7-119. 胸腺上皮增生，F344 大鼠，胸腺，低倍镜。胸腺皮质结构正常，髓质内可见上皮细胞增生

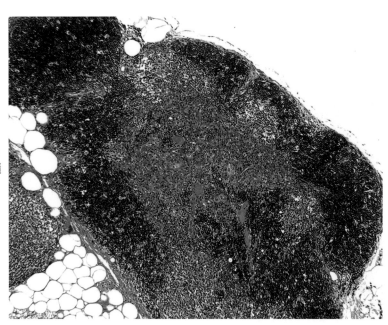

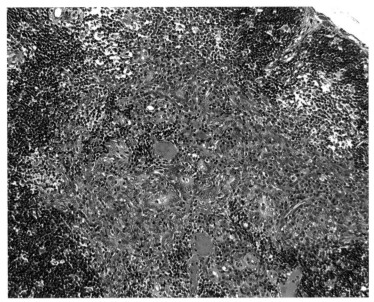

图 2-7-120. 胸腺上皮增生，F344 大鼠，胸腺（图 2-7-119 的放大）。髓质内可见上皮细胞增生排列成小管状或条索状

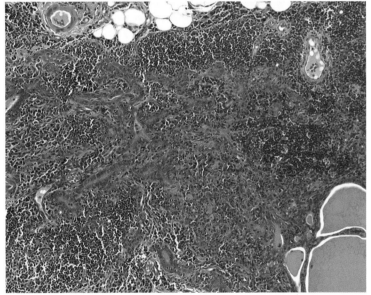

图 2-7-121. 胸腺上皮增生，SD 大鼠，胸腺。胸腺髓质内上皮细胞增生，排列成管状，可见囊状结构

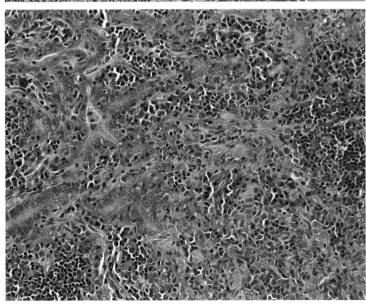

图 2-7-122. 胸腺上皮增生，SD 大鼠，胸腺（图 2-7-121 的放大）。增生的上皮细胞排列成管状

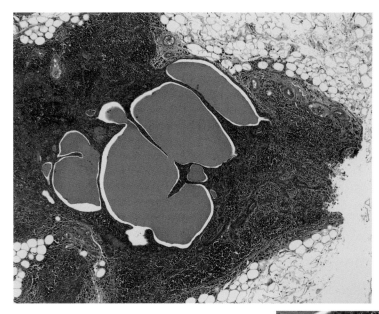

图 2-7-123. 胸腺上皮增生，SD 大鼠，胸腺。胸腺上皮增生，向皮质内生长。可见囊状结构，内充满嗜酸性胶质样物质。胸腺结构无异型

图 2-7-124. 胸腺上皮增生，SD 大鼠，胸腺（图 2-7-123 的放大）。增生的胸腺上皮细胞分化成熟，单层排列成腺腔样。可见皮质内淋巴细胞成分

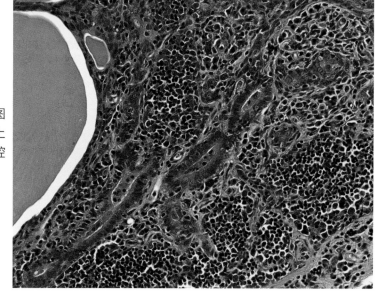

（编校：贺亮、大平东子）

- 良性胸腺瘤（benign thymoma，图 2-7-125～图 2-7-130）

【组织来源】　胸腺的上皮细胞。

【诊断特征】　胸腺瘤为单发、孤立的肿瘤，包括伴有髓质分化的胸腺瘤和无髓质分化的胸腺瘤。伴有髓质分化的胸腺瘤为多个小叶状结构形成的肿瘤组织，增生的胸腺上皮样细胞位于小叶中央，分化好的淋巴细胞围绕上皮样细胞周围增殖，有时可见小叶状结构被纤维组织分隔。肿瘤组织界限清楚，Wistar 大鼠常见，雌性比雄性多见。无髓质分化的胸腺瘤以胸腺上皮细胞增生为主，可伴有淋巴细胞混合存在。增生的肿瘤性上皮细胞形态多样，可见类上皮样、鳞状上皮样、腺管样、纺锤形或肌上皮样呈结节状压迫周围胸腺组织。

【鉴别诊断】

恶性胸腺瘤（malignant thymoma）：细胞异型性明显，浸润性生长。

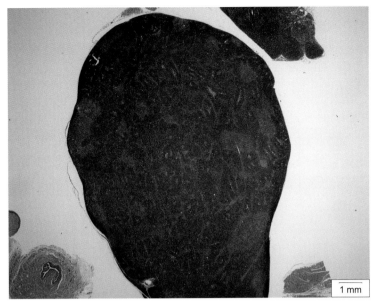

图 2-7-125. 良性胸腺瘤，Wistar 大鼠，胸腺，低倍镜。伴有髓质分化的胸腺瘤，胸腺可见上皮样成分及淋巴细胞增生，形成含有多个小叶状结构的肿块

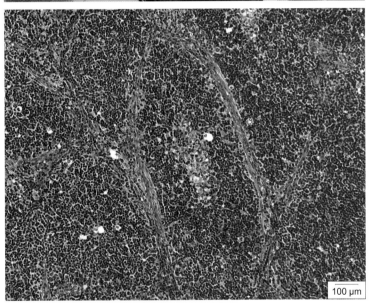

图 2-7-126. 良性胸腺瘤，Wistar 大鼠，胸腺（图 2-7-125 的放大）。肿瘤组织可见上皮样成分及淋巴细胞增生，形成多个小叶状结构，上皮样成分的肿瘤细胞在小叶中央，淋巴细胞围绕在上皮样成分周围。小叶状结构被纤维组织分隔

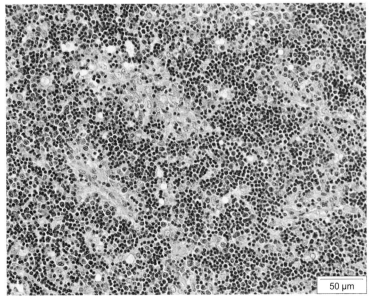

图 2-7-127. 良性胸腺瘤，Wistar 大鼠，胸腺。上皮样肿瘤细胞及淋巴细胞同时增生，混合存在。上皮样肿瘤细胞体积较大，染色浅，细胞异型性小

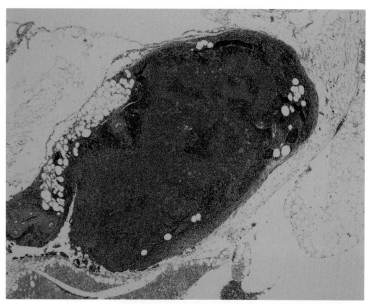

图 2-7-128. 良性胸腺瘤，Wistar 大鼠，胸腺，低倍镜。胸腺上皮细胞增生为主的胸腺瘤

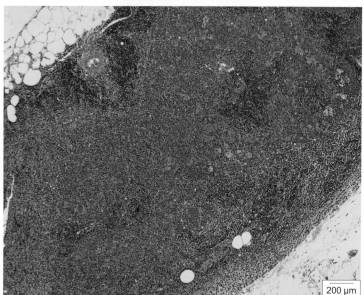

图 2-7-129. 良性胸腺瘤，Wistar 大鼠，胸腺（图2-7-128 的放大）。上皮样肿瘤细胞增生，呈结节状压迫周围胸腺组织

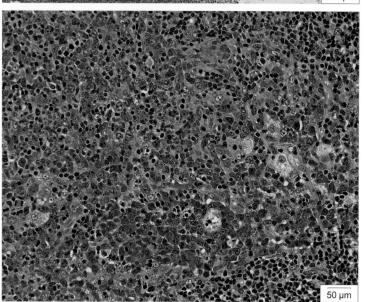

图 2-7-130. 良性胸腺瘤，Wistar 大鼠，胸腺（图2-7-128 的放大）。可见胸腺上皮样肿瘤细胞细胞核较大、淡染

（编校：贺亮、大平东子）

• 恶性胸腺瘤（malignant thymoma，图 2-7-131 ～
图 2-7-136）

【组织来源】 胸腺上皮细胞。

【诊断特征】 恶性胸腺瘤主要以上皮细胞肿瘤性异型增生
为主，上皮样的肿瘤细胞形态多样，可呈立方形、柱状、鳞状
细胞样、梭形或肌上皮样，排列成腺管状或条索状，肿瘤细胞
异型性明显，核分裂象多见，向周围组织侵袭性生长或转移。
肿瘤组织分化不同，也可见上皮细胞和淋巴细胞混合存在的恶
性胸腺瘤。恶性胸腺瘤大鼠及小鼠均较少见。

【鉴别诊断】

1. 良性胸腺瘤（benign thymoma）：胸腺内上皮样肿瘤细胞
增生，但未见浸润性生长。

2. 淋巴瘤（lymphoma）：淋巴瘤中的肿瘤细胞是以异型增
生的淋巴细胞为主，无肿瘤性上皮成分，常多处淋巴器官同时
发生。

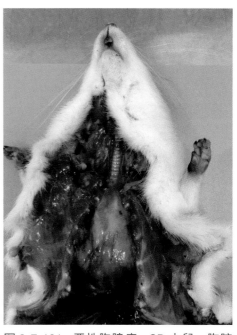

图 2-7-131. 恶性胸腺瘤，SD 大鼠。胸腔
内胸腺位置处，见一白色肿块

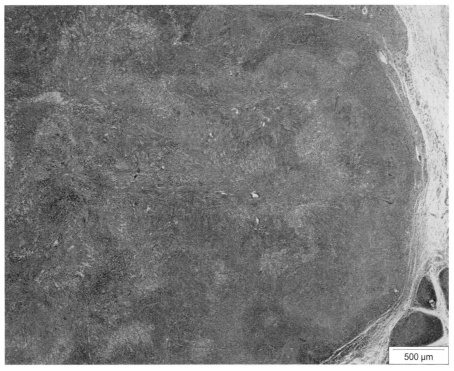

图 2-7-132. 恶性胸腺瘤，SD 大鼠（图 2-7-131 的同一只动物），胸腺，低倍镜。
胸腺被大块的肿瘤组织占据，右下方见残存的正常的胸腺结构

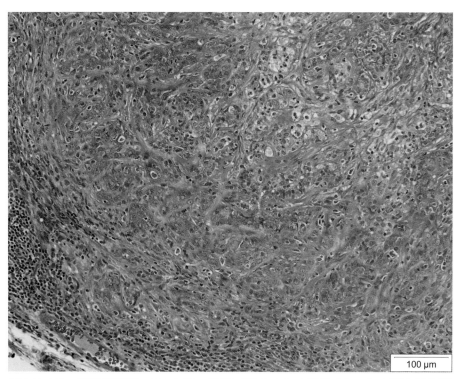

图 2-7-133. 恶性胸腺瘤，SD 大鼠，胸腺（图 2-7-132 的放大）。上皮样的肿瘤细胞增生，浸润性生长

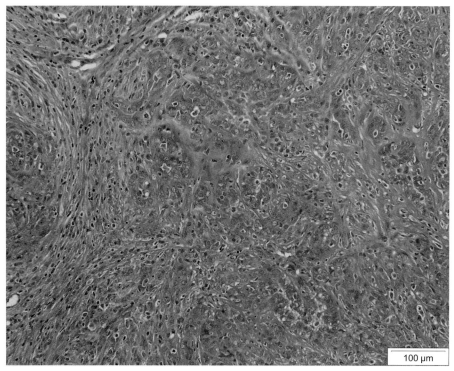

图 2-7-134. 恶性胸腺瘤，SD 大鼠，胸腺（图 2-7-132 的放大）。上皮样的肿瘤细胞形态多样，呈腺管状、鳞状瘤细胞样，也可见梭形、肌上皮样的肿瘤细胞

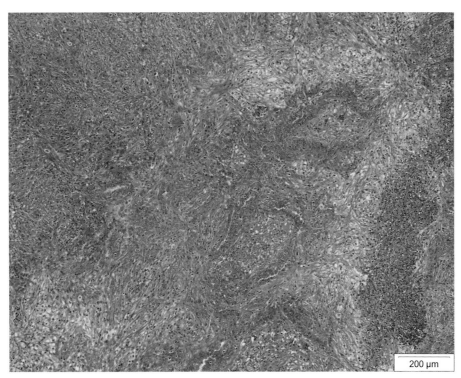

图 2-7-135. 恶性胸腺瘤，SD 大鼠（图 2-7-132 的同一只动物），胸腺。上皮样的
　　　　　肿瘤细胞异型增生，可见坏死灶

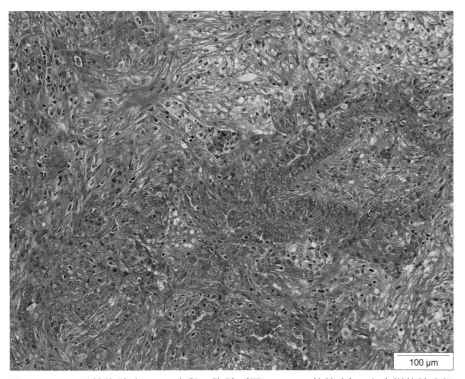

图 2-7-136. 恶性胸腺瘤，SD 大鼠，胸腺（图 2-7-135 的放大）。上皮样的肿瘤细
　　　　　胞呈多层排列，核分裂象多见

（编校：贺亮、大平东子）

8. 内分泌系统
Endocrine System

8.1 垂体 pituitary gland

- 远侧部灶性增生（focal pars distalis hyperplasia，图 2-8-1 ～图 2-8-6）

【组织来源】 远侧部内分泌细胞。

【诊断特征】 远侧部内分泌细胞数量局灶性增多，与周围组织界限不清。增生的细胞类型较单一，与正常内分泌细胞着色不同，可呈嗜酸性、嗜碱性或空泡性，无异型性或多形性。增生灶对周围组织压迫不明显。增生灶的直径不超过垂体远侧部宽度的 50%。

【鉴别诊断】

1. 远侧部腺瘤（pars distalis adenoma）：增生灶的直径超过远侧部宽度的 50%，对周围组织压迫明显，无浸润或转移。

2. 远侧部肥大（pars distalis hypertrophy）：远侧部内分泌细胞细胞体积增大，数量不增多。

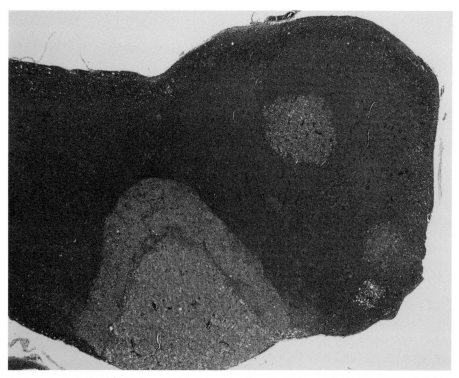

图 2-8-1. 远侧部灶性增生，F344 大鼠，垂体，低倍镜。垂体远侧部可见增生灶，
与周围细胞着色不同，直径不超过远侧部宽度的 50%

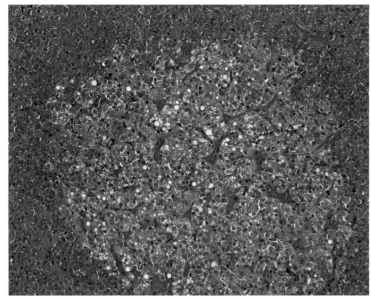

图 2-8-2. 远侧部灶性增生，F344 大鼠，垂体（图 2-8-1 的放大）。增生灶内的内分泌细胞数量增多，细胞成分单一，细胞质呈弱嗜酸性，细胞无异型性

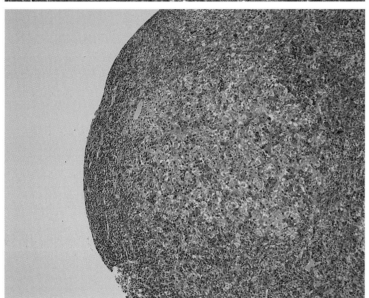

图 2-8-3. 远侧部灶性增生，SD 大鼠，垂体。增生灶内的内分泌细胞数量增多，对周围组织压迫不明显

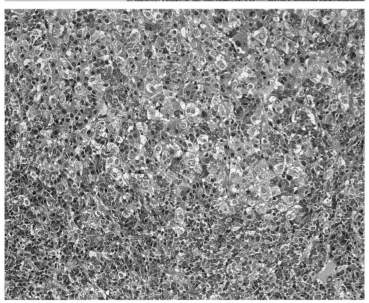

图 2-8-4. 远侧部灶性增生，SD 大鼠，垂体（图 2-8-3 的放大）。增生灶内的细胞体积较大，无细胞异型性

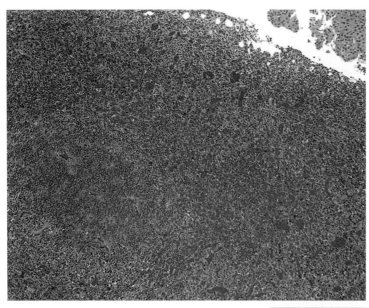

图 2-8-5. 远侧部灶性增生，F344 大鼠，垂体，低倍镜。增生灶内的细胞数量增多，呈嗜碱性，不压迫周围组织

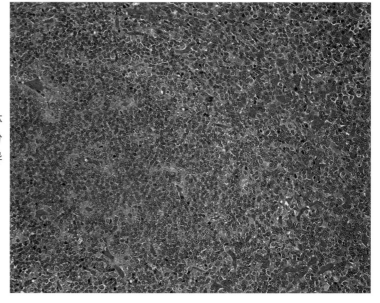

图 2-8-6. 远侧部灶性增生，F344 大鼠，垂体（图 2-8-5 的放大）。增生灶内的内分泌细胞呈嗜碱性，细胞成分单一，异型性不明显

（编校：侯敏博、大平东子）

- 远侧部腺瘤（pars distalis adenoma，图 2-8-7 ～图 2-8-15）

【组织来源】　远侧部内分泌细胞。

【诊断特征】　垂体远侧部肿瘤组织界限清楚，结节状膨胀性生长，对周围组织压迫明显，可向中间部或神经部挤压，大的肿瘤可压迫大脑，无浸润或转移。肿瘤直径超过垂体远侧部宽度的 50%。肿瘤组织呈小梁状或实体性排列，可伴有血管扩张、出血。增生的肿瘤细胞多数为单一成分的细胞，也可见两种以上成分的细胞。肿瘤细胞呈多形性，可见细胞异型性，细胞体积与核增大，核分裂象可见。

【鉴别诊断】

远侧部癌（pars distalis carcinoma）：可见浸润或转移。

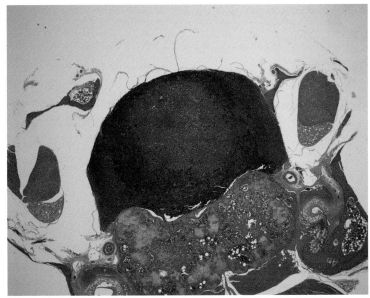

图 2-8-7. 远侧部腺瘤，SD 大鼠，垂体，低倍镜。垂体远侧部可见大块肿瘤组织膨胀性生长，直径超过远侧部宽度的 50%，压迫周围组织

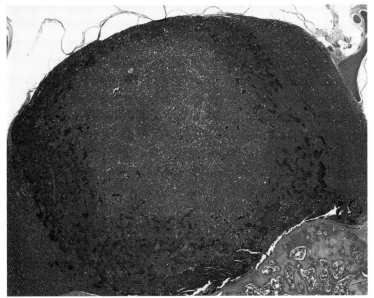

图 2-8-8. 远侧部腺瘤，SD 大鼠，垂体（图 2-8-7 的放大）。肿瘤组织内可见大量血管扩张

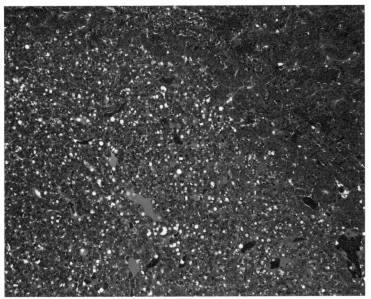

图 2-8-9. 远侧部腺瘤，SD 大鼠，垂体（图 2-8-8 的放大）。肿瘤细胞体积增大，细胞质呈嗜酸性或空泡样

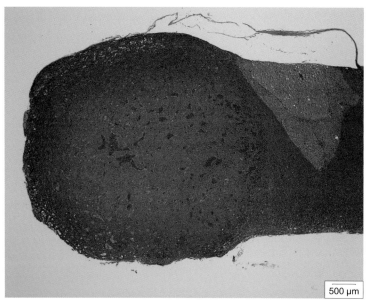

图 2-8-10. 远侧部腺瘤，Wistar 大鼠，垂体，低倍镜。肿瘤组织直径超过垂体远侧部宽度的 50%，压迫周围组织，与周围组织界限明显

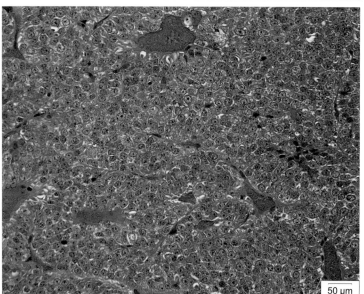

图 2-8-11. 远侧部腺瘤，Wistar 大鼠，垂体（图 2-8-10 的放大）。增生的肿瘤细胞为单一成分的细胞，分化较好

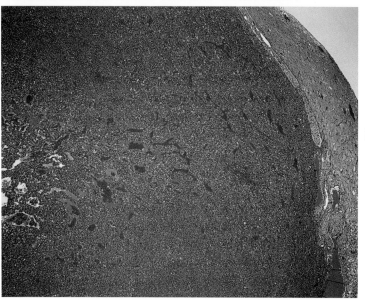

图 2-8-12. 远侧部腺瘤，SD 大鼠，垂体，低倍镜。垂体远侧部大块肿瘤组织明显压迫中间部

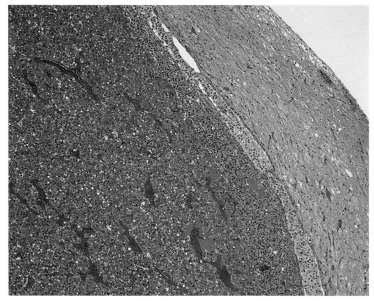

图 2-8-13. 远侧部腺瘤，SD 大鼠，垂体（图 2-8-12 的放大）。垂体远侧部大块肿瘤组织压迫中间部，增生的肿瘤细胞细胞质呈嗜碱性，未见浸润或转移

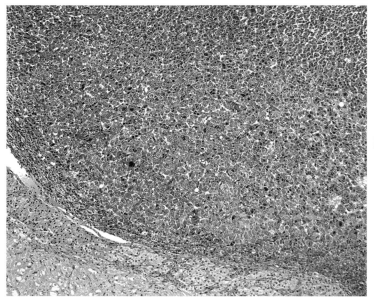

图 2-8-14. 远侧部腺瘤，SD 大鼠，垂体。远侧部内可见大块肿瘤组织结节状增生

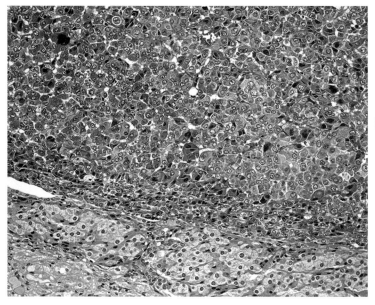

图 2-8-15. 远侧部腺瘤，SD 大鼠，垂体（图 2-8-14 的放大）。肿瘤细胞多形性，细胞核增大。可见细胞异型性，未见浸润或转移

（编校：侯敏博、大平东子）

● 远侧部癌（pars distalis carcinoma，图 2-8-16～图 2-8-23）

【组织来源】　远侧部内分泌细胞。

【诊断特征】　垂体远侧部肿瘤组织呈结节状浸润性生长，可见突破被膜、侵袭脑或蝶骨组织。肿瘤组织呈小梁状或实体性增生，可伴有血管扩张、出血或囊肿。肿瘤细胞可呈多形性，细胞增大或巨大核，可见细胞异型性、核分裂象。

【鉴别诊断】

远侧部腺瘤（pars distalis adenoma）：压迫周围组织，无浸润或转移。

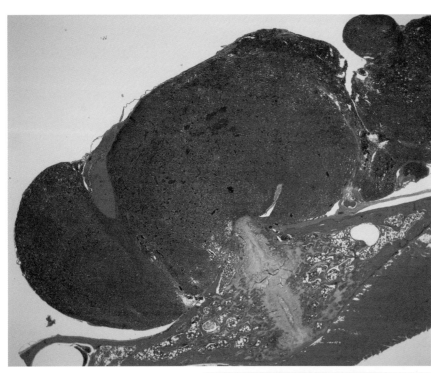

图 2-8-16. 远侧部癌，SD 大鼠，垂体，低倍镜。垂体被大块肿瘤组织占据，垂体正常结构被破坏

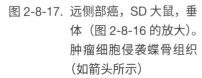

图 2-8-17. 远侧部癌，SD 大鼠，垂体（图 2-8-16 的放大）。肿瘤细胞侵袭蝶骨组织（如箭头所示）

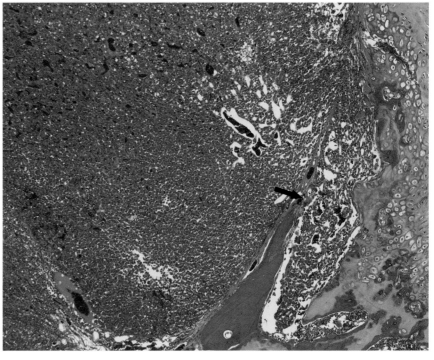

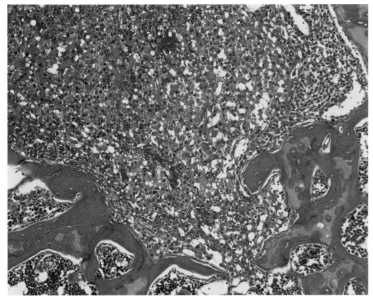

图 2-8-18. 远侧部癌，SD 大鼠，垂体（图 2-8-16 的放大）。肿瘤细胞侵入骨髓

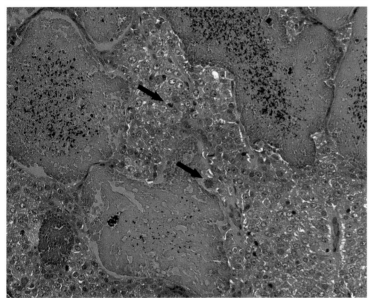

图 2-8-19. 远侧部癌，SD 大鼠，垂体。肿瘤组织内血管扩张，肿瘤细胞异型性明显，可见核分裂象（如箭头所示）

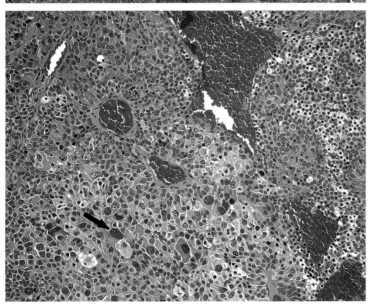

图 2-8-20. 远侧部癌，F344 大鼠，垂体，高倍镜。肿瘤细胞多形性，细胞异型性明显，可见巨大核（如箭头所示）

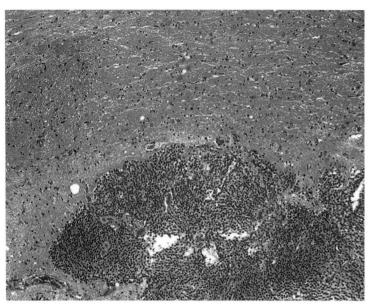

图 2-8-21. 远侧部癌，F344 大鼠（图 2-8-20 的同一只动物），脑。远侧部癌在脑组织内侵袭灶

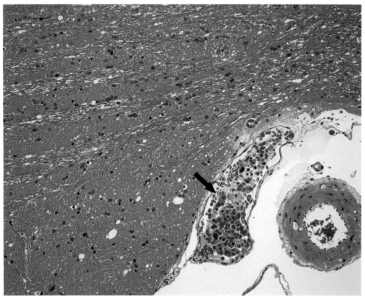

图 2-8-22. 远侧部癌，F344 大鼠（图 2-8-20 的同一只动物），脑。远侧部肿瘤细胞血管内侵袭（如箭头所示）

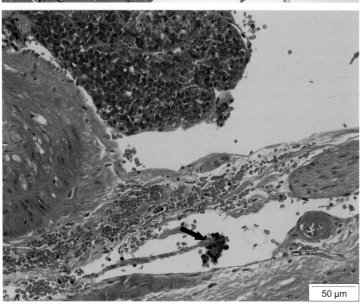

图 2-8-23. 远侧部癌，Wistar 大鼠，垂体，高倍镜。远侧部肿瘤细胞血管内侵袭（如箭头所示）

（编校：侯敏博、大平东子）

- 中间部灶性增生（focal pars intermedia hyperplasia，图 2-8-24 ～图 2-8-27）

【组织来源】 中间部内分泌细胞。

【诊断特征】 中间部结构正常，局灶性内分泌细胞数量增多，对周围组织无压迫。增生的中间部内分泌细胞与正常细胞形态相似，细胞质丰富，着色浅或呈嗜酸性，细胞无异型性。

【鉴别诊断】

1. 中间部腺瘤（pars intermedia adenoma）：中间部结构异常，肿瘤灶压迫周围组织。

2. 中间部肥大（pars intermedia hypertrophy）：中间部内分泌细胞体积增大，细胞数量不增加。

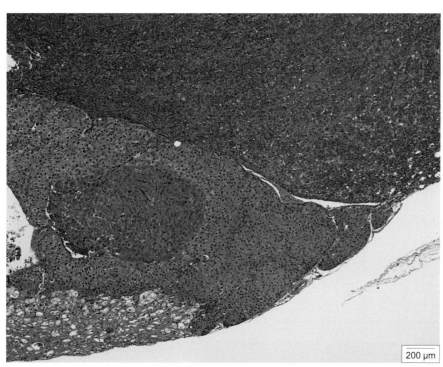

图 2-8-24. 中间部灶性增生，Wistar
大鼠，垂体。垂体中间
部局灶性内分泌细胞数
量增多

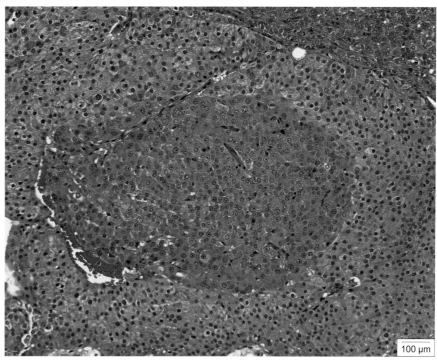

图 2-8-25. 中间部灶性增生，Wistar
大鼠，垂体（图 2-8-24
的放大）。增生的中间
部内分泌细胞细胞质丰
富呈嗜酸性

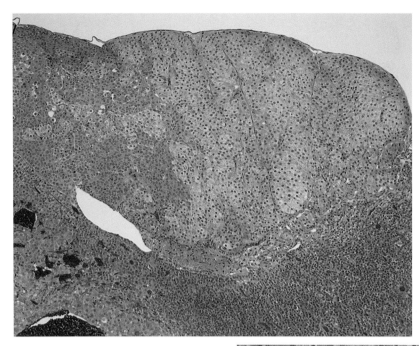

图 2-8-26. 中间部灶性增生，SD 大鼠，垂体，低倍镜。垂体中间部内分泌细胞数量增多

图 2-8-27. 中间部灶性增生，SD 大鼠，垂体（图 2-8-26 的放大）。增生的细胞体积较大，细胞质丰富、淡染。增生灶对周围组织无压迫

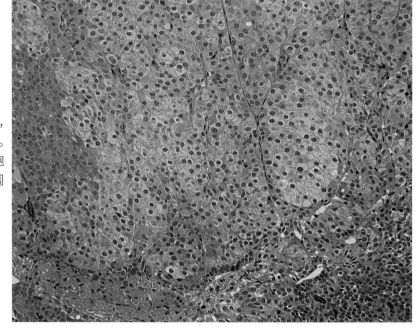

（编校：侯敏博、大平东子）

- 中间部腺瘤（pars intermedia adenoma，图 2-8-28 ～图 2-8-32）

【组织来源】　中间部内分泌细胞。

【诊断特征】　中间部肿瘤灶压迫周围组织，与周围组织分界较清晰，未见浸润或转移。肿瘤组织可呈实体性、小叶状或巢状增生。肿瘤细胞与正常中间部细胞着色不同，细胞质淡染、透亮、不含细小颗粒，细胞大小不一或呈多形性，可见细胞异型性。

【鉴别诊断】

中间部灶性增生（focal pars intermedia hyperplasia）：中间部结构正常，增生灶对周围组织无压迫。

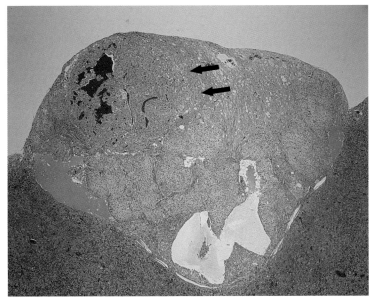

图 2-8-28. 中间部腺瘤，SD 大鼠，垂体，低倍镜。中间部肿瘤灶对周围组织压迫明显（如箭头所示）

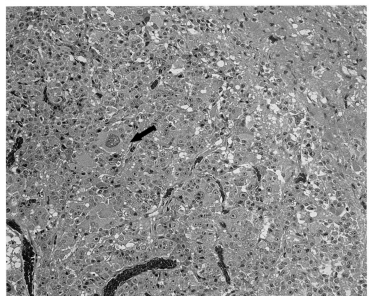

图 2-8-29. 中间部腺瘤，SD 大鼠，垂体（图 2-8-28 的放大）。肿瘤细胞细胞质淡染、透亮，细胞大小不一，可见巨大核（如箭头所示），细胞异型性可见，未见浸润或转移

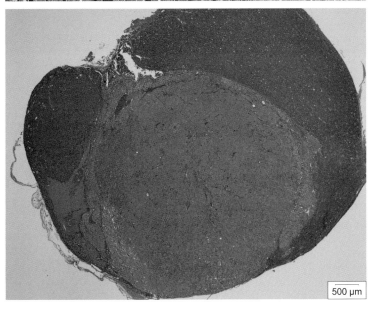

图 2-8-30. 中间部腺瘤，Wistar 大鼠，垂体。垂体中间部可见肿瘤细胞结节状增生，压迫周围组织

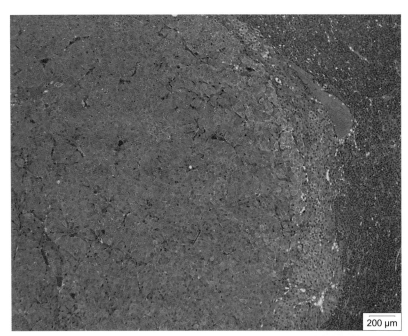

图 2-8-31. 中间部腺瘤，Wistar 大鼠，垂体（图 2-8-30 的放大）。中间部肿瘤细胞增生，压迫周围垂体组织，肿瘤细胞淡嗜酸性染色

200 μm

图 2-8-32. 中间部腺瘤，Wistar 大鼠，垂体（图 2-8-31 的放大）。肿瘤细胞与正常的中间部细胞相似，细胞质淡嗜酸性染色，细胞分化好，异型性不明显

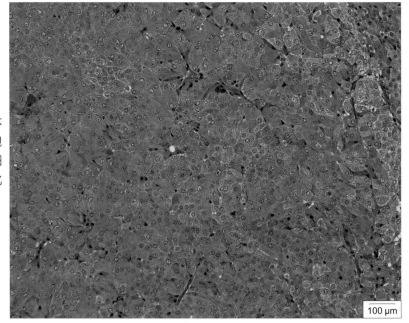

100 μm

（编校：侯敏博、大平东子）

- 良性节细胞神经瘤（benign ganglioneuroma，图 2-8-33～图 2-8-35）

【组织来源】　垂体残余神经细胞。

【诊断特征】　垂体神经部大块肿瘤组织压迫腺垂体，与腺垂体界限较清楚。肿瘤组织由分化良好的神经节细胞和神经原纤维组成。肿瘤细胞体积较大，细胞核呈圆形或椭圆形，核仁明显，位于核中央。大小鼠垂体节细胞神经瘤罕见。神经节细胞免疫组织化学神经丝蛋白、嗜铬粒蛋白 A、突触小泡蛋白、神经元特异性烯醇化酶染色阳性。

【鉴别诊断】

远侧部腺瘤（pars distalis adenoma）或中间部腺瘤（pars intermedia adenoma）：肿瘤细胞与内分泌细胞形态相近，无神经节细胞。

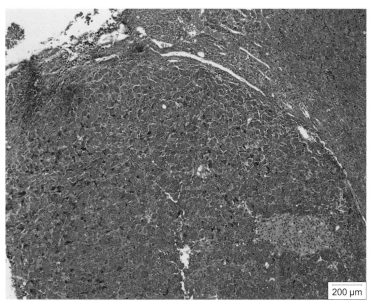

图 2-8-33. 良性节细胞神经瘤，Wistar 大鼠，垂体，低倍镜。神经部的肿瘤灶压迫腺垂体

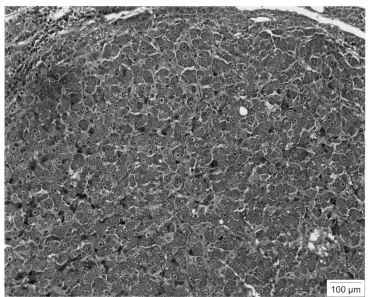

图 2-8-34. 良性节细胞神经瘤，Wistar 大鼠，垂体（图 2-8-33 的放大）。肿瘤组织由分化成熟的神经节细胞组成

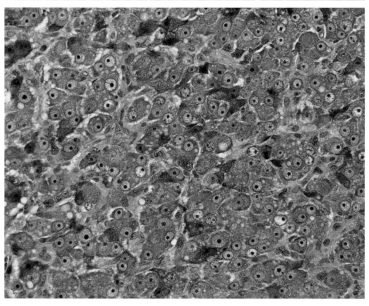

图 2-8-35. 良性节细胞神经瘤，Wistar 大鼠，垂体（图 2-8-34 的放大）。可见增生的细胞体积较大，细胞核呈圆形或椭圆形，核仁明显，位于核中央

（编校：侯敏博、大平东子）

• 垂体细胞瘤（pituicytoma，图 2-8-36 ～ 图 2-8-38）

【组织来源】 神经垂体的神经胶质细胞。

【诊断特征】 神经垂体内可见结节状增生灶，通常界限清楚，可压迫周围的腺垂体和脑组织。肿瘤细胞类似神经胶质细胞，细胞质呈嗜酸性、空泡状，细胞核呈圆形或卵圆形。也可见小胶质细胞样肿瘤细胞。肿瘤细胞的细胞核可呈栅栏状或假菊形团样排列。细胞多形性不明显。肿瘤细胞免疫组织化学波形蛋白和胶质细胞原纤维酸性蛋白（GFAF）染色阳性。

【鉴别诊断】

1. 远侧部腺瘤（pars distalis adenoma）或中间部腺瘤（pars intermedia adenoma）：肿瘤位于垂体中间部或远侧部，肿瘤细胞与垂体的内分泌细胞形态相近，无神经胶质细胞。

2. 恶性星形细胞瘤（malignant astrocytoma）：肿瘤发生部位是脑组织，主要据此与垂体细胞瘤进行鉴别诊断。

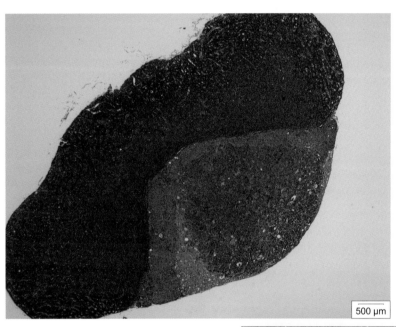

图 2-8-36. 垂体细胞瘤，Wistar 大鼠，垂体，低倍镜。神经垂体内发生的肿瘤，膨胀性生长，压迫神经部周围组织和垂体中间叶

图 2-8-37. 垂体细胞瘤，Wistar 大鼠，垂体（图 2-8-36 的放大）。肿瘤细胞类似神经胶质细胞，细胞质呈嗜酸性、空泡状。也可见小胶质细胞样肿瘤细胞

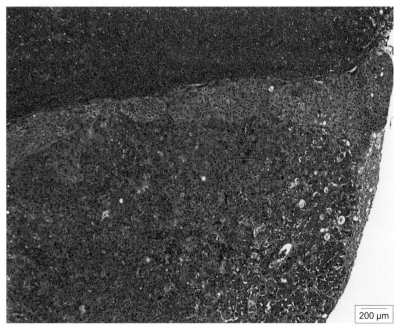

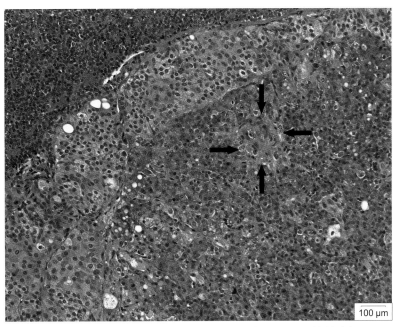

图 2-8-38. 垂体细胞瘤，Wistar 大鼠，垂体（图 2-8-36 的放大）。可见部分肿瘤细胞呈假菊形团状排列（如箭头所示）

（编校：侯敏博、大平东子）

8.2 甲状腺 thyroid gland

- 滤泡细胞灶性增生（focal follicular cell hyperplasia，图 2-8-39～图 2-8-44）

【组织来源】 甲状腺滤泡上皮细胞。

【诊断特征】 甲状腺内滤泡上皮细胞呈灶性增生，细胞数量增多。增生的滤泡上皮细胞为局灶性或多灶性，有时可见滤泡上皮细胞呈乳头状突入滤泡腔，增生的细胞为单层，组织结构保持。增生的细胞呈立方形或低柱状，细胞无异型性。增生灶无包膜，通常对周围组织无压迫。伴有囊性扩张时，可压迫周围组织。

【鉴别诊断】

1. 滤泡细胞腺瘤（follicular cell adenoma）：可有包膜，压迫周围组织，无浸润或转移，核分裂象不常见。

2. 囊性滤泡（cystic follicle）：滤泡腔增大，滤泡上皮细胞无增生，无乳头状突起。

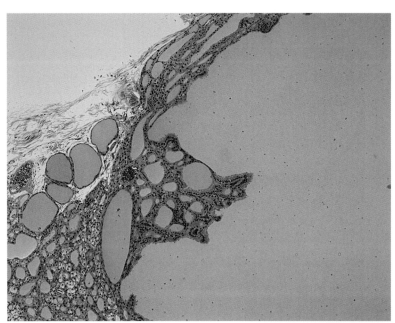

图 2-8-39. 滤泡细胞灶性增生，SD 大鼠，甲状腺，低倍镜。滤泡上皮细胞数量增多，呈乳头状突入滤泡腔内

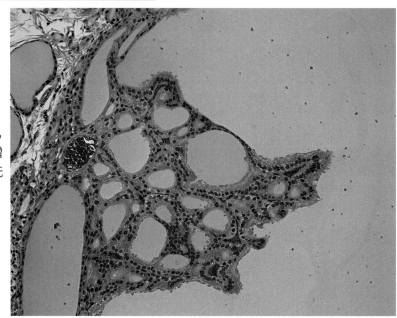

图 2-8-40. 滤泡细胞灶性增生，SD 大鼠，甲状腺（图 2-8-39 的放大）。增生的滤泡细胞呈单层排列，无细胞异型性

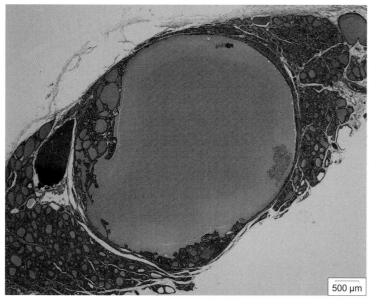

图 2-8-41. 滤泡细胞灶性增生，Wistar 大鼠，甲状腺，低倍镜。可见滤泡囊状增生灶

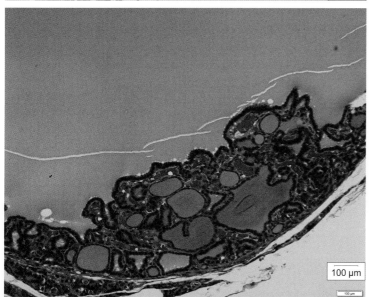

图 2-8-42. 滤泡细胞灶性增生，Wistar 大鼠，甲状腺（图 2-8-41 的放大）。增生的滤泡上皮细胞为单层，呈乳头状突入扩张的滤泡腔

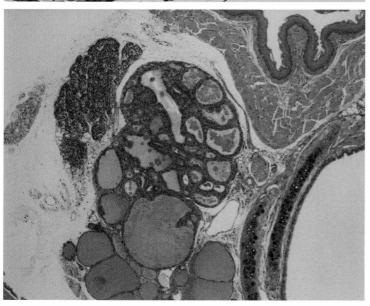

图 2-8-43. 滤泡细胞灶性增生，B6C3F1 小鼠，甲状腺，低倍镜。滤泡细胞数量增多，呈灶性增生，无包膜

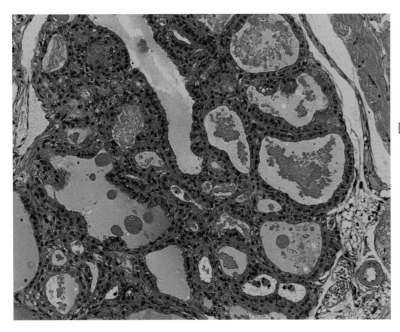

图 2-8-44. 滤泡细胞灶性增生，B6C3F1 小鼠，甲状腺（图 2-8-43 的放大）。增生的滤泡上皮细胞数量增多，呈单层排列，细胞无异型性。增生灶不压迫周围组织

（编校：侯敏博、大平东子）

● 滤泡细胞腺瘤（follicular cell adenoma，图 2-8-45 ～ 图 2-8-48）

【组织来源】 甲状腺滤泡上皮细胞。

【诊断特征】 甲状腺滤泡上皮细胞样肿瘤细胞结节状增生，压迫周围组织，与周围组织分界清楚，有完整或部分包膜。同一肿瘤可见不同生长方式，可呈乳头状、滤泡状、囊状或实体性生长，有组织异型性。肿瘤细胞呈单层或多层排列，呈立方形或低柱状，细胞质可呈嗜碱性，细胞异型性不明显，核分裂象不常见。

【鉴别诊断】

1. 滤泡细胞增生（follicular cell hyperplasia）：无包膜，对周围组织无压迫。

2. 滤泡细胞癌（follicular cell carcinoma）：可见浸润性生长或转移，细胞异型性明显，核分裂象常见。

图 2-8-45. 滤泡细胞腺瘤，SD 大鼠，甲状腺，低倍镜。肿瘤灶包膜完整，压迫周围组织

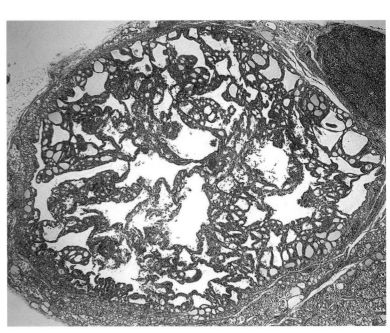

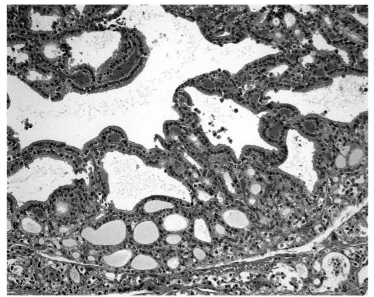

图 2-8-46. 滤泡细胞腺瘤，SD 大鼠，甲状腺（图 2-8-45 的放大）。肿瘤呈乳头状、滤泡状生长，细胞呈单层排列，无细胞异型性

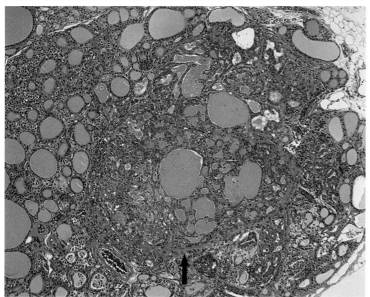

图 2-8-47. 滤泡细胞腺瘤，SD 大鼠，甲状腺，低倍镜。肿瘤灶内细胞密度增大，压迫周围组织，有部分包膜（如箭头所示），与周围组织界限清楚

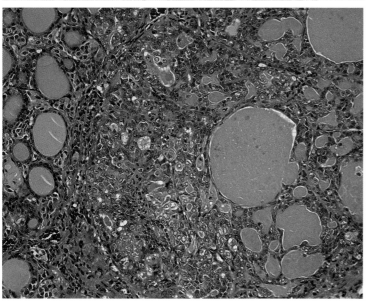

图 2-8-48. 滤泡细胞腺瘤，SD 大鼠，甲状腺（图 2-8-47 的放大）。滤泡上皮呈小滤泡状增生，增生的细胞密度大，细胞质呈嗜碱性，核分裂象少见

（编校：侯敏博、大平东子）

● 滤泡细胞癌（follicular cell carcinoma，图 2-8-49～图 2-8-53）

【组织来源】 甲状腺滤泡上皮细胞。

【诊断特征】 甲状腺内滤泡上皮样肿瘤细胞呈致密的多层腺腔样、乳头状、实体性浸润性生长，肿瘤与周围组织分界不清，可向血管内或包膜外浸润，也可向周围淋巴结或肺脏等转移。增生的滤泡上皮样肿瘤细胞可见异型性或多形性，细胞核呈圆形或细长形，核仁明显，染色质深染，有时可见咖啡豆样核，核分裂象多见。可伴有坏死、矿化、色素沉着、胆固醇结晶等病变。

【鉴别诊断】

滤泡细胞腺瘤（follicular cell adenoma）：无浸润或转移，核分裂象不常见。

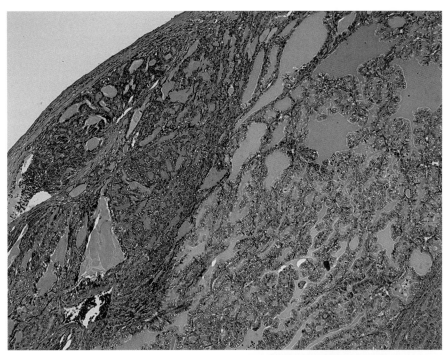

图 2-8-49. 滤泡细胞癌，SD 大鼠，甲状腺，低倍镜。肿瘤组织结构异常，呈多层腺腔样浸润性生长

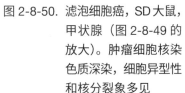

图 2-8-50. 滤泡细胞癌，SD 大鼠，甲状腺（图 2-8-49 的放大）。肿瘤细胞核染色质深染，细胞异型性和核分裂象多见

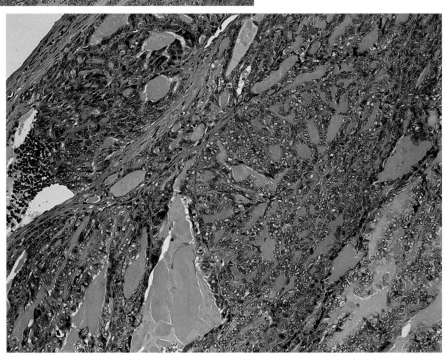

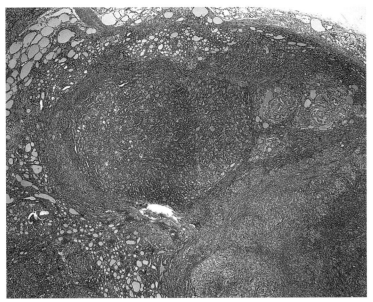

图 2-8-51. 滤泡细胞癌，SD 大鼠，甲状腺，低倍镜。大块肿瘤组织取代正常的甲状腺组织，呈浸润性生长，结构异型性明显，与周围组织分界不清

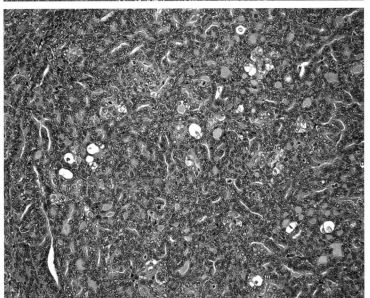

图 2-8-52. 滤泡细胞癌，SD 大鼠，甲状腺（图 2-8-51 的放大）。肿瘤组织呈致密的多层腺腔样排列

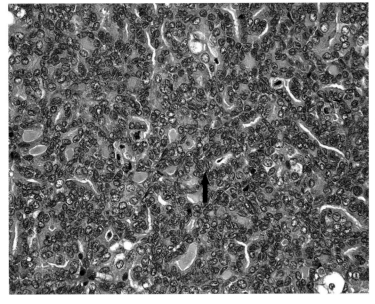

图 2-8-53. 滤泡细胞癌，SD 大鼠，甲状腺（图 2-8-52 的放大）。肿瘤细胞异型性明显，可见病理性核分裂象及咖啡豆样核（如箭头所示）

（编校：侯敏博、大平东子）

● C 细胞灶性增生（focal C-cell hyperplasia，图 2-8-54 ～图 2-8-57）

【组织来源】　甲状腺滤泡旁细胞（又称 C 细胞）。

【诊断特征】　甲状腺局灶性 C 细胞数量增多，主要见于滤泡间，增生的 C 细胞与正常 C 细胞形态相似，细胞质淡染，无异型性，对周围组织无压迫，无包膜或基质分隔。一般直径不超过 5 个平均滤泡的直径。

【鉴别诊断】

C 细胞腺瘤（C-cell adenoma）：一般直径超过 5 个平均滤泡直径，对周围组织有压迫，无转移。

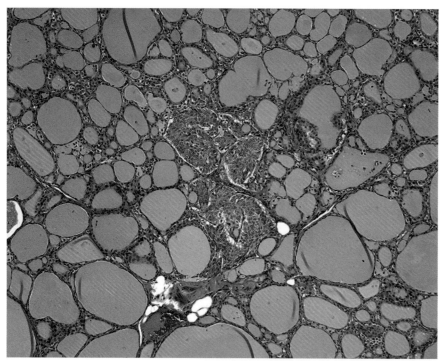

图 2-8-54. C 细胞灶性增生，SD 大鼠，甲状腺，低倍镜。滤泡间 C 细胞数量增多，呈灶性，对周围组织无压迫

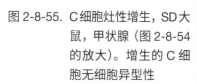

图 2-8-55. C 细胞灶性增生，SD 大鼠，甲状腺（图 2-8-54 的放大）。增生的 C 细胞无细胞异型性

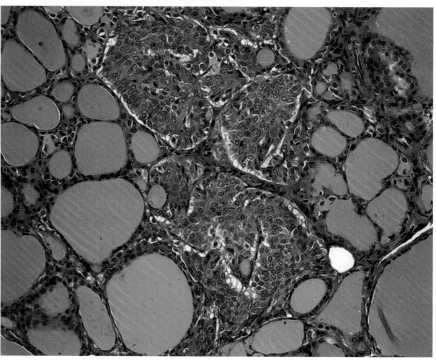

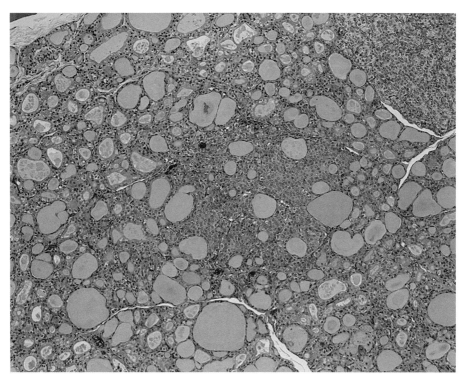

图 2-8-56. C 细胞灶性增生，SD 大鼠，甲状腺，低倍镜。C 细胞呈灶性增生，细胞数量增多，无包膜

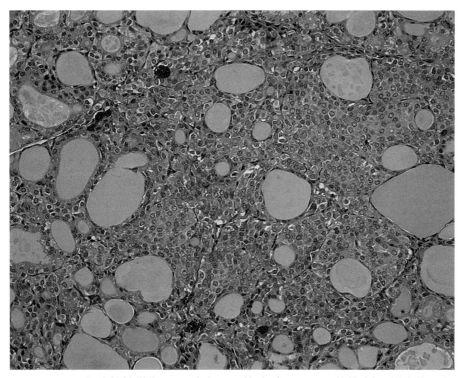

图 2-8-57. C 细胞灶性增生，SD 大鼠，甲状腺（图 2-8-56 的放大）。增生的 C 细胞在滤泡间，对周围滤泡无压迫

（编校：侯敏博、大平东子）

• C 细胞腺瘤（C-cell adenoma，图 2-8-58 ～图 2-8-62）

【组织来源】　甲状腺滤泡旁细胞（又称 C 细胞）。

【诊断特征】　甲状腺 C 细胞样的肿瘤细胞结节状的增生，直径超过 5 个平均滤泡直径。压迫周围组织，常有包膜，与周围组织界限清楚，无浸润或远处转移。肿瘤组织内可见纤维间隔。肿瘤细胞核呈圆形或卵圆形，核分裂象罕见，细胞质淡染。肿瘤组织具有结构异型性，细胞异型性不明显。

【鉴别诊断】

1. C 细胞增生（C-cell hyperplasia）：直径一般不超过 5 个平均滤泡直径，无压迫周围组织。

2. C 细胞癌（C-cell carcinoma）：可见浸润或转移。

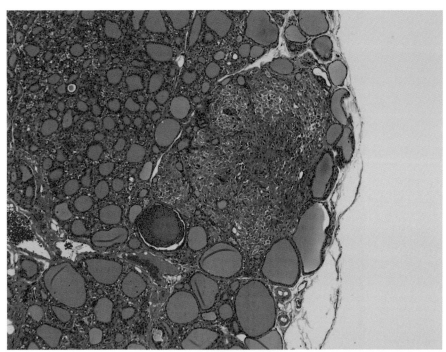

图 2-8-58. C 细胞腺瘤，SD 大鼠，甲状腺，低倍镜。肿瘤直径超过 5 个平均滤泡直径，压迫周围组织

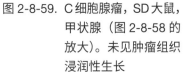

图 2-8-59. C 细胞腺瘤，SD 大鼠，甲状腺（图 2-8-58 的放大）。未见肿瘤组织浸润性生长

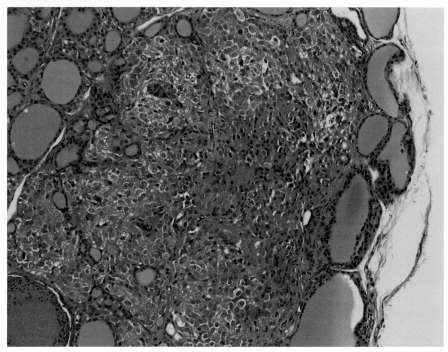

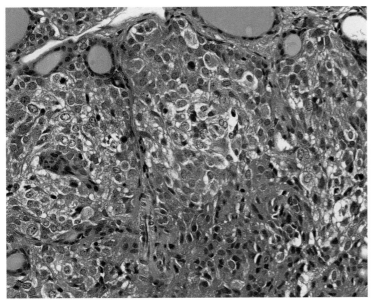

图 2-8-60. C 细胞腺瘤，SD 大鼠，甲状腺（图 2-8-59 的放大）。肿瘤细胞核呈圆形或卵圆形，细胞质淡染，与正常的 C 细胞形态相似

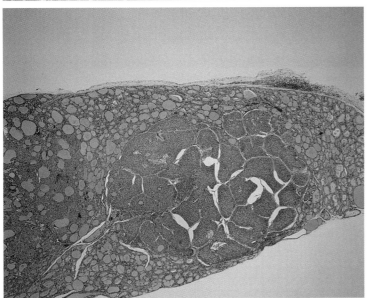

图 2-8-61. C 细胞腺瘤，SD 大鼠，甲状腺，低倍镜。C 细胞肿瘤组织与周围组织界限清楚，可见包膜，压迫周围组织

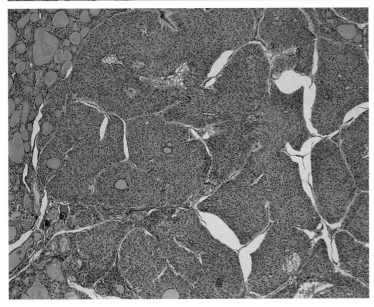

图 2-8-62. C 细胞腺瘤，SD 大鼠，甲状腺（图 2-8-61 的放大）。肿瘤细胞未见浸润或转移

（编校：侯敏博、大平东子）

● C 细胞癌（C-cell carcinoma，图 2-8-63 ～图 2-8-67）

【组织来源】　甲状腺滤泡旁细胞（又称 C 细胞）。

【诊断特征】　甲状腺内 C 细胞样的肿瘤细胞结节状生长，可突破纤维包膜呈浸润性生长，向周围组织或血管浸润，也可见远处转移。肿瘤细胞呈实体性巢状或索状排列，细胞分界不清，核分裂象可见。细胞多形性，细胞质淡染，细胞核呈圆形或卵圆形。肿瘤组织可伴有出血、坏死等病变。

【鉴别诊断】

C 细胞腺瘤（C-cell adenoma）：未见浸润或转移。

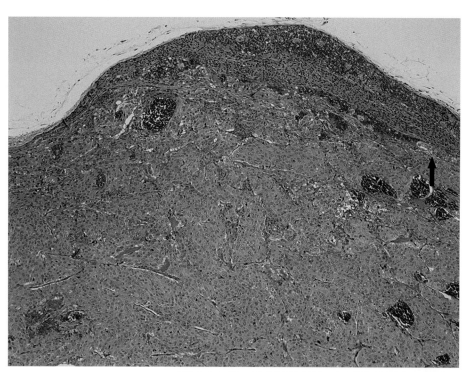

图 2-8-63. C 细胞癌，SD 大鼠，甲状腺。C 细胞样的肿瘤细胞结节状增生，呈浸润性生长（如箭头所示）

图 2-8-64. C 细胞癌，SD 大鼠，甲状腺，低倍镜。肿瘤细胞呈巢状或索状排列，肿瘤组织可见纤维间隔

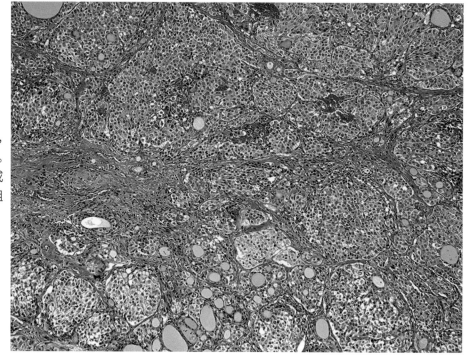

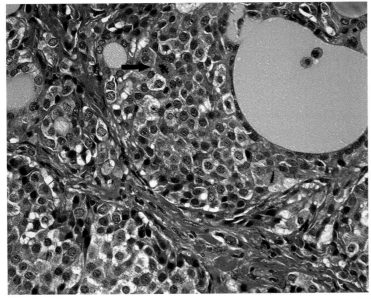

图 2-8-65. C 细胞癌，SD 大鼠，甲状腺（图 2-8-64 的放大）。肿瘤细胞与 C 细胞相似，细胞核呈圆形，细胞质染色浅、透亮。可见核分裂象（如箭头所示）

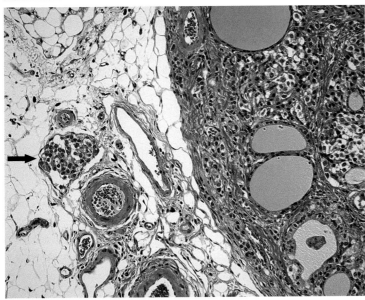

图 2-8-66. C 细胞癌，SD 大鼠（图 2-8-64 的同一只动物），甲状腺，高倍镜。肿瘤细胞侵入淋巴管（如箭头所示），呈浸润性生长

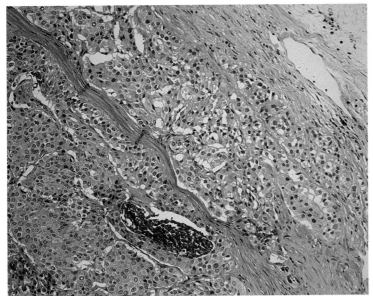

图 2-8-67. C 细胞癌，SD 大鼠，甲状腺。肿瘤细胞突破纤维包膜呈浸润性生长

（编校：侯敏博、大平东子）

8.3 甲状旁腺 parathyroid gland

• 灶性增生（focal hyperplasia，图 2-8-68 ～图 2-8-70）

【组织来源】　甲状旁腺主细胞。

【诊断特征】　甲状旁腺内主细胞局灶性或多灶性增生，细胞数量增加，细胞体积增大，细胞无异型性。细胞质着色较浅。增生灶通常无包膜，对周围组织压迫不明显。

【鉴别诊断】

1. 肥大（hypertrophy）：主细胞体积增大，细胞质增多，呈嗜酸性，细胞数量正常。

2. 腺瘤（adenoma）：肿瘤灶与周围组织界限明显，压迫周围组织。

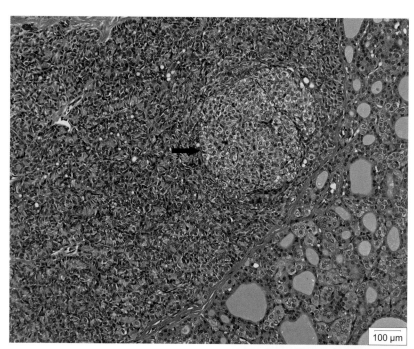

图 2-8-68. 灶性增生，Wistar 大鼠，甲状旁腺。可见甲状旁腺内细胞局灶性增生（如箭头所示）

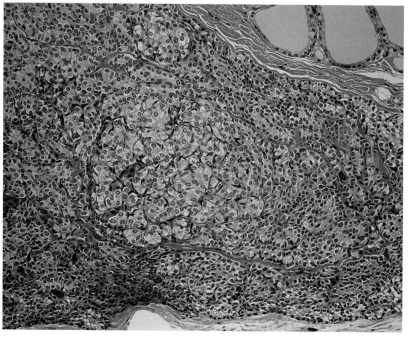

图 2-8-69. 灶性增生，SD 大鼠，甲状旁腺，高倍镜。增生的主细胞体积较大，细胞质着色浅，对周围组织压迫不明显

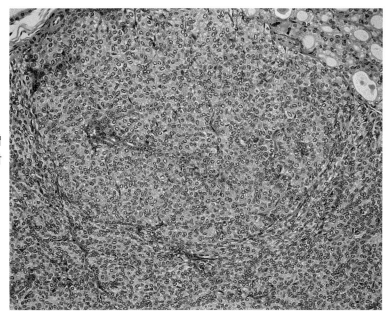

图 2-8-70. 灶性增生，SD 大鼠，甲状旁腺。增生灶内细胞数量增多，无包膜，对周围组织轻微压迫

（编校：侯敏博、大平东子）

• 腺瘤（adenoma，图 2-8-71 ～图 2-8-73）

【组织来源】 甲状旁腺主细胞。

【诊断特征】 甲状旁腺内可见肿瘤性增生灶，呈膨胀性生长。肿瘤组织具有结构异型性和包膜，与周围组织界限清楚，形成压迫。肿瘤细胞较大，细胞形态与主细胞相似，细胞质丰富，染色较浅，无细胞异型性。未见浸润或转移。

【鉴别诊断】

1. 增生（hyperplasia）：无包膜，对周围组织无明显压迫。

2. 癌（carcinoma）：肿瘤浸润或转移。

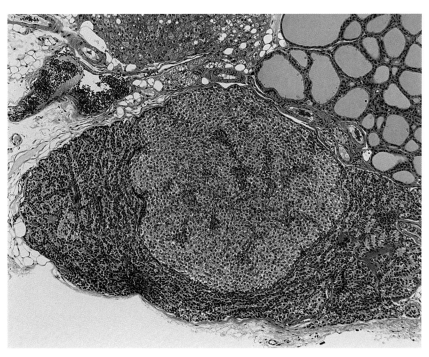

图 2-8-71. 腺瘤，SD 大鼠，甲状旁腺。主细胞样肿瘤细胞膨胀性增生，压迫周围组织，可见纤维包膜

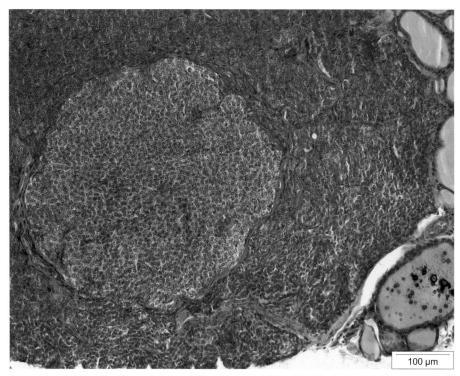

图 2-8-72. 腺瘤，Wistar 大鼠，甲状旁腺，低倍镜。肿瘤组织包膜完整，与周围组织界限清晰，压迫周围组织

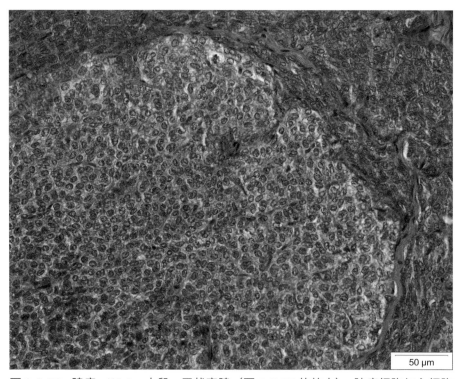

图 2-8-73. 腺瘤，Wistar 大鼠，甲状旁腺（图 2-8-72 的放大）。肿瘤细胞与主细胞形态相似，分化较好，染色较浅

（编校：侯敏博、大平东子）

● 癌（carcinoma，图 2-8-74 ～图 2-8-77）

【组织来源】 甲状旁腺主细胞。

【诊断特征】 甲状旁腺癌非常罕见。甲状旁腺肿瘤组织浸润性生长，正常的甲状旁腺组织结构被破坏。肿瘤灶内细胞成分较单一，分化较好的肿瘤细胞与正常的主细胞形态相似；分化较差的肿瘤细胞呈嗜碱性，细胞质少，细胞界限不清，核异型和分裂象多见。肿瘤细胞可侵袭血管、淋巴管发生远处转移。

【鉴别诊断】

腺瘤（adenoma）：未见肿瘤细胞浸润或转移。

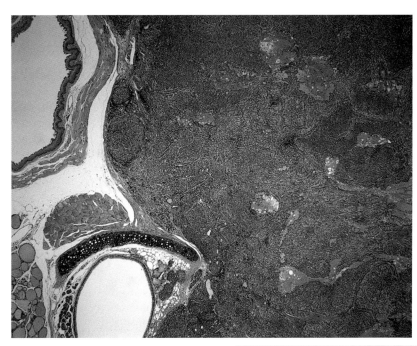

图 2-8-74. 癌，B6C3F1 小鼠，甲状旁腺，低倍镜。大块的肿瘤组织呈嗜碱性，浸润性生长

图 2-8-75. 癌，B6C3F1 小鼠，甲状旁腺（图 2-8-74 的放大）。肿瘤细胞向周围组织侵袭

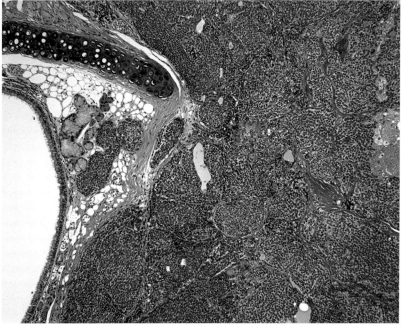

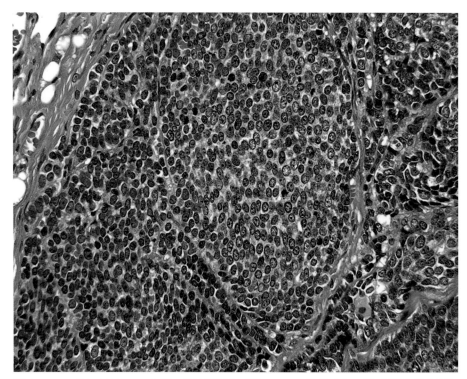

图 2-8-76. 癌，B6C3F1 小鼠，甲状旁腺（图 2-8-75 的放大）。肿瘤细胞呈圆形，
　　　　强嗜碱性，细胞质少，核分裂象多见，细胞异型性大

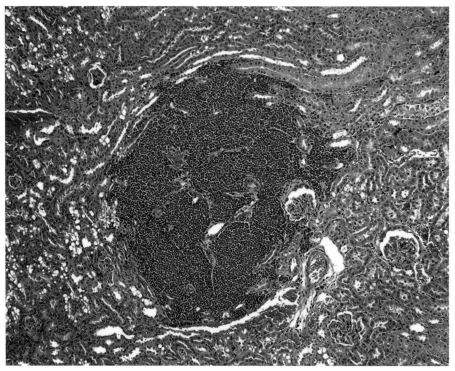

图 2-8-77. 癌，B6C3F1 小鼠（图 2-8-74 的同一只动物），肾脏。甲状旁腺癌肾脏
　　　　转移灶

（编校：侯敏博、大平东子）

8.4 肾上腺 adrenal gland

● 皮质灶性增生（focal cortical hyperplasia，图 2-8-78 ～图 2-8-81）

【组织来源】 肾上腺皮质细胞。

【诊断特征】 肾上腺皮质细胞数量增加，呈局灶性或多灶性增生，多见于束状带。增生的细胞细胞质一般呈嗜酸性，可见空泡，无细胞异型性，肾上腺皮质结构存在。对周围皮质组织压迫不明显，不超过正常皮质宽度。

【鉴别诊断】

皮质腺瘤（cortical adenoma）：对周围组织形成压迫，可超过正常皮质宽度。

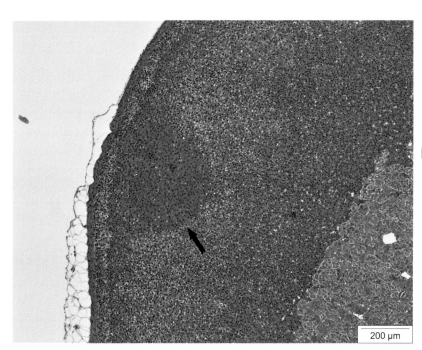

图 2-8-78. 皮质灶性增生，SD 大鼠，肾上腺，低倍镜。肾上腺皮质细胞数量局灶性增多（如箭头所示）

图 2-8-79. 皮质灶性增生，SD 大鼠，肾上腺（图 2-8-78 的放大）。增生灶内细胞数量增多，胞质呈嗜酸性，对周围组织无压迫

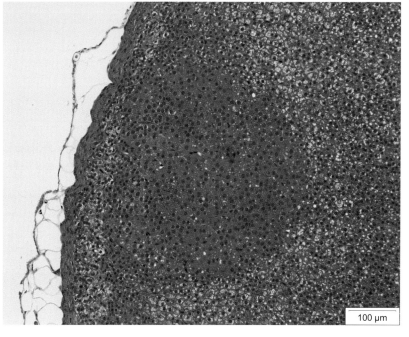

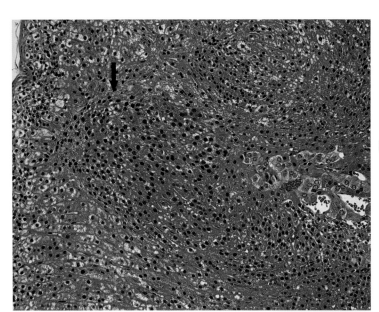

图 2-8-80. 皮质灶性增生，SD 大鼠，肾上腺，低倍镜。增生灶内细胞数量增多（如箭头所示），对周围组织压迫不明显

图 2-8-81. 皮质灶性增生，SD 大鼠，肾上腺（图 2-8-80 的放大）。增生的细胞细胞核染色深，可见核分裂象（如箭头所示）

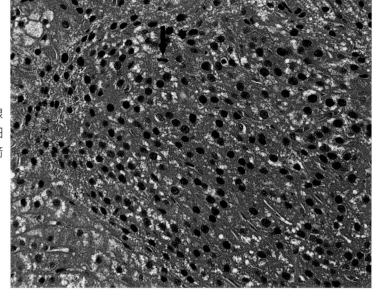

（编校：侯敏博、大平东子）

- 皮质腺瘤（cortical adenoma，图 2-8-82 ～图 2-8-87）

【组织来源】　肾上腺皮质细胞。

【诊断特征】　肾上腺皮质细胞结节状增生形成界限清楚的肿块，直径超过正常皮质的宽度，对周围组织形成压迫，有时可见包膜。肿瘤细胞与正常皮质细胞相似，呈实体性、索状或小梁状排列。肿瘤细胞的细胞质丰富，可见小脂滴或空泡。肿瘤组织具有结构异型性，细胞异型性不明显，核分裂象少见。可伴有血管扩张、出血、血栓，无浸润或转移。

【鉴别诊断】

1. 皮质增生（cortical hyperplasia）：对周围组织无压迫，不超过正常皮质的宽度。

2. 皮质癌（cortical carcinoma）：浸润性生长，可突破被膜或远处转移。

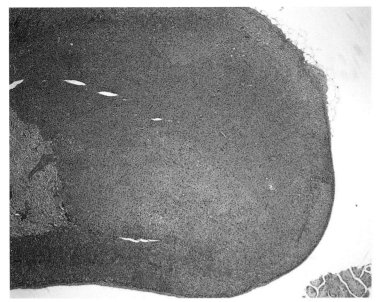

图 2-8-82. 皮质腺瘤，SD 大鼠，肾上腺，低倍镜。可见超过肾上腺皮质宽度的结节状的肿瘤组织

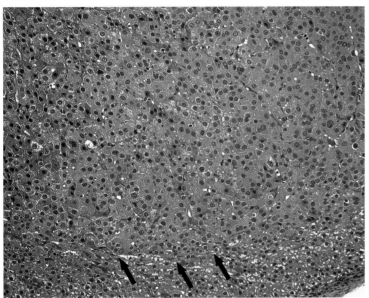

图 2-8-83. 皮质腺瘤，SD 大鼠，肾上腺（图 2-8-82 的放大）。肿瘤组织压迫周围组织（如箭头所示）。肿瘤细胞形态与肾上腺皮质细胞相似，体积较大，细胞质丰富，呈嗜酸性，可见脂滴

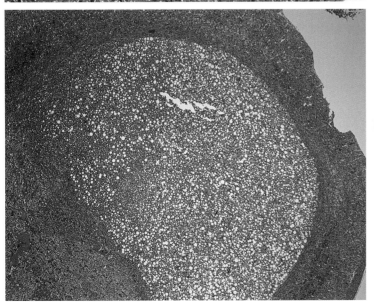

图 2-8-84. 皮质腺瘤，SD 大鼠，肾上腺，低倍镜。皮质内可见结节状的肿瘤灶，对周围组织有明显压迫。肿瘤细胞呈空泡状

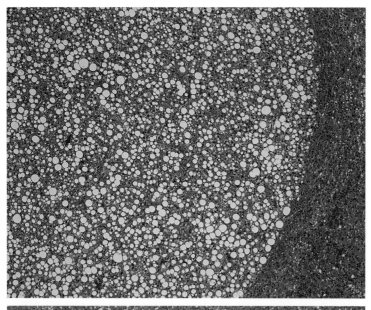

图 2-8-85. 皮质腺瘤，SD 大鼠，肾上腺（图 2-8-84 的放大）。肿瘤细胞细胞质内可见大量的空泡

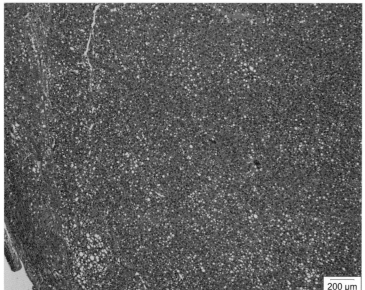

图 2-8-86. 皮质腺瘤，SD 大鼠，肾上腺。皮质内可见大块肿瘤组织，压迫髓质

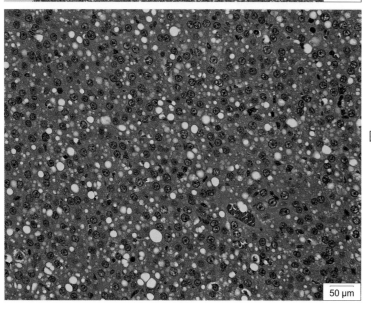

图 2-8-87. 皮质腺瘤，SD 大鼠，肾上腺（图 2-8-86 的放大）。皮质内肿瘤细胞细胞质丰富，可见空泡，细胞核异型性不明显

（编校：侯敏博、大平东子）

● 皮质癌（cortical carcinoma，图 2-8-88 ～图 2-8-93）

【组织来源】　肾上腺皮质细胞。

【诊断特征】　肾上腺皮质肿瘤细胞向周围组织浸润性生长，突破被膜或浸润到髓质，或远处转移。肿瘤细胞呈团状、小梁状或片状排列，破坏正常的皮髓质结构。肿瘤细胞呈多形性，细胞异型性明显。细胞质通常呈嗜酸性，可见空泡（脂滴）。核分裂象多见。肿瘤组织内可见坏死、囊性变性、血管扩张、血栓或出血。

【鉴别诊断】

恶性嗜铬细胞瘤（malignant pheochromocytoma）：嗜铬细胞样肿瘤细胞浸润性生长，细胞质呈嗜碱性，无脂滴。

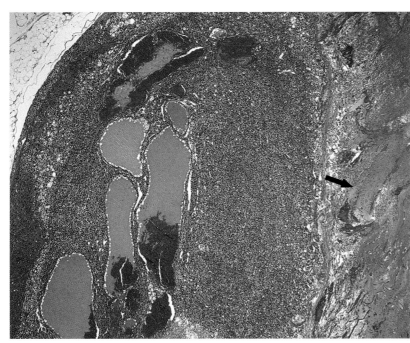

图 2-8-88. 皮质癌，SD 大鼠，肾上腺，低倍镜。皮质内可见大块肿瘤灶，伴有坏死（如箭头所示）、囊性变性及血管扩张

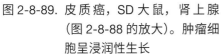

图 2-8-89. 皮质癌，SD 大鼠，肾上腺（图 2-8-88 的放大）。肿瘤细胞呈浸润性生长

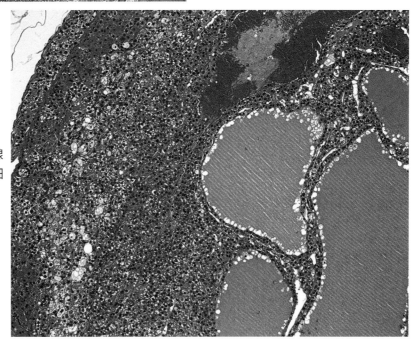

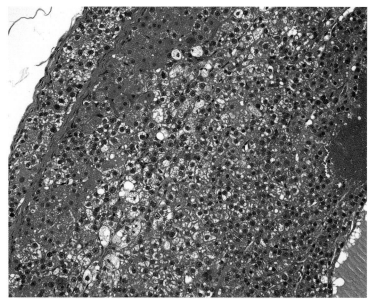

图 2-8-90. 皮质癌，SD 大鼠，肾上腺（图 2-8-89 的放大）。肿瘤细胞细胞质丰富，呈嗜酸性，可见空泡

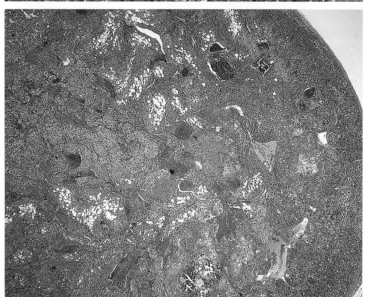

图 2-8-91. 皮质癌，F344 大鼠，肾上腺，低倍镜。大块肿瘤组织呈浸润性生长，正常皮髓质结构不存在。可见坏死及矿化

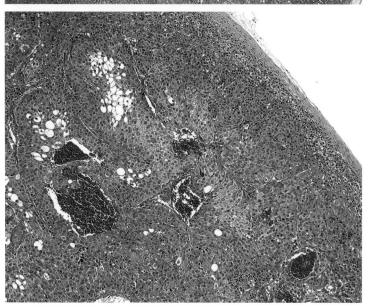

图 2-8-92. 皮质癌，F344 大鼠，肾上腺（图 2-8-91 的放大）。肿瘤细胞呈巢状浸润性生长，可见脂滴

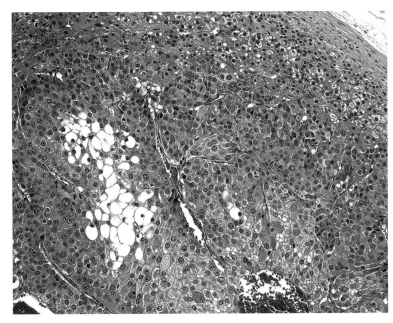

图 2-8-93. 皮质癌，F344 大鼠，肾上腺（图 2-8-92 的放大）。肿瘤细胞呈多形性，细胞异型性明显，核分裂象多见

（编校：侯敏博、大平东子）

- 被膜下细胞灶性增生（focal subcapsular cell hyperplasia，图 2-8-94 ～图 2-8-97）

【组织来源】 肾上腺皮质被膜下区域未分化的祖细胞（A 型细胞和 B 型细胞）。

【诊断特征】 肾上腺被膜下细胞沿被膜或向皮质深部增生，增生灶的大小不超过正常的皮质宽度，对周围皮质无压迫。增生的细胞分 A、B 两种类型：A 型细胞小，嗜碱性，呈卵圆形或梭形，细胞质较少、无脂质小泡，排列紧密；B 型细胞体积大，呈多角形，细胞质透明、有脂质小泡。A、B 型细胞可单独存在，也可混合存在。主要见于小鼠。

【鉴别诊断】

被膜下细胞腺瘤（subcapsular cell adenoma）：肿瘤增生灶的大小可超过正常的皮质宽度，对周围的皮质组织压迫明显。

图 2-8-94. 被膜下细胞灶性增生，B6C3F1 小鼠，肾上腺，低倍镜。低倍镜可见被膜下细胞沿被膜增生，对周围皮质无压迫（如箭头所示）

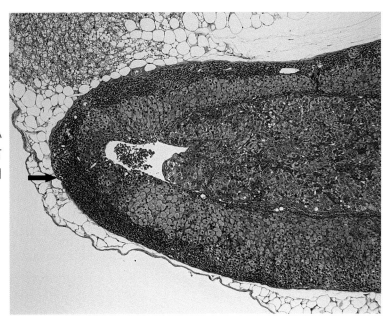

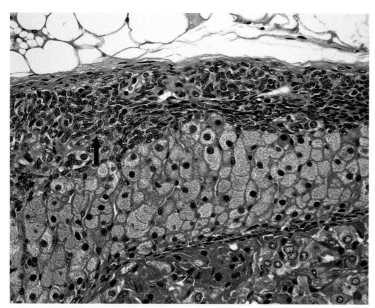

图 2-8-95. 被膜下细胞灶性增生，B6C3F1 小鼠，肾上腺（图 2-8-94 的放大）。被膜下增生的 A 型细胞呈圆形或梭形，嗜碱性强，排列紧密，细胞质不明显（如箭头所示）

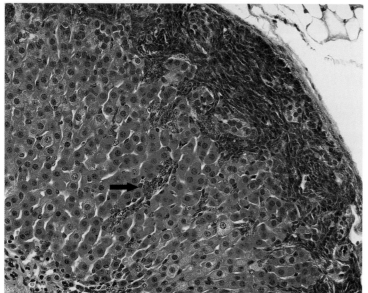

图 2-8-96. 被膜下细胞灶性增生，B6C3F1 小鼠，肾上腺，低倍镜。被膜下增生的 A 型细胞呈嗜碱性，沿被膜周围及向皮质深部延伸（如箭头所示）

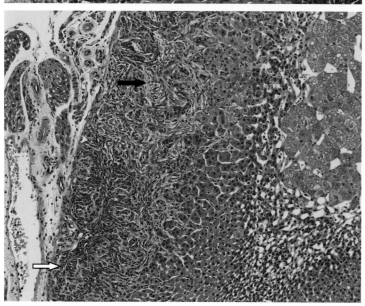

图 2-8-97. 被膜下细胞灶性增生，B6C3F1 小鼠，肾上腺，低倍镜。增生的被膜下细胞可见 A、B 两种类型细胞混合存在（A 型细胞如白色箭头所示，B 型细胞如黑色箭头所示）

（编校：侯敏博、大平东子）

- 被膜下细胞腺瘤（subcapsular cell adenoma，图 2-8-98、图 2-8-99）

【组织来源】 肾上腺皮质被膜下区域未分化祖细胞（A 型细胞和 B 型细胞）。

【诊断特征】 肾上腺被膜下区域肿瘤细胞结节状增生，压迫周围组织，可超出正常皮质宽度。肿瘤细胞分 A、B 两种类型：A 型细胞小，排列紧密，嗜碱性强，呈卵圆形或梭形，细胞质较少，无脂质小泡；B 型细胞大，细胞质透明、有脂质小泡。A、B 型细胞可单独存在，也可混合存在。增生的肿瘤细胞排列不规则，可见结构异型性，细胞异型性小，核分裂象罕见。无浸润或转移。

【鉴别诊断】

被膜下细胞增生（subcapsular cell hyperplasia）：增生的细胞对周围组织无压迫。

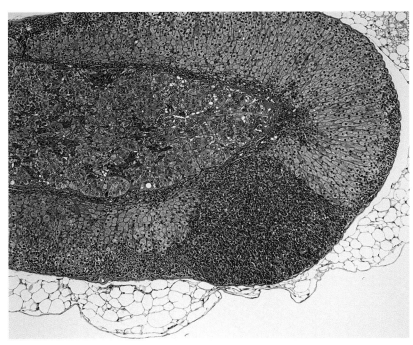

图 2-8-98. 被膜下细胞腺瘤，B6C3F1 小鼠，肾上腺，低倍镜。被膜下的肿瘤细胞结节状增生，嗜碱性强，可超出正常皮质宽度，压迫周围皮质组织

图 2-8-99. 被膜下细胞腺瘤，B6C3F1 小鼠，肾上腺（图 2-8-98 的放大）。肿瘤细胞小，嗜碱性强，呈卵圆形或梭形，细胞质较少，无脂质小泡，排列紧密

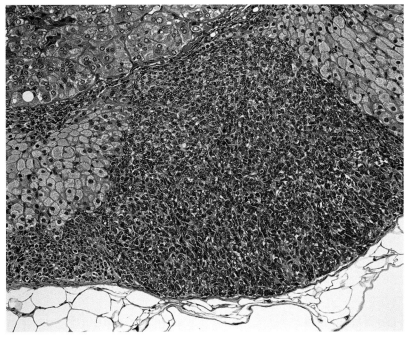

（编校：侯敏博、大平东子）

- 被膜下细胞癌（subcapsular cell carcinoma，图 2-8-100 ～图 2-8-102）

【组织来源】 肾上腺皮质被膜下区域未分化祖细胞。

【诊断特征】 被膜下细胞肿瘤样增生，浸润性生长，可见转移。肿瘤细胞呈巢状、带状或索状排列。肿瘤细胞可分为 A、B 两种细胞类型，细胞异型性明显，可见核分裂象。A 型细胞小，排列紧密，染色深；B 型细胞大，细胞质呈空泡状。A、B 型细胞可单独存在，也可混合存在。

【鉴别诊断】

被膜下细胞腺瘤（subcapsular cell adenoma）：肿瘤组织无浸润或转移。

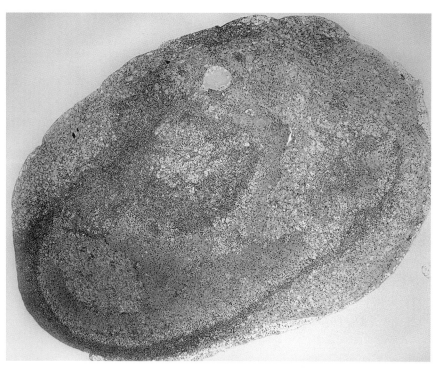

图 2-8-100. 被膜下细胞癌，ICR 小鼠，肾上腺，低倍镜。被膜下细胞样肿瘤细胞增生，浸润性生长，从被膜外到髓质均被累及。肾上腺正常结构被明显破坏

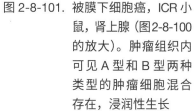

图 2-8-101. 被膜下细胞癌，ICR 小鼠，肾上腺（图2-8-100 的放大）。肿瘤组织内可见 A 型和 B 型两种类型的肿瘤细胞混合存在，浸润性生长

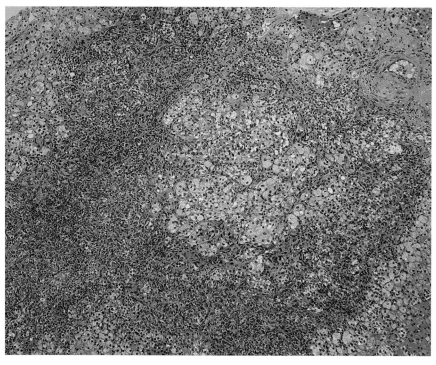

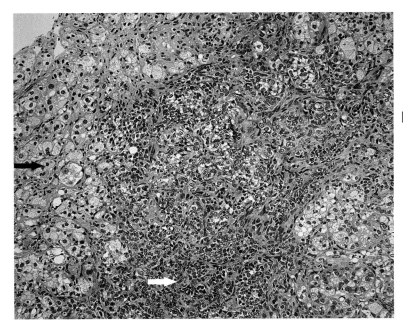

图 2-8-102. 被膜下细胞癌，ICR 小鼠，肾上腺（图 2-8-101 的放大）。肿瘤细胞可见两种类型：A 型细胞小，排列紧密，染色深（如白色箭头所示）；B 型细胞大，细胞质呈空泡状（如黑色箭头所示）

（编校：侯敏博、大平东子）

- 髓质灶性增生（focal medullary hyperplasia，图 2-8-103 ～图 2-8-106）

【组织来源】 肾上腺髓质细胞（嗜铬细胞）。

【诊断特征】 肾上腺髓质内嗜铬细胞数量增多，通常呈局灶性增生，对周围髓质或皮质无压迫，髓质结构正常。增生的髓质细胞嗜碱性强，核分裂象罕见。增生灶直径一般不超过髓质宽度的 50%。

【鉴别诊断】

良性嗜铬细胞瘤（benign pheochromocytoma）：增生的肿瘤组织超过正常髓质大小的 50%，对周围组织压迫明显。

图 2-8-103. 髓质灶性增生，SD 大鼠，肾上腺，低倍镜。髓质内可见增生灶，嗜碱性较强，保持髓质正常组织结构，对周围组织无压迫

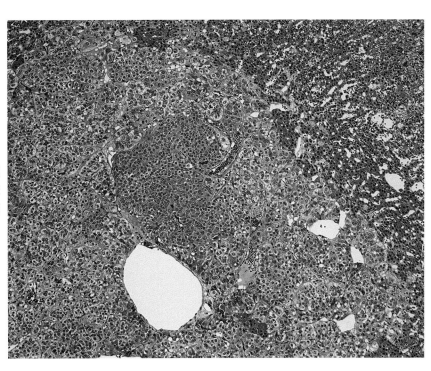

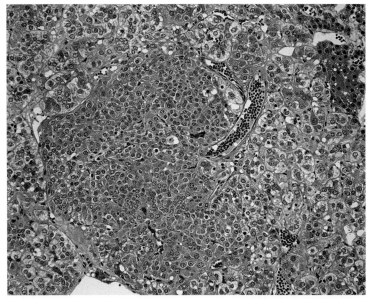

图 2-8-104. 髓质灶性增生，SD大鼠，肾上腺（图 2-8-103 的放大）。髓质内可见嗜铬细胞灶性增生，细胞数量增多，细胞质呈嗜碱性，无细胞异型性

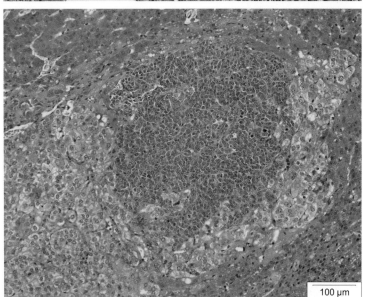

图 2-8-105. 髓质灶性增生，Wistar 大鼠，肾上腺。髓质增生灶内细胞数量增多，呈嗜碱性，增生灶直径未超过正常髓质宽度的 50%

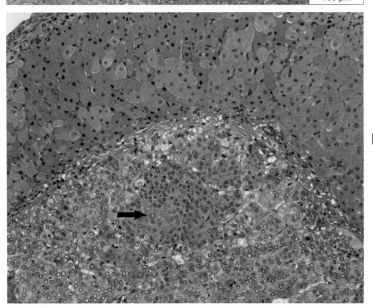

图 2-8-106. 髓质灶性增生，Wistar 大鼠，肾上腺，低倍镜。髓质增生灶内细胞数量增多，细胞体积较小（如箭头所示）

（编校：侯敏博、大平东子）

- 良性嗜铬细胞瘤（benign pheochromocytoma，图 2-8-107 ～图 2-8-110）

【组织来源】 肾上腺髓质细胞（嗜铬细胞）。

【诊断特征】 肾上腺髓质内见以嗜铬细胞样细胞为主（＞ 80%）的肿瘤细胞增生灶，一般直径超过正常髓质宽度的 50%，压迫周围皮质或髓质。肿瘤细胞呈巢状、带状或索状排列。肿瘤细胞与嗜铬细胞相似，细胞质嗜碱性强，细胞异型性不明显，核分裂象少见。无浸润性生长或远处转移。可伴有血管扩张及出血。

【鉴别诊断】

1. 恶性嗜铬细胞瘤（maligant pheochromocytoma）：肿瘤组织浸润性生长或远处转移。

2. 皮质腺瘤（cortical adenoma）：来源于皮质的肿瘤细胞体积较大，细胞质呈嗜酸性，可见脂滴。

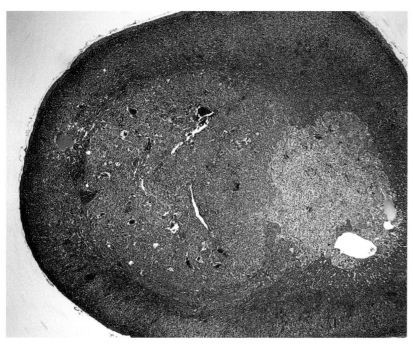

图 2-8-107. 良性嗜铬细胞瘤，B6C3F1 小鼠，肾上腺，低倍镜。髓质可见嗜碱性强的肿瘤细胞增生灶，对周围组织有明显压迫，超过正常髓质宽度的 50%

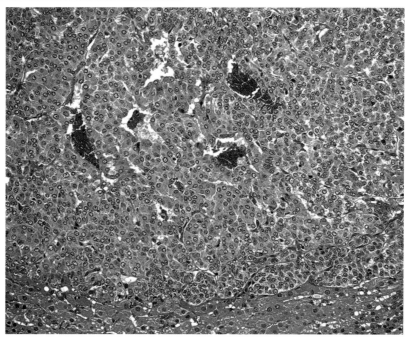

图 2-8-108. 良性嗜铬细胞瘤，B6C3F1 小鼠，肾上腺（图 2-8-107 的放大）。肿瘤组织压迫周围组织。肿瘤细胞与嗜铬细胞相似，细胞异型性不明显

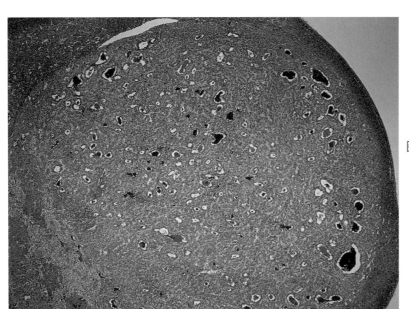

图 2-8-109. 良性嗜铬细胞瘤，SD 大鼠，肾上腺，低倍镜。嗜铬细胞样的肿瘤细胞膨胀性生长，与周围组织界限清楚

图 2-8-110. 良性嗜铬细胞瘤，SD 大鼠，肾上腺（图 2-8-109 的放大）。肿瘤组织对周围皮质压迫明显，肿瘤细胞呈嗜碱性，与嗜铬细胞相似，细胞异型性不明显。可见血管扩张

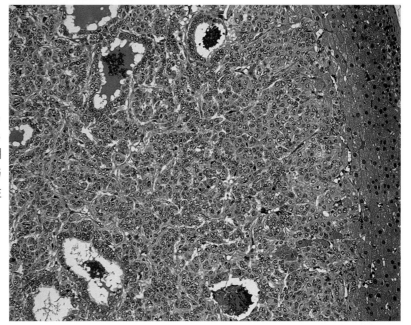

（编校：侯敏博、大平东子）

● 恶性嗜铬细胞瘤（maligant pheochromocytoma，图 2-8-111 ～图 2-8-118）

【组织来源】　肾上腺髓质细胞（嗜铬细胞）。

【诊断特征】　髓质内的肿瘤细胞呈浸润性生长，侵袭皮质或被膜，可远处转移到肺、肝、淋巴结等其他器官。肿瘤细胞呈巢状、带状或索状排列，细胞质嗜碱性强，可见细胞异型性，核分裂象多见。常伴有血管扩张、出血或坏死。

【鉴别诊断】

1. 良性嗜铬细胞瘤（benign pheochromocytoma）：无浸润或远处转移。

2. 良性复合型嗜铬细胞瘤（benign complex pheochromocytoma）：除嗜铬细胞瘤细胞外，还可见分化良好的神经节细胞。

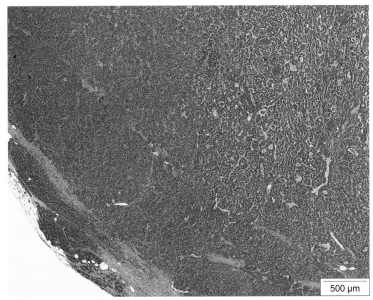

图 2-8-111. 恶性嗜铬细胞瘤，Wistar 大鼠，肾上腺，低倍镜。肿瘤细胞突破被膜呈浸润性生长

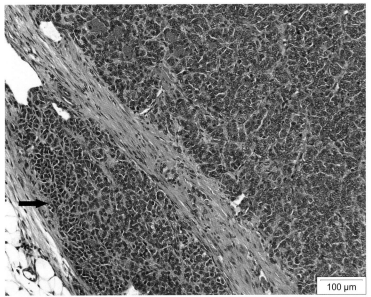

图 2-8-112. 恶性嗜铬细胞瘤，Wistar 大鼠，肾上腺（图 2-8-111 的放大）。肿瘤细胞突破被膜（如箭头所示）。可见核分裂象

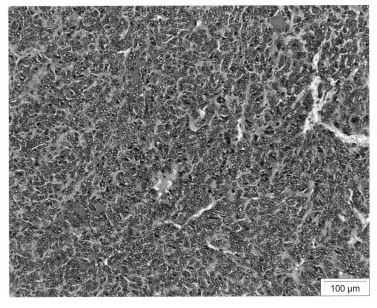

图 2-8-113. 恶性嗜铬细胞瘤，Wistar 大鼠，肾上腺（图 2-8-111 的放大）。肿瘤细胞体积小，嗜碱性强

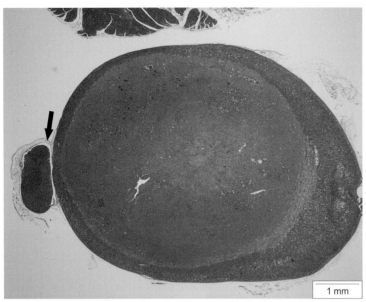

图 2-8-114. 恶性嗜铬细胞瘤，SD 大鼠，肾上腺，低倍镜。嗜碱性强的肿瘤细胞呈球形结节状增生，血管内可见肿瘤的转移灶（如箭头所示）

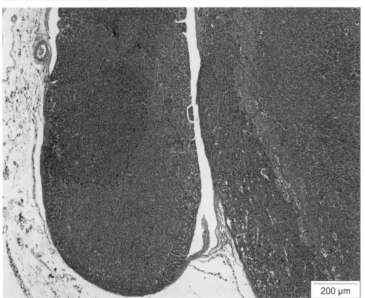

图 2-8-115. 恶性嗜铬细胞瘤，SD 大鼠，肾上腺（图 2-8-114 的放大）。肿瘤细胞侵袭血管

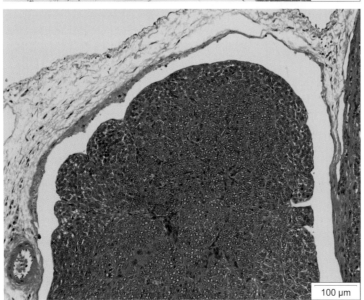

图 2-8-116. 恶性嗜铬细胞瘤，SD 大鼠，肾上腺（图 2-8-114 的放大）。血管内可见嗜铬细胞样的肿瘤细胞

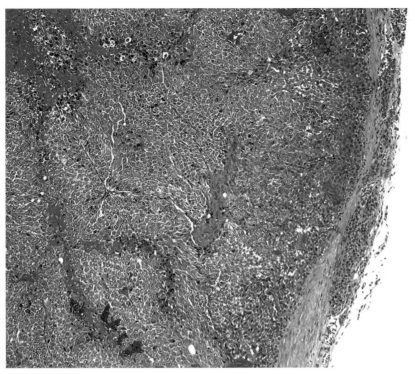

图 2-8-117. 恶性嗜铬细胞瘤，SD 大鼠，肾上腺，低倍镜。肿瘤细胞向被膜外浸润
性生长。可见坏死灶

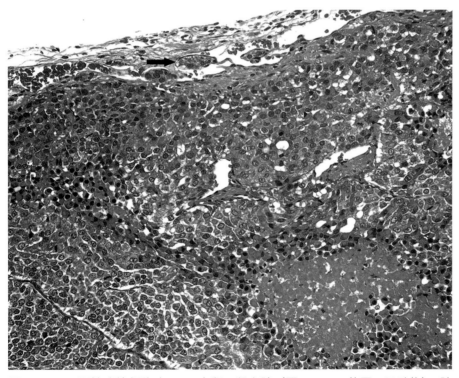

图 2-8-118. 恶性嗜铬细胞瘤，SD 大鼠，肾上腺（图 2-8-117 的同一只动物）。肿
瘤组织可见坏死灶，嗜铬细胞样的肿瘤细胞侵入血管（如箭头所示）

（编校：侯敏博、大平东子）

- 良性复合型嗜铬细胞瘤（benign complex pheochromocytoma，图2-8-119～图2-8-122）

【组织来源】　肾上腺髓质细胞（嗜铬细胞）。

【诊断特征】　肿瘤位于肾上腺髓质。肿瘤组织的大小超过正常肾上腺髓质宽度的50%，可延伸到皮质，压迫周围组织。肿瘤组织由嗜铬细胞瘤和节细胞神经瘤两种形态成分组成，单一成分的肿瘤细胞不超过80%，包含分化良好的神经节细胞、神经纤维和嗜铬细胞。嗜铬细胞瘤细胞与嗜铬细胞相似呈嗜碱性，细胞质少，可形成单独区域或与神经节细胞混合存在。细胞异型性较小，核分裂象少见。

【鉴别诊断】

1. 恶性复合型嗜铬细胞瘤（malignant complex pheochromocytoma）：浸润性生长或远处转移。嗜铬细胞瘤成分可具有恶性特征。

2. 良性或恶性嗜铬细胞瘤（benign or malignant pheochromocytoma）：肿瘤主要由嗜铬细胞肿瘤组成（超过80%）。

3. 良性节细胞神经瘤（benign ganglioneuroma）：由分化良好的神经节细胞、施万细胞、星形细胞和神经原纤维组成。

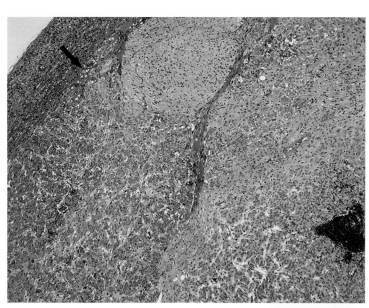

图 2-8-119. 良性复合型嗜铬细胞瘤，SD 大鼠，肾上腺。肿瘤灶位于肾上腺髓质，可见嗜铬细胞瘤和节细胞神经瘤两种形态学成分，明显压迫周围皮质组织（如箭头所示）

图 2-8-120. 良性复合型嗜铬细胞瘤，SD 大鼠（图 2-8-119 的同一只动物），肾上腺，高倍镜。肿瘤灶可见分化良好的神经节细胞（如白色箭头所示）、神经纤维和嗜铬细胞样的肿瘤细胞（如黑色箭头所示）

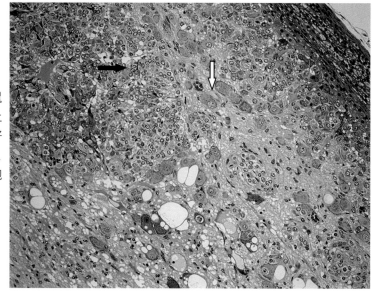

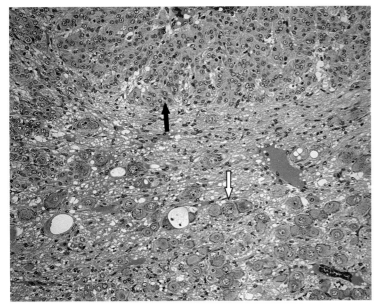

图 2-8-121. 良性复合型嗜铬细胞瘤，SD 大鼠（图 2-8-119 的同一只动物），肾上腺，高倍镜。肿瘤灶可见分化良好的节细胞神经瘤区域（如白色箭头所示）和嗜铬细胞瘤区域（如黑色箭头所示）

图 2-8-122. 良性复合型嗜铬细胞瘤，SD 大鼠（图 2-8-119 的同一只动物），肾上腺，高倍镜。可见嗜铬细胞瘤细胞与分化良好的神经纤维

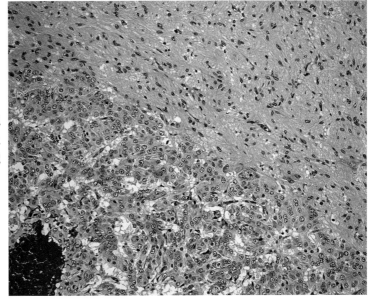

（编校：侯敏博、大平东子）

- 恶性复合型嗜铬细胞瘤（malignant complex pheochromocytoma，图 2-8-123 ～图 2-8-128）

【组织来源】 肾上腺髓质细胞（嗜铬细胞）。

【诊断特征】 肾上腺内大块肿瘤组织浸润性生长，皮髓质结构不清。肿瘤组织成分包括神经纤维、神经节细胞和恶性嗜铬细胞（单一成分的细胞不超过 80%），不同细胞成分可混合存在或形成单独区域。恶性嗜铬细胞体积较小，少量嗜碱性细胞质。可见细胞异型性，核分裂象多见。肿瘤组织内可见血管扩张，肿瘤细胞呈巢状或索状排列。肿瘤细胞浸润到皮质或穿过被膜、侵入血管，或远处转移。

【鉴别诊断】

1. 良性复合型嗜铬细胞瘤（benign complex pheochromocytoma）：无浸润性生长或远处转移。

2. 恶性嗜铬细胞瘤（malignant pheochromocytoma）：主要由恶性嗜铬细胞组成（超过 80%）。

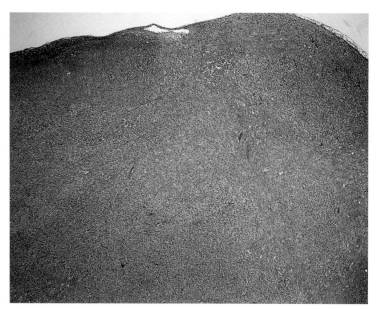

图 2-8-123. 恶性复合型嗜铬细胞瘤，B6C3F1 小鼠，肾上腺，低倍镜。大块肿瘤组织呈浸润性生长，皮髓质结构不清

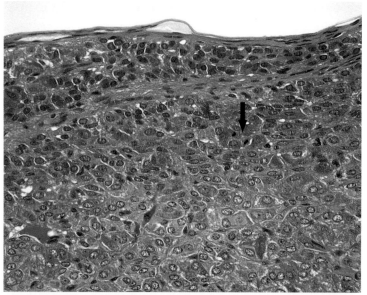

图 2-8-124. 恶性复合型嗜铬细胞瘤，B6C3F1 小鼠，肾上腺（图 2-8-123 的放大）。肿瘤细胞突破被膜呈浸润性生长，可见核分裂象（如箭头所示）

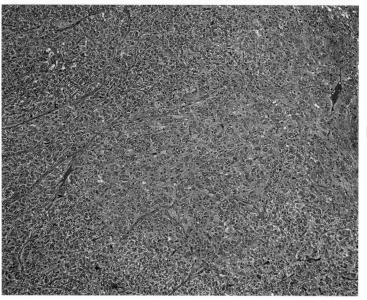

图 2-8-125. 恶性复合型嗜铬细胞瘤，B6C3F1 小鼠，肾上腺（图 2-8-123 的放大）。肿瘤细胞呈巢状或索状排列

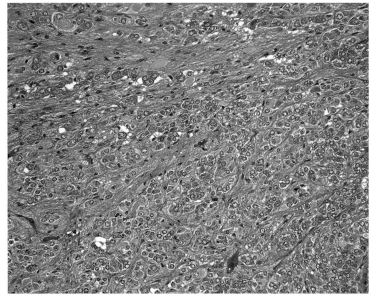

图 2-8-126. 恶性复合型嗜铬细胞瘤，B6C3F1
小鼠，肾上腺（图 2-8-123 的放大）。
肿瘤组织可见神经节细胞和神经纤
维及嗜铬细胞样肿瘤细胞混合存在

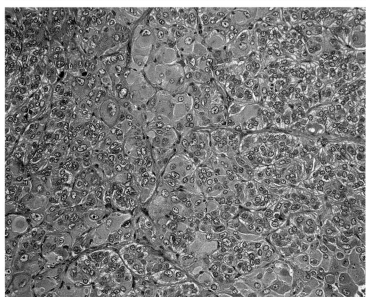

图 2-8-127. 恶性复合型嗜铬细胞瘤，B6C3F1
小鼠，肾上腺（图 2-8-123 的放大）。
肿瘤组织可见神经节细胞和嗜铬细
胞样肿瘤细胞混合存在

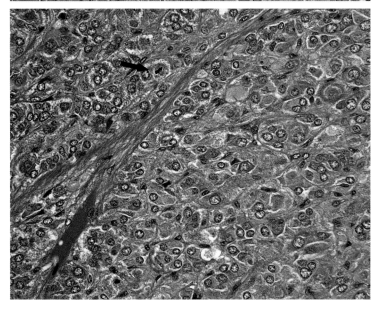

图 2-8-128. 恶性复合型嗜铬细胞瘤，B6C3F1
小鼠，肾上腺，高倍镜（图 2-8-123
的放大）。肿瘤组织内可见大小不
一的嗜铬细胞样肿瘤细胞、神经节
细胞混在其中。可见核分裂象（如
箭头所示）

（编校：侯敏博、大平东子）

- 良性节细胞神经瘤（benign ganglioneuroma，图 2-8-129 ～图 2-8-132）

【组织来源】　神经嵴交感神经母细胞。

【诊断特征】　肿瘤组织绝大部分（超过 80%）是由分化良好的神经节细胞和神经纤维组成。肿瘤灶位于肾上腺髓质，可延伸进入皮质，或占据整个髓质，对周围组织有明显压迫。

【鉴别诊断】

1. 良性 / 恶性复合型嗜铬细胞瘤（benign/malignant complex pheochromocytoma）：由神经节细胞、神经纤维及肿瘤性嗜铬细胞（不到 80%）混合组成。

2. 神经母细胞瘤（neuroblastom）：神经母细胞占主要成分（超过 80%），细胞沿血管和基质呈栅栏状排列，可形成圆形或菊形团样结构。

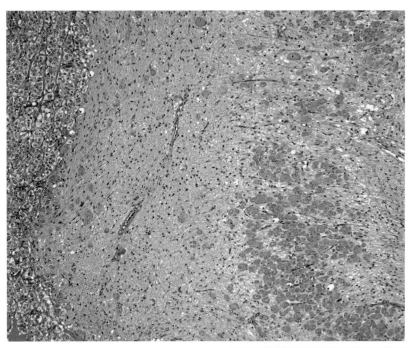

图 2-8-129. 良性节细胞神经瘤，SD 大鼠，肾上腺，低倍镜。肾上腺髓质内肿瘤组织主要由神经节细胞和神经纤维组成

图 2-8-130. 良性节细胞神经瘤，SD 大鼠，肾上腺（图 2-8-129 的同一只动物）。可见分化成熟的神经节细胞和神经纤维组成的肿瘤灶明显压迫周围皮质

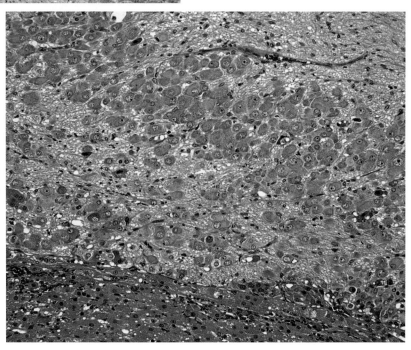

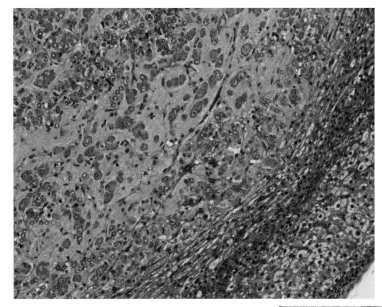

图 2-8-131. 良性节细胞神经瘤，F344 大鼠，肾上腺。髓质内可见神经节细胞和神经纤维增生，明显压迫周围皮质

图 2-8-132. 良性节细胞神经瘤，F344 大鼠，肾上腺（图 2-8-131 的放大）。肿瘤组织中分化成熟的神经节细胞较大，细胞核呈圆形，核仁明显，位于中央

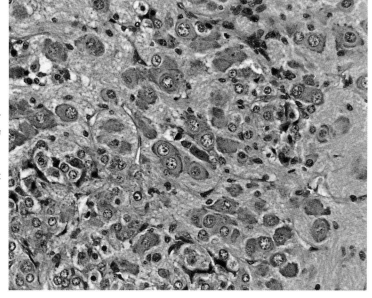

（编校：侯敏博、大平东子）

- 神经母细胞瘤（neuroblastoma，图 2-8-133 ～图 2-8-137）

【组织来源】 神经嵴交感神经原细胞或交感神经母细胞。

【诊断特征】 肾上腺髓质的结节状肿瘤灶，压迫髓质或皮质组织。肿瘤组织主要由小的、嗜碱性神经母细胞组成（超过 80%），可见神经节细胞。肿瘤细胞沿血管和间质呈栅栏状排列，或形成假菊形团样结构。肿瘤细胞体积较小，呈纺锤形，细胞核嗜碱性强，呈圆形、卵圆形或细长形。细胞有异型性，核分裂象多见。侵袭皮质，或穿过被膜侵袭周围组织。神经母细胞瘤大小鼠罕见。

【鉴别诊断】

1. 恶性嗜铬细胞瘤（maligant pheochromocytoma）：由嗜铬细胞组成，不形成菊形团样结构。

2. 恶性复合型嗜铬细胞瘤（malignant complex pheochromocytoma）：除嗜铬细胞瘤细胞外，还可见分化良好的神经节细胞（超过 20%）和神经纤维。

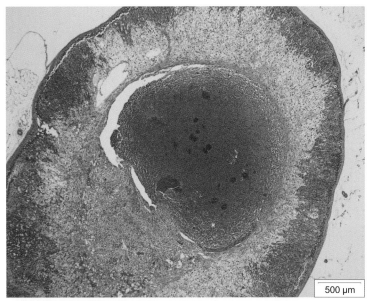

图 2-8-133. 神经母细胞瘤，Wistar 大鼠，肾上腺，低倍镜。可见肾上腺髓质强嗜碱性肿瘤细胞灶

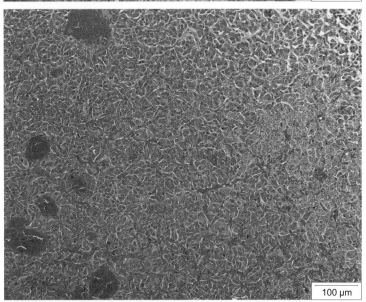

图 2-8-134. 神经母细胞瘤，Wistar 大鼠，肾上腺（图 2-8-133 的放大）。肿瘤细胞沿血管和间质呈栅栏状排列，可见假菊形团样结构

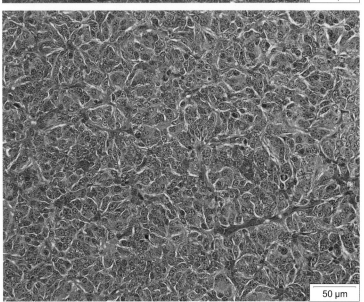

图 2-8-135. 神经母细胞瘤，Wistar 大鼠，肾上腺（图 2-8-134 的放大）。肿瘤细胞可见假菊形团样结构。肿瘤细胞核呈卵圆形，细胞核仁明显，可见核分裂象

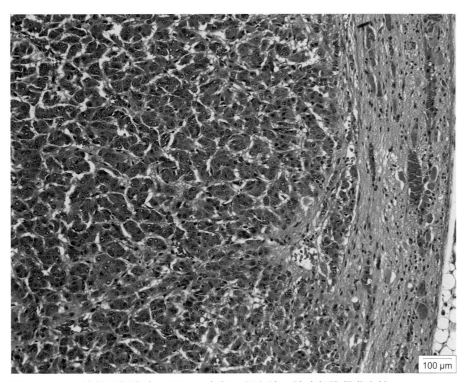

图 2-8-136. 神经母细胞瘤，Wistar 大鼠，肾上腺。肿瘤细胞侵袭血管

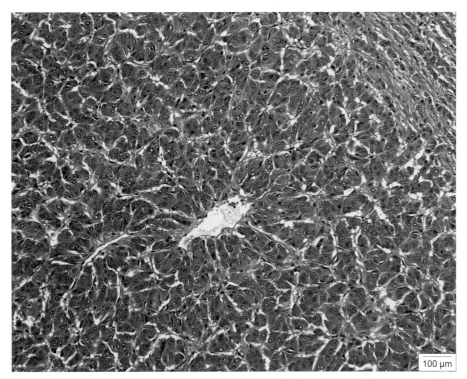

图 2-8-137. 神经母细胞瘤，Wistar 大鼠，肾上腺（图 2-8-136 的同一只动物），
肾上腺。可见纺锤形的肿瘤细胞沿血管和间质呈栅栏状排列

（编校：侯敏博、大平东子）

8.5 胰腺内分泌部 pancreas（endocrine）

• 胰岛细胞增生（islet cell hyperplasia，图 2-8-138 ～图 2-8-140）

【组织来源】 胰岛内分泌细胞。

【诊断特征】 增生的胰岛体积增大，胰岛细胞数量增多，无包膜，对周围组织无压迫。增生的胰岛细胞与正常胰岛细胞相似，细胞体积可增大，无细胞异型性。增生灶的大小在 350 ～ 700 μm 之间。

【鉴别诊断】

胰岛细胞腺瘤（islet cell adenoma）：对周围组织形成压迫，无浸润或转移。

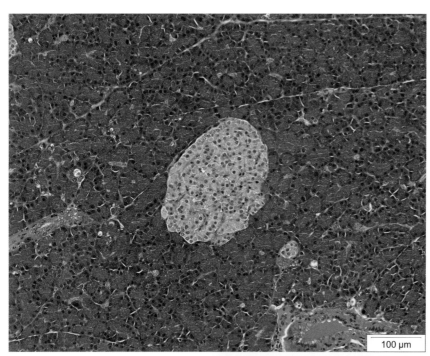

图 2-8-138. 正常胰岛，SD 大鼠，胰腺

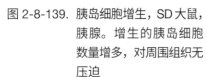

图 2-8-139. 胰岛细胞增生，SD 大鼠，胰腺。增生的胰岛细胞数量增多，对周围组织无压迫

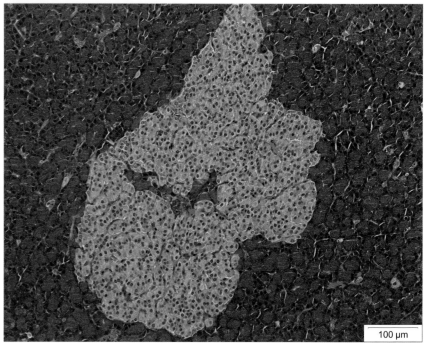

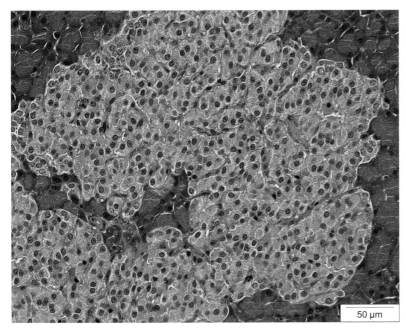

图 2-8-140. 胰岛细胞增生，SD 大鼠，胰腺（图 2-8-139 的放大）。增生的胰岛细胞与正常胰岛细胞相似，细胞体积稍大，无异型性

（编校：侯敏博、大平东子）

- 胰岛细胞腺瘤（islet cell adenoma，图 2-8-141～图 2-8-144）

【组织来源】 胰岛内分泌细胞。

【诊断特征】 胰腺内胰岛样肿瘤细胞结节状增生，对周围组织形成压迫，可见包膜，与周围组织界限清楚。肿瘤细胞可呈巢状、索状或实体性排列。肿瘤细胞分化较好，细胞质着色浅或弱嗜酸性，核分裂象不常见。肿瘤组织内有时可见纤维组织间隔，血管丰富，可见血管扩张或出血。未见浸润或转移。胰岛细胞腺瘤的直径超过 700 μm。

【鉴别诊断】

胰岛细胞癌（islet cell carcinoma）：可见肿瘤细胞浸润包膜或侵袭血管和转移。

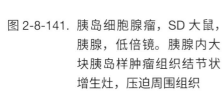
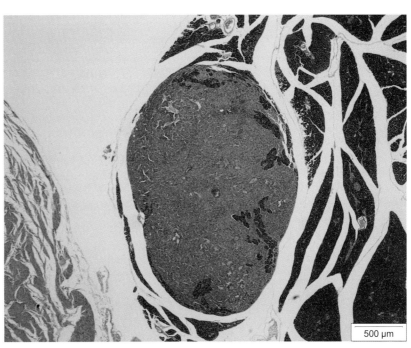

图 2-8-141. 胰岛细胞腺瘤，SD 大鼠，胰腺，低倍镜。胰腺内大块胰岛样肿瘤组织结节状增生灶，压迫周围组织

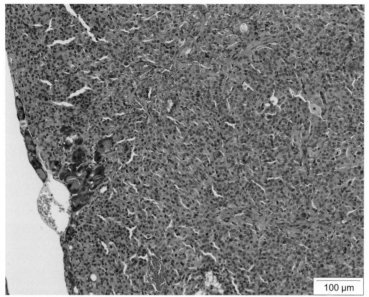

图 2-8-142. 胰岛细胞腺瘤，SD 大鼠，胰腺（图 2-8-141 的放大）。肿瘤细胞分化较好，不侵袭血管

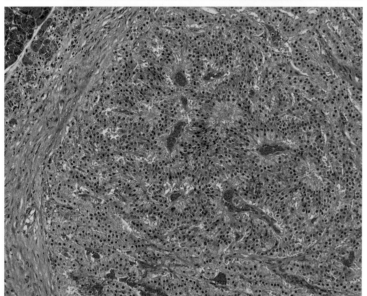

图 2-8-143. 胰岛细胞腺瘤，SD 大鼠，胰腺。肿瘤可见包膜，肿瘤细胞呈巢状、索状排列，血管丰富，伴有血管扩张

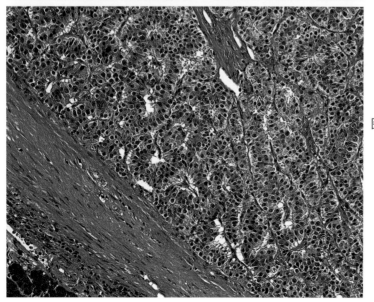

图 2-8-144. 胰岛细胞腺瘤，F344 大鼠，胰腺，高倍镜。肿瘤包膜完整，肿瘤细胞呈单层或双层排列，无细胞异型性，未见浸润或转移

（编校：侯敏博、大平东子）

● 胰岛细胞癌（islet cell carcinoma，图 2-8-145～图 2-8-148）

【组织来源】 胰岛内分泌细胞。

【诊断特征】 胰腺内胰岛细胞样的肿瘤细胞结节状增生，肿瘤细胞形态多样，呈立方形、圆柱形、多角形等。肿瘤细胞体积较大，细胞质染色浅或嗜酸性；细胞核大，呈圆形或椭圆形，位于中央，核仁明显。可见细胞异型性和核分裂象。肿瘤细胞呈巢状、腺管状排列。肿瘤组织内有时可见纤维组织分隔，血管丰富，伴有血管扩张或出血。肿瘤细胞可侵袭包膜或血管，向周围组织浸润或转移。

【鉴别诊断】

胰岛细胞腺瘤（islet cell adenoma）：无侵袭或转移，细胞分化较好，核分裂象不常见。

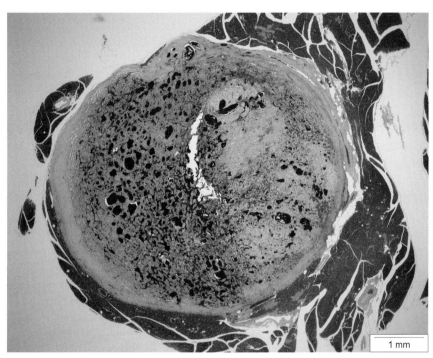

图 2-8-145. 胰岛细胞癌，F344 大鼠，胰腺，低倍镜。胰腺内大块胰岛样肿瘤组织增生，可见包膜，伴有血管扩张

图 2-8-146. 胰岛细胞癌，F344 大鼠，胰腺（图 2-8-145 的放大）。胰岛细胞样的肿瘤细胞突破包膜，呈侵袭性生长

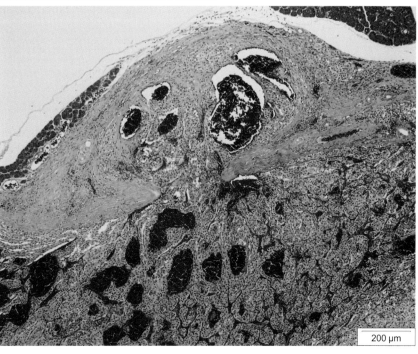

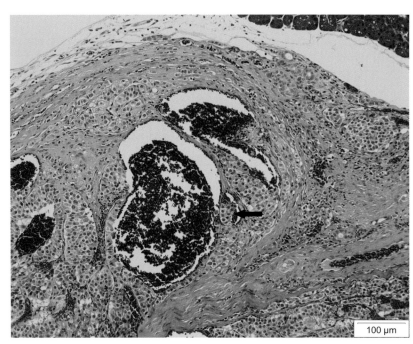

图 2-8-147. 胰岛细胞癌，F344 大鼠，胰腺（图 2-8-146 的放大）。肿瘤细胞侵袭血管（如箭头所示）

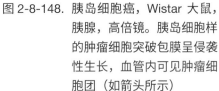

图 2-8-148. 胰岛细胞癌，Wistar 大鼠，胰腺，高倍镜。胰岛细胞样的肿瘤细胞突破包膜呈侵袭性生长，血管内可见肿瘤细胞团（如箭头所示）

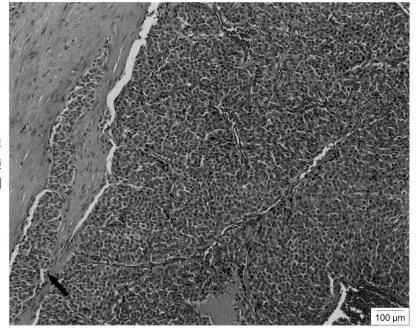

（编校：侯敏博、大平东子）

● 腺泡 – 胰岛细胞腺瘤（acinar-islet cell adenoma，图 2-8-149、图 2-8-150）

【组织来源】 胰腺多能细胞，可分化成胰腺内分泌细胞、腺泡细胞和导管细胞。

【诊断特征】 肿瘤组织由内分泌细胞和外分泌细胞同时增生组成的混合瘤，两种成分来源的肿瘤细胞比例相当。由内分泌来源的肿瘤细胞与正常胰岛细胞相似，外分泌来源的肿瘤细胞与正常腺泡细胞相似，两种细胞分化较好，细胞异型性不明显，核分裂象少见。肿瘤组织包膜完整，明显压迫周围组织。无浸润或转移。

【鉴别诊断】

胰岛细胞腺瘤（islet cell adenoma）：肿瘤源于胰岛细胞增生，无腺泡细胞增生成分。

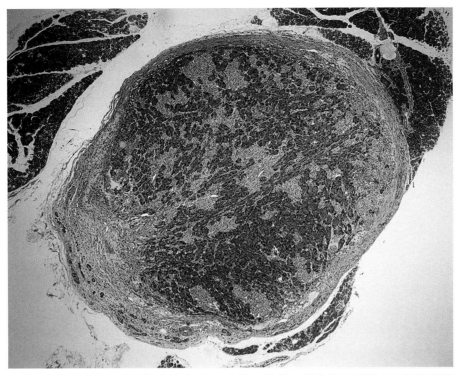

图 2-8-149. 腺泡－胰岛细胞腺瘤，SD 大鼠，胰腺，低倍镜。胰腺内大块肿瘤结
　　　　　节灶，包膜完整，与周围组织界限清楚，明显压迫周围组织

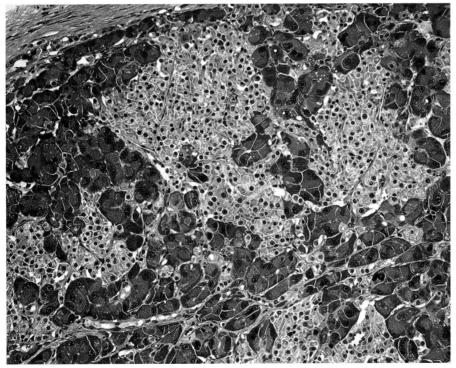

图 2-8-150. 腺泡－胰岛细胞腺瘤，SD 大鼠，胰腺（图 2-8-149 的放大）。分化良
　　　　　好的胰岛样细胞和腺泡样细胞同时增生混合存在，两种成分的细胞比
　　　　　例相当

（编校：侯敏博、大平东子）

9. 神经系统

Nervous System

- 恶性星形细胞瘤（malignant astrocytoma，图 2-9-1 ～图 2-9-7）

【组织来源】 星形胶质细胞。

【诊断特征】 中枢神经系统内大脑为好发部位，可分为低度及高度恶性星形细胞瘤。低度恶性星形细胞瘤的特征：肿瘤组织团块灶性分布，界限不清；肿瘤细胞形态相似，细胞质呈弱嗜酸性，细胞核呈椭圆形或圆形，细胞界限不清，可浸润脑膜。高度恶性星形细胞瘤的特征：肿瘤组织多中心性或弥漫性生长，边界不清，常可见 2 处以上病灶。肿瘤细胞具有多形性，细胞密度高，细胞核呈圆形或纺锤形，可见多核巨细胞和核分裂象。肿瘤组织内可见出血和坏死，坏死灶周围可见假栅栏状排列的神经细胞胞体（卫星现象），同时呈辐射状在血管周隙分布。有时可见血管增生，周围可见反应性星形胶质细胞增生。肿瘤细胞常浸润至脑膜和室管膜。

【鉴别诊断】

恶性混合性神经胶质瘤（malignant mixed glioma）：恶性星形细胞瘤成分和少突胶质细胞瘤成分混合存在，其中少突胶质细胞瘤成分占 20% 以上。

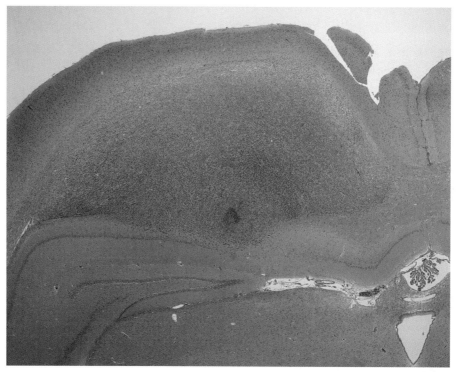

图 2-9-1. 恶性星形细胞瘤，低度恶性，SD 大鼠，大脑，低倍镜。大脑内可见嗜碱性的细胞团块

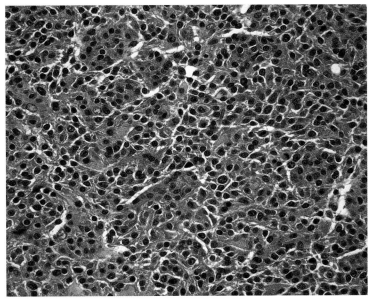

图 2-9-2. 恶性星形细胞瘤，低度恶性，SD 大鼠，大脑，高倍镜。大脑内可见肿瘤细胞形态相似，细胞核呈椭圆形或圆形，细胞质呈嗜酸性

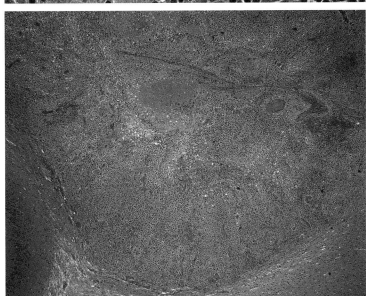

图 2-9-3. 恶性星形细胞瘤，高度恶性，F344 大鼠，大脑，低倍镜。大脑内可见大块的肿瘤组织，肿瘤细胞密度高，有出血及坏死灶

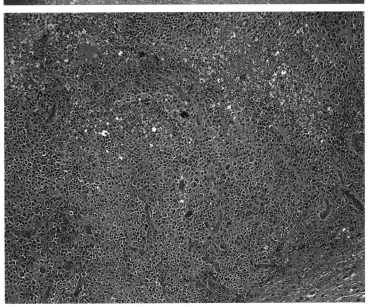

图 2-9-4. 恶性星形细胞瘤，高度恶性，F344 大鼠，大脑（图 2-9-3 的放大）。肿瘤组织内见坏死灶及血管增生

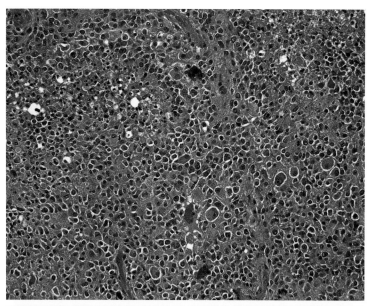

图 2-9-5. 恶性星形细胞瘤，高度恶性，F344 大鼠，大脑（图 2-9-3 的放大）。肿瘤细胞多形性，异型性明显，细胞质丰富，呈嗜酸性，细胞核呈圆形或纺锤形。肿瘤组织内可见坏死灶

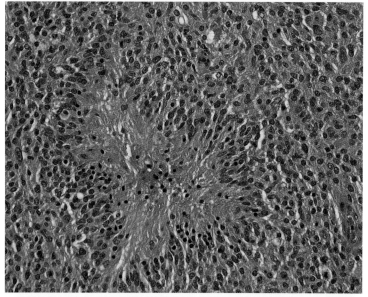

图 2-9-6. 恶性星形细胞瘤，高度恶性，SD 大鼠，大脑，高倍镜。坏死灶周围的肿瘤细胞呈假栅栏状排列

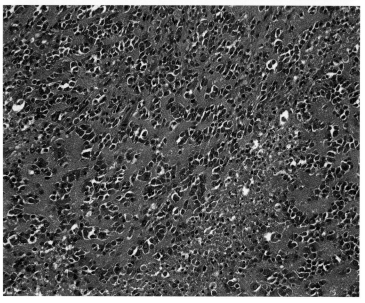

图 2-9-7. 恶性星形细胞瘤，高度恶性，F344 大鼠，大脑，高倍镜。肿瘤细胞细胞质丰富，呈嗜酸性，肿瘤细胞条束状排列，可见坏死灶

（编校：黄明妹、张泽安）

● 恶性少突胶质细胞瘤（malignant oligodendroglioma，图 2-9-8 ～图 2-9-11）

【组织来源】 少突胶质细胞。

【诊断特征】 低度恶性少突胶质细胞瘤：病灶局限于脑或脊髓的一处主要区域，与周围组织界限清楚。肿瘤细胞核呈圆形、深染，位于中央，胞质透明或浅染（核周晕），细胞边界清晰。高度恶性少突胶质细胞瘤：病灶可扩散到多个区域，呈弥漫性生长。肿瘤细胞密度高，呈明显的多形性、异型性，细胞核多形性。肿瘤组织边缘明显可见肾小球样血管增生、核分裂象及坏死，可出现脑膜浸润。

【鉴别诊断】

恶性混合性神经胶质瘤（malignant mixed glioma）：少突胶质细胞瘤成分和恶性星形细胞瘤成分混合存在，其中恶性星形细胞瘤成分占 20% 以上。

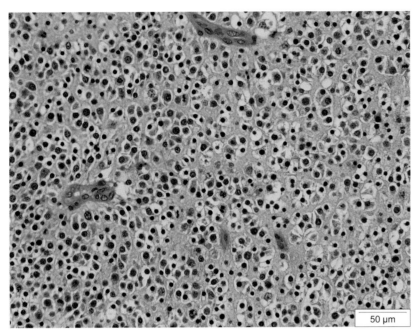

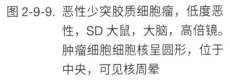

图 2-9-8. 恶性少突胶质细胞瘤，低度恶性，SD 大鼠，大脑。肿瘤细胞边界清晰，细胞核呈圆形、深染，位于中央，细胞质透明或浅染（核周晕），偶见核分裂象

图 2-9-9. 恶性少突胶质细胞瘤，低度恶性，SD 大鼠，大脑，高倍镜。肿瘤细胞细胞核呈圆形，位于中央，可见核周晕

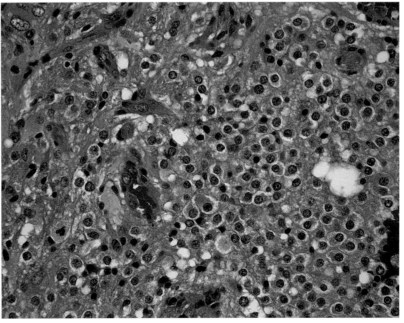

（编校：黄明姝、张泽安）

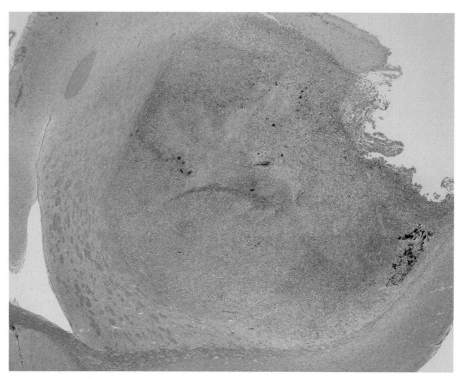

图 2-9-10. 恶性少突胶质细胞瘤，高度恶性，SD 大鼠，大脑，低倍镜。脑组织内
可见一嗜碱性团块，范围较大，肿瘤细胞密度高，可见出血

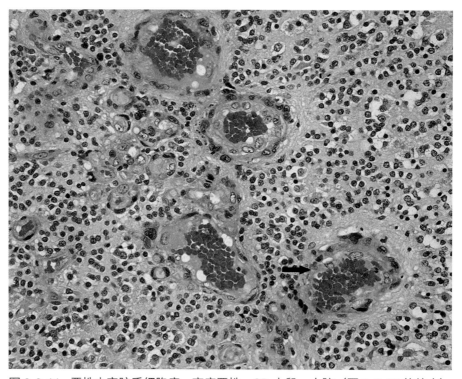

图 2-9-11. 恶性少突胶质细胞瘤，高度恶性，SD 大鼠，大脑（图 2-9-10 的放大）。
肿瘤细胞密度高，核周晕明显。可见肾小球样血管增生（如箭头所示）

（编校：黄明姝、张泽安）

● 恶性混合性神经胶质瘤（malignant mixed glioma，图 2-9-12、图 2-9-13）

【组织来源】　星形胶质细胞、少突胶质细胞和（或）前体细胞。

【诊断特征】　肿瘤组织由肿瘤性星形胶质细胞和肿瘤性少突胶质细胞组成，每种细胞类型占肿瘤的 20% 以上。病灶内两种来源的肿瘤细胞可混合分布，或者病灶为两个彼此相邻的大片单一细胞区域，每个区域主要含有一种细胞类型。低度恶性肿瘤多为单一病灶且边界清晰，罕见出血和坏死。高度恶性肿瘤边界不清或为多个病灶，细胞异型性和多形性常见，可见坏死、血管增殖和出血。

【鉴别诊断】

1. 恶性星形细胞瘤（malignant astrocytoma）：肿瘤性星形胶质细胞成分占 80% 以上。

2. 恶性少突胶质细胞瘤（malignant oligodendroglioma）：肿瘤性少突胶质细胞成分占 80% 以上。

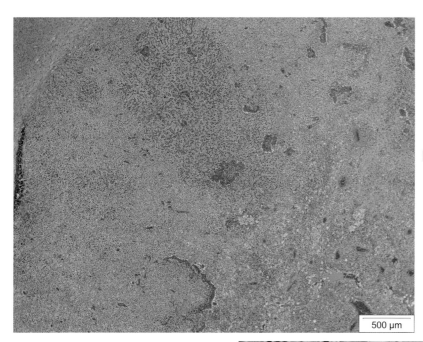

图 2-9-12. 恶性混合性神经胶质瘤，SD 大鼠，大脑，低倍镜。大脑组织内见大块肿瘤组织

500 μm

图 2-9-13. 恶性混合性神经胶质瘤，SD 大鼠，大脑，高倍镜。两种肿瘤细胞成分同时存在，左侧为肿瘤性少突胶质细胞成分；右侧为肿瘤性星形胶质细胞成分。可见核分裂象

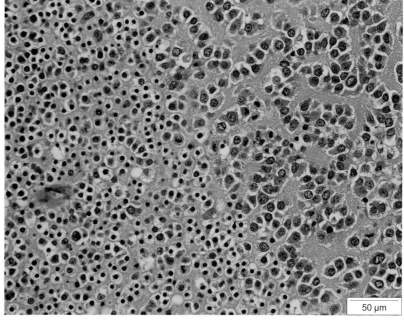

50 μm

（编校：黄明姝、张泽安）

● 脑膜瘤（meningioma，图 2-9-14、图 2-9-15）

【组织来源】　脑膜的间质细胞。

【诊断特征】　肿瘤组织位于脑表面、脑室腔内或脊髓表面，脑膜、脊髓膜增厚或呈斑块状压迫周围脑组织或脊髓组织。大鼠和小鼠非常罕见的自发性肿瘤。

良性脑膜瘤（benign meningioma）：界限清楚，不侵袭周围组织。肿瘤细胞可呈梭形，紧密排列，细胞质呈弱嗜酸性，细胞核小、细长、深染。细胞排列成不规则的交织束状，含有数量不等的胶原纤维将单个细胞分隔开。肿瘤细胞也可呈片状或小叶状的上皮样细胞，具有丰富的嗜酸性细胞质。

恶性脑膜瘤（malignant meningioma）：界限不清，常侵袭神经实质和硬脑膜、颅骨、头皮。肿瘤组织内细胞密度高，错综排列成交织束状或不规则片状。肿瘤细胞有异型性、多形性，可见核分裂象，侵袭性生长。

良性脑膜瘤和恶性脑膜瘤免疫组织化学波形蛋白、胶原纤维和网状蛋白染色阳性。

【鉴别诊断】

颗粒细胞瘤（granular cell tumor）：肿瘤细胞的细胞质含嗜酸性颗粒，细胞核呈圆形或椭圆形，位于中央或偏心位置。

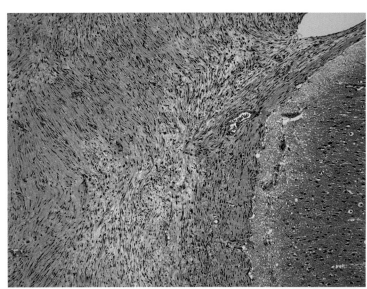

图 2-9-14. 良性脑膜瘤，SD 大鼠，大脑，低倍镜。脑膜表面梭形、纤维样的肿瘤细胞增生形成团块样肿瘤组织，与周围脑组织界限清楚

图 2-9-15. 良性脑膜瘤，SD 大鼠，大脑（图 2-9-14 的放大）。肿瘤细胞排列成不规则的交织束状。肿瘤细胞呈梭形，细胞核呈杆状或纺锤形，细胞质呈弱嗜酸性

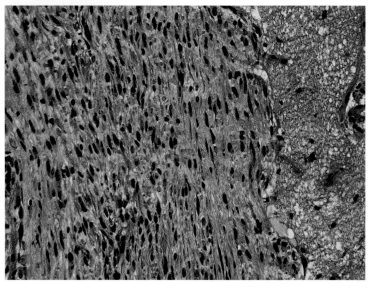

（编校：黄明姝、张泽安）

● 良性室管膜瘤（benign ependymoma，图 2-9-16）

【组织来源】　位于脑室、脑导水管及脊髓中央管的室管膜细胞。

【诊断特征】　肿瘤位于脑室、脑导水管及脊髓中央管周围。肿瘤细胞呈多角形，边界不清。细胞核呈圆形或卵圆形，染色深。肿瘤细胞排列成条索状或乳头状，可围绕血管形成假菊形团或管状结构。良性室管膜瘤肿瘤细胞无异型性和多形性，无浸润性生长。大鼠和小鼠罕见。

【鉴别诊断】

1. 少突胶质细胞瘤（oligodendroglioma）：根据发生的部位可以进行区分。少突胶质细胞的细胞核呈圆形、深染，位于中央，细胞质透明或浅染（核周晕），细胞边界清晰。

2. 恶性室管膜瘤（malignant ependymoma）：浸润性生长，肿瘤细胞可见异型性、多形性及核分裂象。可见坏死和多核巨细胞。

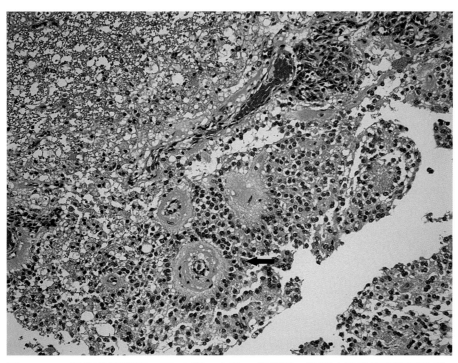

图 2-9-16. 良性室管膜瘤，SD 大鼠，大脑，低倍镜。脑室内见肿瘤细胞团块灶，肿瘤细胞呈多角形，细胞核呈圆形或卵圆形，染色深。肿瘤细胞围绕血管排列成假菊形团（如箭头所示）

（编校：黄明姝、张泽安）

● 恶性室管膜瘤（malignant ependymoma，图 2-9-17～图 2-9-19）

【组织来源】　位于脑室、脑导水管及脊髓中央管的室管膜细胞。

【诊断特征】　多发生于第四脑室等脑室附近。肿瘤细胞体积小、细胞核呈圆形、细胞质呈弱嗜酸性，有时可见纤细突起。肿瘤细胞多角形，边界不清。细胞核呈圆形或卵圆形，染色深。肿瘤细胞排列成条索状或围绕血管排列成假菊形团。恶性室管膜瘤浸润性生长，肿瘤细胞可见异型性、多形性及核分裂象。可见坏死和多核巨细胞。大鼠和小鼠罕见。

【鉴别诊断】

良性室管膜瘤（benign ependymoma）：肿瘤局限于脑室，肿瘤细胞分化好。无恶性肿瘤特征。

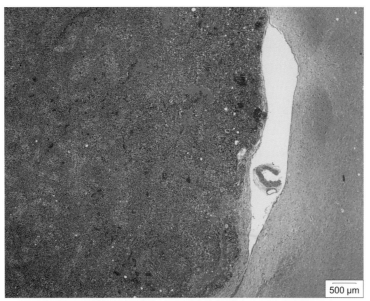

图 2-9-17. 恶性室管膜瘤，SD 大鼠，大脑，第四脑室附近，低倍镜。脑室周围可见大块嗜碱性的肿瘤细胞团块

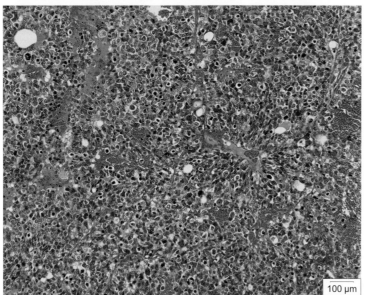

图 2-9-18. 恶性室管膜瘤，SD 大鼠，大脑（图 2-9-17 的放大）。肿瘤细胞的细胞质不丰富，细胞核深染，肿瘤细胞围绕血管排列成假菊形团

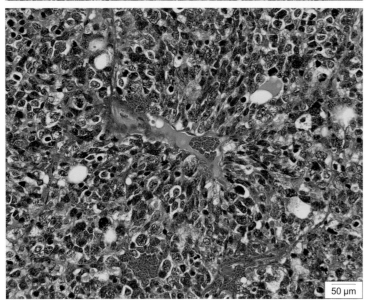

图 2-9-19. 恶性室管膜瘤，SD 大鼠，大脑（图 2-9-17 的放大）。细胞异型性明显，核分裂象多见。肿瘤细胞排列成假菊形团

（编校：黄明姝、张泽安）

● 良性颗粒细胞瘤（benign granular cell tumor，图 2-9-20 ～图 2-9-23）

【组织来源】 可能起源于神经嵴来源的脑膜细胞。

【诊断特征】 脑膜肿瘤的一种，发生在大脑和小脑脑膜的实体性、结节状或斑块状病变，与周围脑组织界限清楚，可压迫周围脑组织。病灶呈现单一的多边形细胞群，肿瘤细胞呈多角形。细胞核呈圆形或椭圆形，位于中央或周边。细胞质含嗜酸性颗粒，过碘酸希夫染色呈阳性。

【鉴别诊断】

恶性颗粒细胞瘤（malignant granular cell tumor）：可向脑实质内浸润性生长。

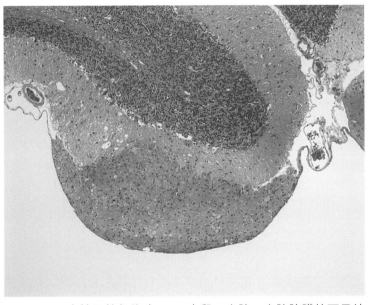

图 2-9-20. 良性颗粒细胞瘤，SD 大鼠，小脑。小脑脑膜处可见结节状细胞团块，与周围组织界限清楚。肿瘤细胞成分单一，细胞质呈嗜酸性，可见细小颗粒，细胞核呈圆形

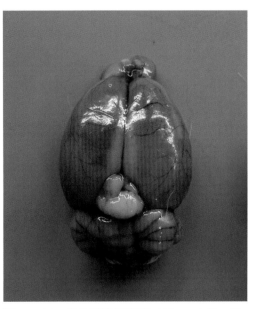

图 2-9-21. 良性颗粒细胞瘤，Wistar 大鼠，脑，大体观察。第三脑室附近大脑表面可见白色结节

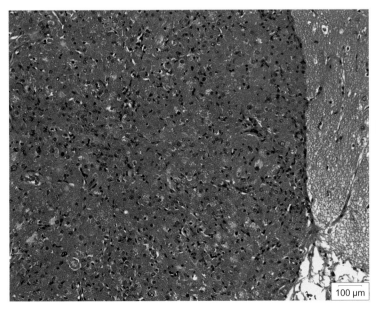

图 2-9-22. 良性颗粒细胞瘤，Wistar 大鼠（图 2-9-21 的同一只动物），脑。可见含有嗜酸性颗粒的肿瘤细胞实体性增生，压迫脑组织，与周围脑组织界限清楚

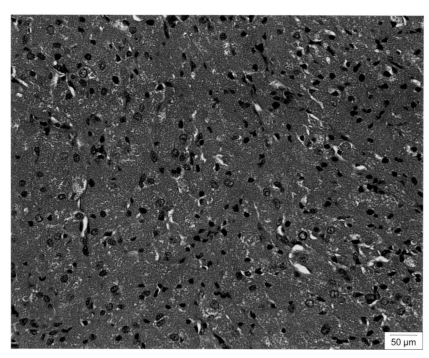

图 2-9-23. 良性颗粒细胞瘤，Wistar
大鼠，脑（图 2-9-22 的放
大）。颗粒细胞样肿瘤细胞
体积较大，呈圆形，细胞
质可见嗜酸性细小颗粒，
细胞异型性小

50 μm

（编校：黄明姝、张泽安）

- 恶性颗粒细胞瘤（malignant granular cell tumor，图 2-9-24、图 2-9-25）

【组织来源】 可能起源于神经嵴来源的脑膜细胞。

【诊断特征】 发生在大脑和小脑脑膜的实体性、结节状或斑块状病变，对周围组织有压迫，呈浸润性生长，与周围组织分界不清。肿瘤细胞与良性颗粒细胞肿瘤形态相似，呈多角形，细胞核呈圆形或椭圆形，位于中央或周边，细胞质含嗜酸性颗粒。

【鉴别诊断】

良性颗粒细胞瘤：与周围脑组织界限清楚，无浸润性生长。

图 2-9-24. 恶性颗粒细胞瘤，SD大鼠，
大脑，低倍镜。可见肿瘤
组织向脑组织深部浸润性
生长

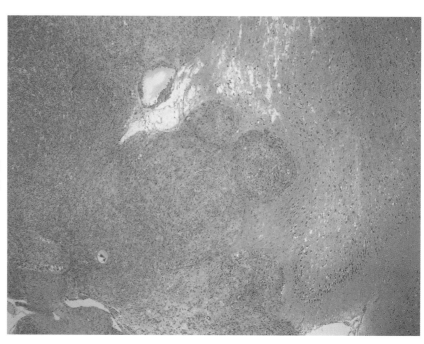

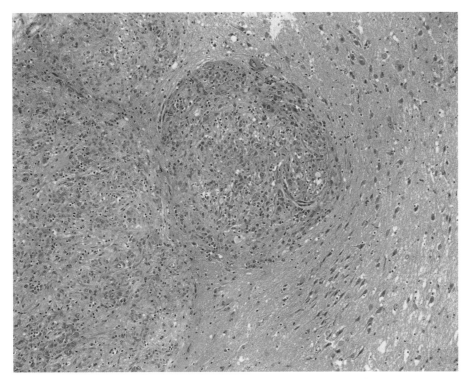

图 2-9-25. 恶性颗粒细胞瘤，SD 大鼠，大脑（图 2-9-24 的放大）。肿瘤细胞的细
胞质呈嗜酸性，可见细小颗粒。可见核分裂象

（编校：黄明姝、张泽安）

● 良性神经鞘瘤（benign schwannoma，图 2-9-26 ～图 2-9-28）

【组织来源】 施万细胞。

【诊断特征】 肿瘤呈膨胀性、压迫性生长，通常有包膜。肿瘤细胞呈纺锤形或卵圆形，细胞质呈嗜
酸性。核呈卵圆形，染色质丰富。根据其组织学特征可将神经鞘瘤分为 Antoni A 型及 Antoni B 型两种模式。
Antoni A 型主要由梭形肿瘤细胞错综排列而成，在啮齿类动物多为束状或波浪状排列，在大动物有时细胞
核可排列成栅栏状或列兵状，围成所谓的 Verocay 小体（Antoni A 型特征性排列，其中细胞核排列成栅栏
状，由均质的、无核的、嗜酸性的细胞间物质隔开）；Antoni B 型主要由疏松排列的圆形或梭形肿瘤细胞
及细胞外基质构成，肿瘤内部可见囊腔，内含蛋白性液体或血细胞。两种模式可同时存在，免疫组织化学
S-100 染色阳性。

【鉴别诊断】

1. 纤维瘤（fibroma）：免疫组织化学 S-100 染色阴性。

2. 平滑肌瘤（leiomyoma）：肿瘤细胞呈纺锤形，细胞质呈嗜酸性，细胞核两端圆钝。免疫组织化学结
蛋白和 α- 平滑肌肌动蛋白染色阳性。

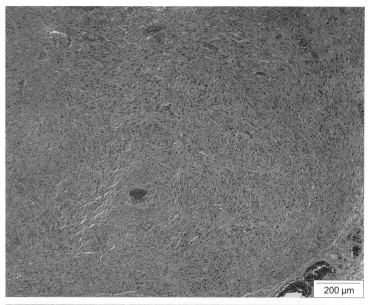

图 2-9-26. 良性神经鞘瘤，SD 大鼠，大脑，低倍镜。可见膨胀性生长的肿瘤结节，与周围组织界限清楚

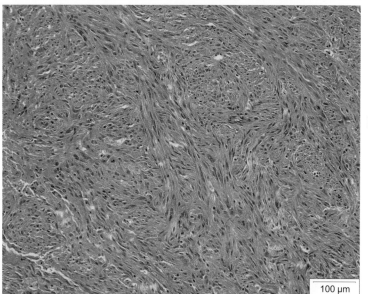

图 2-9-27. 良性神经鞘瘤，SD 大鼠，大脑（图 2-9-26 的放大）。梭形肿瘤细胞呈束状或波浪状排列（Antoni A 型），细胞质呈嗜酸性，细胞核呈纺锤形

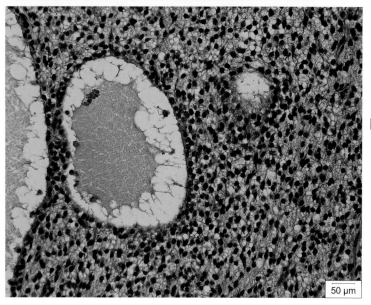

图 2-9-28. 良性神经鞘瘤，SD 大鼠。肿瘤细胞呈圆形或卵圆形，排列疏松，可见囊腔形成，内含蛋白性液体（Antoni B 型）

（编校：黄明姝、张泽安）

● 恶性神经鞘瘤（malignant schwannoma，图 2-9-29 ～图 2-9-34）

【组织来源】 施万细胞。

【诊断特征】 细胞及组织形态与良性神经鞘瘤类似，但细胞排列更为紧密，具有异型性，核分裂象多见，常伴有出血、坏死。恶性神经鞘瘤通常无包膜，可有局部浸润或远处转移。

【鉴别诊断】

1. 纤维肉瘤（fibrosarcoma）：免疫组织化学 S-100 染色阴性。

2. 平滑肌肉瘤（leiomyosarcoma）：肿瘤细胞呈纺锤形，细胞质呈嗜酸性，细胞核两端圆钝，免疫组织化学结蛋白和 α- 平滑肌肌动蛋白染色阳性。免疫组织化学 S-100 染色阴性。

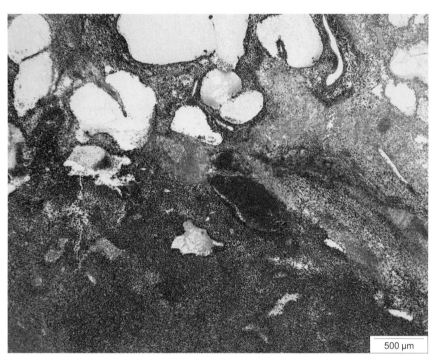

图 2-9-29. 恶性神经鞘瘤，SD 大鼠，低倍镜。可见肿瘤组织内多个囊腔形成，伴出血坏死灶，囊腔周围细胞排列疏松。下方可见高密度的嗜碱性细胞团块

500 μm

图 2-9-30. 恶性神经鞘瘤，SD 大鼠（图 2-9-29 的同一只动物）。可见肿瘤细胞呈梭形，密度高，紧密排列成交错的束状结构（Antoni A 型）

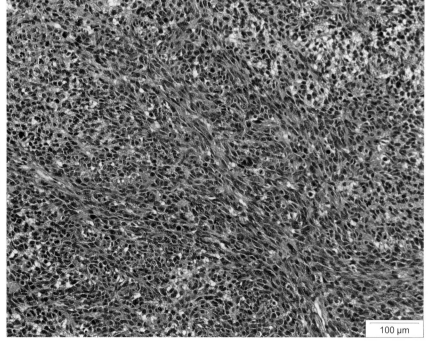

100 μm

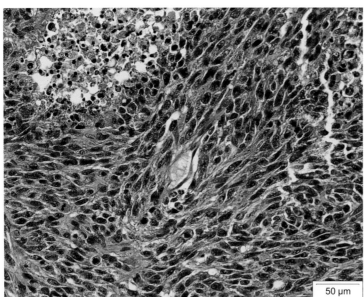

50 μm

图 2-9-31. 恶性神经鞘瘤（Antoni A 型），SD 大鼠（图 2-9-29 的同一只动物）。肿瘤细胞呈梭形，细胞质呈嗜酸性，可见核分裂象。肿瘤组织内可见坏死灶

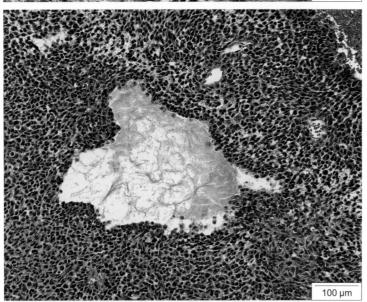

100 μm

图 2-9-32. 恶性神经鞘瘤（Antoni B 型），SD 大鼠（图 2-9-29 的同一只动物），高倍镜。肿瘤细胞呈圆形或卵圆形，嗜碱性强，异型性大，肿瘤组织中央可见囊腔形成

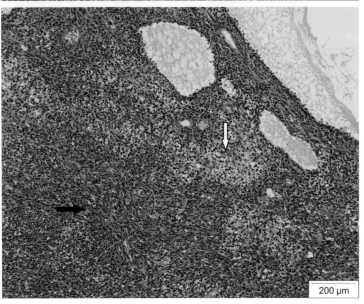

200 μm

图 2-9-33. 恶性神经鞘瘤，SD 大鼠（图 2-9-29 的同一只动物），低倍镜。Antoni A 型（如黑色箭头所示）和 Antoni B 型（如白色箭头所示）肿瘤细胞混合存在

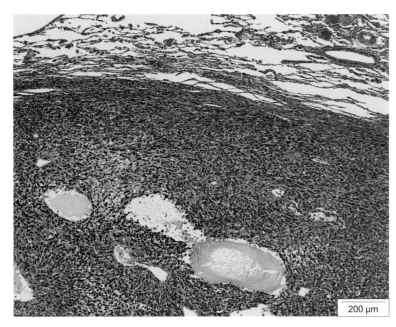

图 2-9-34. 恶性神经鞘瘤，SD 大鼠（图 2-9-29 的同一只动物），肺转移灶

（编校：黄明姝、张泽安）

- 髓母细胞瘤（medulloblastoma，图 2-9-35～图 2-9-37）

【组织来源】 神经上皮组织。

【诊断特征】 原发于小脑。肿瘤细胞呈圆形、椭圆形或细长的胡萝卜形，细胞质较少，核染色质丰富。细胞界限不清，形态类似小脑皮质颗粒细胞。肿瘤细胞密集排列呈团块状增殖，细胞间质较少，可形成漩涡状或假菊形团结构，常见病理性核分裂象。肿瘤细胞常侵袭周围组织，并经脑室的脑脊液向中枢神经系统扩散。

【鉴别诊断】

恶性室管膜瘤（malignant ependymoma）：位置一般靠近脑室或脊髓中央管，肿瘤细胞呈立方形或圆柱状，可呈乳头状排列或形成菊形团结构。

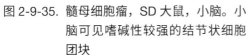

图 2-9-35. 髓母细胞瘤，SD 大鼠，小脑。小脑可见嗜碱性较强的结节状细胞团块

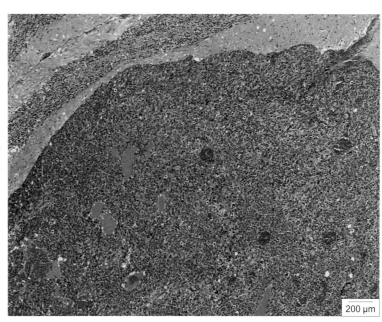

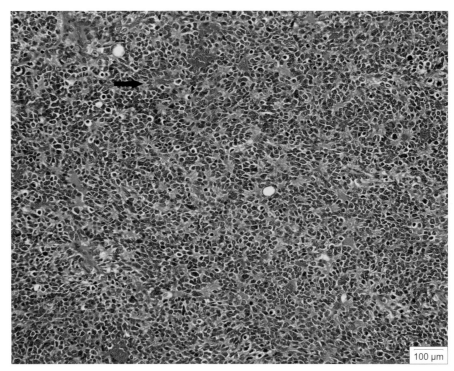

图 2-9-36. 髓母细胞瘤，SD 大鼠，小脑（图 2-9-35 的放大）。形态类似小脑皮质颗粒细胞的肿瘤细胞密集增殖，细胞间质较少，可见假菊形团结构形成（如箭头所示）

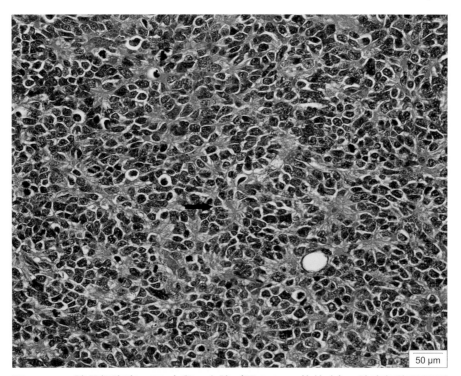

图 2-9-37. 髓母细胞瘤，SD 大鼠，小脑（图 2-9-36 的放大）。肿瘤细胞呈圆形或椭圆形，细胞质较少，核染色质丰富，细胞界限不清，可见肿瘤细胞围绕纤细纤维形成的假菊形团结构（如箭头所示）及病理性核分裂象

（编校：黄明姝、张泽安）

● 副神经节瘤（paraganglioma，图 2-9-38、图 2-9-39）

【组织来源】 副神经节。

【诊断特征】 肿瘤细胞呈圆形或椭圆形，细胞核呈圆形，位于细胞中央。细胞质丰富，呈弱嗜酸性，含有细小颗粒。肿瘤组织被纤细的纤维结缔组织和血管分隔成小叶状或蜂窝状。多数为良性肿瘤，恶性肿瘤可出现浸润或远处转移。肿瘤细胞免疫组织化学突触小泡蛋白和嗜铬粒蛋白 A 染色阳性。该肿瘤为罕见的自发性肿瘤。

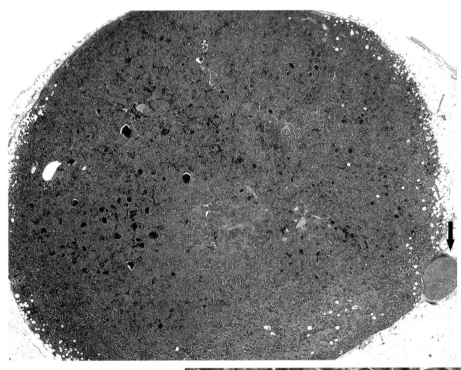

图 2-9-38. 副神经节瘤，SD 大鼠，腹腔内肿物。腹腔内一结节状肿块，界限清楚，周围可见神经节组织（如箭头所示）

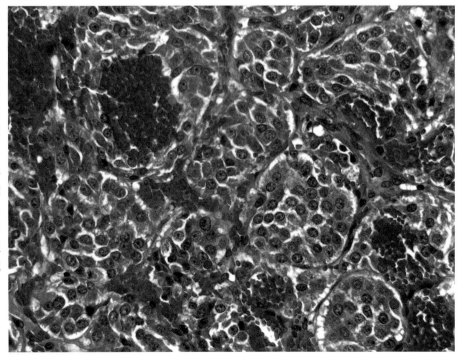

图 2-9-39. 副神经节瘤，SD 大鼠，腹腔肿物（图2-9-38 的放大）。肿瘤细胞呈圆形或椭圆形，细胞核呈圆形，位于细胞中央。细胞质丰富，呈弱嗜酸性，含有细小颗粒。肿瘤组织被纤细的纤维结缔组织和血管分隔成小叶状或蜂窝状

（编校：吕建军、大平东子）

10. 皮肤
Skin

- 良性基底细胞瘤（benign basal cell tumor，图 2-10-1、图 2-10-2)

【组织来源】 毛囊的干细胞，皮脂腺、表皮的基底细胞。

【诊断特征】 肿瘤组织界限清楚，呈巢状、结节状或索状，由表皮或毛囊基底部向真皮深部生长，不侵袭基底膜。肿瘤细胞与正常的基底细胞相似，细胞体积小，呈嗜碱性，细胞质较少，细胞核呈圆形或椭圆形，深染，核分裂象罕见。肿瘤细胞排列紧密，在病灶周围呈栅栏状排列，无细胞间桥，由纤维血管间质支持，中央部有时可见囊状结构。肿瘤组织可见向鳞状上皮、毛囊或皮脂腺分化。

【鉴别诊断】

1. 基底细胞癌（basal cell carcinoma）：侵袭基底膜或周围组织，界限不清，核分裂象常见。

2. 良性毛囊肿瘤（benign hair follicle tumor）：位于真皮的肿块，可见不同程度的向毛囊分化的肿瘤细胞。

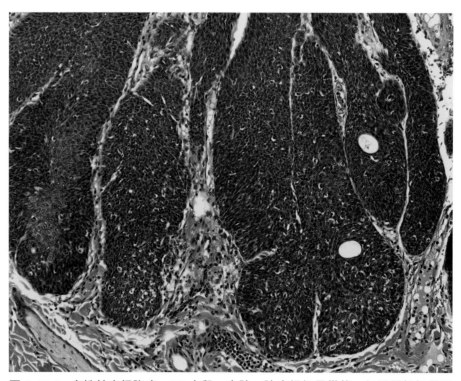

图 2-10-1. 良性基底细胞瘤，SD 大鼠，皮肤。肿瘤组织呈巢状，与周围组织界限
　　　　　清楚。肿瘤细胞与基底细胞相似

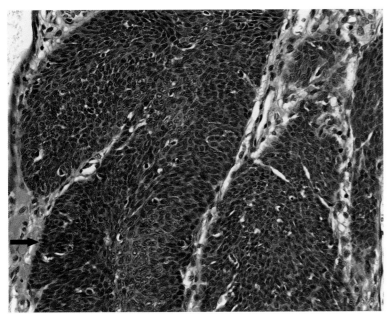

图 2-10-2. 良性基底细胞瘤，SD 大鼠，皮肤（图 2-10-1 的放大）。肿瘤细胞体积小，呈嗜碱性，在病灶周围呈栅栏状排列（如箭头所示）

（编校：张亚群、吕建军）

- 基底细胞癌（basal cell carcinoma，图 2-10-3 ～图 2-10-9）

【组织来源】 毛囊的干细胞，皮脂腺、表皮的基底细胞。

【诊断特征】 肿瘤组织呈结节状肿块，与周围组织界限不清，从表皮向真皮深部生长。肿瘤细胞与正常的基底细胞相似，体积小、呈嗜碱性、细胞质少、细胞核深染，核分裂象多见。肿瘤细胞紧密排列，由纤维组织分隔成巢状或索状结构。癌巢周围的肿瘤细胞呈栅栏状排列。可见坏死灶，可侵袭周围组织，罕见转移。

【鉴别诊断】

1. 良性基底细胞瘤（benign basal cell tumor）：肿块与周围组织界限清楚，未见侵袭性生长，细胞分化良好，核分裂象罕见。

2. 皮脂腺细胞癌（sebaceous cell carcinoma）：肿瘤组织具有皮脂腺小叶状腺样结构。

图 2-10-3. 基底细胞癌，SD 大鼠，皮肤，低倍镜。皮下可见结节状肿块，由呈嗜碱性、紧密排列的肿瘤细胞组成，向周围组织侵袭（如箭头所示）

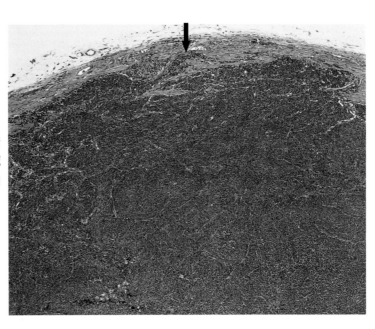

图 2-10-4. 基底细胞癌，SD 大鼠，皮肤（图 2-10-3 的放大）。肿瘤细胞与基底细胞相似，体积小、呈嗜碱性、紧密排列，可见纤维组织分隔成巢状结构

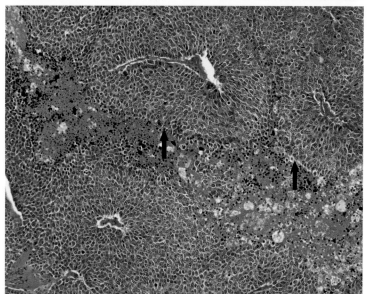

图 2-10-5. 基底细胞癌，SD 大鼠，皮肤（图 2-10-3 的放大）。肿瘤组织可见坏死灶，癌巢周围的细胞呈栅栏状排列（如箭头所示）

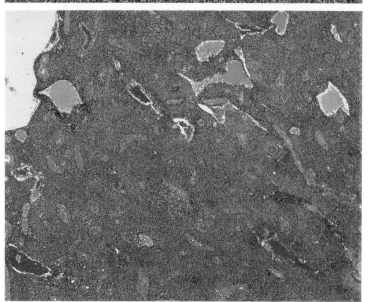

图 2-10-6. 基底细胞癌，SD 大鼠，皮肤，低倍镜。可见大块的结节状的肿瘤组织

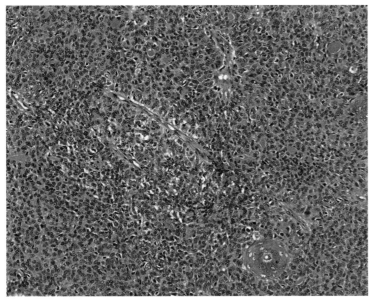

图 2-10-7. 基底细胞癌，SD 大鼠，皮肤（图 2-10-6 的放大）。肿瘤细胞体积较小，呈嗜碱性，细胞质少，细胞核深染，核分裂象较多

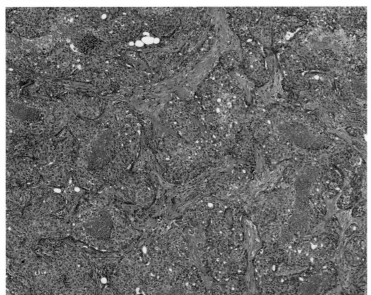

图 2-10-8. 基底细胞癌，SD 大鼠（图 2-10-6 的同一只动物），皮肤。肿瘤细胞排列成巢状，由纤维组织分隔，中心可见坏死

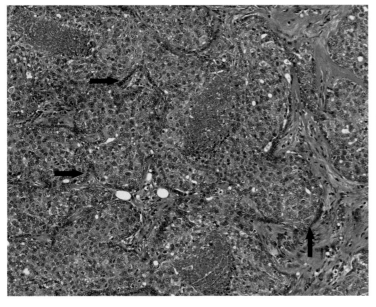

图 2-10-9. 基底细胞癌，SD 大鼠（图 2-10-6 的同一只动物），皮肤。癌巢周围的肿瘤细胞呈栅栏状排列（如箭头所示），中心可见坏死灶

（编校：张亚群、吕建军）

- 良性毛囊肿瘤（benign hair follicle tumor，图 2-10-10 ～图 2-10-14）

【组织来源】　毛囊上皮。

【诊断特征】　真皮内的肿块，呈巢状或结节状，内含纤维血管间质。肿瘤组织界限清楚，无包膜。肿瘤细胞呈嗜碱性基底细胞样或棘细胞样，分化较好。肿瘤组织内可见不同分化阶段的毛囊结构及数量不等的、体积较小的被覆鳞状上皮的囊肿或角化囊肿。棘细胞样的肿瘤细胞无颗粒层分化而直接形成角化，无透明角质颗粒形成。

【鉴别诊断】

1. 恶性毛囊肿瘤（malignant hair follicle tumor）：具有恶性肿瘤特征，核分裂象多见，侵袭性生长。

2. 良性基底细胞瘤（benign basal cell tumor）：肿瘤由类似基底细胞的肿瘤细胞组成，毛囊结构形成较少。

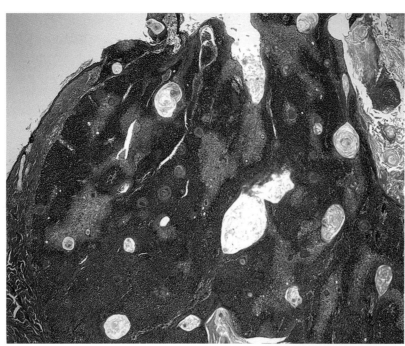

图 2-10-10. 良性毛囊肿瘤，SD 大鼠，皮肤，低倍镜。肿瘤组织界限清楚，无包膜，可见不同分化阶段的毛囊结构。肿瘤细胞体积小，嗜碱性强

图 2-10-11. 良性毛囊肿瘤，SD 大鼠，皮肤（图 2-10-10 的放大）。肿瘤细胞体积较小，呈嗜碱性基底细胞样，可见不同分化阶段的毛囊结构（如箭头所示）

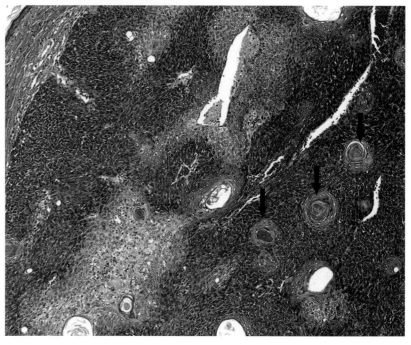

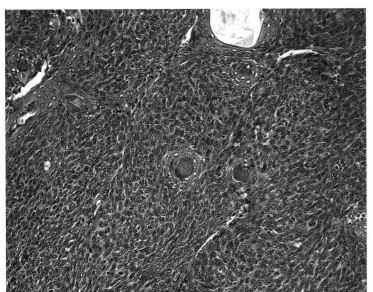

图 2-10-12. 良性毛囊肿瘤，SD 大鼠，皮肤（图 2-10-10 的放大）。基底细胞样肿瘤细胞嗜碱性强，可见核分裂象。毛根部周围肿瘤细胞呈同心圆样排列。棘细胞样肿瘤细胞不经过颗粒层分化，直接形成角化

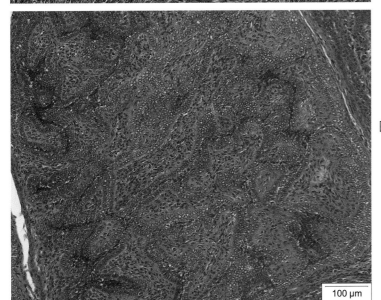

图 2-10-13. 良性毛囊肿瘤，Wistar 大鼠，皮肤。真皮内结节状肿瘤组织，向外根鞘分化的基底细胞样肿瘤细胞呈栅栏状排列，中间可见纤维血管间质

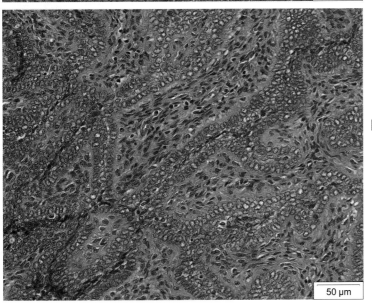

图 2-10-14. 良性毛囊肿瘤，Wistar 大鼠，皮肤（图 2-10-13 的放大）。肿瘤组织周围肿瘤细胞呈栅栏状排列，细胞异型性不明显

（编校：张亚群、吕建军）

- 恶性毛囊肿瘤（malignant hair follicle tumor，图 2-10-15 ～图 2-10-22）

【组织来源】 毛囊上皮。

【诊断特征】 真皮或皮下组织内的肿块，外生性或内生性生长，呈实体性、分叶状或乳头状排列，可侵袭性生长。肿瘤细胞具有不同分化阶段毛囊样特征，肿瘤细胞有时可呈同心圆样排列。肿瘤细胞异型性明显，核分裂象常见。可见出血和坏死灶。

【鉴别诊断】

基底细胞癌（basal cell carcinoma）：由紧密排列、类似基底细胞的肿瘤细胞组成，核分裂象多见，无毛囊分化特征。

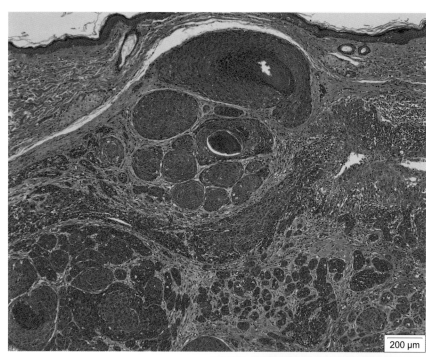

图 2-10-15. 恶性毛囊肿瘤，SD 大鼠，皮肤。肿瘤组织位于真皮内，为多灶性的岛状或团块状肿块，侵袭性生长

图 2-10-16. 恶性毛囊肿瘤，SD 大鼠，皮肤（图 2-10-15 的放大）。肿瘤细胞异型性明显，呈同心圆样排列，可见毛囊样组织结构

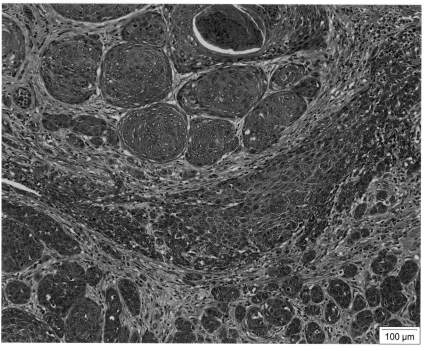

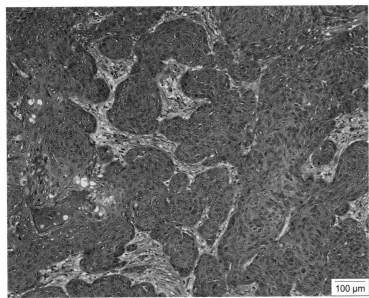

图 2-10-17. 恶性毛囊肿瘤，SD 大鼠（图 2-10-15 的同一只动物），皮肤。肿瘤细胞呈小叶状或岛状排列，可见核分裂象

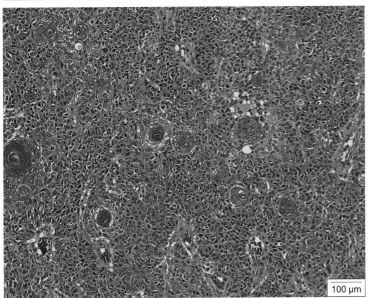

图 2-10-18. 恶性毛囊肿瘤，Wistar 大鼠，皮肤。肿瘤组织可见不同分化阶段毛囊样结构，呈同心圆样排列，异型性明显

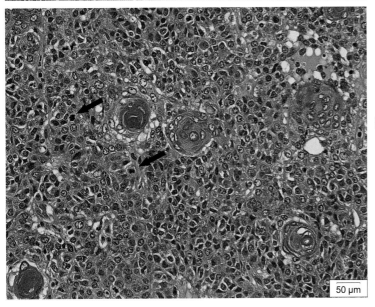

图 2-10-19. 恶性毛囊肿瘤，Wistar 大鼠，皮肤（图 2-10-18 的放大）。肿瘤组织形成毛囊样结构，内含角化物。可见核分裂象（如箭头所示）

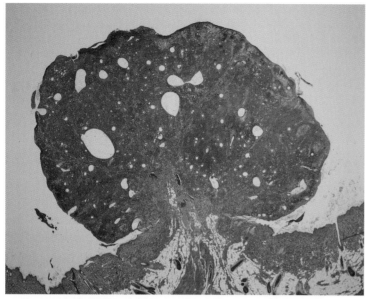

图 2-10-20. 恶性毛囊肿瘤，SD 大鼠，皮肤，低倍镜。皮肤表面可见嗜碱性、结节状、外生性生长肿块，含有多个大小不等囊腔

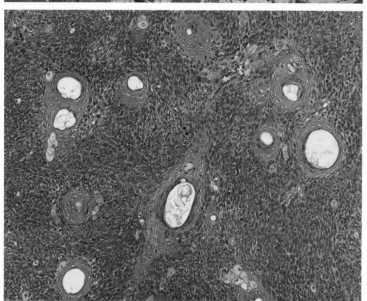

图 2-10-21. 恶性毛囊肿瘤，SD 大鼠，皮肤（图 2-10-20 的放大）。肿瘤组织中可见不同分化程度的毛囊样结构，核分裂象多见，细胞异型性明显

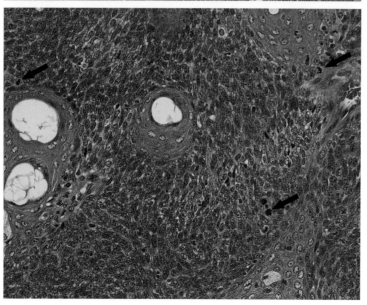

图 2-10-22. 恶性毛囊肿瘤，SD 大鼠，皮肤（图 2-10-21 的放大）。肿瘤组织可见毛囊样结构形成的小囊腔。核分裂象多见（如箭头所示）

（编校：张亚群、吕建军）

• 角化棘皮瘤（keratoacanthoma，图 2-10-23 ～图 2-10-27）

【组织来源】 毛囊漏斗部的鳞状上皮。

【诊断特征】 真皮中肿块，与周围组织界限清楚。肿块中央凹陷形成火山口样腔，腔内充满多层同心排列的角蛋白，周围是分化良好的增生的鳞状上皮，伴有血管和结缔组织的间质，偶见乳头状突起突入腔内。肿瘤组织多数呈外生性生长，有时可见向真皮深部内生性生长。肿瘤细胞排列规则，基底膜存在。通常无细胞异型性，不侵袭周围组织。

【鉴别诊断】

1. 鳞状上皮囊肿（squamous cyst）：囊壁由正常的鳞状上皮组成，无血管结缔组织蒂。腔内含角化物。

2. 鳞状细胞乳头状瘤（squamous cell papilloma）：角化不显著，基底细胞层、棘细胞层、颗粒细胞层三层结构明显。

3. 鳞状细胞癌（squamous cell carcinoma）：肿瘤组织穿透基底膜，侵袭性生长，细胞异型性明显。

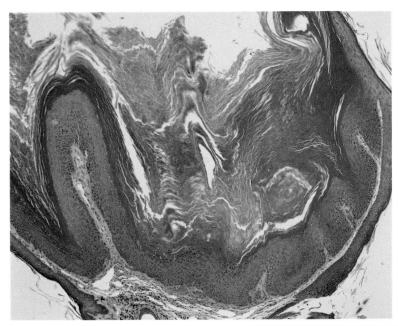

图 2-10-23. 角化棘皮瘤，小鼠，皮肤，低倍镜。可见分化良好的增生的鳞状上皮呈外生性生长，伴有血管和结缔组织的间质，肿块中央凹陷呈火山口样腔，腔内充满大量的角化物

图 2-10-24. 角化棘皮瘤，小鼠，皮肤（图2-10-23 的放大）。肿瘤细胞排列规则，基底膜存在，无细胞异型性

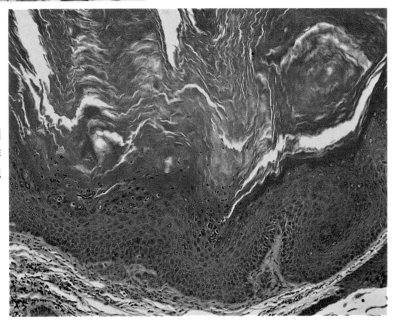

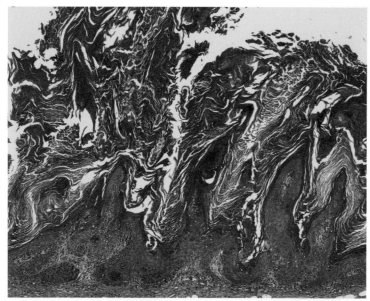

图 2-10-25. 角化棘皮瘤，SD 大鼠，皮肤，低倍镜。可见分化良好的鳞状上皮向表皮上方增生，伴有血管和结缔组织的间质，角化显著

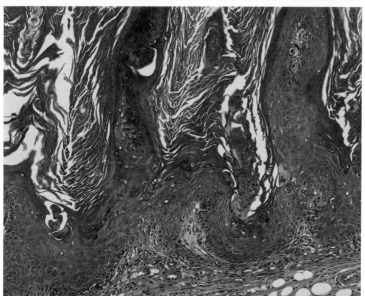

图 2-10-26. 角化棘皮瘤，SD 大鼠，皮肤（图 2-10-25 的放大）。增生的鳞状上皮基底膜存在，可见大量角化物

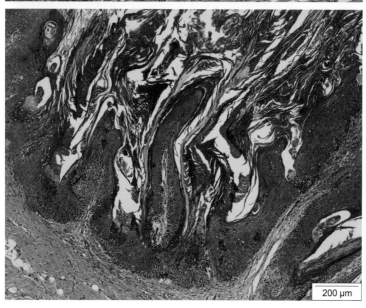

图 2-10-27. 角化棘皮瘤，SD 大鼠（图 2-10-25 的同一只动物），皮肤。可见分化良好的鳞状上皮呈乳头状增生，伴有血管和结缔组织的间质，角化显著

（编校：张亚群、吕建军）

● 恶性黑色素瘤（malignant melanoma，图 2-10-28～图 2-10-39）

【组织来源】 黑色素细胞或迁移至表皮或附属器的神经外胚层细胞。

【诊断特征】 由真皮向皮下组织侵袭性生长、含有黑色素颗粒、致密的结节状肿块。肿瘤细胞呈圆形、多角形、梭形或上皮样，细胞质内可见数量不等的深褐色色素颗粒，核分裂象常见，细胞异型性明显。不含黑色素的黑色素瘤称无黑素性黑色素瘤（amelanotic melanom），比较罕见，可发生于老龄大鼠的外耳道或眼睑周围，肿瘤细胞呈梭形、束状交错排列。可通过 Masson-Fontana 染色和透射电子显微镜显示黑色素小体，免疫组织化学酪氨酸酶相关蛋白 2（tyrosinase-related protein 2，TRP-2）、波形蛋白、S-100 染色阳性，细胞角蛋白、结蛋白和 GFAP 染色阴性来辅助诊断。

【鉴别诊断】

基底细胞癌（basal cell carcinoma）：肿瘤细胞巢周边的肿瘤细胞呈栅栏状排列，细胞质内通常无色素颗粒。

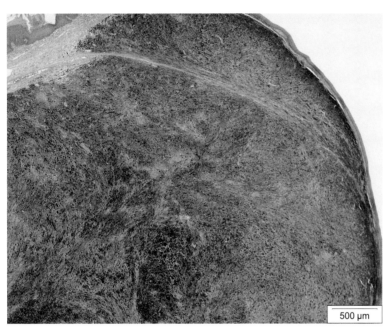

图 2-10-28. 恶性黑色素瘤，犬，皮肤，低倍镜。真皮内致密的结节状肿瘤组织，肿瘤细胞细胞质内可见深褐色色素颗粒

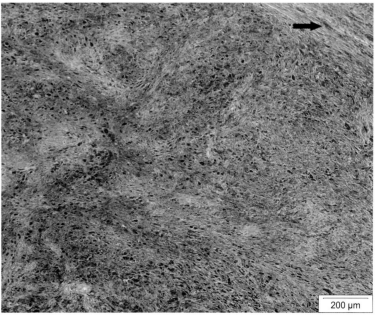

图 2-10-29. 恶性黑色素瘤，犬，皮肤（图 2-10-28 的放大）。肿瘤细胞细胞质内可见深褐色色素颗粒，呈侵袭性生长（如箭头所示）

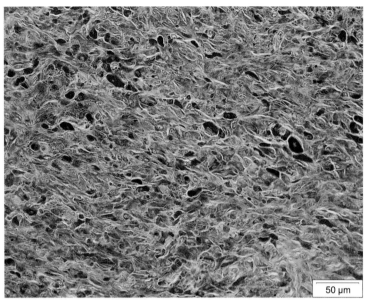

图 2-10-30. 恶性黑色素瘤，犬（图 2-10-28 的同一只动物），皮肤。肿瘤细胞呈多角形、梭形或圆形，细胞质内可见深褐色色素颗粒，细胞异型性明显

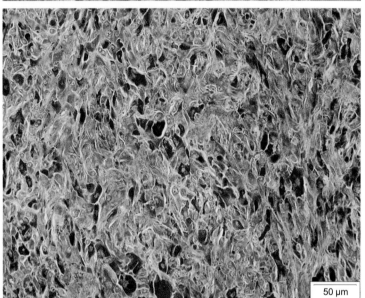

图 2-10-31. 恶性黑色素瘤，犬（图 2-10-28 的同一只动物），皮肤。肿瘤细胞多形性和异型性明显，可见体积较大的上皮样肿瘤细胞，细胞质内可见深褐色色素颗粒

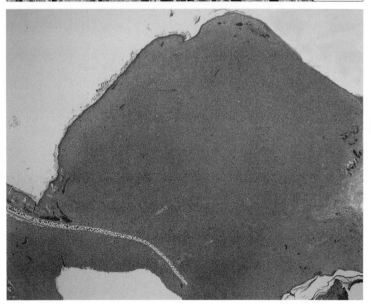

图 2-10-32. 无黑素性黑色素瘤，小鼠，耳郭，低倍镜。外耳处可见实体性结节状肿瘤组织，浸润性生长

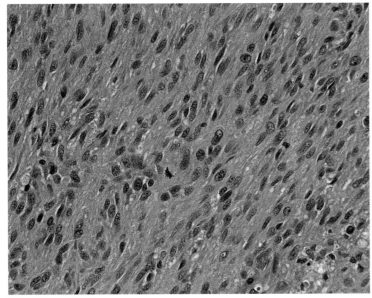

图 2-10-33. 无黑素性黑色素瘤，小鼠，耳郭（图 2-10-32 的放大）。肿瘤细胞呈梭形束状排列，细胞质未见深褐色色素颗粒，可见核分裂象

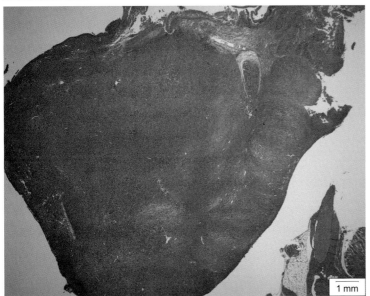

图 2-10-34. 无黑素性黑色素瘤，Wistar 大鼠，耳郭，低倍镜。耳郭附近可见结节状肿物，浸润性生长

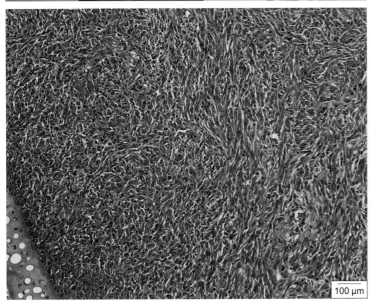

图 2-10-35. 无黑素性黑色素瘤，Wistar 大鼠，耳郭（图 2-10-34 同一只动物）。部分区域肿瘤细胞呈纺锤形交织状排列

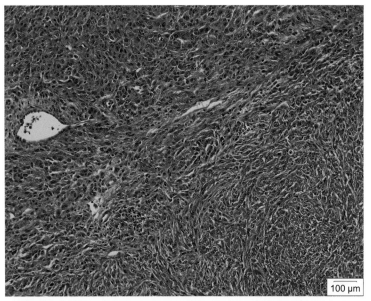

图 2-10-36. 无黑素性黑色素瘤，Wistar 大鼠，耳郭（图 2-10-34 同一只动物）。肿瘤组织可见两种类型的肿瘤细胞：右下方肿瘤细胞呈纺锤形交织状排列；左上方肿瘤细胞体积较大呈多角形

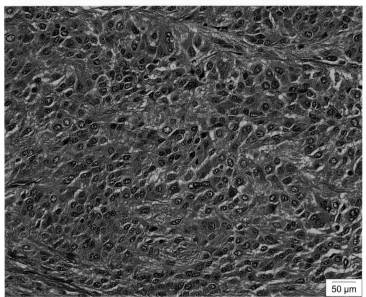

图 2-10-37. 无黑素性黑色素瘤，Wistar 大鼠，耳郭（图 2-10-34 同一只动物）。肿瘤细胞体积较大呈多角形，细胞核较大，呈圆形或椭圆形，核仁明显，病理性核分裂象多见

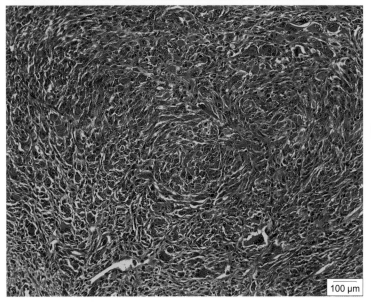

图 2-10-38. 无黑素性黑色素瘤，Wistar 大鼠，耳郭（图 2-10-34 同一只动物）。肿瘤细胞形态多样，可见多核肿瘤细胞

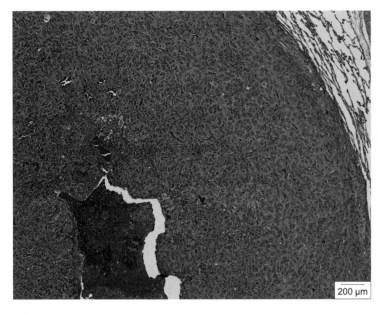

图 2-10-39. 无黑素性黑色素瘤，Wistar 大鼠（图 2-10-34 同一只动物），肺脏。肺脏可见无黑素性黑色素瘤转移灶

200 μm

（编校：张亚群、吕建军）

• 鳞状细胞乳头状瘤（squamous cell papilloma，图 2-10-40～图 2-10-43）

【组织来源】 表皮的鳞状细胞。

【诊断特征】 鳞状上皮呈树枝状或指状向外性生长形成乳头状肿块，伴有血管和结缔组织的间质轴芯，增生的鳞状上皮存在不同程度的角化不全或角化过度。肿瘤组织基底细胞层、棘细胞层、颗粒细胞层三层结构清晰，基底膜完整。基底细胞层细胞呈梭形或柱状，细胞边界清楚，细胞质少、呈嗜碱性。可见核分裂象，有时可见溃疡、炎症。也可见内生性鳞状细胞乳头状瘤。

【鉴别诊断】

1. 角化棘皮瘤（keratoacanthoma）：肿瘤有单个或多个火山口样腔，腔内充满同心排列的角蛋白，角化显著。

2. 鳞状细胞癌（squamous cell carcinoma）：肿瘤组织呈侵袭性生长，穿透基底膜，核分裂象多，细胞异型性大。

图 2-10-40. 鳞状细胞乳头状瘤，SD 大鼠，皮肤，低倍镜。可见鳞状上皮呈树枝状向外增生形成的乳头状肿块，伴有血管和结缔组织的间质轴芯

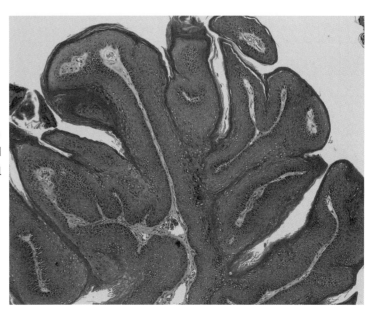

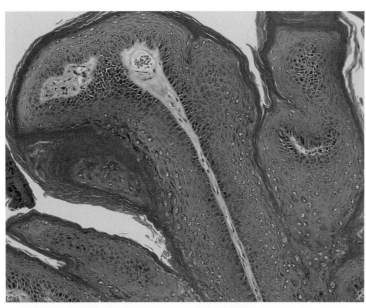

图 2-10-41. 鳞状细胞乳头状瘤，SD 大鼠，皮肤（图 2-10-40 的放大）。增生的鳞状上皮细胞分化良好，可见角化层。肿瘤组织基底细胞层、棘细胞层、颗粒细胞层三层结构清晰，基底膜完整。可见核分裂象

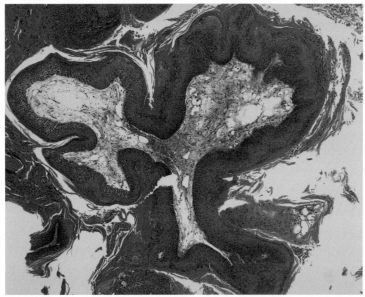

图 2-10-42. 鳞状细胞乳头状瘤，小鼠，皮肤，低倍镜。鳞状上皮增生，形成伴有血管和结缔组织的间质轴芯的乳头状肿块

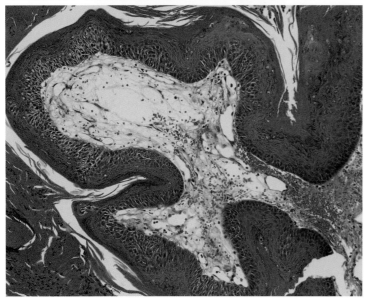

图 2-10-43. 鳞状细胞乳头状瘤，小鼠，皮肤（图 2-10-42 的放大）。增生的肿瘤组织基底细胞层、棘细胞层、颗粒细胞层三层结构清晰，基底膜完整

（编校：张亚群、吕建军）

- 鳞状细胞癌（squamous cell carcinoma，图 2-10-44～图 2-10-55）

【组织来源】 表皮鳞状细胞。

【诊断特征】 鳞状上皮样的肿瘤组织穿透基底膜从真皮向深部组织侵袭性生长或外生性生长，肿瘤组织呈索状、巢状、结节状或菜花样，癌巢间可见由同心圆排列的角化物形成的角化珠。肿瘤因分化程度不同而形态多样。分化好的肿瘤可见基底细胞层、棘细胞层、颗粒细胞层三层结构，角化明显，可见角化珠和细胞间桥。分化差的肿瘤，角化较少，无细胞间桥，肿瘤细胞呈梭形或纺锤形，呈肉瘤样形态。肿瘤细胞异型性明显，常见病理性核分裂象。分化好的鳞状细胞癌肿瘤细胞免疫组织化学角蛋白 13（CK13）染色阳性。

【鉴别诊断】

1. 鳞状细胞乳头状瘤（squamous cell papilloma）：增生的鳞状细胞无异型性，无侵袭性生长。

2. 角化棘皮瘤（keratoacanthoma）：可见含充满角蛋白的火山口样腔的肿块，肿瘤细胞分化良好，细胞界限清楚，无侵袭性生长。

3. 基底细胞癌（basal cell carcinoma）：肿瘤组织主要由基底细胞样的肿瘤细胞组成，癌巢周围的肿瘤细胞呈栅栏状排列，无细胞间桥。

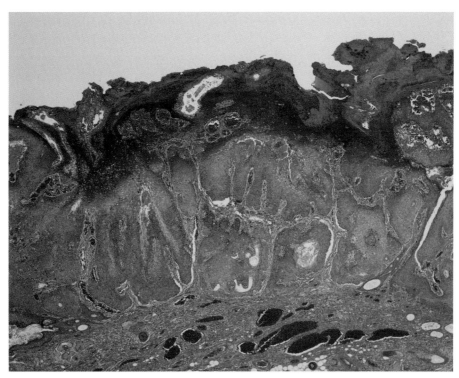

图 2-10-44. 鳞状细胞癌，SD 大鼠，皮肤，低倍镜。皮肤可见向外隆起呈菜花样、
侵袭性生长的肿块，肿块表面可见溃疡

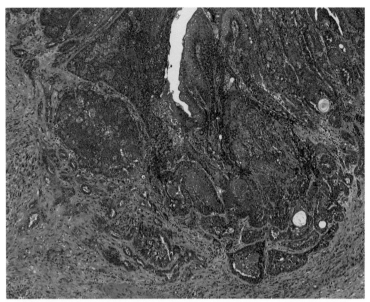

图 2-10-45. 鳞状细胞癌，SD 大鼠（图 2-10-44 的同一只动物），皮肤。鳞状上皮样肿瘤细胞向皮肤深部呈侵袭性生长

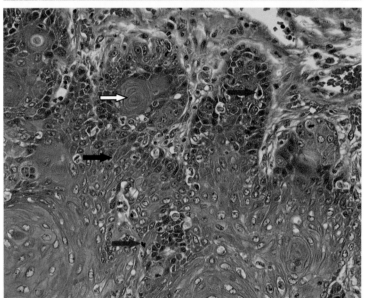

图 2-10-46. 鳞状细胞癌，SD 大鼠（图 2-10-44 的同一只动物），皮肤。肿瘤细胞呈多角形，细胞质呈嗜酸性，角化明显，可见细胞间桥（如黑色箭头所示），癌巢中心可见角化珠（如白色箭头所示），肿瘤细胞异型性明显，病理性核分裂象多见（如蓝色箭头所示）

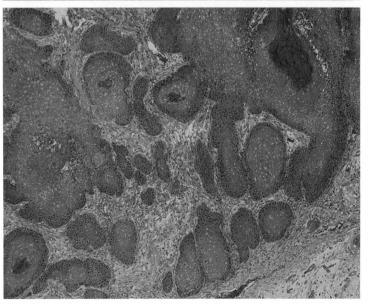

图 2-10-47. 鳞状细胞癌，SD 大鼠，皮肤，低倍镜。肿瘤细胞排列成索状或岛状，可见角化珠，呈侵袭性生长

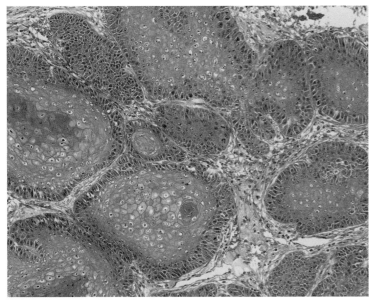

图 2-10-48. 鳞状细胞癌，SD 大鼠，皮肤（图 2-10-47 的放大）。高分化鳞状细胞癌，角化明显

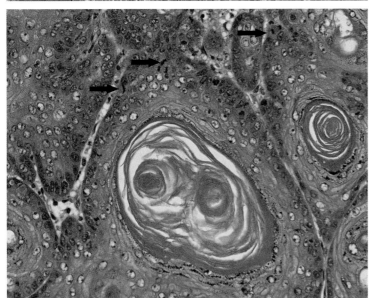

图 2-10-49. 鳞状细胞癌，SD 大鼠，皮肤。癌巢中心可见呈同心圆排列的角化物形成的角化珠，病理性核分裂象多见（如箭头所示）

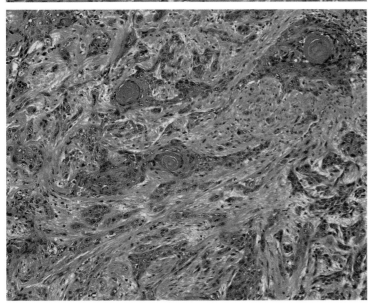

图 2-10-50. 鳞状细胞癌，SD 大鼠，皮肤，低倍镜。分化程度较低的肿瘤向皮肤深部组织呈侵袭性生长

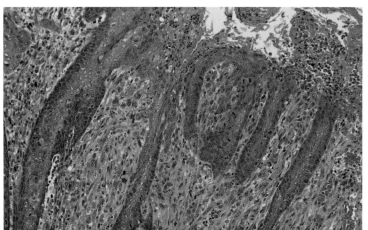

图 2-10-51. 鳞状细胞癌，SD 大鼠，皮肤。低
分化鳞状细胞癌，肿瘤细胞呈梭形
或纺锤形，角化不明显

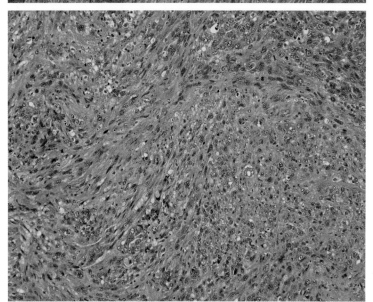

图 2-10-52. 鳞状细胞癌，SD 大鼠（图 2-10-51
的同一只动物），皮肤。低分化肿
瘤，无明显角化，肿瘤细胞呈梭形
或纺锤形，呈肉瘤样形态。核分裂
象多见

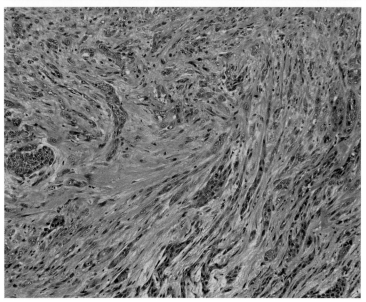

图 2-10-53. 鳞状细胞癌，SD 大鼠（图 2-10-51
的同一只动物），皮肤。低分化鳞
状细胞癌

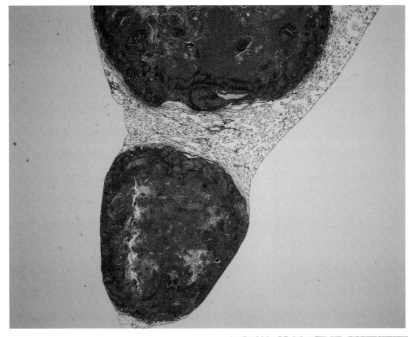

图 2-10-54. 鳞状细胞癌，SD 大鼠，肺脏，低倍镜，鳞状细胞癌肺转移

图 2-10-55. 鳞状细胞癌，SD 大鼠，肺脏（图 2-10-54 的放大）。鳞状细胞癌肺转移，肺组织内可见鳞状上皮样的肿瘤组织和大量角化珠

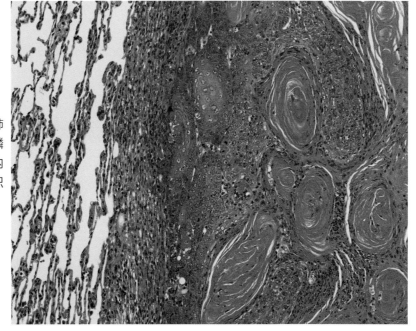

（编校：张亚群、吕建军）

• 皮脂腺增生（sebaceous hyperplasia，图 2-10-56 ～图 2-10-58）

【组织来源】 皮脂腺细胞。

【诊断特征】 皮脂腺体积增大，单个腺泡中皮脂腺细胞数量增加，皮脂腺结构正常。增生的皮脂腺细胞与正常成熟的皮脂腺细胞形态相似，细胞体积稍大。

【鉴别诊断】

皮脂腺细胞腺瘤（sebaceous cell adenoma）：皮脂腺细胞肿瘤性增生，皮脂腺腺泡结构被破坏。

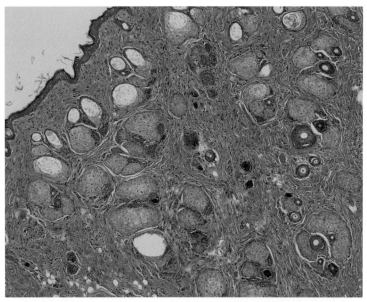

图 2-10-56. 皮脂腺增生，SD 大鼠，皮肤，低倍镜。真皮内可见皮脂腺腺泡体积增大，皮脂腺细胞数量增加，皮脂腺腺泡结构正常

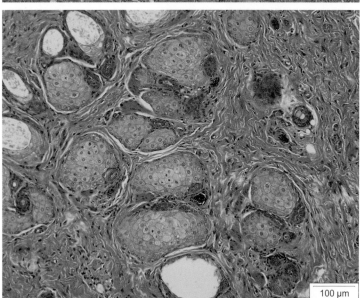

图 2-10-57. 皮脂腺增生，SD 大鼠，皮肤（图 2-10-56 的放大）。皮脂腺腺泡结构正常

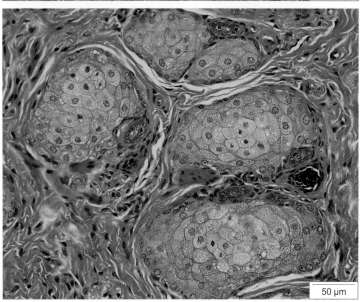

图 2-10-58. 皮脂腺增生，SD 大鼠，皮肤（图 2-10-56 的放大）。皮脂腺腺泡结构正常，皮脂腺细胞数量增多，细胞体积稍大

（编校：张亚群、吕建军）

● 皮脂腺细胞腺瘤（sebaceous cell adenoma，图 2-10-59～图 2-10-61）

【组织来源】 储备皮脂腺细胞。

【诊断特征】 真皮内可见皮脂腺样的肿瘤细胞增生，含有纤维血管间质，形成腺泡小叶样结构，正常的皮脂腺结构被破坏。界限清楚，无侵袭性生长。腺泡小叶可见囊性区域。肿瘤组织中央为成熟过程中各阶段皮脂腺样细胞，肿瘤组织周边为基底细胞样细胞，基底细胞样细胞可见核分裂象。皮脂腺导管为鳞状上皮结构，肿瘤组织可见鳞状细胞分化。大鼠和小鼠自发性皮脂腺细胞腺瘤非常罕见。

【鉴别诊断】

1. 皮脂腺增生（sebaceous hyperplasia）：皮脂腺结构正常，皮脂腺腺泡中细胞数量增加。

2. 皮脂腺细胞癌（sebaceous cell carcinoma）：侵袭性生长或转移，肿瘤细胞异型性明显。

3. 良性基底细胞瘤（benign basal cell tumor）：基底样细胞为主的肿瘤性增生，皮脂腺细胞分化区域少见。

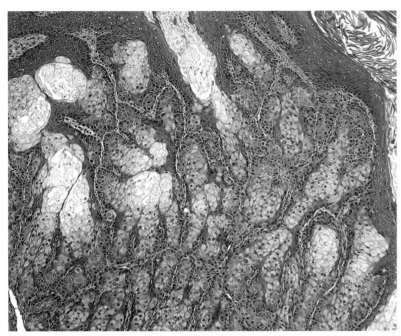

图 2-10-59. 皮脂腺细胞腺瘤，F344 大鼠，皮肤，低倍镜。真皮内可见皮脂腺样的肿瘤细胞增生，含有纤维血管间质，形成腺泡小叶样结构

图 2-10-60. 皮脂腺细胞腺瘤，F344 大鼠，皮肤（图 2-10-59 的放大）。肿瘤组织中心部以细胞质含有脂滴的皮脂腺样细胞为主，肿瘤组织周边为基底细胞样细胞，可见核分裂象

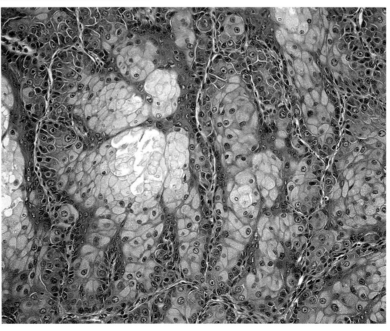

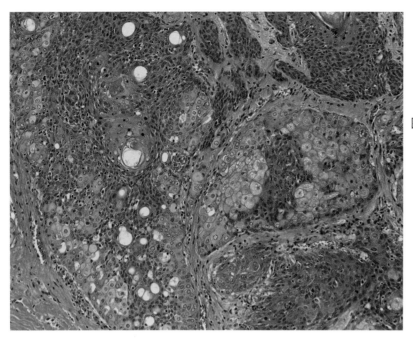

图 2-10-61. 皮脂腺细胞腺瘤，SD 大鼠，皮肤。肿瘤细胞呈巢状或腺泡状增生，可见含有细小空泡的皮脂腺样细胞、小型嗜碱性基底细胞样细胞，伴有鳞状细胞分化，核分裂象可见

（编校：张亚群、吕建军）

• 皮脂腺细胞癌（sebaceous cell carcinoma，图 2-10-62 ～图 2-10-64）

【组织来源】　储备皮脂腺细胞。

【诊断特征】　肿瘤组织形成不规则的皮脂腺样结构，可见细胞质内含有脂质空泡的皮脂腺样肿瘤细胞，以及分化程度较低的基底细胞样细胞。肿瘤细胞异型性明显，核分裂象多见。有时可见鳞状上皮分化、坏死及充满细胞碎片的囊腔。肿瘤呈侵袭性生长。小鼠自发性皮脂腺细胞癌非常罕见。

【鉴别诊断】

1. 皮脂腺细胞腺瘤（sebaceous cell adenoma）：无侵袭性生长或转移，细胞分化好，无异型性。

2. 基底细胞癌（basal cell carcinoma）：罕见皮脂腺细胞分化，细胞异型性和核异型性不明显。

图 2-10-62. 皮脂腺细胞癌，SD 大鼠，皮肤，低倍镜。皮肤结节，肿瘤组织可见坏死灶和钙化灶，呈侵袭性生长（如箭头所示）

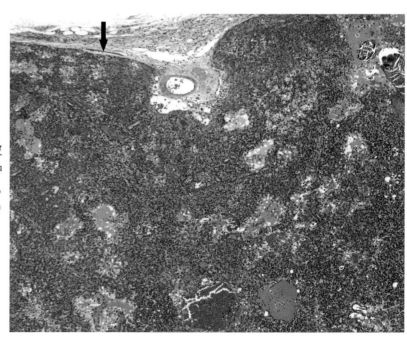

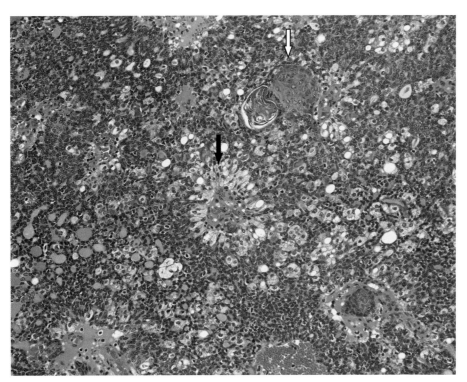

图 2-10-63. 皮脂腺细胞癌，SD 大鼠，皮肤（图 2-10-62 的放大）。可见细胞质内
　　　　　　含有脂质空泡的皮脂腺样肿瘤细胞（如黑色箭头所示），细胞体积较小、
　　　　　　嗜碱性基底细胞样细胞，以及鳞状细胞化生（如白色箭头所示）

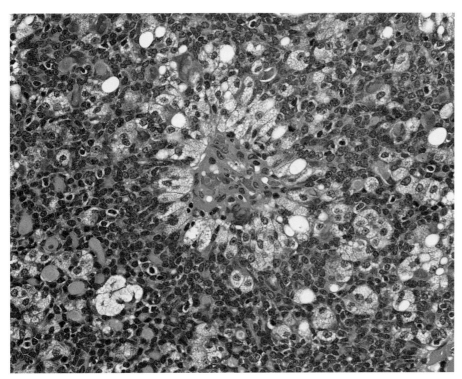

图 2-10-64. 皮脂腺细胞癌，SD 大鼠，皮肤（图 2-10-63 的放大）。肿瘤细胞异型
　　　　　　性明显，可见核分裂象

（编校：张亚群、吕建军）

● 犬皮肤组织细胞瘤（canine cutaneous histiocytoma，图 2-10-65、图 2-10-66）

【组织来源】 皮肤组织细胞、朗格汉斯细胞。

【诊断特征】 是犬特有的皮肤良性肿瘤，多见于 2 岁以下的犬，好发于耳郭、颈部及前肢皮肤，多数可以自愈。肉眼观察为皮肤圆顶状突起，无毛发，常伴破溃和溃疡。镜下见组织细胞样的圆形或类圆形肿瘤细胞在真皮及皮下组织内弥漫性增生，与周围组织界限不清，可见核分裂象。表皮易破溃，常伴有炎症细胞浸润。免疫组织化学 CD1a、MHC II、CD11c、CD18 和上皮钙黏素（E-cadherin）染色阳性。

【鉴别诊断】

肥大细胞瘤（mast cell tumor）：多见于高龄犬，大腿、腹股沟及阴囊部位皮肤好发。圆形或椭圆形的肿瘤细胞细胞质内含有甲苯胺蓝染色阳性的异染性颗粒，肿瘤组织内常见嗜酸性粒细胞浸润。

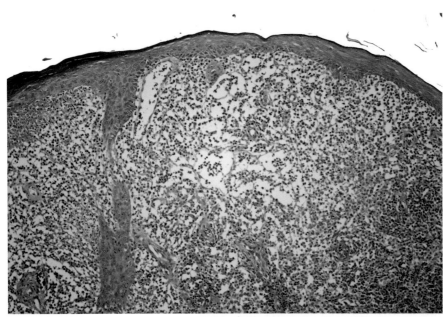

图 2-10-65. 犬皮肤组织细胞瘤，犬（1 岁），耳郭皮肤，低倍镜。肿瘤细胞在真皮内弥漫性增殖，伴炎症细胞浸润。皮肤表面隆起

图 2-10-66. 犬皮肤组织细胞瘤，犬（1 岁），耳郭皮肤（图 2-10-65 的放大）。肿瘤细胞呈圆形或类圆形，类似组织细胞，偶见核分裂象

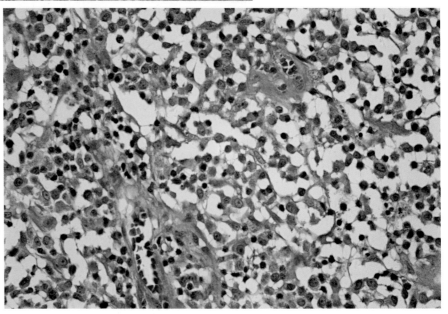

（编校：张泽安）

钙化上皮瘤（calcifying epithlioma，图 2-10-67～图 2-10-71）

【组织来源】 毛囊的毛母质细胞。

【诊断特征】 又称毛母质瘤（pilomatricoma）。肿瘤位于真皮至皮下组织，主要由基底样嗜碱性细胞和影细胞（shadow cell）组成，呈多灶性巢状结构并伴有钙盐沉着。有的肿块可见囊腔形成。基底样嗜碱性细胞位于巢状肿瘤组织的周边，影细胞位于肿瘤组织的中央。影细胞的细胞核消失，细胞质呈强嗜酸性。肿瘤组织之间可见纤维结缔组织和多核异物巨细胞。

【鉴别诊断】

良性毛囊肿瘤（benign hair follicle tumor）：肿瘤组织内可见不同分化阶段的毛囊样结构，无影细胞。

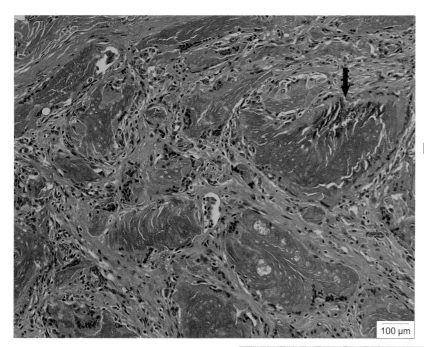

图 2-10-67. 钙化上皮瘤，Wistar 大鼠，皮肤，低倍镜。肿瘤组织呈多灶性巢状结构，可见钙盐沉着（如箭头所示）

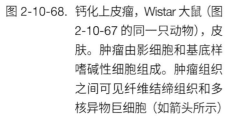

图 2-10-68. 钙化上皮瘤，Wistar 大鼠（图2-10-67 的同一只动物），皮肤。肿瘤由影细胞和基底样嗜碱性细胞组成。肿瘤组织之间可见纤维结缔组织和多核异物巨细胞（如箭头所示）

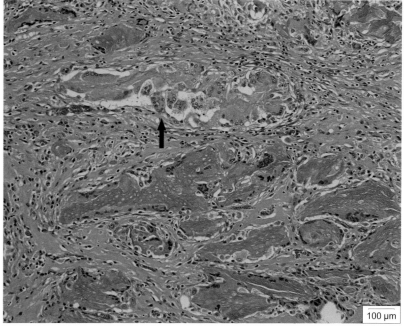

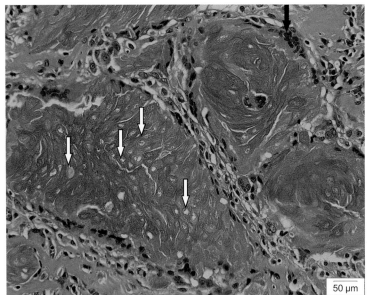

图 2-10-69. 钙化上皮瘤，Wistar 大鼠（图 2-10-67 的同一只动物），皮肤。基底样嗜碱性细胞（如黑色箭头所示）位于巢状肿瘤组织的周边，大量影细胞（如白色箭头所示）位于肿瘤组织的中央

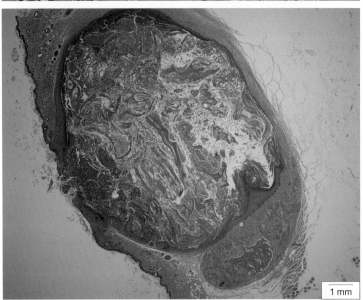

图 2-10-70. 钙化上皮瘤，Wistar 大鼠，皮肤，低倍镜。真皮内可见一囊性肿物，肿物内可见大量角化物，周边可见一团块状钙化组织

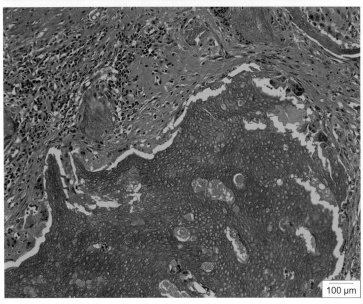

图 2-10-71. 钙化上皮瘤，Wistar 大鼠（图 2-10-70 的放大），皮肤。肿瘤组织内可见大量影细胞和角化物，周边可见多核巨细胞

（编校：张亚群、吕建军）

11. 乳腺
Mammary Gland

• 小叶腺泡异型性增生（atypical lobuloalveolar hyperplasia，图 2-11-1 ～图 2-11-6）

【组织来源】 乳腺腺泡和导管上皮细胞

【诊断特征】 乳腺小叶结构存在。腺上皮不规则增生，可累及小叶内的一个或多个腺泡或导管，对周围正常组织无压迫。增生的上皮单层或多层排列，有时可呈乳头状或巢状突入管腔，或充满较小的腺泡腔。细胞核增大，核染色质增多，细胞质呈嗜酸性或嗜碱性，可见细胞异型性和多形性。

【鉴别诊断】

1. 小叶腺泡增生（lobuloalveolar hyperplasia）：乳腺小叶由正常的腺泡构成，腺泡数量增多。腺泡上皮单层排列，无异型性。

2. 腺瘤（adenoma）：乳腺小叶结构不存在。肿瘤组织膨胀性生长，对周围组织有压迫。

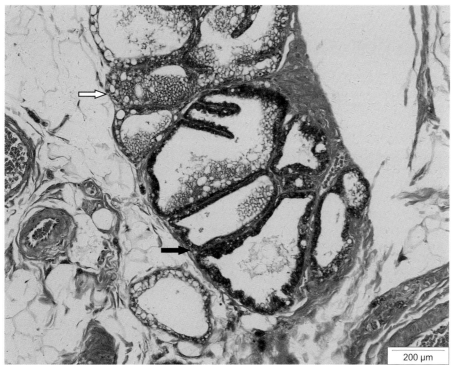

200 μm

图 2-11-1. 小叶腺泡异型性增生，SD 大鼠，乳腺。异型性增生的小叶腺泡（如黑色箭头所示）与正常乳腺腺泡（如白色箭头所示）界限清楚。异型性增生的小叶腺泡上皮细胞呈乳头状突入管腔

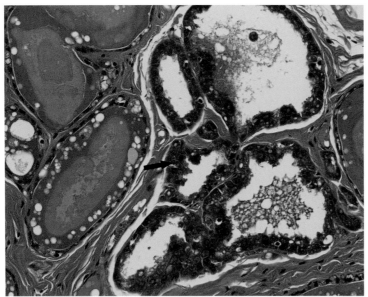

图 2-11-2. 小叶腺泡异型性增生，SD 大鼠，乳腺。乳腺腺泡上皮细胞增生，单层或双层排列，细胞核大，染色质增多，细胞质嗜碱性强（如箭头所示）

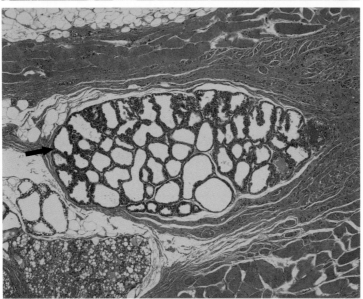

图 2-11-3. 小叶腺泡异型性增生，SD 大鼠，乳腺，低倍镜。乳腺腺泡局灶性增生伴异型性（如箭头所示），与周围组织界限清楚，对周围组织无压迫

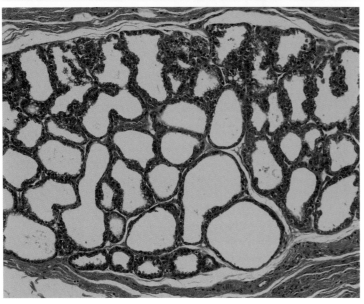

图 2-11-4. 小叶腺泡异型性增生，SD 大鼠，乳腺（图 2-11-3 的放大）。乳腺腺管扩张，腺上皮细胞增生，单层或双层排列。细胞呈强嗜碱性，可见异型性

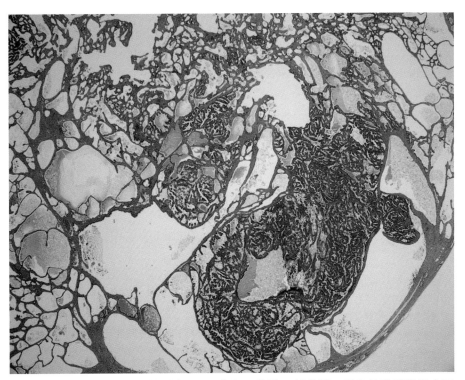

图 2-11-5. 小叶腺泡异型性增生，SD 大鼠，乳腺，低倍镜。增生的乳腺组织中可见局灶性小叶腺泡异型性增生，呈强嗜碱性。周围的乳腺腺管扩张

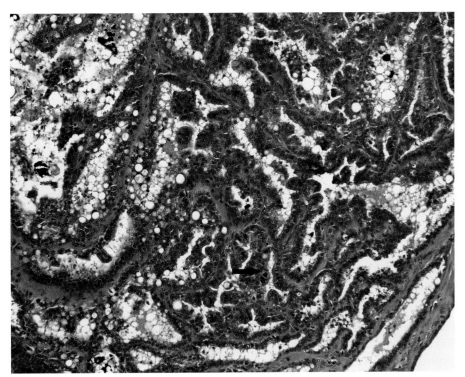

图 2-11-6. 小叶腺泡异型性增生，SD 大鼠，乳腺（图 2-11-5 的放大）。异型性增生的小叶腺泡呈乳头状或树枝状突入管腔，管腔内可见分泌物及矿化。腺上皮嗜碱性强，异型性明显，可见核分裂象（如箭头所示）

（编校：毛晶晶、大平东子）

● 腺瘤（adenoma，图 2-11-7 ～图 2-11-14）

【组织来源】　乳腺腺上皮。

【诊断特征】　乳腺的小叶结构不存在，肿瘤组织结节状增生，与周围组织界限清楚，对周围组织有压迫。病灶内肿瘤细胞增殖，形成大小不一的腺管状结构，排列成管状腺样、乳头状或囊状。腺管分布密度高，可伴有乳汁分泌。腺管之间仅可见少量的纤维结缔组织。腺管内肿瘤细胞呈立方形，单层排列，分化好。大小鼠自发性乳腺腺瘤的发生率较低。

【鉴别诊断】

1. 腺癌（adenocarcinoma）：肿瘤浸润性生长，结构及细胞异型性强，细胞多层排列，可发生转移。

2. 纤维腺瘤（fibroadenoma）：腺上皮成分和纤维成分两种成分同时增生。

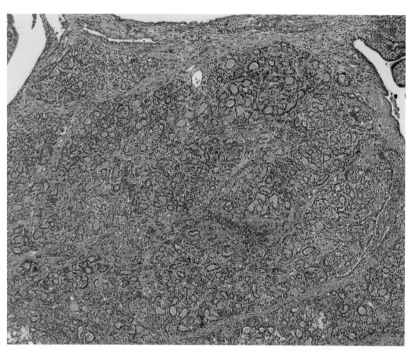

图 2-11-7. 腺瘤，SD 大鼠，乳腺，低倍镜。肿瘤组织呈结节状增生

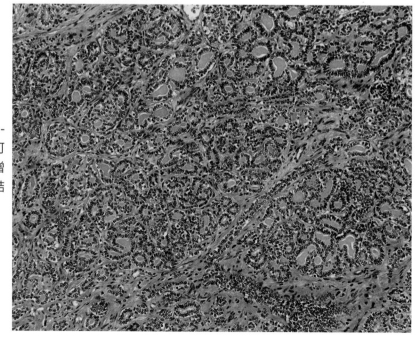

图 2-11-8. 腺瘤，SD 大鼠，乳腺（图 2-11-7 的放大）。肿瘤组织中可见大量的大小不一的腺管增生，以及腺管间少量的纤维结缔组织

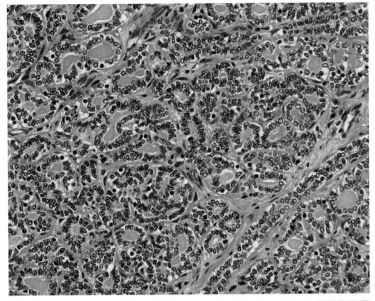

图 2-11-9. 腺瘤，SD 大鼠，乳腺（图 2-11-7 的放大）。肿瘤组织形成腺样结构，肿瘤细胞分化好，呈立方形，单层排列

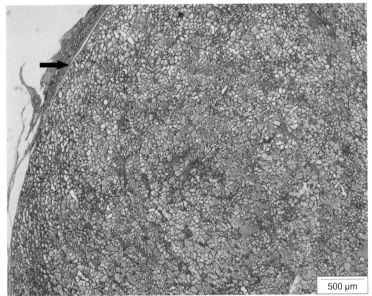

图 2-11-10. 腺瘤，SD 大鼠，乳腺，低倍镜。肿瘤组织膨胀性生长，箭头所示为纤维包膜。肿瘤组织中可见大量的腺管状结构

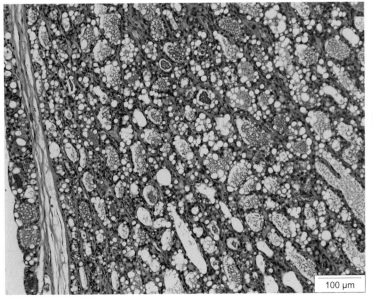

图 2-11-11. 腺瘤，SD 大鼠，乳腺（图 2-11-10 的放大）。肿瘤细胞分泌旺盛，细胞质内可见脂滴。腺腔内有乳汁样分泌物

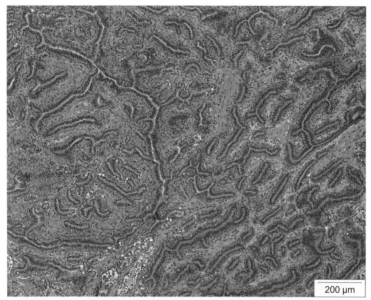

图 2-11-12. 腺瘤，SD 大鼠，乳腺。肿瘤组织管状排列，长的管状组织还可见一个或多个分支

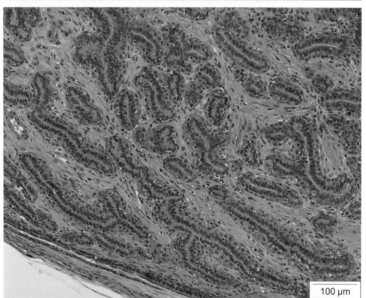

图 2-11-13. 腺瘤，SD 大鼠，乳腺（图 2-11-12 的放大）。腺管周围可见少量纤维结缔组织

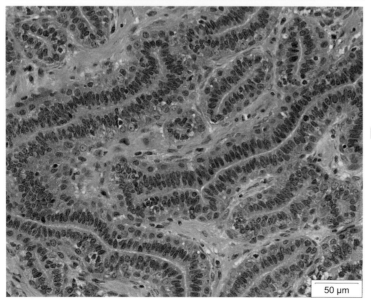

图 2-11-14. 腺瘤，SD 大鼠，乳腺（图 2-11-12 的放大）。腺管内肿瘤细胞核呈短柱状，单层排列，分化良好

（编校：毛晶晶、大平东子）

• 腺癌（adenocarcinoma，图 2-11-15 ～图 2-11-30）

【组织来源】 乳腺腺上皮。

【诊断特征】 乳腺的小叶结构不存在，结构异型性明显。肿瘤组织浸润性生长，常伴有坏死、出血，或鳞状上皮、软骨、皮脂腺化生。肿瘤组织由管状或腺样结构组成，腺管内的肿瘤细胞单层或多层不规则排列，呈巢状、管状、乳头状、实体性、髓样和筛孔状增生。有时腺管扩张，呈囊泡状。肿瘤细胞嗜碱性强，多形性和异型性明显，细胞核卵圆形或椭圆形，核分裂象明显。

【鉴别诊断】

腺瘤（adenoma）：肿瘤组织结节状增生，与周围界限清楚。腺管形态较一致，肿瘤细胞单层排列，核分裂象不明显。

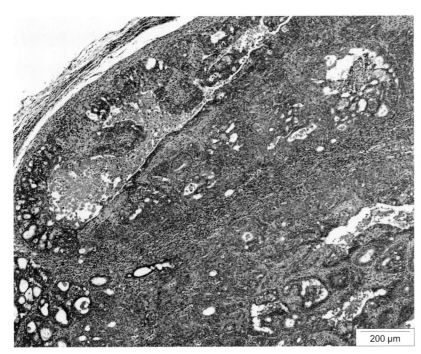

图 2-11-15. 腺癌，SD 大鼠，乳腺。乳腺的小叶结构不存在，肿瘤组织异型性明显，可见坏死

200 µm

图 2-11-16. 腺癌，SD大鼠，乳腺（图2-11-15 的放大）。肿瘤细胞嗜碱性强，腺管样增生，单层或多层排列，异型性明显

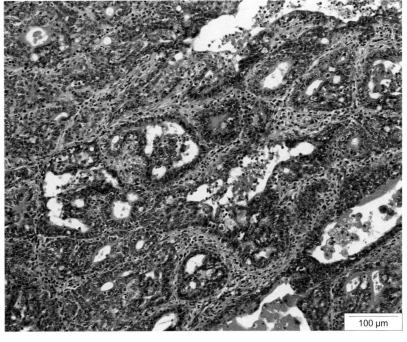

100 µm

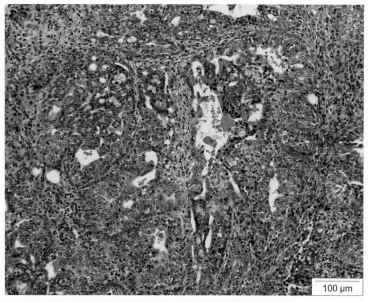

图 2-11-17. 腺癌，SD 大鼠，乳腺（图 2-11-15 的放大）。肿瘤组织异型性明显，形成筛孔状结构

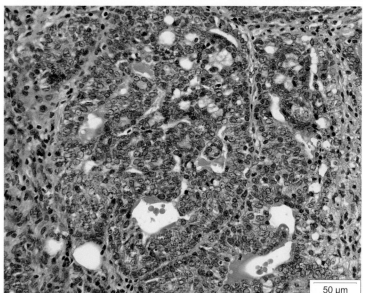

图 2-11-18. 腺癌，SD 大鼠，乳腺（图 2-11-15 的放大）。肿瘤细胞增生，呈筛孔状，核分裂象多见

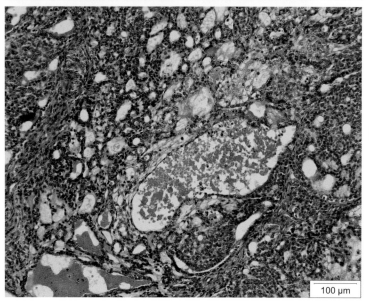

图 2-11-19. 腺癌，SD 大鼠（图 2-11-15 的同一只动物），乳腺。肿瘤细胞呈腺管状、巢状增生，可见坏死灶

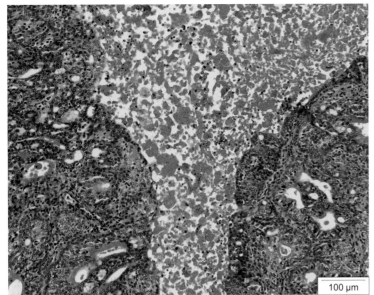

图 2-11-20. 腺癌，SD 大鼠（图 2-11-15 的同一只动物），乳腺。肿瘤灶内可见大面积坏死

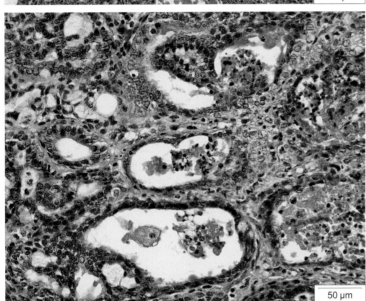

图 2-11-21. 腺癌，SD 大鼠（图 2-11-15 的同一只动物），乳腺。肿瘤细胞呈腺管状排列，管腔内可见细胞坏死

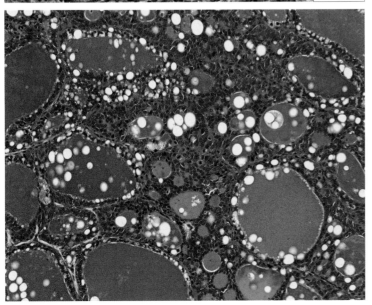

图 2-11-22. 腺癌，SD 大鼠，乳腺，低倍镜。肿瘤细胞增生形成腺管状结构，腺管扩张，管腔内可见丰富的分泌物。细胞质内可见脂肪小滴

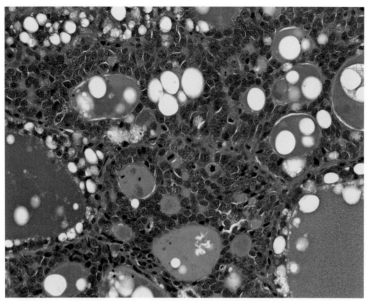

图 2-11-23. 腺癌，SD 大鼠，乳腺（图 2-11-22 的放大）。肿瘤细胞单层或多层排列，核分裂象多见

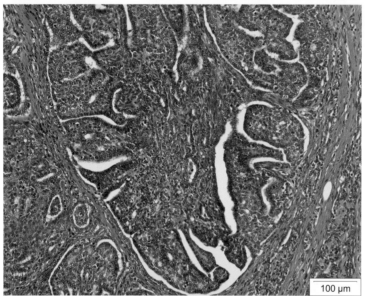

图 2-11-24. 腺癌，SD 大鼠，乳腺。肿瘤细胞呈乳头状增生

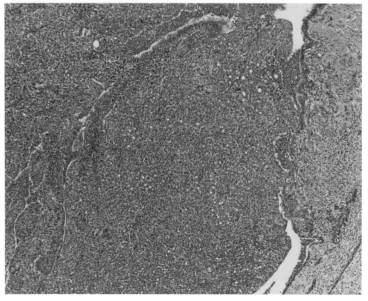

图 2-11-25. 腺癌，SD 大鼠，乳腺，低倍镜。肿瘤细胞实体性增生，伴有炎症细胞浸润

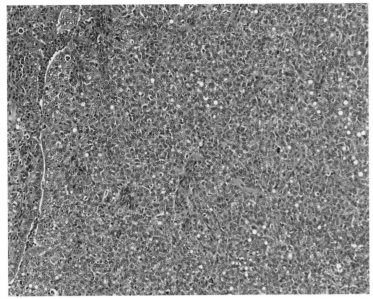

图 2-11-26. 腺癌，SD 大鼠，乳腺（图 2-11-25 的放大）。肿瘤细胞实体性增生，嗜碱性强

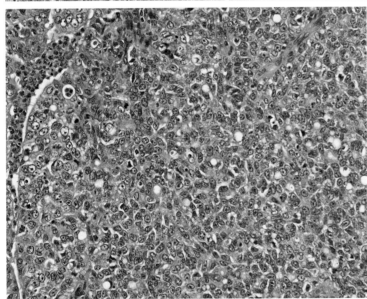

图 2-11-27. 腺癌，SD 大鼠，乳腺（图 2-11-26 的放大）。肿瘤细胞核呈圆形或椭圆形，异型性明显

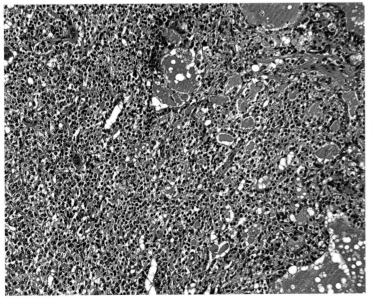

图 2-11-28. 腺癌，F344 大鼠，乳腺。肿瘤细胞实体性增生，肿瘤灶内可见坏死及分泌物

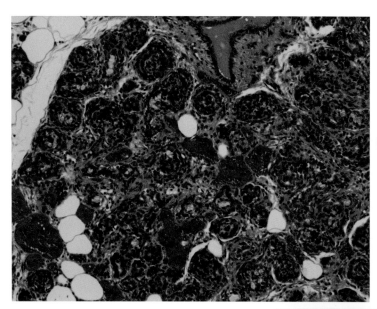

图 2-11-29. 腺癌，SD 大鼠，乳腺。肿瘤细胞增生，呈多灶性、小巢状或多层的腺管状排列

图 2-11-30. 腺癌，SD 大鼠，乳腺（图 2-11-29 的放大）。肿瘤细胞嗜碱性较强，可见核分裂象

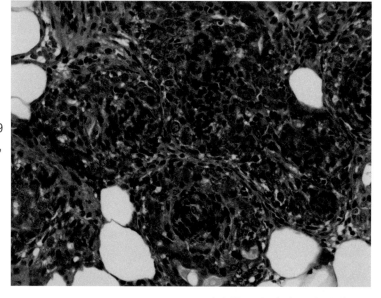

（编校：毛晶晶、大平东子）

● 纤维腺瘤（fibroadenoma，图 2-11-31 ～图 2-11-40）

【组织来源】　乳腺腺上皮和纤维结缔组织。

【诊断特征】　肿瘤组织内既有乳腺腺上皮来源的肿瘤细胞增生，又有纤维结缔组织增生，两者均分化良好。根据所占比例的不同，纤维腺瘤可表现为以上皮成分为主或以纤维结缔组织为主的肿瘤组织类型。上皮样肿瘤细胞增生形成腺管或腺泡样结构，有时腺管还可分支成树枝状结构。腺腔内常见分泌物。肿瘤细胞呈立方形，单层排列，细胞质内可见脂肪滴。纤维结缔组织来源的肿瘤组织内可见长梭形肿瘤细胞及丰富的胶原纤维，常以腺管结构为中心，围绕腺管排列。如果结缔组织成分增生过多，则可能压迫腺管，导致腺管萎缩。

【鉴别诊断】

1. 纤维瘤（fibroma）：肿瘤组织内以胶原纤维为主的结缔组织大量增生，常见残存的正常乳腺小叶腺泡结构。

2. 腺瘤（adenoma）：主要是肿瘤样的腺上皮增生，腺管之间仅可见少量的纤维结缔组织。

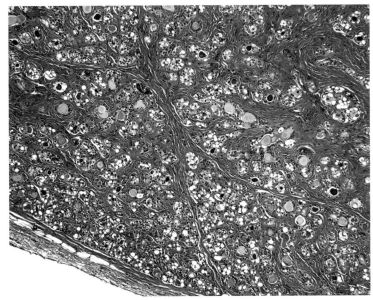

图 2-11-31. 纤维腺瘤，F344 大鼠，乳腺。肿瘤组织内既可见腺上皮成分的增生，又可见纤维结缔组织的增生

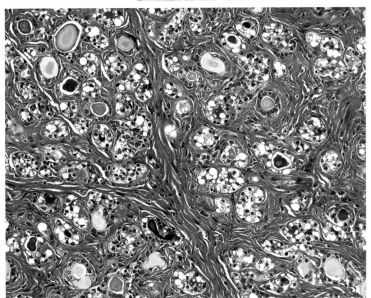

图 2-11-32. 纤维腺瘤，F344 大鼠，乳腺（图 2-11-31 的放大）。乳腺腺上皮样的肿瘤细胞增生，呈腺泡或腺管样排列，腺腔内可见分泌物及矿化。腺管周围围绕增生的纤维结缔组织成分

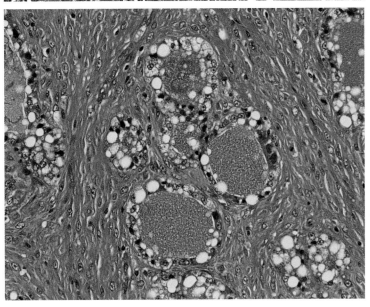

图 2-11-33. 纤维腺瘤，SD 大鼠，乳腺。腺泡的肿瘤上皮分化良好，呈立方形，单层排列，细胞质内可见大小不一的空泡。增生的纤维结缔组织成分内可见长梭形细胞及丰富的胶原纤维

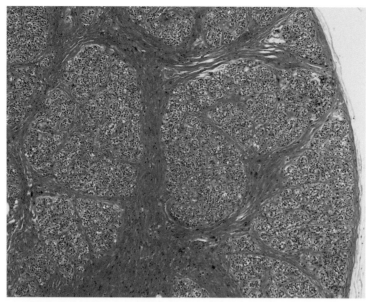

图 2-11-34. 纤维腺瘤，SD 大鼠，乳腺，低倍镜。可见增生的腺上皮成分及纤维结缔组织成分。肿瘤组织可见包膜

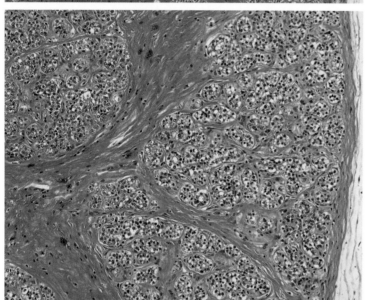

图 2-11-35. 纤维腺瘤，SD 大鼠，乳腺（图 2-11-34 的放大）。腺管样或腺泡样的肿瘤组织聚集，呈多灶性分布。肿瘤灶之间可见增生的纤维结缔组织成分

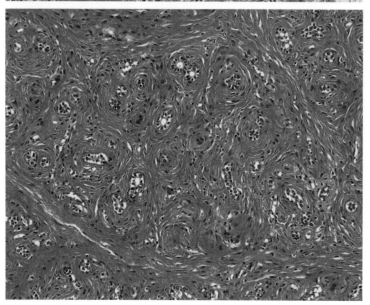

图 2-11-36. 纤维腺瘤，SD 大鼠，乳腺。肿瘤组织可见腺上皮成分及纤维结缔组织成分的增生，以纤维结缔组织成分为主，其中散在少量的腺管样结构

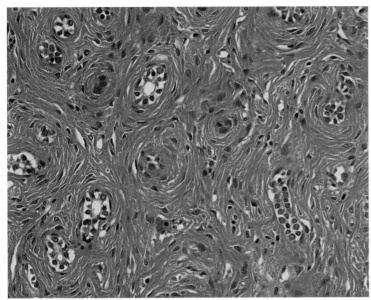

图 2-11-37. 纤维腺瘤，SD 大鼠，乳腺（图 2-11-36 的放大）。纤维结缔组织成分大量增生，呈漩涡样排列，包围并压迫腺管，腺管较少

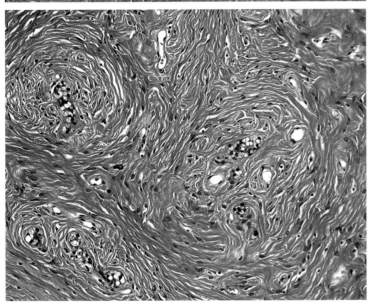

图 2-11-38. 纤维腺瘤，F344 大鼠，乳腺。纤维样的肿瘤组织大量增生，组织内可见椭圆形或梭形的肿瘤细胞及丰富的胶原纤维，围绕少量增生的腺管

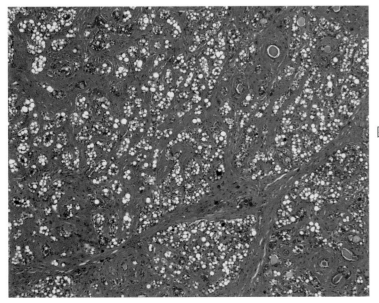

图 2-11-39. 纤维腺瘤，SD 大鼠，乳腺。腺上皮与纤维结缔组织增生，两者呈等比例分布

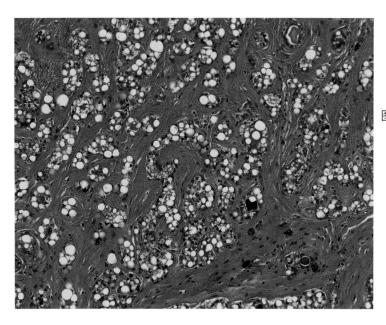

图 2-11-40. 纤维腺瘤，SD 大鼠，乳腺（图 2-11-39 的放大）。上皮样的肿瘤细胞增生，呈腺管样或腺泡样排列。肿瘤细胞单层，细胞质内可见大小不一的空泡。腺管周围围绕等量的纤维结缔组织

（编校：毛晶晶、大平东子）

● 癌肉瘤（carcinosarcoma，图 2-11-41 ～图 2-11-49）

【组织来源】　乳腺上皮细胞及间叶细胞。

【诊断特征】　癌肉瘤是由上皮细胞及间叶组织来源的两种以上的肿瘤成分混合构成。其中上皮及间叶来源的细胞及组织均有恶性肿瘤的特征。该肿瘤恶性程度高，浸润性生长，可全身转移。肿瘤灶内常见坏死及出血。

【鉴别诊断】

1. 纤维腺瘤内腺癌（adenocarcinoma arising in fibroadenoma）：乳腺纤维腺瘤的病灶内有腺癌成分，无恶性的间叶细胞来源的肿瘤成分。

2. 纤维腺瘤内肉瘤（sarcoma arising in fibroadenoma）：乳腺纤维腺瘤的病灶内有肉瘤成分，无恶性的上皮细胞来源的肿瘤成分。

图 2-11-41. 癌肉瘤，SD 大鼠，乳腺。肿瘤灶中可见肿瘤性增生的上皮成分及间叶细胞成分

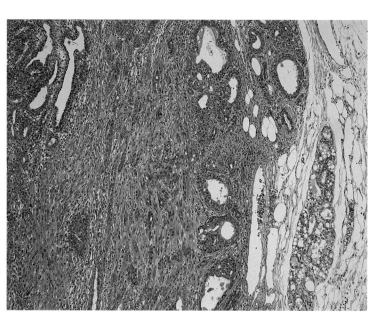

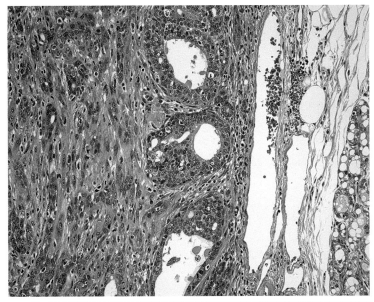

图 2-11-42. 癌肉瘤，SD 大鼠，乳腺（图 2-11-41 的放大）。肿瘤组织中可见梭形的肉瘤细胞和腺管状排列的上皮样肿瘤细胞混合存在。腺管内细胞多层排列，异型性明显，具有恶性肿瘤的特征

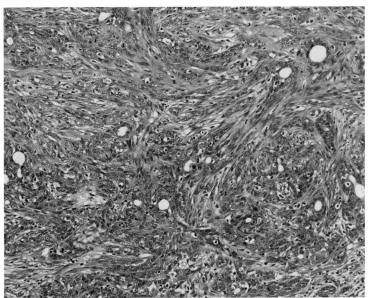

图 2-11-43. 癌肉瘤，SD 大鼠，乳腺。肿瘤灶内间叶细胞来源的肿瘤细胞呈长梭形，排列紊乱，呈漩涡状，异型性明显，具有肉瘤的特征。上皮细胞来源的肿瘤细胞呈腺管状或索状排列，具有恶性肿瘤的特征

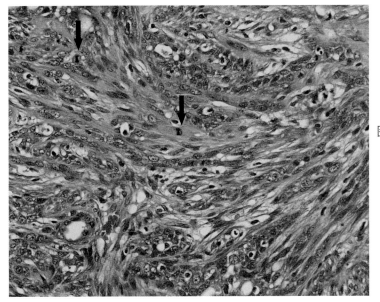

图 2-11-44. 癌肉瘤，SD 大鼠，乳腺（图 2-11-43 的放大）。肿瘤恶性程度高，核分裂象多见（如箭头所示）

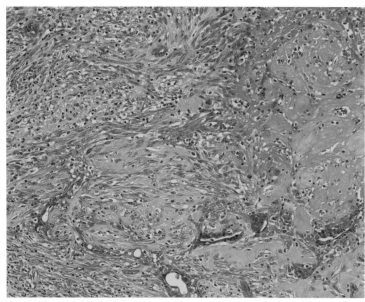

图 2-11-45. 癌肉瘤，SD 大鼠（图 2-11-43 的同一只动物），乳腺。肿瘤灶内可见坏死

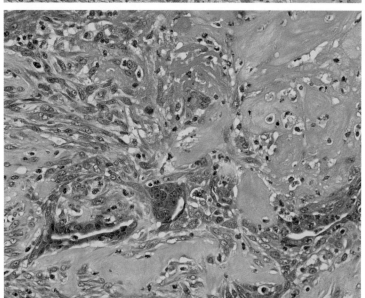

图 2-11-46. 癌肉瘤，SD 大鼠，乳腺（图 2-11-45 的放大）。上皮来源的肿瘤细胞分化程度低，细胞呈梭形或卵圆形。肿瘤灶内可见坏死

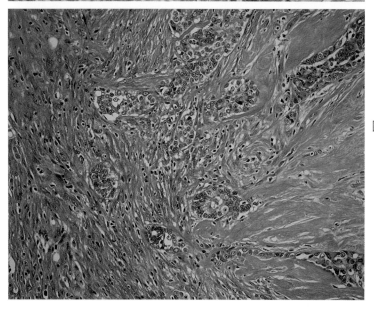

图 2-11-47. 癌肉瘤，SD 大鼠，乳腺。可见具有恶性肿瘤特征的上皮细胞来源及间叶细胞来源的肿瘤成分。肿瘤组织内可见丰富的胶原纤维

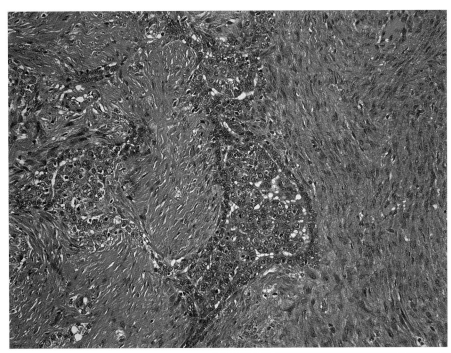

图 2-11-48. 癌肉瘤，SD 大鼠（图 2-11-47 的同一只动物），乳腺。上皮来源的肿瘤细胞呈巢状排列；间叶细胞来源的肿瘤细胞呈梭形，可见胶原纤维。两者均具有恶性肿瘤的特征

图 2-11-49. 癌肉瘤，SD 大鼠（图 2-11-47 的同一只动物），乳腺。上皮细胞样肿瘤细胞和肉瘤样肿瘤细胞混合存在，异型性大

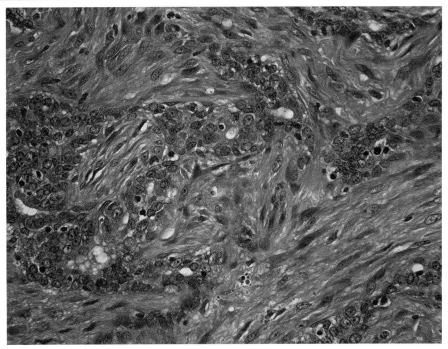

（编校：毛晶晶、大平东子）

- 纤维腺瘤内腺癌（adenocarcinoma arising in fibroadenoma，图 2-11-50～图 2-11-58）

【组织来源】 乳腺腺上皮和纤维结缔组织。

【诊断特征】 大鼠的乳腺大面积的纤维腺瘤的病灶内见小灶状的腺癌组织，两者共同存在。腺癌灶性生长，被纤维腺瘤包围。腺癌区域的上皮细胞呈多层，多形性和异型性明显。

【鉴别诊断】

1. 纤维腺瘤（fibroadenoma）：可包含少量的异型性增生的上皮细胞，但不具有恶性肿瘤的特征。

2. 腺癌（adenocarcinoma）：腺癌为原发性恶性肿瘤。

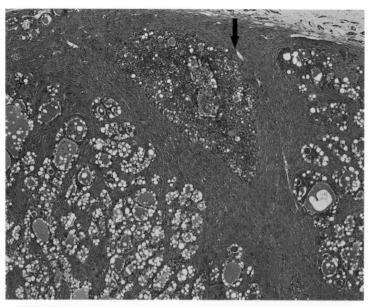

图 2-11-50. 纤维腺瘤内腺癌，SD 大鼠，乳腺，低倍镜。纤维腺瘤内可见一个腺癌灶（如箭头所示），其他区域为纤维腺瘤

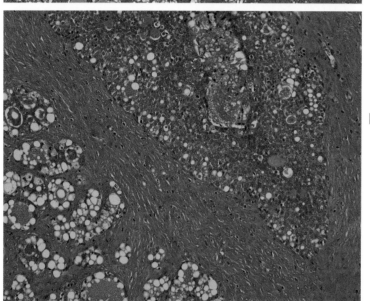

图 2-11-51. 纤维腺瘤内腺癌，SD 大鼠，乳腺（图 2-11-50 的放大）。纤维腺瘤内可见一个腺癌灶。纤维腺瘤的腺上皮成分及纤维组织成分增生。腺腔中可见乳汁及脂滴

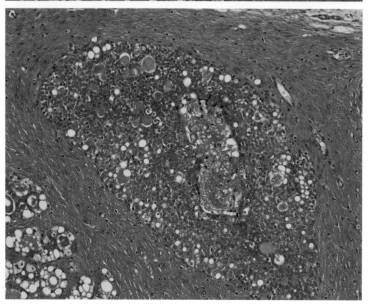

图 2-11-52. 纤维腺瘤内腺癌，SD 大鼠，乳腺（图 2-11-50 的放大）。纤维腺瘤内可见一个腺癌灶。腺癌组织内细胞呈髓样或筛孔状增生，可见细胞坏死，为乳腺腺癌的典型特征

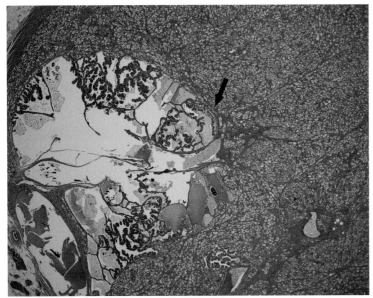

图 2-11-53. 纤维腺瘤内腺癌，SD 大鼠，乳腺，低倍镜。纤维腺瘤内可见腺癌灶（如箭头所示）

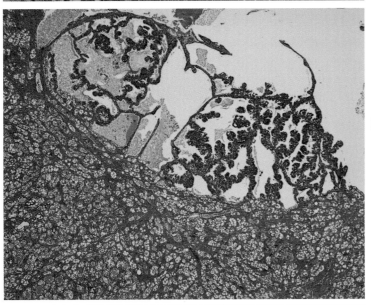

图 2-11-54. 纤维腺瘤内腺癌，SD 大鼠，乳腺（图 2-11-53 的放大）。纤维腺瘤内可见腺癌灶，肿瘤细胞增生呈乳头状及囊状

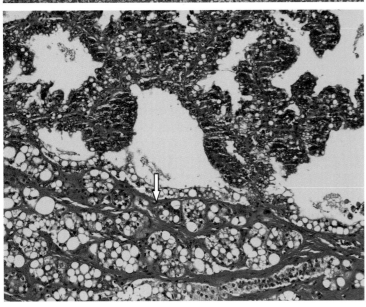

图 2-11-55. 纤维腺瘤内腺癌，SD 大鼠，乳腺（图 2-11-54 的放大）。纤维腺瘤上皮单层排列成腺管状，细胞分化好，细胞质内可见明显的脂肪小滴（如箭头所示）。腺癌灶内肿瘤细胞呈乳头状增生，嗜碱性强，异型性明显

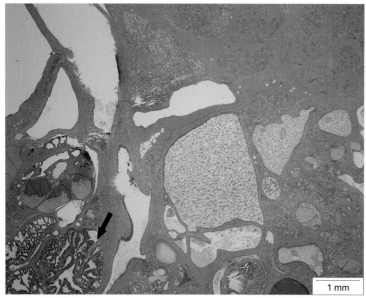

图 2-11-56. 纤维腺瘤内腺癌，SD 大鼠，乳腺，低倍镜。大面积的纤维腺瘤组织内见腺癌灶（如箭头所示）。纤维腺瘤内可见腺管囊性扩张，管腔内可见分泌物

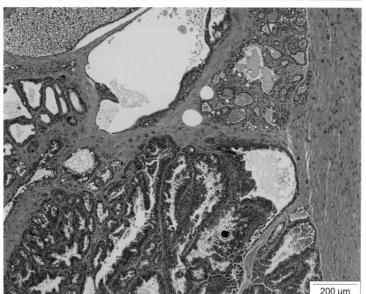

图 2-11-57. 纤维腺瘤内腺癌，SD 大鼠，乳腺（图 2-11-56 的放大）。腺癌组织内可见肿瘤细胞的异型性增生，呈腺管状或乳头状

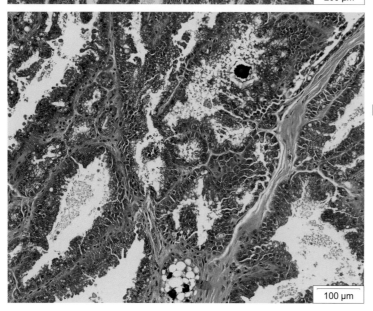

图 2-11-58. 纤维腺瘤内腺癌，SD 大鼠，乳腺（图 2-11-56 的放大）。腺癌组织内肿瘤细胞增生，形成腺管状、乳头状或分支状结构。肿瘤细胞单层或多层排列，异型性明显，嗜碱性强。管腔内可见矿化

（编校：毛晶晶、大平东子）

● 纤维腺瘤内肉瘤（sarcoma arising in fibroadenoma，图 2-11-59 ～图 2-11-61）

【组织来源】 乳腺腺上皮和纤维结缔组织。

【诊断特征】 大鼠乳腺的大面积的纤维腺瘤内见间叶来源的肉瘤灶，两者共同存在。肉瘤灶较小，被纤维腺瘤包围。肉瘤的肿瘤细胞多为长梭形细胞，排列紊乱，异型性明显，核分裂象常见。

【鉴别诊断】

1. 纤维腺瘤（fibroadenoma）：纤维结缔组织及腺上皮样的肿瘤细胞均分化良好，为良性肿瘤。

2. 纤维肉瘤（fibrosarcoma）：纤维肉瘤为间叶细胞来源的恶性肿瘤，无纤维腺瘤的肿瘤组织。

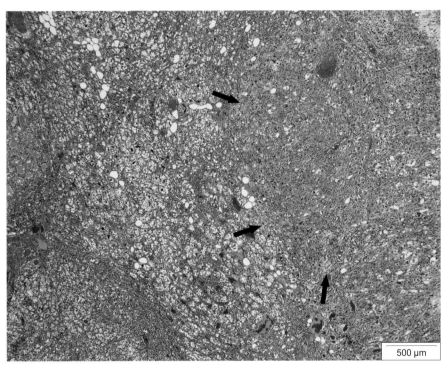

图 2-11-59. 纤维腺瘤内肉瘤，SD 大鼠，乳腺，低倍镜。纤维腺瘤的病灶内见肉瘤灶（如箭头所示）

图 2-11-60. 纤维腺瘤内肉瘤，SD 大鼠，乳腺（图2-11-59 的放大）。可见纤维腺瘤与肉瘤（如箭头所示）的肿瘤组织

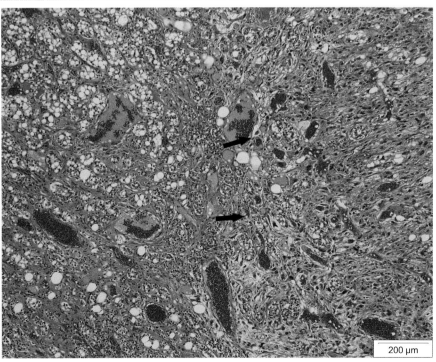

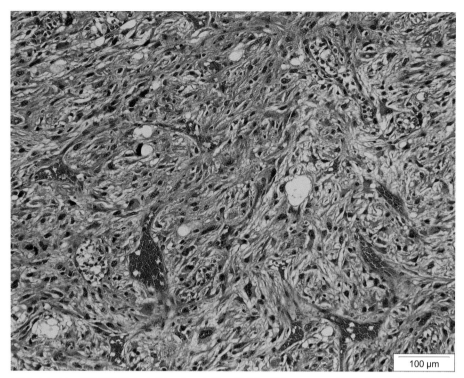

图 2-11-61. 纤维腺瘤内肉瘤，SD 大鼠，乳腺（图 2-11-59 的放大）。肉瘤组织内的肿瘤细胞排列紊乱，细胞多呈长梭形或多角形，异型性明显，可见核分裂象及巨大的奇异形核

（编校：毛晶晶、大平东子）

12. 软组织
Soft Tissue

• 纤维瘤（fibroma，图 2-12-1 ～图 2-12-4）

【组织来源】 纤维细胞和成纤维细胞。

【诊断特征】 致密、成熟、互相交织的胶原纤维组成的纤维性肿块，细胞密度低，可压迫周围组织。胶原纤维间可见高分化的成纤维细胞束。肿瘤细胞通常呈梭形，细胞核呈细长形、染色深，核分裂象罕见。肿瘤组织内可出现淡蓝色黏液瘤样区域和星状细胞。免疫组织化学波形蛋白呈阳性。纤维瘤是真皮和皮下组织的常见肿瘤，可自发或药物诱发。

【鉴别诊断】

1. 纤维增生（fibroplasia）：无肿瘤性病变特征，与创伤、溃疡或炎症有关。

2. 纤维腺瘤（fibroadenoma）：乳腺多见，肿瘤组织内有纤维性成分及腺体成分。

3. 纤维肉瘤（fibrosarcoma）：肿瘤细胞具有多形性，核分裂象多见，可出现坏死、侵袭和远处转移。

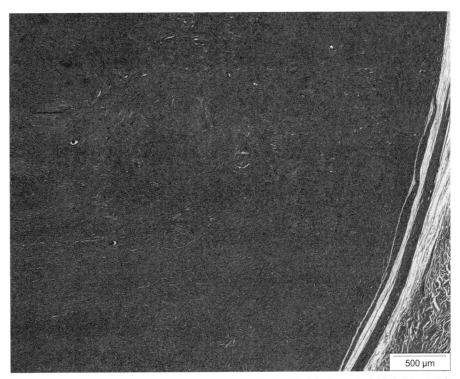

500 µm

图 2-12-1. 纤维瘤，SD 大鼠，皮下组织，低倍镜。肿瘤组织呈膨胀性生长，压迫周围组织。肿瘤细胞密度低，富含胶原纤维

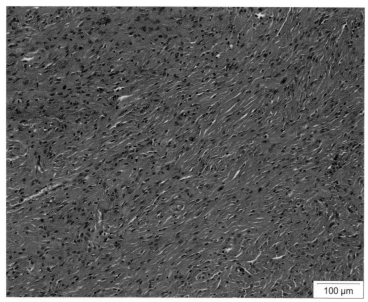

图 2-12-2. 纤维瘤，SD 大鼠，皮下组织（图 2-12-1 的放大）。肿瘤组织含大量成熟胶原纤维，肿瘤细胞呈梭形，细胞核呈细长形、染色深，核分裂象罕见

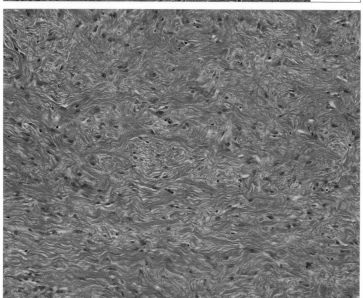

图 2-12-3. 纤维瘤，SD 大鼠，皮下组织。肿瘤组织含大量成熟胶原纤维，互相交织。肿瘤细胞密度低，呈梭形，细胞核染色深

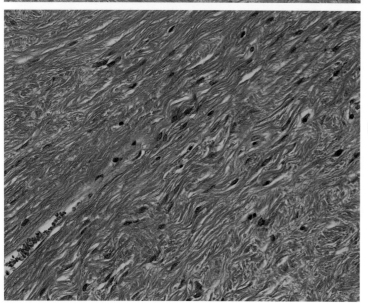

图 2-12-4. 纤维瘤，SD 大鼠（图 2-12-3 的同一只动物），皮下组织。肿瘤组织含大量成熟胶原纤维，细胞核呈细长形、染色深

（编校：李言川、吕建军）

● 纤维肉瘤（fibrosarcoma，图 2-12-5 ～图 2-12-8）

【组织来源】 纤维细胞、成纤维细胞或多能分化的间充质干细胞。

【诊断特征】 肿瘤组织呈实体性肿块。肿瘤细胞呈梭形，含有椭圆形细胞核和嗜碱性细胞质，排列成交织束状或人字形（鱼骨样）。肿瘤细胞间可见不同分化程度的胶原纤维。肿瘤多形性和异型性明显，常见核分裂象。常见出血、坏死灶和局部侵袭，可发生转移。可见含星状细胞的淡蓝色黏液瘤样区域。免疫组织化学波形蛋白呈阳性。

【鉴别诊断】

1. 纤维增生（fibroplasia）：无肿瘤性病变特征，与创伤、溃疡或炎症有关。

2. 纤维瘤（fibroma）：细胞密度低，胶原纤维成分相对更多、更成熟，无异型性，核分裂象不明显。

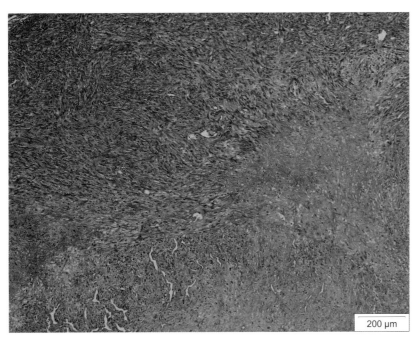

200 μm

图 2-12-5. 纤维肉瘤，SD 大鼠，皮下组织。肿瘤组织由大量梭形细胞组成，排列成交织束状，由胶原纤维分隔，可见坏死灶

图 2-12-6. 纤维肉瘤，SD 大鼠，皮下组织（图 2-12-5 的放大）。梭形肿瘤细胞含嗜碱性细胞质，由胶原纤维分隔，可见坏死灶

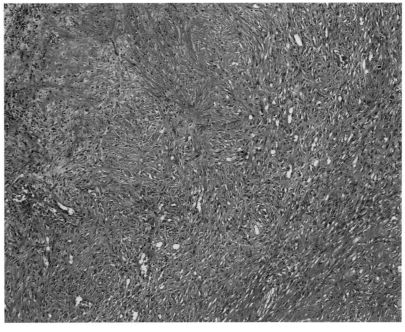

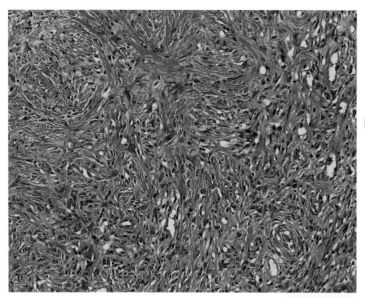

图 2-12-7. 纤维肉瘤，SD 大鼠，皮下组织（图 2-12-6 的放大）。肿瘤细胞多形性和异型性明显，肿瘤细胞间可见不同分化程度的胶原纤维

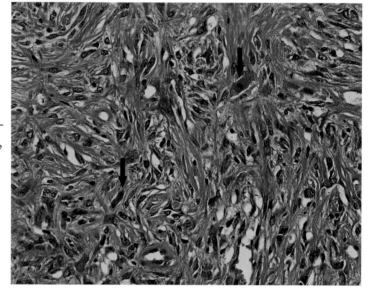

图 2-12-8. 纤维肉瘤，SD 大鼠，皮下组织（图 2-12-7 的放大）。肿瘤细胞异型性明显，核分裂象多见（如箭头所示）

（编校：李言川、吕建军）

• 脂肪瘤（lipoma，图 2-12-9 ～图 2-12-11）

【组织来源】 脂肪细胞和脂肪母细胞。

【诊断特征】 脂肪瘤由成熟的脂肪细胞组成，形成界限清楚、质软、结节状、分叶状肿块，可压迫周围组织。肿瘤细胞通常含有单个大脂肪空泡，细胞核被挤压至一侧。无细胞多形性和异型性。有蒂的脂肪瘤内可发生坏死。脂肪瘤可分为多个亚型，如骨脂肪瘤（osteolipoma）、软骨脂肪瘤（chondrolipoma）、纤维脂肪瘤（fibrolipoma）、黏液脂肪瘤（myxolipoma）及血管脂肪瘤（angiolipoma）等。

【鉴别诊断】

1. 脂肪组织增生（hyperplasia of adipose tissue）：成熟脂肪组织增多，呈弥漫性分布，很少或没有结节形成。

2. 冬眠瘤（hibernoma）：含有多泡状棕色脂肪细胞，细胞核位于细胞中央。

3. 脂肪肉瘤（liposarcoma）：具有恶性肿瘤的组织学特征，如脂肪母细胞具有多形性，核分裂象和坏死多见。

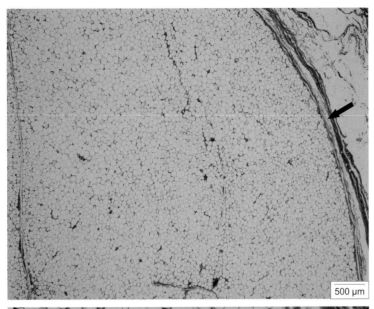

图 2-12-9. 脂肪瘤，SD 大鼠，皮下组织。肿瘤由含单个大脂肪空泡的成熟脂肪细胞组成，纤维间隔将肿瘤细胞分成多个小叶，可见包膜（如箭头所示）

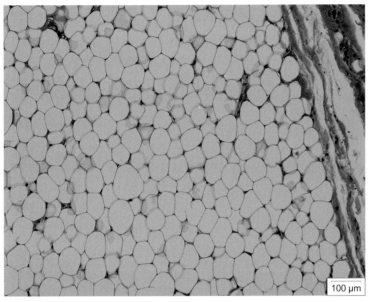

图 2-12-10. 脂肪瘤，SD 大鼠，皮下组织（图 2-12-9 的放大）。肿瘤细胞含单个大脂肪空泡，细胞核被挤压至一侧，与正常的脂肪细胞非常相似

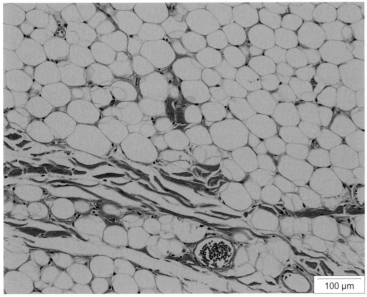

图 2-12-11. 脂肪瘤，SD 大鼠（图 2-12-9 的同一只动物），皮下组织，高倍镜。可见成熟脂肪细胞和少量纤维组织间隔

（编校：李言川、吕建军）

● 脂肪肉瘤（liposarcoma，图 2-12-12～图 2-12-14）

【组织来源】 脂肪细胞、脂肪母细胞和多能间充质干细胞。

【诊断特征】 脂肪组织形成的质软肿块，脂肪母细胞通常呈圆形或椭圆形，单个或多个细胞核，细胞质含单个大脂肪空泡（细胞核被挤压至一侧）或多个小脂肪空泡（细胞核位于中央）。肿瘤组织内还可见梭形细胞和未分化的原始间充质细胞，亦可见分化良好的脂肪细胞、棕色脂肪细胞或瘤巨细胞。肿瘤细胞多形性明显，核分裂象多少不等。间质有时可见黏液样变。快速生长的肿瘤组织内常见坏死灶。

【鉴别诊断】

1. 冬眠瘤（hibernoma）：含有多泡状棕色脂肪细胞，细胞多形性不明显，核分裂象少。

2. 脂肪瘤（lipoma）：无脂肪母细胞。肿瘤组织由成熟的脂肪细胞组成。

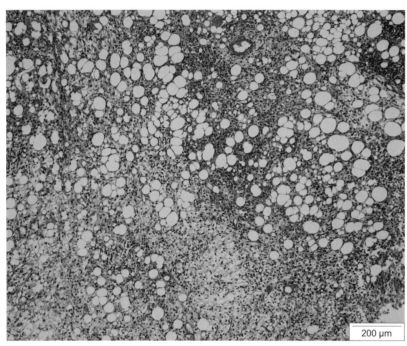

图 2-12-12. 脂肪肉瘤，SD 大鼠，皮下组织，低倍镜。肿瘤组织含大量梭形细胞和脂肪母细胞，亦可见分化良好的脂肪细胞

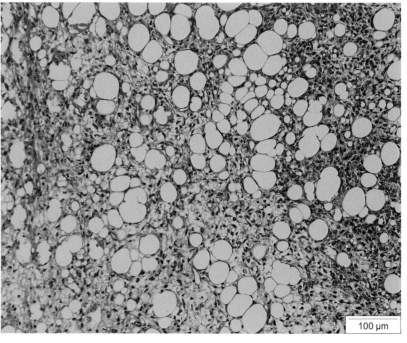

图 2-12-13. 脂肪肉瘤，SD 大鼠，皮下组织（图 2-12-12 的放大）。肿瘤组织含大量梭形细胞和脂肪母细胞，细胞多形性明显

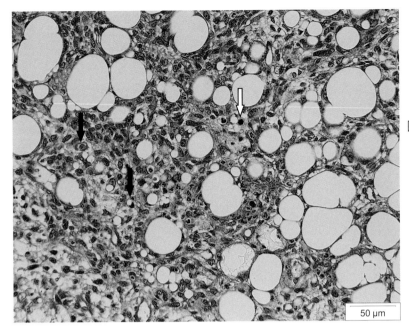

图 2-12-14. 脂肪肉瘤，SD 大鼠（图 2-12-12 的同一只动物），皮下组织，高倍镜。可见脂肪母细胞（如黑色箭头所示）及核分裂象（如白色箭头所示）

（编校：李言川、吕建军）

● 纤维脂肪瘤（fibrolipoma，图 2-12-15、图 2-12-16）

【组织来源】 来源于白色脂肪细胞。

【诊断特征】 大小不等、界限清楚、结节状或分叶状肿块，由成熟的脂肪细胞组成。肿瘤细胞核分裂象罕见，无细胞多形性、坏死或黏液样变化。脂肪细胞之间混杂大量纤维组织。

【鉴别诊断】

1. 脂肪瘤（lipoma）：纤维组织成分不明显。

2. 冬眠瘤（hibernoma）：由多泡状棕色脂肪细胞组成，细胞核位于中央。

3. 纤维瘤（fibroma）：无明显脂肪组织成分。

4. 纤维肉瘤（fibrosarcoma）：具有恶性肿瘤的特征，无明显脂肪组织成分。

图 2-12-15 . 纤维脂肪瘤，SD 大鼠，皮下组织。成熟脂肪细胞之间混杂大量纤维组织

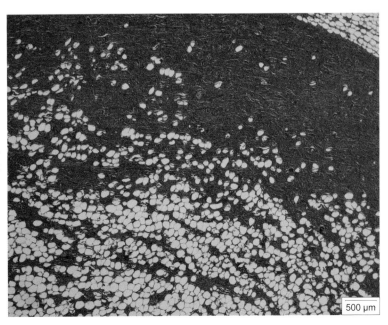

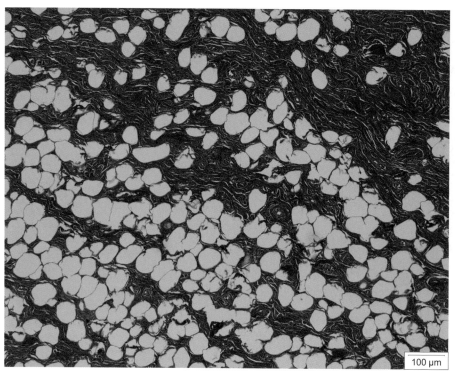

图 2-12-16. 纤维脂肪瘤，SD 大鼠，皮下组织（图 2-12-15 的放大）。成熟脂肪细胞之间混杂大量纤维组织

（编校：李言川、吕建军）

● 平滑肌瘤（leiomyoma，图 2-12-17 ～图 2-12-22）

【组织来源】　平滑肌细胞。

【诊断特征】　界限清楚的结节性肿块，由形态较一致的梭形细胞组成，排列成纵横交错的束状或漩涡状。肿瘤细胞的细胞核通常两端钝圆或呈雪茄状。细胞质呈嗜酸性，无横纹。肿瘤细胞可见轻微多形性，核分裂象少。特殊染色，如 Masson 三色染色有助于诊断，免疫组织化学结蛋白及 α- 平滑肌肌动蛋白染色阳性。啮齿类动物软组织的平滑肌瘤不常见，主要发生在子宫，也可见于消化道。

【鉴别诊断】

1. 平滑肌肉瘤（leiomyosarcoma）：肿瘤细胞多形性明显，核分裂象多见。

2. 纤维瘤（fibroma）：胶原纤维更丰富且不具有平滑肌分化特征，免疫组织化学结蛋白、α- 平滑肌肌动蛋白染色阴性，波形蛋白染色阳性。

3. 纤维肉瘤（fibrosarcoma）：可见细胞多形性和核分裂象，胶原纤维更丰富且不具有平滑肌分化特征，免疫组织化学结蛋白、α- 平滑肌肌动蛋白染色阴性，波形蛋白染色阳性。

4. 良性神经鞘瘤（benign schwannoma）：肿瘤细胞呈细长形，界限不清，含有嗜酸性细胞质，可见 Antoni A 型或 Antoni B 型两种模式。免疫组织化学 S-100 染色阳性。

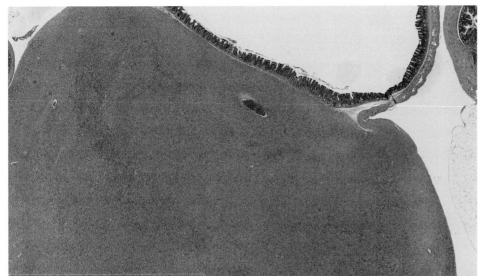

图 2-12-17. 平滑肌瘤，SD大鼠，盲肠，低倍镜。肿瘤组织界限清楚，呈结节性肿块，位于盲肠肌层

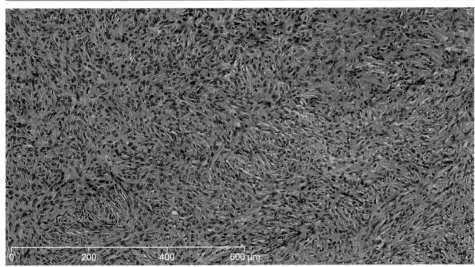

图 2-12-18. 平滑肌瘤，SD大鼠，盲肠（图2-12-17的放大）。形态较一致的梭形细胞排列成纵横交错的束状或漩涡状，具有平滑肌分化特征

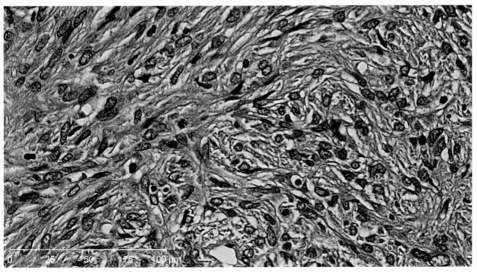

图 2-12-19. 平滑肌瘤，SD大鼠，盲肠（图2-12-18的放大）。肿瘤细胞呈梭形，细胞核两端钝圆，细胞质呈嗜酸性

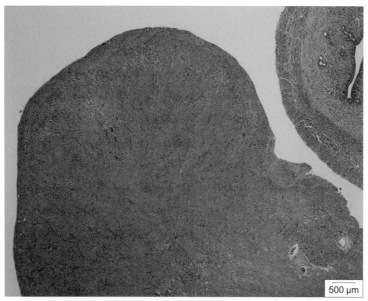

图 2-12-20. 平滑肌瘤，Wistar 大鼠，子宫，低倍镜。子宫肌层可见界限清楚的结节状增生的肿块。右上角可见正常的子宫组织

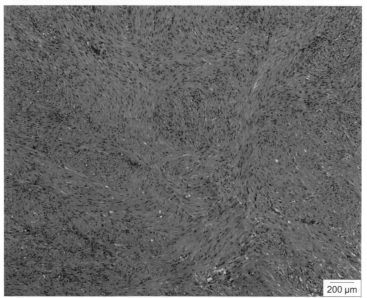

图 2-12-21. 平滑肌瘤，Wistar 大鼠，子宫（图 2-12-20 的放大）。肿瘤组织由形态较一致的梭形细胞组成，排列成纵横交错的束状或漩涡状

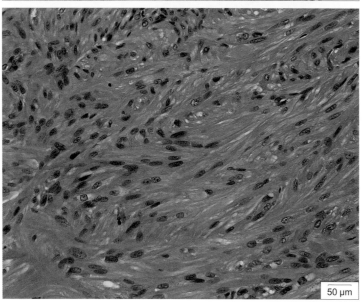

图 2-12-22. 平滑肌瘤，Wistar 大鼠，子宫（图 2-12-21 的放大）。肿瘤细胞与正常平滑肌细胞相似，分化较好，细胞核呈短棒状，两端钝圆，细胞质呈嗜酸性

（编校：李言川、吕建军）

• 平滑肌肉瘤（leiomyosarcoma，图 2-12-23 ～图 2-12-26）

【组织来源】 平滑肌细胞。

【诊断特征】 梭形肿瘤细胞排列成纵横交错的束状或漩涡状。细胞核两端钝圆或呈雪茄状、细胞核周围有透明间隙，细胞质呈嗜酸性、无横纹。肿瘤细胞多形性、异型性及核分裂象明显。肿瘤组织内常见坏死灶、囊性变和矿化。可远处转移。特殊染色（Masson 三色染色）有助于诊断，免疫组织化学结蛋白及 α- 平滑肌肌动蛋白染色阳性。啮齿类动物平滑肌肉瘤发生率非常低，主要发生在子宫。

【鉴别诊断】

1. 平滑肌瘤（leiomyoma）：细胞多形性及异型性不明显，核分裂象少。

2. 横纹肌肉瘤（rhabdomyosarcoma）：有横纹肌分化特征，免疫组织化学成肌分化基因 1 及成肌蛋白染色阳性，磷钨酸苏木精染色可见特征性横纹。

3. 纤维肉瘤（fibrosarcoma）：胶原纤维丰富，不具有平滑肌分化特征。免疫组织化学结蛋白、α- 平滑肌肌动蛋白染色阴性，波形蛋白阳性。

4. 恶性神经鞘瘤（malignant schwannoma）：肿瘤细胞呈细长形，含有嗜酸性细胞质，可见 Antoni A 型或 Antoni B 型两种模式。肿瘤界限不清，侵袭性生长，具有异型性、核分裂象、坏死及远处转移等恶性肿瘤特征。免疫组织化学 S-100 染色阳性。

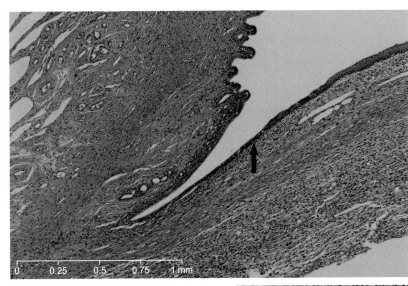

图 2-12-23. 平滑肌肉瘤，SD 大鼠，子宫，低倍镜。子宫肌层来源的肿瘤细胞侵袭性生长（如箭头所示）

图 2-12-24. 平滑肌肉瘤，SD 大鼠（图 2-12-23 的同一只动物），子宫。肿瘤细胞排列成纵横交错的束状或旋涡状，细胞质呈嗜酸性，细胞密度高

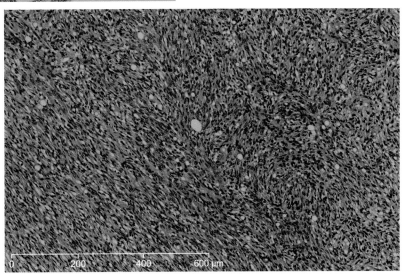

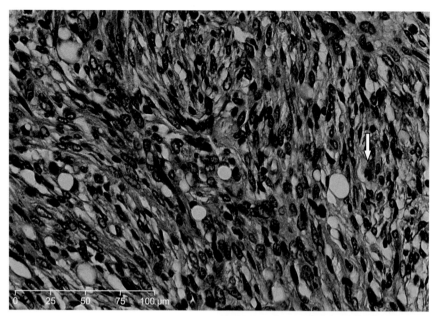

图 2-12-25. 平滑肌肉瘤，SD 大鼠（图 2-12-23 的同一只动物），子宫。可见大量梭形细胞，细胞质呈嗜酸性，细胞核两端钝圆，细胞密度高，细胞多形性较明显，可见病理性核分裂象（如箭头所示）

图 2-12-26. 平滑肌肉瘤，Donryu 大鼠，子宫。梭形肿瘤细胞呈束状或栅栏状交错排列。肿瘤细胞细胞核两端钝圆，细胞异型性明显。肿瘤灶内可见出血及坏死

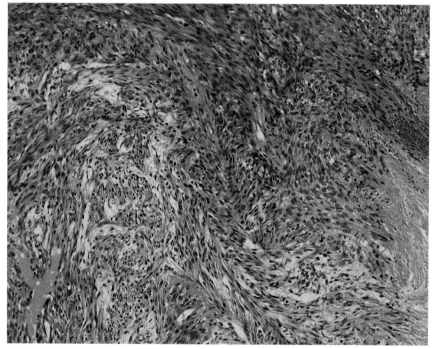

（编校：李言川、吕建军）

• 间皮增生（mesothelial hyperplasia，图 2-12-27、图 2-12-28）

【组织来源】 间皮细胞。

【诊断特征】 病变组织局灶性增厚或呈绒毛状突起，被覆相对一致的 1 ～ 2 层立方形上皮细胞。通常呈局灶性，也可呈弥漫性分布。核分裂象少见，无细胞异型性。纤维血管间质较少或不明显。不侵袭周围组织，可伴有炎症和纤维化。

【鉴别诊断】

恶性间皮瘤（malignant mesothelioma）：细胞多形性及核分裂象明显，肿瘤组织可侵袭邻近组织或播散性生长。

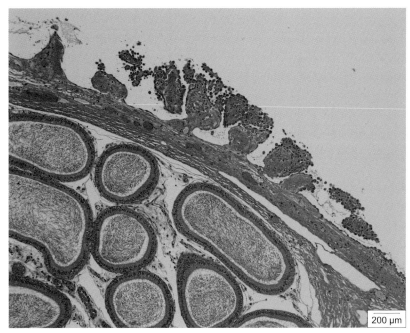

图 2-12-27. 间皮增生，Wistar 大鼠，附睾，低倍镜。增生组织呈绒毛状突起，被覆相对一致的立方形上皮细胞

图 2-12-28. 间皮增生，Wistar 大鼠，附睾（图 2-12-27 的放大）。增生组织呈绒毛状突起，被覆相对一致的立方形上皮细胞，无细胞异型性

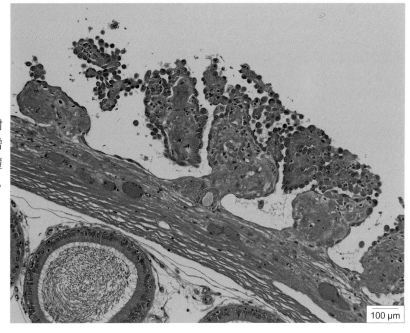

（编校：李言川、吕建军）

• 恶性间皮瘤（malignant mesothelioma，图 2-12-29 ～图 2-12-36）

【组织来源】 间皮细胞或间皮下的结缔组织中未分化间叶细胞。

【诊断特征】 大体观察肿瘤为发生在腹腔、胸腔或盆腔内的多发性白色结节，常伴有胸水或腹水。肿瘤细胞可为浆膜面的间皮细胞及间皮下的结缔组织中未分化间叶细胞，沿着浆膜表面生长，细胞多形性及核分裂象明显。肿瘤组织可侵袭邻近组织或呈播散性生长。可分为上皮样型、肉瘤样型及双相型亚型。

1. 上皮样型（epithelioid type）：肿瘤组织呈叶状、乳头状或腺管状，中间部纤维结缔组织被覆上皮样肿瘤细胞，可侵袭邻近组织。肿瘤细胞呈圆形或立方形，细胞质呈弱嗜酸性，细胞核较大呈卵圆形。免疫组织化学广谱细胞角蛋白、CK5/6、CK18、肾母细胞瘤蛋白 1 和钙网膜蛋白及间皮素染色阳性。

2. 肉瘤样型（sarcomatoid type）：肿瘤细胞多呈梭形，核细长，交织排列，类似纤维肉瘤或平滑肌肉瘤。肿瘤组织内偶尔可见骨化生、软骨化生。免疫组织化学广谱细胞角蛋白、波形蛋白、α- 平滑肌肌动蛋白、结蛋白或 S-100 染色阳性。

3. 双相型（biphasic type）：含有上皮型和肉瘤样型两种类型特征，每种类型占比不低于 10%。

【鉴别诊断】

1. 间皮增生（mesothelial hyperplasia）：通常为间皮局灶性增厚或绒毛状突起，可伴有炎症。无细胞异型性，不侵袭周围组织。

2. 纤维肉瘤（fibrosarcoma）：肿瘤细胞呈梭形，需通过特殊染色或免疫组织化学与肉瘤样型间皮瘤相鉴别。

3. 恶性胸腺瘤（malignant thymoma）：局灶性胸腔肿块，可见上皮来源的恶性肿瘤形态特征，通常含有淋巴组织。

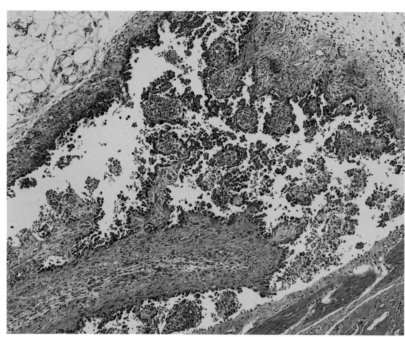

图 2-12-29. 恶性间皮瘤，SD 大鼠，盆腔，低倍镜。肿瘤组织呈乳头状，侵袭邻近组织

图 2-12-30. 恶性间皮瘤，SD 大鼠，盆腔（图 2-12-29 的放大）。肿瘤组织中间部纤维结缔组织被覆上皮样的肿瘤细胞，肿瘤细胞呈圆形或立方形，细胞核大，核分裂象和细胞异型性明显

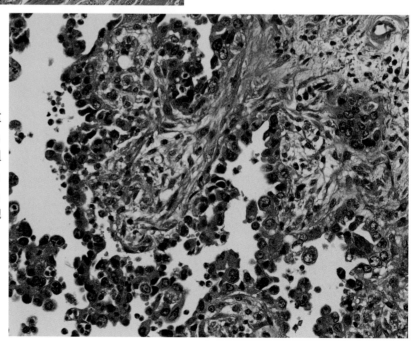

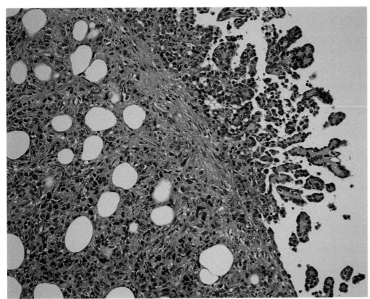

图 2-12-31. 恶性间皮瘤，SD 大鼠，盆腔。肿瘤组织具有上皮样型（右上）和肉瘤样型（左下）两种亚型特征

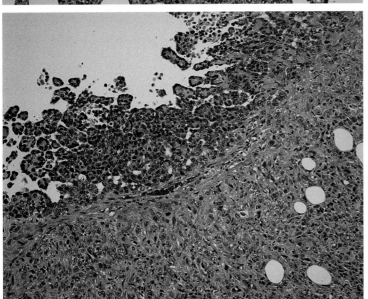

图 2-12-32. 恶性间皮瘤，SD 大鼠，盆腔。肿瘤组织具有上皮样型（左上）和肉瘤样型（右下）两种亚型特征

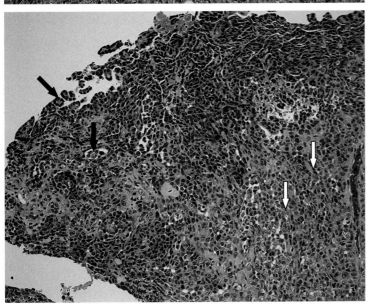

图 2-12-33. 恶性间皮瘤，SD 大鼠，盆腔。肿瘤组织具有上皮样型特征（如黑色箭头所示）及肉瘤样型特征（如白色箭头所示）

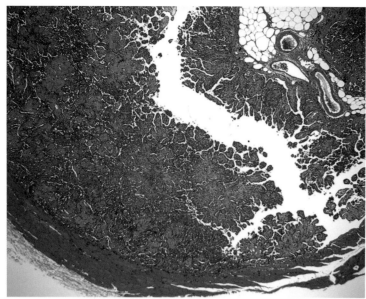

图 2-12-34. 恶性间皮瘤，SD 大鼠，睾丸鞘膜。肿瘤组织呈乳头状增生

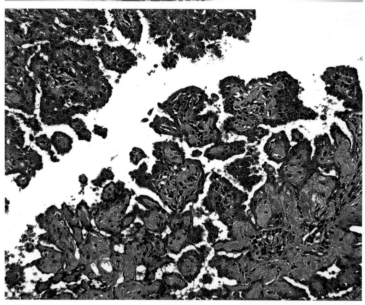

图 2-12-35. 恶性间皮瘤，SD大鼠，睾丸鞘膜（图 2-12-34 的放大）。中间部纤维结缔组织被覆上皮样肿瘤细胞

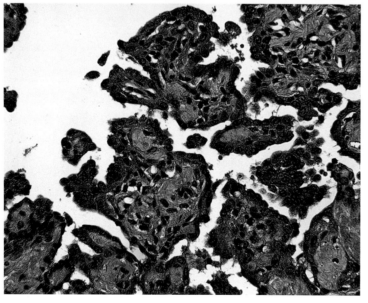

图 2-12-36. 恶性间皮瘤，SD大鼠，睾丸鞘膜（图 2-12-35 的放大）。肿瘤细胞呈圆形或立方形，核质比高，核深染

（编校：李言川、吕建军）

- 横纹肌肉瘤（rhabdomyosarcoma，图 2-12-37 ～图 2-12-44）

【组织来源】 多能间充质干细胞或横纹肌母细胞。

【诊断特征】 肿瘤细胞具有多形性，可呈小圆形、星形、梭形、带状、蝌蚪状、网球拍状、大圆形、椭圆形等各种形态。细胞核深染、呈圆形或椭圆形，也可见多核、巨核瘤细胞。细胞质呈嗜酸性，分化较好的肿瘤组织内可观察到横纹。肿瘤组织常见病理性核分裂象、坏死和出血，可见局部侵袭和远处转移。可通过磷钨酸 – 苏木精染色显示横纹、核周纤维状物质、糖原和肌丝，免疫组织化学染色肌红蛋白、结蛋白、成肌分化基因 1 及成肌蛋白染色阳性，超微结构显示细胞质 Z 线来进行辅助诊断。啮齿类动物自发性横纹肌肉瘤罕见，也可由注射或植入外源性物质所诱发。

【鉴别诊断】

1. 多形性纤维肉瘤（pleomorphic fibrosarcoma）：肿瘤细胞呈席纹状排列，可出现高度多形性的奇异梭形细胞和瘤巨细胞，无明显的横纹肌分化特点。

2. 平滑肌肉瘤（leiomyosarcoma）：无明显的横纹肌分化特点，免疫组织化学 α- 平滑肌肌动蛋白和结蛋白染色阳性。

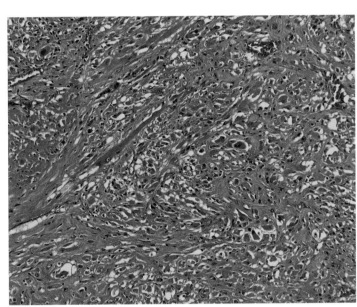

图 2-12-37. 横纹肌肉瘤，SD 大鼠，骨骼肌，低倍镜。肿瘤组织可见大量横纹肌母细胞增生，肿瘤细胞具有多形性

图 2-12-38. 横纹肌肉瘤，SD 大鼠，骨骼肌（图 2-12-37 的放大）。肿瘤细胞的细胞质呈嗜酸性，可见横纹（如黑色箭头所示）。肿瘤细胞多形性和异型性明显。可见不同分化程度的横纹肌母细胞，肿瘤细胞呈网球拍状（如白色箭头所示）

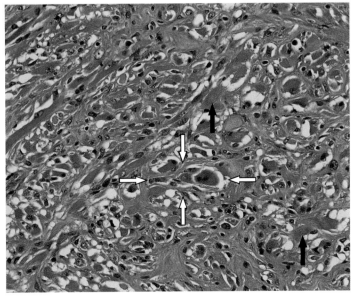

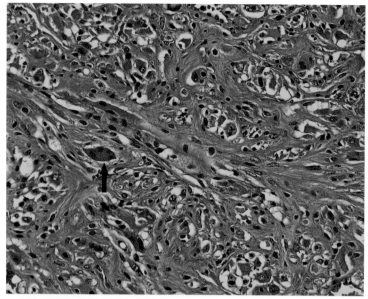

图 2-12-39. 横纹肌肉瘤，SD 大鼠，骨骼肌（图 2-12-37 的同一只动物），高倍镜。可见大量横纹肌母细胞及多核巨细胞性肿瘤细胞（如箭头所示）

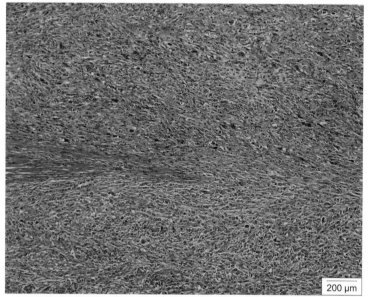

图 2-12-40. 横纹肌肉瘤，SD 大鼠，骨骼肌，低倍镜。肿瘤组织内细胞密度较高

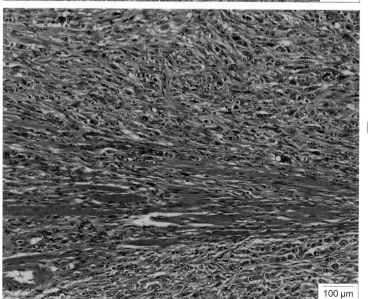

图 2-12-41. 横纹肌肉瘤，SD 大鼠，骨骼肌（图 2-12-40 的放大）。图示大量横纹肌母细胞，肿瘤细胞多形性和异型性明显

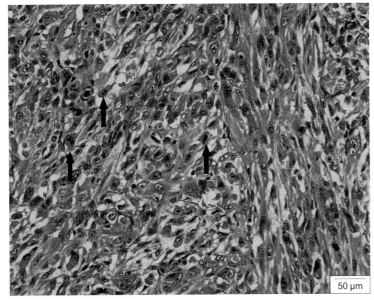

图 2-12-42. 横纹肌肉瘤，SD 大鼠，骨骼肌（图 2-12-40 的同一只动物），高倍镜。肿瘤细胞细胞质呈嗜酸性，多形性明显，呈梭形、带状，可见多个病理性核分裂象（如箭头所示）

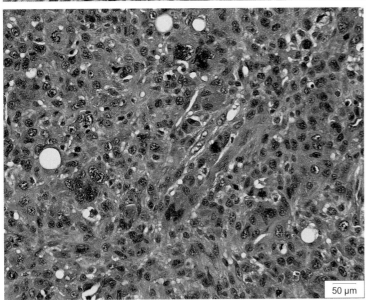

图 2-12-43. 横纹肌肉瘤，Wistar 大鼠，骨骼肌，高倍镜。肿瘤分化程度较低，细胞多形性明显，可见奇异型核及病理性核分裂象，个别细胞内可见横纹

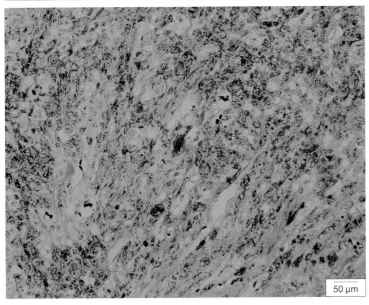

图 2-12-44. 横纹肌肉瘤，Wistar 大鼠，骨骼肌（图 2-12-43 的同一只动物），高倍镜。磷钨酸 - 苏木精染色，肿瘤细胞被染成紫蓝色，可见横纹

（编校：李言川、吕建军）

13. 骨、关节、牙齿
Bone, Joint and Tooth

13.1 骨 bone

● 软骨瘤（chondroma，图 2-13-1 ～图 2-13-3）

【组织来源】　成软骨细胞、软骨细胞。

【诊断特征】　是由软骨细胞和软骨基质组成的良性肿瘤。增生的软骨细胞分化良好，大小不一，肿瘤组织呈多个不规则的小叶状结构。可见无定型软骨基质，染色呈弱嗜碱性。呈膨胀性生长，与周围组织界限清楚。无明显细胞异型性，陷窝内可见双核的软骨样细胞，无多核的软骨样细胞，核分裂象少见。无浸润或转移。偶见骨化生。可发生于全身的软骨、骨骼系统，特别是关节面、软骨内骨化部位、肋骨、鼻甲等。还有骨骼系统以外的部位，如耳、鼻腔、气管及肺脏等。

【鉴别诊断】

软骨肉瘤（chondrosarcoma）：细胞异型性明显，可见多核的软骨样细胞，浸润性生长或有转移。

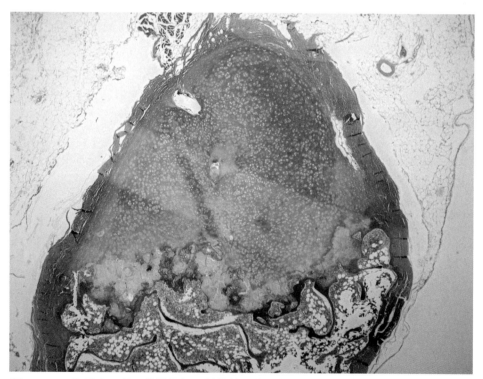

图 2-13-1. 软骨瘤，犬，软骨组织，低倍镜。软骨样组织呈结节状增生，边界清楚
尾崎清和先生 供图

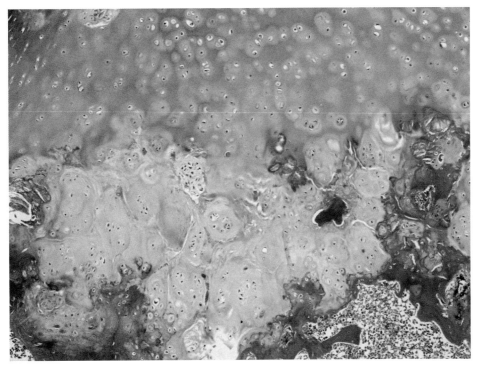

图2-13-2. 软骨瘤，犬，软骨组织（图2-13-1 的放大）。可见黏液样的软骨基质和分化良好的软骨样细胞增生

尾崎清和先生 供图

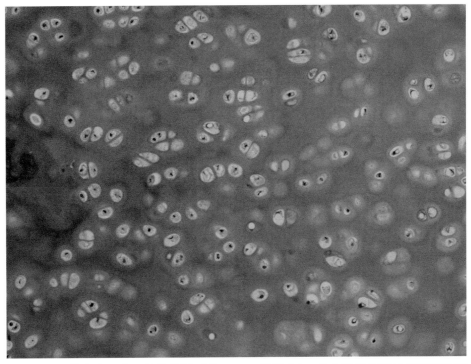

图2-13-3. 软骨瘤，犬，软骨组织（图2-13-1 的放大）。分化良好的软骨样细胞和软骨基质

尾崎清和先生 供图

（编校：崔甜甜、张泽安）

● 软骨肉瘤（chondrosarcoma，图 2-13-4、图 2-13-5）

【组织来源】　多能间充质干细胞、成软骨细胞及软骨细胞。

【诊断特征】　肿瘤组织呈分叶状，细胞密度高。软骨样肿瘤细胞孤立或聚集存在，有的呈索状排列，包埋于黏液样或玻璃样软骨基质中，向周围组织轻度浸润，可见转移。分化程度高的肿瘤组织可见软骨陷窝，软骨样肿瘤细胞在软骨陷窝内增殖。分化程度低的肿瘤细胞形态多样，可见纺锤形、多形多核的肿瘤细胞，软骨陷窝缺乏。无类骨质或骨形成。可发生于躯干骨、四肢相关的软骨。也可发生于骨外组织如第三眼睑、外耳道、喉等。

【鉴别诊断】

1. 软骨瘤（chondroma）：无明显细胞异型性及多形多核的肿瘤细胞。无恶性肿瘤的细胞学或组织学特征。

2. 骨肉瘤（osteosarcoma）：有明显的肿瘤性类骨质或骨质形成。

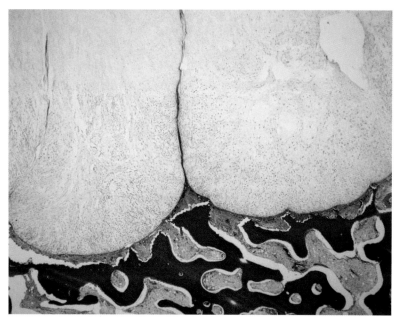

图 2-13-4. 软骨肉瘤，犬，软骨组织，低倍镜。可见软骨样分叶状增生的肿块，下方为正常的骨组织
尾崎清和先生 供图

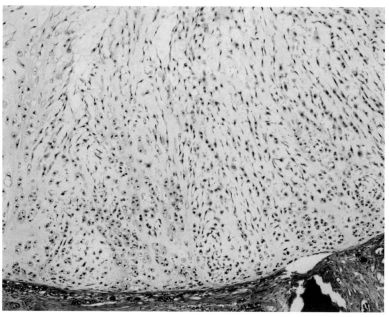

图 2-13-5. 软骨肉瘤，犬，软骨组织（图2-13-4 的放大）。黏液样的软骨基质中可见异型性增生的软骨样肿瘤细胞
尾崎清和先生 供图

（编校：崔甜甜、张泽安）

● 骨瘤（osteoma，图 2-13-6 ～图 2-13-9）

【组织来源】 成骨细胞和骨细胞。

【诊断特征】 肿瘤组织由致密的骨组织构成，细胞成分较少，呈膨胀性生长，与周围组织界限清楚。可见成骨细胞、骨细胞增生形成类骨质、成熟骨组织及不规则骨小梁。有时可观察到骨髓腔、纤维、血管及脂肪细胞等成分。也可发生于骨以外的组织称骨外骨瘤（extraskeletal osteoma）。可发生于躯干、四肢相关的骨骼，特别是颅骨和长骨。

【鉴别诊断】

骨肉瘤（osteosarcoma）：分化程度低，不成熟或异型的骨组织多见，浸润性生长，细胞异型性和核分裂象明显。

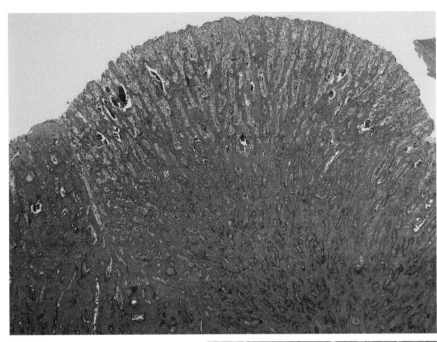

图 2-13-6. 骨瘤，SD 大鼠，颅骨，低倍镜。可见骨表面隆起的致密骨组织形成的结节，细胞成分少，并可见骨髓腔

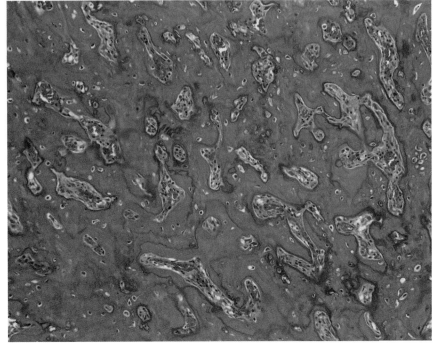

图 2-13-7. 骨瘤，SD大鼠，颅骨（图 2-13-6 的放大）。可见成熟的致密骨组织及不规则的骨小梁结构

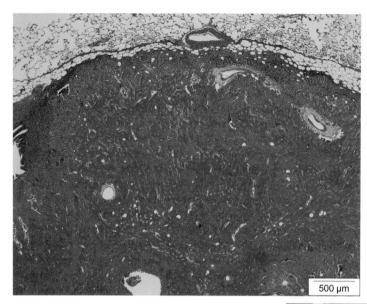

图 2-13-8. 骨外骨瘤，SD 大鼠，肺脏，低倍镜。肺组织内可见大块状的成熟骨组织，细胞成分少

图 2-13-9. 骨外骨瘤，SD 大鼠，肺脏（图 2-13-8 的放大）。肺组织内以成熟的致密骨组织为主，细胞成分较少

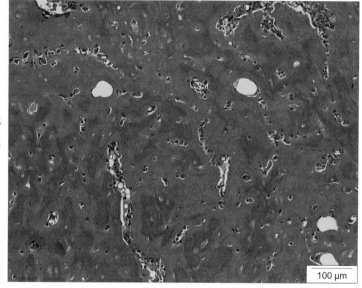

（编校：崔甜甜、张泽安）

• 骨肉瘤（osteosarcoma，图 2-13-10 ～图 2-13-27）

【组织来源】 多能间充质干细胞、成骨细胞和骨细胞。

【诊断特征】 弥漫性增殖的肿瘤细胞呈纺锤形、多角形或卵圆形，细胞核染色质丰富，伴有特征性的类骨质、骨或软骨组织的形成，或可见反应性的破骨细胞增多。肿瘤细胞异型性明显，核分裂象多见，可伴出血、坏死、骨溶解等变化。常随血行转移至肺脏、脾脏、肝脏、肾脏等部位。

肿瘤组织形态多样，根据其形态学特征可分为骨形成型、成纤维细胞型、成骨细胞型、血管扩张型等几种类型。可发生于骨骼，也可发生于骨外组织如脾脏、肺脏、皮下组织及消化道。发生于脾脏、肺脏、皮下及消化道等骨以外的组织者称为骨外骨肉瘤（extraskeletal osteosarcoma），较少见。

【鉴别诊断】

1. 骨瘤（osteoma）：分化良好，由致密的骨组织构成，无浸润，缺乏恶性肿瘤的细胞学特征。

2. 软骨肉瘤（chondrosarcoma）：无明显类骨质形成。

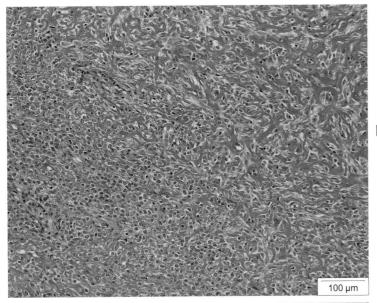

图 2-13-10. 骨肉瘤，SD 大鼠，骨组织。可见大量纺锤形或卵圆形的肿瘤细胞增殖，伴有类骨质形成

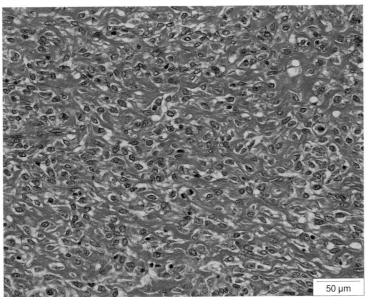

图 2-13-11. 骨肉瘤，SD 大鼠，骨组织（图 2-13-10 的放大）。肿瘤组织内可见大量纺锤形或卵圆形的肿瘤细胞增殖，肿瘤细胞周围有类骨质形成，可见核分裂象

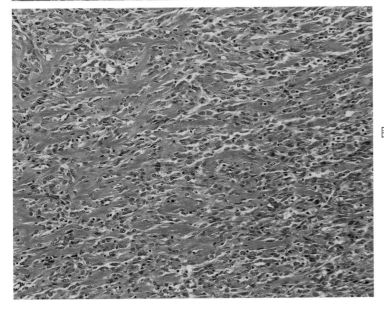

图 2-13-12. 骨肉瘤，SD 大鼠，骨组织。可见大量梭形或多角形的肿瘤细胞增生和类骨质形成

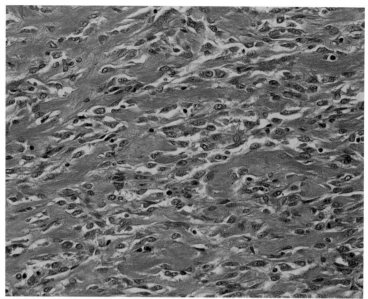

图 2-13-13. 骨肉瘤，SD 大鼠，骨组织（图 2-13-12 的放大）。可见大量卵圆形、梭形或多角形的肿瘤细胞增殖及类骨质形成

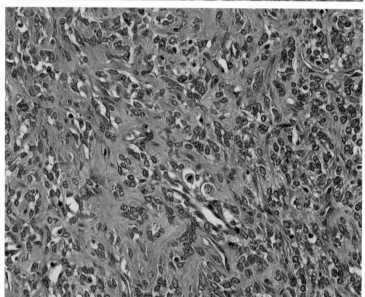

图 2-13-14. 骨肉瘤，SD 大鼠，骨组织（图 2-13-12 的放大）。肿瘤细胞形态多样，呈卵圆形或纺锤形，细胞异型性明显，核分裂象多见，可见类骨质形成

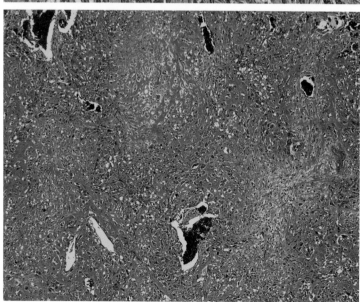

图 2-13-15. 骨肉瘤，SD 大鼠，骨组织。肿瘤组织内有较多的骨质及类骨质形成，部分区域肿瘤细胞密集，血管丰富

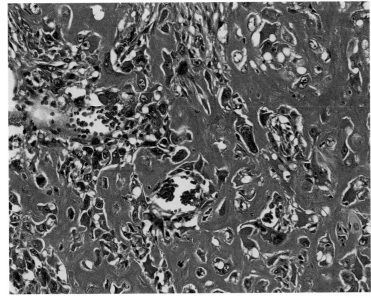

图 2-13-16. 骨肉瘤，SD 大鼠，骨组织（图 2-13-15 的放大）。肿瘤细胞形态多样，细胞大小不一，异型性明显，可见明显的骨质形成

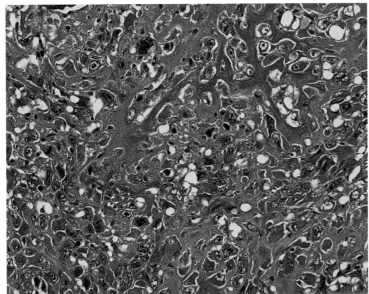

图 2-13-17. 骨肉瘤，SD 大鼠（图 2-13-15 的同一只动物），骨组织。细胞异型性明显，核分裂象多见

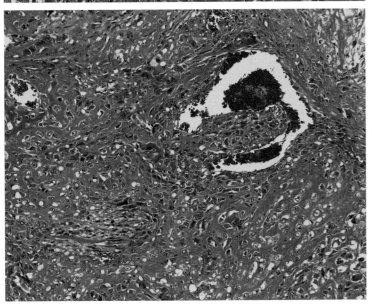

图 2-13-18. 骨肉瘤，SD 大鼠（图 2-13-15 的同一只动物），骨组织。细胞异型性明显，肿瘤细胞向血管内侵袭

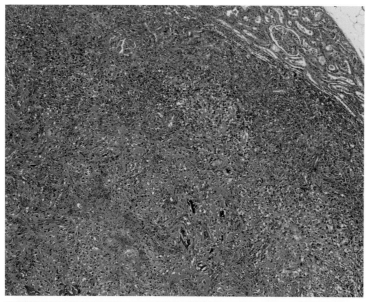

图 2-13-19. 骨肉瘤，SD 大鼠（图 2-13-15 的同一只动物），肾脏。骨肉瘤肾脏转移灶

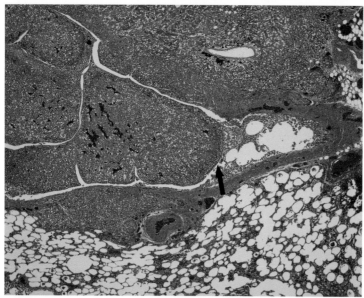

图 2-13-20. 骨肉瘤，SD 大鼠（图 2-13-15 的同一只动物），肺脏。骨肉瘤肺脏转移灶，可见骨肉瘤在肺脏血管内的转移灶（如箭头所示）

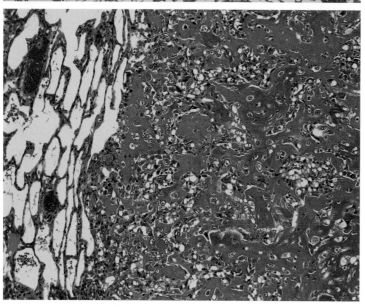

图 2-13-21. 骨肉瘤，SD 大鼠（图 2-13-15 的同一只动物），肺脏。骨肉瘤肺脏转移灶

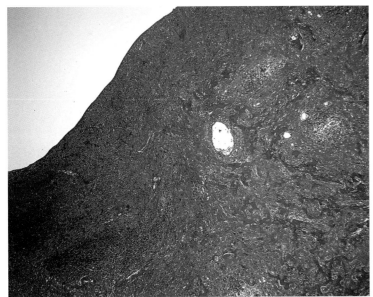

图 2-13-22. 骨外骨肉瘤，F344 大鼠，脾脏。脾脏内可见由类骨组织和不规则骨髓腔形成的大块状的肿瘤结节，左侧可见残留的正常脾脏组织

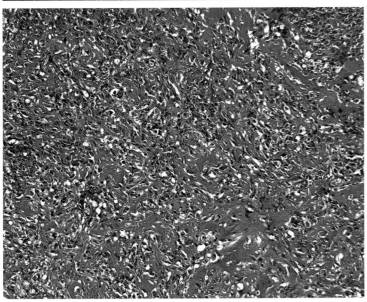

图 2-13-23. 骨外骨肉瘤，F344 大鼠，脾脏（图 2-13-22 的放大）。肿瘤细胞呈梭形，细胞核染色质丰富，可见类骨质形成

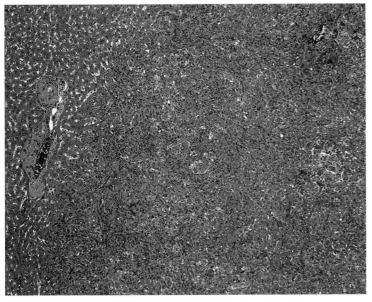

图 2-13-24. 骨外骨肉瘤，F344 大鼠（图 2-13-22 的同一只动物），肝脏。骨外骨肉瘤肝脏转移灶

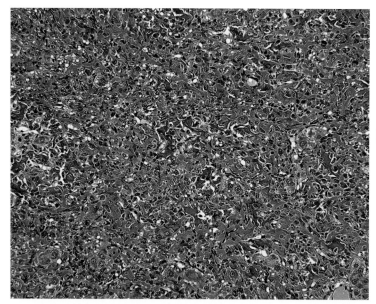

图 2-13-25. 骨外骨肉瘤，F344 大鼠，肝脏（图
2-13-24 的放大）。骨外骨肉瘤肝脏
转移灶

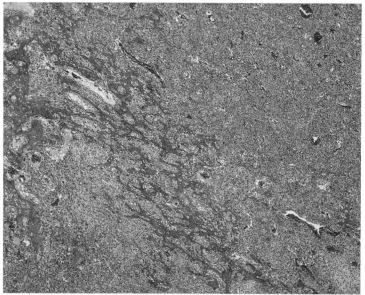

图 2-13-26. 骨外骨肉瘤，SD 大鼠，腹腔。可见
嗜碱性的肿瘤细胞增生和类骨组织
形成

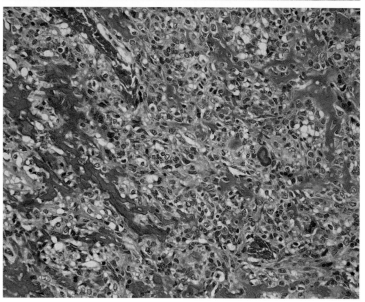

图 2-13-27. 骨外骨肉瘤，SD 大鼠，腹腔（图
2-13-26 的放大）。肿瘤细胞形态
多样，呈椭圆形或多角形，细胞异
型性明显，可见类骨组织形成

（编校：崔甜甜、张泽安）

● 脊索瘤（chordoma，图 2-13-28、图 2-13-29）

【组织来源】 脊柱脊索间充质细胞。

【诊断特征】 属恶性肿瘤。肿瘤组织有部分包膜，纤维结缔组织深入其中分隔成多个小叶。肿瘤细胞大小不一，呈圆形或椭圆形，细胞界限清晰，细胞质呈多个空泡状或蜂窝状，也可见细小颗粒状细胞质。细胞核位于中央，有时偏于一侧呈印戒样，核分裂象少见。肿瘤细胞向邻近组织浸润，常见远处转移，特别是肺脏。阿尔辛蓝－过碘酸希夫染色可显色黏蛋白成分。免疫组织化学角蛋白、波形蛋白、神经元特异性烯醇化酶和 S-100 染色阳性。可发生于躯干骨，通常多发于腰骶椎区域，颅底少见。

【鉴别诊断】

1. 软骨肉瘤（chondroscarcoma）：陷窝内见体积大、嗜碱性的肿瘤细胞，周围是透明软骨基质。

2. 脂肪肉瘤（liposarcoma）：可见脂肪母细胞，肿瘤细胞含有多泡性的脂滴空泡，脂肪染色阳性，过碘酸希夫染色阴性。

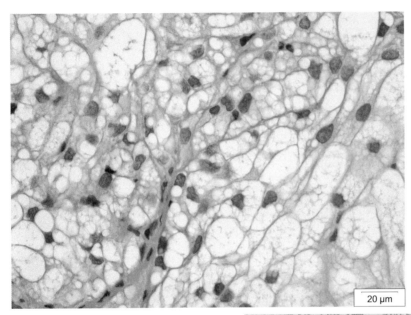

图 2-13-28. 脊索瘤，SD 大鼠。可见肿瘤细胞大小不一，呈圆形或椭圆形，细胞质呈蜂窝状或细小颗粒状。细胞核多位于中央或偏于一侧。核分裂象少见

图 2-13-29. 脊索瘤，SD 大鼠。脊索瘤肺转移灶

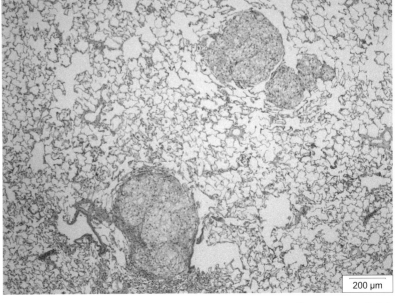

（编校：崔甜甜、张泽安）

● 巨细胞瘤（giant cell tumor，图 2-13-30、图 2-13-31）

【组织来源】 破骨细胞。

【诊断特征】 属恶性肿瘤。肿瘤组织内可见大量的破骨细胞样多核巨细胞及单核基质细胞样肿瘤细胞，呈浸润性生长。破骨细胞样多核巨细胞体积较大，细胞质呈嗜酸性，细胞核数量众多，数个至数十个。单核基质细胞样肿瘤细胞呈梭形或卵圆形，细胞质呈嗜酸性，可见核分裂象。

【鉴别诊断】

异物肉芽肿（foreign body granuloma）：可见异物巨细胞、炎症细胞及纤维组织，属于炎症反应。

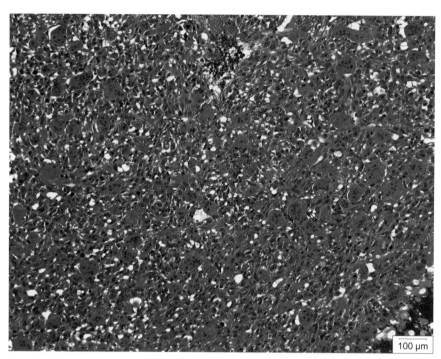

图 2-13-30. 巨细胞瘤，Wistar 大鼠，前肢。可见大量的破骨细胞样多核巨细胞及单核基质细胞样肿瘤细胞，呈浸润性生长

图 2-13-31. 巨细胞瘤，Wistar 大鼠，前肢（图 2-13-30 的放大）。破骨细胞样多核巨细胞（如黑色箭头所示）体积较大，细胞质呈嗜酸性，细胞核数量众多，数个至数十个。单核基质细胞样肿瘤细胞呈梭形或卵圆形，细胞质呈嗜酸性，可见核分裂象（如白色箭头所示）

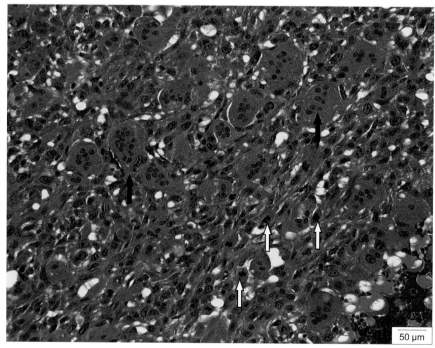

（编校：崔甜甜、张泽安）

13.2 关节 joint

• 滑膜肉瘤（synovial sarcoma，图 2-13-32 ～图 2-13-35）

【组织来源】 腱鞘、关节囊、滑液囊或关节周围的软组织。

【诊断特征】 滑膜肉瘤在形态上可分为双相型和单相型两大类型。双相型滑膜肉瘤由纤维肉瘤样成分和上皮样成分（滑膜被覆细胞）构成，其中上皮样构成部分的肿瘤细胞呈多形性，可排列成不规则的裂隙或小囊腔，腔内常可见上皮样肿瘤细胞形成的乳头状突起和其分泌的黏液样内容物。单相型滑膜肉瘤不常见，又可分为以纤维肉瘤成分为主的纤维亚型和以上皮样细胞成分为主的上皮亚型。肿瘤组织常侵犯关节周围的骨及骨骼肌，并可随血行转移至肺、肝等器官，可伴有出血、坏死等变化。滑膜肉瘤的细胞角蛋白及波形蛋白免疫组织化学染色均为阴性。

【鉴别诊断】

与血管外皮瘤（hemangiopericytoma）、纤维肉瘤（fibrosarcoma）及未分化的间叶肉瘤（undifferentiated mesenchymal sarcoma）等鉴别比较困难。可通过肿瘤发生部位和免疫组织化学染色进行鉴别。

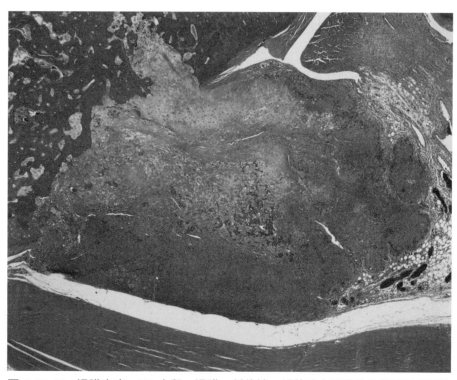

图 2-13-32. 滑膜肉瘤，SD 大鼠，滑膜，低倍镜。关节腔内滑膜的位置可见嗜碱性的肿瘤结节

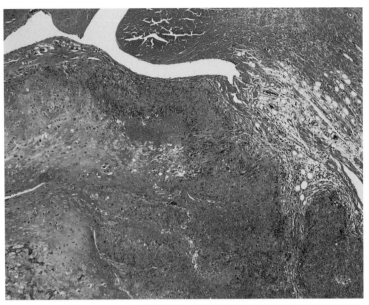

图 2-13-33. 滑膜肉瘤，SD 大鼠，滑膜（图 2-13-32 的放大）。肿瘤组织呈浸润性生长

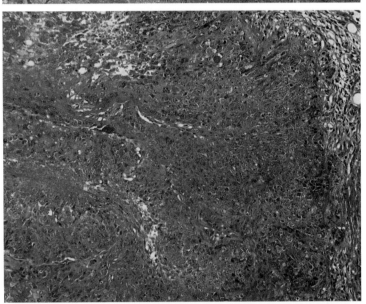

图 2-13-34. 滑膜肉瘤，SD 大鼠，滑膜（图 2-13-32 的放大）。上皮样肿瘤细胞增生，向周围组织浸润，细胞异型性明显，可见坏死灶

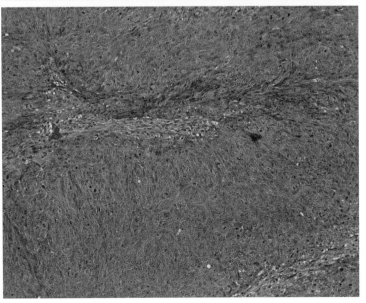

图 2-13-35. 滑膜肉瘤，SD 大鼠（图 2-13-32 的同一只动物），滑膜。纺锤形的纤维肉瘤样肿瘤细胞密集排列增殖，核大呈椭圆形，核分裂象多见

（编校：崔甜甜、张泽安）

13.3 牙齿 tooth

- 牙瘤（odontoma，图 2-13-36 ～图 2-13-39）

【组织来源】 牙胚的上皮细胞和外胚层间充质细胞。

【诊断特征】 瘤体以牙齿硬组织为主，呈膨胀性生长，与周围组织界限清楚，具有错构瘤（hamartoma）的生物学特性。可由大小不一、形状不规则、分化良好的成熟牙组织构成，含牙釉质、牙本质、牙骨质和牙髓组织。发育中的牙瘤也可见成釉细胞、成牙本质细胞、牙髓间充质细胞或牙胚样组织存在。可分为结构类似若干小牙齿的复合型牙瘤（compound odontoma）和与正常牙齿的组织排列差异较大的复杂性牙瘤（complex odontoma）。可在牙齿发育过程中，或因机械性损伤或感染而出现畸形或发育不良的情况下发生。

【鉴别诊断】

成釉细胞牙瘤（ameloblastic odontoma）：肿瘤边缘部分可见成釉细胞样的肿瘤细胞，常呈浸润性增殖。

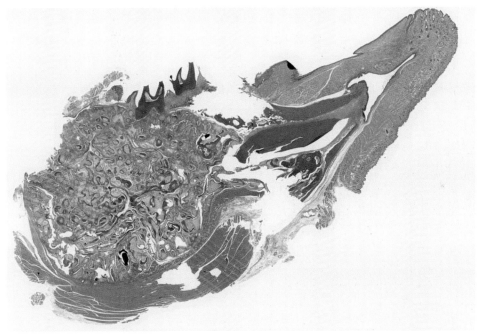

图 2-13-36. 牙瘤，大鼠，牙齿，低倍镜。以硬组织为主的牙组织样肿块，呈膨胀性生长，与周围组织界限清晰

義澤克彦先生 供图

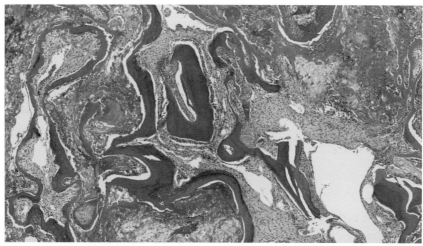

图 2-13-37. 牙瘤，大鼠，牙齿（图 2-13-36 的放大）。分化良好的牙组织的不规则增生，可见牙釉质、牙本质、牙骨质及牙髓等成熟牙组织

義澤克彦先生 供图

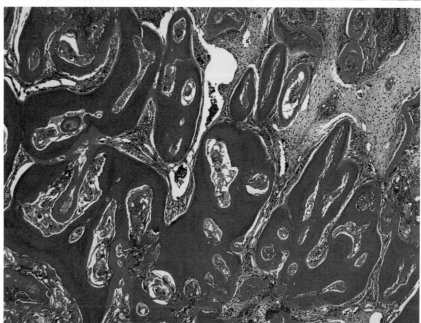

图 2-13-38. 牙瘤，复杂型，Wistar 大鼠，牙齿。可见牙釉质、牙本质、牙骨质及牙髓等分化良好的牙组织的不规则增生，与正常牙齿组织的排列差异较大

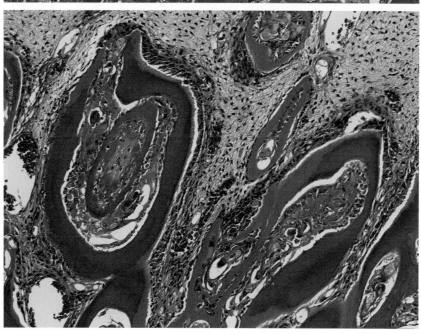

图 2-13-39. 牙瘤，复杂型，Wistar 大鼠，牙齿（图 2-13-38 同一只动物）。分化良好的牙组织不规则增生，与正常牙齿组织的排列差异较大

（编校：崔甜甜、张泽安）

• 成釉细胞瘤（ameloblastoma，图 2-13-40、图 2-13-41）

【组织来源】 牙胚、牙板上皮或其残留；牙原性囊肿上皮或牙龈上皮的基底细胞。

【诊断特征】 由上皮性肿瘤细胞岛状或巢状增殖及富含成熟胶原的纤维性间质形成的肿瘤组织，无明显的牙齿硬组织形成。与间质邻近的边缘部肿瘤细胞呈立方形或圆柱状排列，细胞巢中心部由纺锤形或星形细胞构成。可出现角化或向周围组织的浸润性增殖。作为成釉细胞瘤的一种类型，棘皮瘤性成釉细胞瘤（acanthomatous ameloblastoma），又称为棘皮瘤性牙龈瘤（acanthomatous epulis）可见特征性的棘细胞样化生。在实验动物中，成釉细胞瘤多见于犬及猴，啮齿类动物罕见。

【鉴别诊断】

成釉细胞牙瘤（ameloblastic odontoma）：有牙齿硬组织形成。

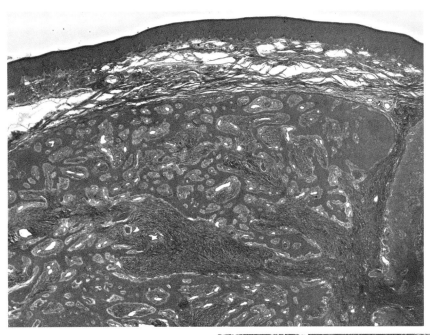

图 2-13-40. 棘皮瘤性成釉细胞瘤，犬，牙龈，低倍镜。可见上皮性肿瘤细胞的岛状增殖及丰富的纤维性间质，无明显的牙齿硬组织形成
尾崎清和先生 供图

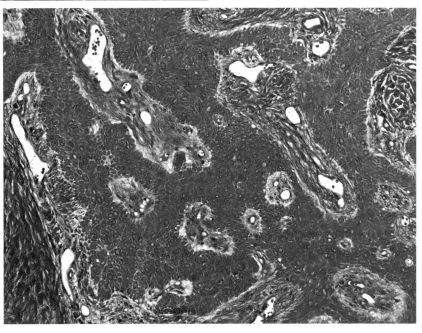

图 2-13-41. 棘皮瘤性成釉细胞瘤，犬，牙龈（图2-13-40的放大）。围绕纤维结缔组织间质的棘细胞样肿瘤细胞呈岛屿状增殖，邻近间质的细胞呈栅栏状排列，未见明显的细胞异型性
尾崎清和先生 供图

（编校：崔甜甜、张泽安）

● 成釉细胞性纤维瘤（ameloblastic fibroma，图 2-13-42、图 2-13-43）

【组织来源】　牙原性上皮和牙的间叶组织。

【诊断特征】　肿瘤主体由成釉细胞样组织及见于牙乳头部的幼稚纤维组织增殖形成，无明显的牙齿硬组织结构。无上皮的浸润性增生。

【鉴别诊断】

成釉细胞瘤（ameloblastoma）：上皮呈浸润性增殖，间质缺乏幼稚的纤维组织。

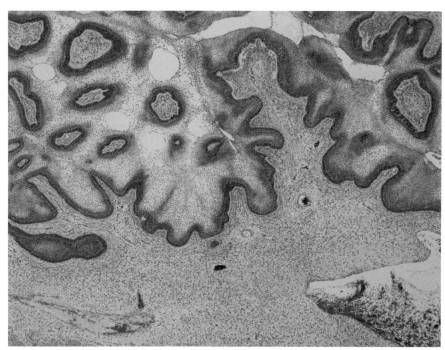

图 2-13-42. 成釉细胞性纤维瘤，
　　　　　　豚鼠，牙齿，低倍镜。
　　　　　　可见成釉细胞样组织
　　　　　　和幼稚纤维组织增生
　　　　　　尾崎清和先生 供图

图 2-13-43. 成釉细胞性纤维瘤，
　　　　　　豚鼠，牙齿（图 2-13-
　　　　　　42 的放大）。可见成
　　　　　　釉细胞样的上皮增生，
　　　　　　基底部肿瘤细胞呈栅
　　　　　　栏状排列。还可见星
　　　　　　形、纺锤形的幼稚纤
　　　　　　维组织增生
　　　　　　尾崎清和先生 供图

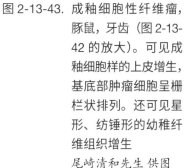

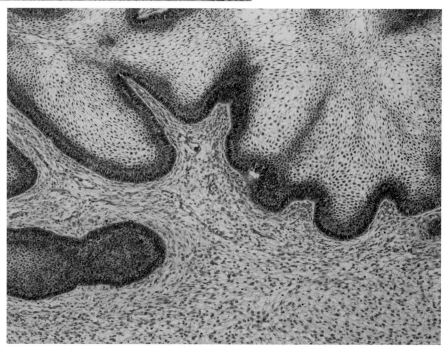

（编校：崔甜甜、张泽安）

14. 特殊感觉器官
Special Sense Organs

14.1 眼 eye

● 神经鞘瘤（schwannoma，图 2-14-1 ～图 2-14-4）

【组织来源】 虹膜、睫状体、视神经、眼球或眼眶内的施万细胞。

【诊断特征】 与其他脏器发生的神经鞘瘤相同，详见神经系统神经鞘瘤。肿瘤细胞呈梭形，含有嗜酸性空泡化细胞质，细胞核呈椭圆形或短棒状。基本模式有 Antoni A 型和 Antoni B 型两种。恶性神经鞘瘤核分裂象多见，细胞异型性明显，侵袭性生长或远处转移。免疫组织化学 S-100 染色阳性，电子显微镜下可见基板（basal lamina）。

【鉴别诊断】

纤维肉瘤（fibrosarcoma）：HE 染色切片镜下诊断较困难，免疫组织化学可辅助诊断，其中波形蛋白染色阳性、S-100 染色阴性。

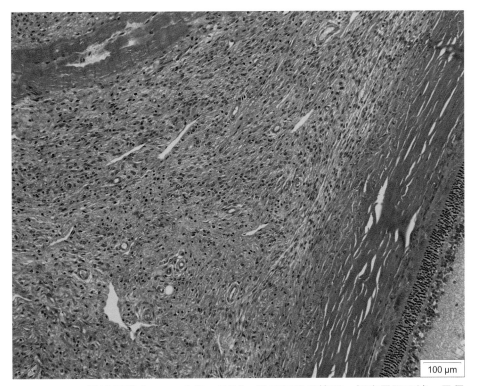

100 μm

图 2-14-1. 恶性神经鞘瘤，SD 大鼠，眼球。肿瘤细胞呈梭形，细胞界限不清，呈侵袭性生长

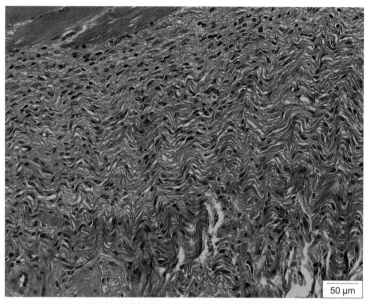

图 2-14-2. 恶性神经鞘瘤，SD 大鼠（图 2-14-1 的同一只动物），眼球。梭形肿瘤细胞密集，呈波浪状或编织状排列，细胞核呈椭圆形

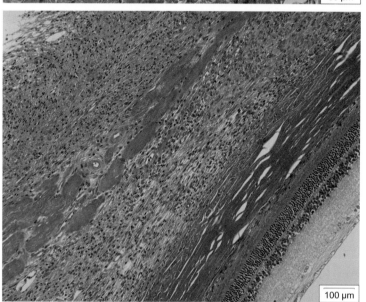

图 2-14-3. 恶性神经鞘瘤，SD 大鼠（图 2-14-1 的同一只动物），眼球。梭形肿瘤细胞密集，细胞界限不清，肿瘤细胞侵袭邻近肌肉组织

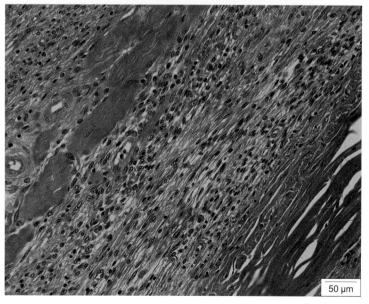

图 2-14-4. 恶性神经鞘瘤，SD 大鼠，眼球（图2-14-3 的放大）。肿瘤细胞异型性可见

（编校：兰秀花、吕建军）

14.2 哈氏腺 Harderian gland

● 腺泡细胞增生（acinar cell hyperplasia，图 2-14-5、图 2-14-6）

【组织来源】 哈氏腺腺泡上皮细胞。

【诊断特征】 腺泡结构存在，腺泡细胞数量增多，体积可增大，嗜碱性增强，呈单层排列，对周围组织压迫不明显。

【鉴别诊断】

腺瘤（adenoma）：肿瘤呈膨胀性生长，对周围组织有明显的压迫。

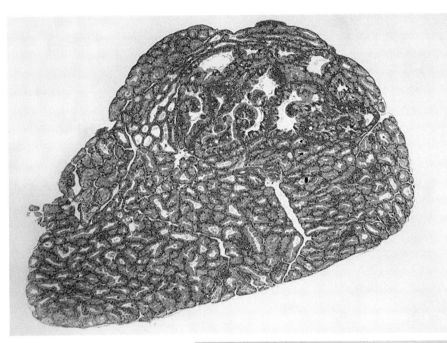

图 2-14-5. 腺泡细胞增生，SD 大鼠，哈氏腺，低倍镜。可见局灶性腺泡细胞数量增多，腺泡体积增大，对周围组织压迫不明显

图 2-14-6. 腺泡细胞增生，SD 大鼠，哈氏腺（图2-14-5 的放大）。腺泡细胞数量增多，体积增大，呈单层排列并突入腺腔，细胞异型性不明显

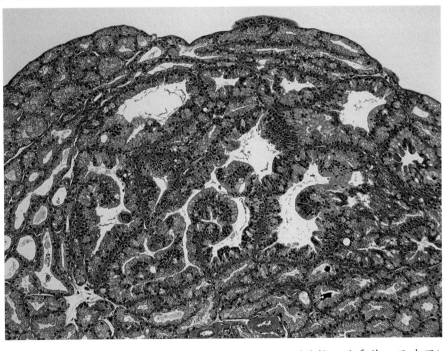

（编校：兰秀花、吕建军）

- 腺瘤（adenoma，图 2-14-7～图 2-14-10）

【组织来源】 哈氏腺腺泡上皮细胞。

【诊断特征】 肿瘤组织类似哈氏腺，对周围有压迫，界限清楚，罕见包膜。肿瘤组织正常腺泡结构消失，腺泡上皮细胞超过一层，可突入腺泡腔内。肿瘤细胞体积增大，细胞质可呈泡沫状，细胞异型性不明显，核分裂象罕见。小鼠的哈氏腺腺瘤可分乳头状、囊性、囊性乳头状及腺泡型四种类型。

【鉴别诊断】

1. 腺泡细胞增生（acinar cell hyperplasia）：腺泡结构正常，对周围组织无压迫。

2. 腺癌（adenocarcinoma）：侵袭性生长，细胞异型性明显，可发生转移。

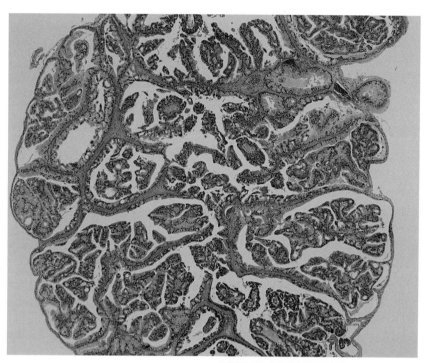

图 2-14-7. 腺瘤，SD 大鼠，哈氏腺，低倍镜。正常腺泡结构消失，腺泡上皮细胞呈乳头状突入腺泡腔

图 2-14-8. 腺瘤，SD 大鼠，哈氏腺（图 2-14-7 的放大）。哈氏腺样肿瘤细胞乳头状生长，细胞质呈泡沫状，细胞异型性不明显

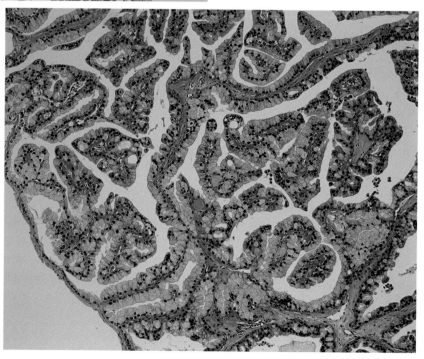

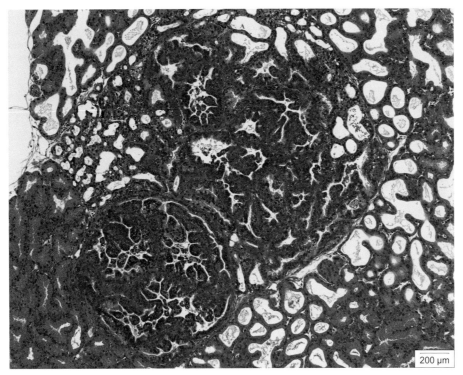

图 2-14-9. 腺瘤，Wistar 大鼠，哈氏腺。哈氏腺样肿瘤细胞呈膨胀性生长，与周围组织界限清楚

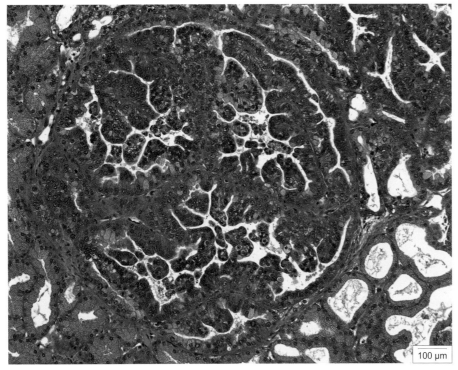

图 2-14-10. 腺瘤，Wistar 大鼠，哈氏腺（图 2-14-9 的放大）。哈氏腺样肿瘤细胞呈乳头状增生，细胞异型性不明显

（编校：兰秀花、吕建军）

• 腺癌（adenocarcinoma，图 2-14-11 ～图 2-14-17）

【组织来源】　哈氏腺腺泡上皮细胞。

【诊断特征】　肿瘤组织由哈氏腺样细胞排列成管状、腺泡样或乳头状结构，核分裂象多见。细胞异型性明显，可侵袭眼眶或眶周组织，常伴坏死和纤维化，可发生转移。

【鉴别诊断】

腺瘤（adenoma）：无侵袭性生长，细胞异型性不明显。

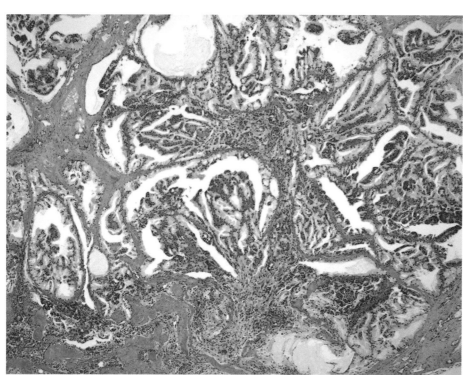

图 2-14-11. 腺癌，小鼠，哈氏腺。肿瘤界限不清，呈侵袭性生长。肿瘤细胞呈乳头状排列，超过一层，细胞及组织异型性明显

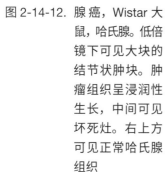

图 2-14-12. 腺癌，Wistar 大鼠，哈氏腺。低倍镜下可见大块的结节状肿块。肿瘤组织呈浸润性生长，中间可见坏死灶。右上方可见正常哈氏腺组织

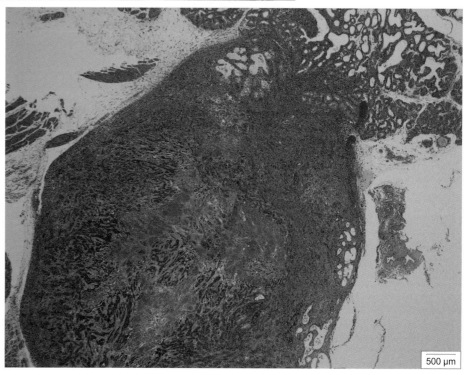

500 μm

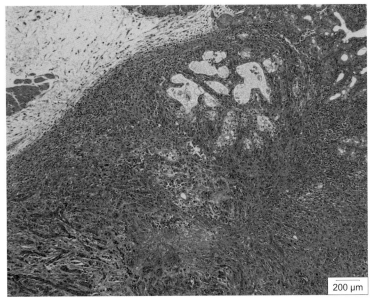

图 2-14-13. 腺癌，Wistar 大鼠，哈氏腺（图 2-14-12 的放大）。肿瘤组织呈腺样或条索状增生，可见坏死灶

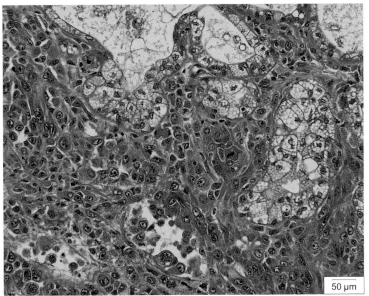

图 2-14-14. 腺癌，Wistar 大鼠，哈氏腺（图 2-14-13 的放大）。肿瘤细胞呈腺管状排列，细胞多形性和异型性明显，可见核分裂象

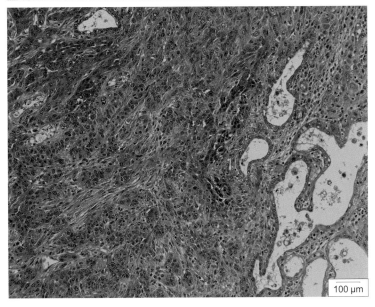

图 2-14-15. 腺癌，Wistar 大鼠，哈氏腺（图 2-14-12 的放大）。肿瘤细胞多数呈条索状或实体性排列，核分裂象多见

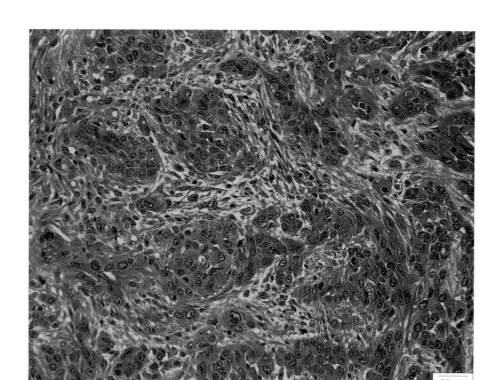

图 2-14-16. 腺癌，Wistar 大鼠，哈氏腺（图 2-14-12 的放大）。肿瘤细胞呈巢状排列，肿瘤细胞体积较大，核仁明显，核分裂象多见

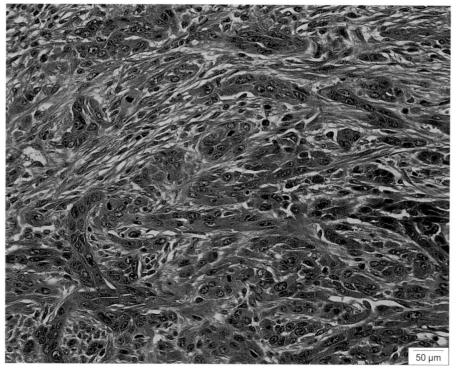

图 2-14-17. 腺癌，Wistar 大鼠，哈氏腺（图 2-14-12 的放大）。肿瘤组织结构异型性明显，肿瘤细胞呈腺样或条索状排列。病理性核分裂象多见

（编校：兰秀花、吕建军）

14.3 外耳道皮脂腺 Zymbal's gland

● 增生（hyperplasia，图 2-14-18 ～图 2-14-21）

【组织来源】 外耳道皮脂腺的皮脂腺细胞或导管细胞。

【诊断特征】 皮脂腺的结构正常，腺泡体积增大，轻微压迫周围组织。皮脂腺细胞数量增多，可伴有皮脂腺细胞肥大，细胞质嗜碱性略增强，脂滴减少。皮脂腺细胞从边缘到中央的成熟顺序不明显。有时伴有导管的鳞状上皮增生，可形成褶皱和乳头状突起突入导管腔。

【鉴别诊断】

皮脂腺细胞腺瘤（sebaceous cell adenoma）：皮脂腺结构异型性，明显压迫周围组织。

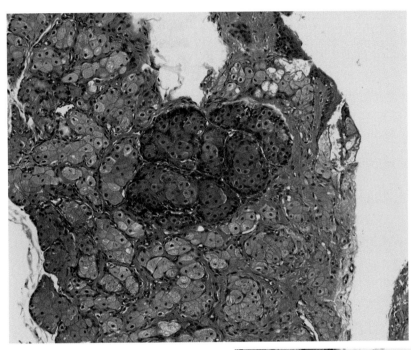

图 2-14-18. 增生，SD 大鼠，外耳道皮脂腺。皮脂腺的结构正常，局灶性腺泡细胞数量增多

图 2-14-19. 增生，SD 大鼠，外耳道皮脂腺（图 2-14-18 的放大）。腺泡细胞数量增多，细胞质嗜碱性增强，细胞质内脂滴减少。皮脂腺细胞从边缘到中央的成熟顺序不明显

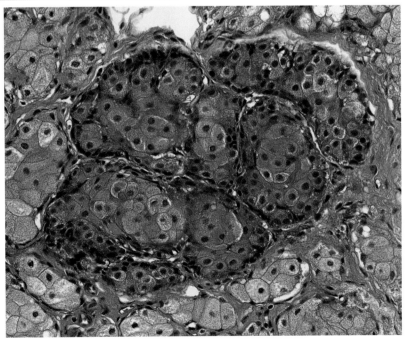

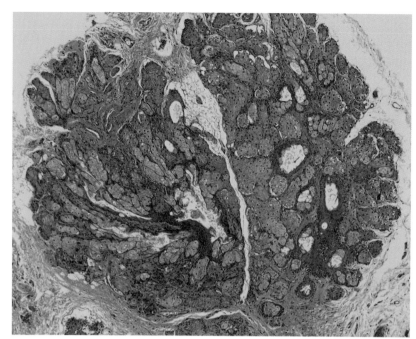

图 2-14-20. 增生，SD 大鼠，外耳道皮脂腺，低倍镜。皮脂腺的结构正常，腺泡细胞数量增多，腺泡体积增大，对周围组织压迫不明显

图 2-14-21. 增生，SD 大鼠，外耳道皮脂腺（图 2-14-20 的放大）。腺泡细胞数量增多，体积增大，细胞质内脂滴减少

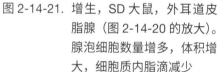

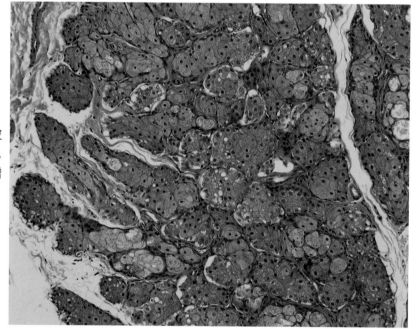

（编校：兰秀花、吕建军）

- 皮脂腺细胞腺瘤（sebaceous cell adenoma，图 2-14-22 ～图 2-14-24）

【组织来源】　外耳道皮脂腺的皮脂腺细胞。

【诊断特征】　肿瘤界限清楚，呈小叶状结构，正常皮脂腺结构不保留。肿瘤细胞类似皮脂腺细胞，含有脂滴，细胞体积较大。也可见体积较小、嗜碱性较强的基底细胞样细胞。可见核分裂象。肿瘤组织内含有内衬鳞状上皮的囊性区域。

【鉴别诊断】

1. 增生（hyperplasia）：结构正常，皮脂腺细胞数量增多。

2. 癌（carcinoma）：呈侵袭性生长，具有细胞异型性。

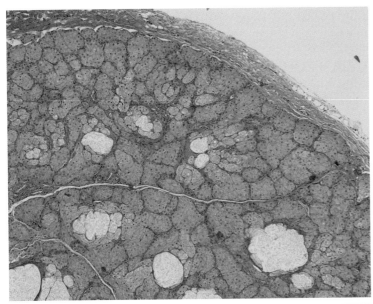

图 2-14-22. 皮脂腺细胞腺瘤，SD 大鼠，外耳道皮脂腺。正常皮脂腺结构消失，小叶腺泡呈膨胀性生长，可见囊性区域

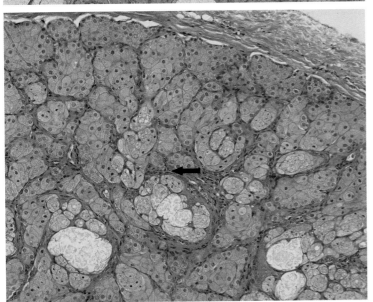

图 2-14-23. 皮脂腺细胞腺瘤，SD 大鼠，外耳道皮脂腺（图 2-14-22 的放大）。正常皮脂腺结构消失，可见内衬鳞状上皮的囊性区域（如箭头所示）

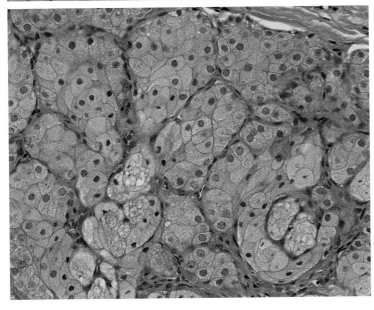

图 2-14-24. 皮脂腺细胞腺瘤，SD 大鼠，外耳道皮脂腺（图 2-14-23 的放大）。肿瘤细胞含有脂滴

（编校：兰秀花、吕建军）

● 癌（carcinoma，图 2-14-25 ～图 2-14-29）

【组织来源】　外耳道皮脂腺的皮脂腺细胞、导管上皮。

【诊断特征】　肿瘤组织由鳞状细胞样细胞和皮脂腺细胞样细胞组成，呈侵袭性生长。肿瘤组织内可见鳞癌样结构，可形成大小不等的囊腔，内含皮脂、角蛋白或坏死物，大的囊腔内可见鳞状上皮的乳头状突起。肿瘤细胞具有多形性，高分化肿瘤可见鳞癌样结构和皮脂腺细胞样结构。低分化肿瘤细胞可呈梭形、癌肉瘤样结构。肿瘤细胞异型性高，核分裂象常见。

【鉴别诊断】

皮脂腺细胞腺瘤（sebaceous cell adenoma）：无侵袭性生长及细胞异型性小。

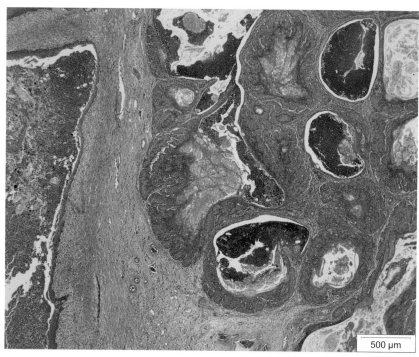

图 2-14-25. 癌，SD 大鼠，外耳道皮脂腺，低倍镜。外耳道肿瘤呈侵袭性生长，与周围组织界限不清，腺泡大小不等，形成多个囊腔，腔内可见坏死物质

500 μm

图 2-14-26. 癌，SD 大鼠（图 2-14-25 的同一只动物），外耳道皮脂腺。肿瘤组织可见鳞状细胞癌样结构及皮脂腺样结构，细胞排列紊乱，可见含有脂质和细胞碎片的囊腔

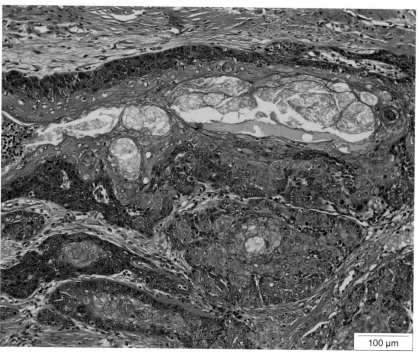

100 μm

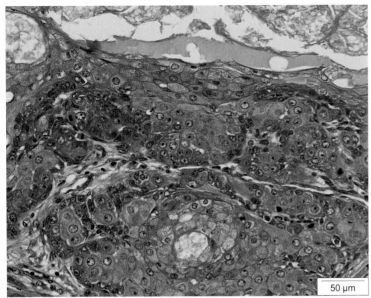

图 2-14-27. 癌，SD 大鼠，外耳道皮脂腺（图 2-14-26 的放大）。肿瘤组织可见鳞状细胞癌样结构及皮脂腺样结构，细胞异型性大，核分裂象多见

50 µm

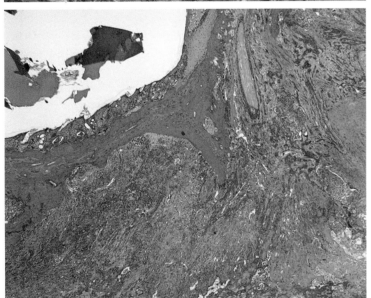

图 2-14-28. 癌，SD 大鼠，外耳道皮脂腺，低倍镜。肿瘤组织异型性大，分化程度低，嗜碱性较强，侵袭周围组织

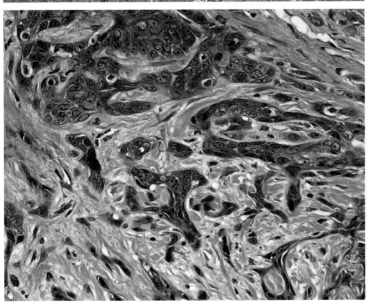

图 2-14-29. 癌，外耳道皮脂腺（图 2-14-28 的放大）。低分化的肿瘤细胞呈纺锤形或上皮样，高度异型性

（编校：兰秀花、吕建军）

- 鳞状细胞癌（squamous cell carcinoma，图 2-14-30 ～图 2-14-33）

【组织来源】　外耳道皮脂腺导管上皮。

【诊断特征】　外耳道的肿瘤组织可见鳞状细胞样肿瘤细胞，排列成巢状或束状，向下侵袭性生长，可穿透基底膜侵袭深部组织。具有结构和细胞异型性。高分化的鳞状细胞癌可见角化或角化珠形成，低分化的鳞状细胞癌少见角化，细胞间桥缺失。

【鉴别诊断】

鳞状细胞乳头状瘤（squamous cell papilloma）：肿瘤组织呈乳头状，无侵袭性生长，细胞异型性小。

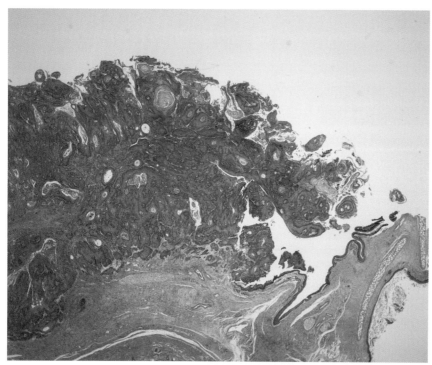

图 2-14-30. 鳞状细胞癌，SD 大鼠，外耳道皮脂腺，低倍镜。外耳道可见外生性肿瘤组织，侵袭性生长

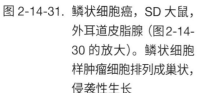

图 2-14-31. 鳞状细胞癌，SD 大鼠，外耳道皮脂腺（图 2-14-30 的放大）。鳞状细胞样肿瘤细胞排列成巢状，侵袭性生长

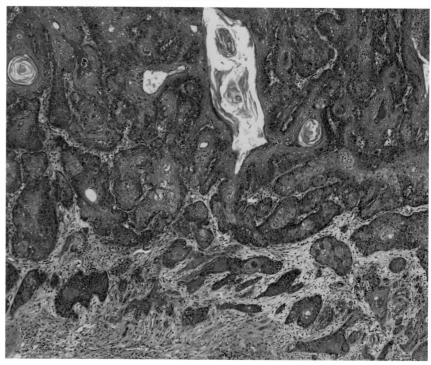

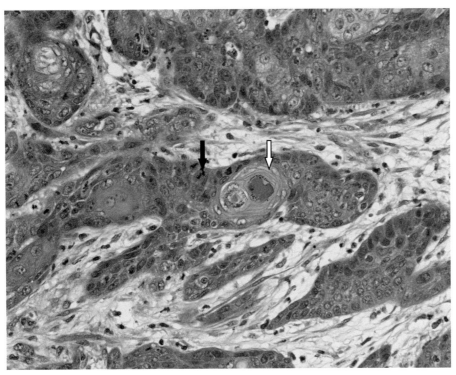

图 2-14-32. 鳞状细胞癌，SD 大鼠，外耳道皮脂腺（图 2-14-31 的放大）。肿瘤细胞异型性明显，可见病理性核分裂象（如黑色箭头所示）及角化珠（如白色箭头所示）

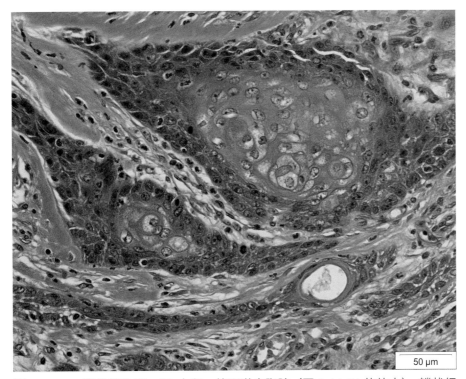

图 2-14-33. 鳞状细胞癌，SD 大鼠，外耳道皮脂腺（图 2-14-31 的放大）。鳞状细胞样肿瘤细胞呈巢状或束状排列，核分裂象多见

（编校：兰秀花、吕建军）

14.4　耳 ear

● 神经嵴细胞瘤（neural crest cell tumor，图 2-14-34 ～图 2-14-40）

【组织来源】　黑色素细胞或神经鞘细胞，目前尚不明确。

【诊断特征】　肿瘤细胞轮廓不清晰，细胞核细长呈纺锤形，细胞质呈弱嗜酸性。有时肿瘤细胞呈圆形或多角形的上皮样形态。肿瘤细胞呈片状或交错束状排列，细胞核有时呈栅栏状排列。肿瘤细胞之间有少量胶原纤维分布。电镜下可观察到神经嵴细胞瘤具有黑色素瘤和神经鞘瘤两者的超微形态学特征。免疫组织化学 S-100 染色阳性。可分为良性神经嵴细胞瘤（benign neural crest cell tumor）和恶性神经嵴细胞瘤（malignant neural cell tumor）。

肉眼可观察到耳基底部肿大或质地坚实、白色或淡褐色结节，表面可见溃疡或痂皮。与周围组织界限清楚，但有时呈局部浸润而不形成包膜。转移不常发生，但有肺转移的报道。

【鉴别诊断】

1. 纤维瘤（fibroma）：肿瘤组织由大量胶原纤维构成。免疫组织化学 S-100 染色阴性。

2. 纤维肉瘤（fibrosarcoma）：肿瘤细胞内无前黑色素小体（premelanosome）。免疫组织化学 S-100 染色阴性。

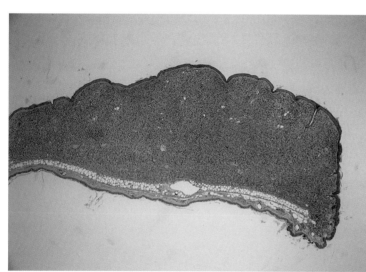

图 2-14-34. 良性神经嵴细胞瘤，B6C3F1 小鼠，耳部。耳部组织内可见细胞密度高的细胞增生灶

图 2-14-35. 良性神经嵴细胞瘤，B6C3F1 小鼠，耳部（图 2-14-34 的放大）。肿瘤细胞呈多角形，细胞核呈纺锤形，细胞质呈弱嗜酸性

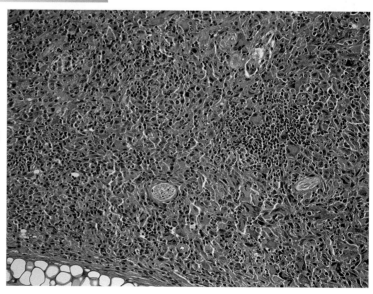

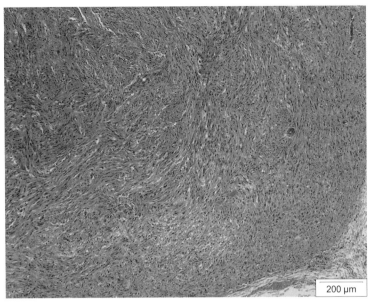

图 2-14-36. 良性神经嵴细胞瘤，SD 大鼠，耳部。可见压迫性生长的肿瘤结节，肿瘤细胞呈束状排列，与周围组织界限清楚

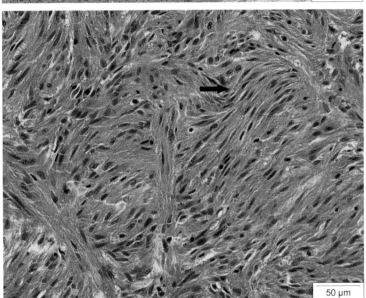

图 2-14-37. 良性神经嵴细胞瘤，SD 大鼠，耳部（图 2-14-36 的放大）。肿瘤细胞核细长呈纺锤形，部分细胞核呈栅栏状排列（如箭头所示），肿瘤细胞呈束状排列，肿瘤细胞之间可见少量胶原纤维

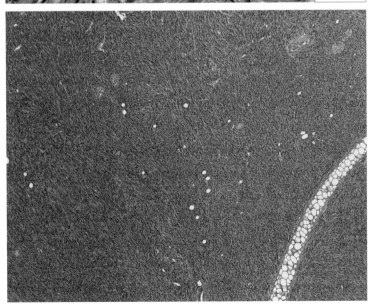

图 2-14-38. 恶性神经嵴细胞瘤，小鼠，耳部。耳部组织内可见大量细胞核细长、呈束状紧密排列的肿瘤细胞

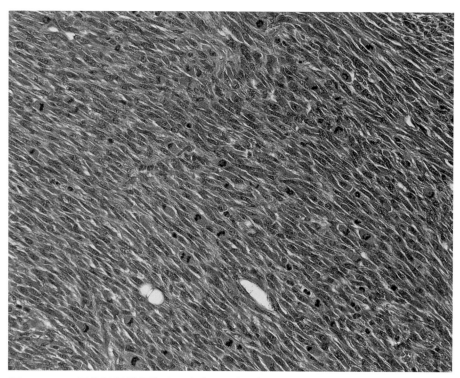

图 2-14-39. 恶性神经嵴细胞瘤，小鼠，耳部（图 2-14-38 的放大）。肿瘤细胞呈纺锤形，核分裂象多见

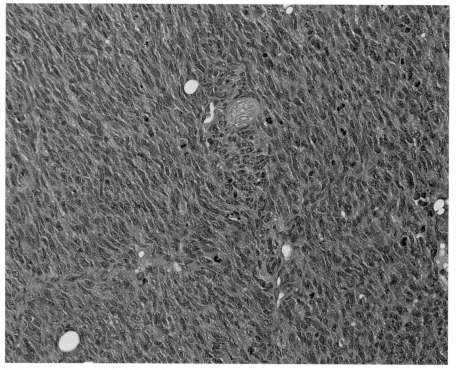

图 2-14-40. 恶性神经嵴细胞瘤，小鼠，耳部（图 2-14-38 的放大）。肿瘤组织内可见神经纤维，肿瘤细胞细胞核呈纺锤形，核分裂象多见

（编校：崔甜甜、吕建军）

参考文献
References

步宏，李一雷 . 病理学 [M]. 第 9 版 . 北京：人民卫生出版社，2018.

赤木忠厚，大朏祐治，松原修 . 病理组织的彩色图谱和鉴别诊断 [M]. 第 4 版 . 东京：医齿薬出版株式会社，2003.

饭岛宗一，影山圭三，石川荣世，等 . 组织病理学图谱 [M]. 在日中国人病理同学会，译 . 上海：上海画报出版社，1997.

今井清，榎本真，任进 . 图解毒性病理学 [M]. 昆明：云南科技出版社，2006.

刘彤华 . 刘彤华诊断病理学 [M]. 第四版 . 北京：人民卫生出版社，2018.

秦川 . 毒理病理学词典 [M]. 北京：科学出版社，2020.

日本毒性病理学会 . 新毒性病理组织学 [M]. 东京：西村书店东京编辑部，2017.

日本獣医病理学専門家協会 . 动物病理学彩色图谱 [M]. 东京：文永堂出版株式会社，2015.

日本獣医病理学専門家協会 . 动物病理学总论 [M]. 第 3 版 . 东京：文永堂出版株式会社，2015.

伊東信行，林裕造 . 实验肿瘤病理组织学 [M]. 东京：软科学出版社，1987.

医学名词审定委员会，病理学名词审定分委员会 . 病理学名词 [M]. 北京：科学出版社，2020.

中国药学会毒性病理专业委员会 . 毒性病理学术语集 [M]. 北京：科学出版社，2021.

GOPINATH C, MOWAT V. 毒理病理学图谱 [M]. 胡春燕，刘克剑，王和枚，等译 . 北京：北京科学技术出版社，2017.

GREAVES P. 临床前毒性试验的组织病理学：药物安全性评价中的解释与相关性（第四版）[M]. 王和枚，吕建军，乔俊文，等译 . 北京：北京科学技术出版社，2018.

MCINNES E F. 实验动物背景病变彩色图谱 [M]. 孔庆喜，吕建军，王和枚，等译 . 北京：北京科学技术出版社，2018.

SAHOTA P S, POPP J A, HARDISTY J F, et al. 毒理病理学非临床安全性评价 [M]. 吕建军，王和枚，刘克剑，等译 . 北京：北京科学技术出版社，2018.

BERRIDGE B R, MOWAT V, NAGAI H, et al. Non-proliferative and proliferative lesions of the cardiovascular system of the rat and mouse [J]. J Toxicol Pathol, 2016, 29 (3 Suppl): 1S-47S.

BRÄNDLI-BAIOCCO A, BALME E, BRUDER M, et al. Nonproliferative and proliferative lesions of the rat and mouse endocrine system [J]. J Toxicol Pathol, 2018, 31 (3 Suppl): 1S-95S.

CREASY D, BUBE A, DE RIJK E, et al. Proliferative and nonproliferative lesions of the rat and mouse male reproductive system [J]. Toxicol Pathol, 2012, 40 (6 Suppl): 40S-121S.

DIXON D, ALISON R, BACH U, et al. Nonproliferative and proliferative lesions of the rat and mouse female reproductive system [J]. J Toxicol Pathol, 2014, 27 (3-4 Suppl): 1S-107S.

FOSSEY S, VAHLE J, LONG P, et al. Nonproliferative and proliferative lesions of the rat and mouse skeletal tissues (bones, joints, and teeth) [J]. J Toxicol Pathol, 2016, 29 (3 Suppl): 49S-103S.

FRAZIER K S, SEELY J C, HARD G C, et al. Proliferative and nonproliferative lesions of the rat and mouse urinary system [J]. Toxicol Pathol, 2012, 40 (4 Suppl): 14S-86S.

GREAVES P, CHOUINARD L, ERNST H, et al. Proliferative and non-proliferative lesions of the rat and mouse soft tissue, skeletal muscle and mesothelium [J]. J Toxicol Pathol, 2013, 26 (3 Suppl): 1S-26S.

HASCHEK W M, ROUSSEAUX C G, WALLIG M A. Haschek and Rousseaux's handbook of toxicologic pathology [M]. 3rd ed. San Diego/London/Waltham: Academic Press, 2013.

KAUFMANN W, BOLON B, BRADLEY A, et al. Proliferative and nonproliferative lesions of the rat and mouse central and peripheral nervous systems [J]. Toxicol Pathol, 2012, 40 (4 Suppl): 87S-157S.

MECKLENBURG L, KUSEWITT D, KOLLY C, et al. Proliferative and non-proliferative lesions of the rat and mouse integument [J]. J Toxicol Pathol, 2013, 26 (3 Suppl): 27S–57S.

MEUTEN D J. Tumors in domestic animals[M].5th ed.Iowa: Wiley-Blackwell, 2017.

MOHR U. International classification of rodent tumors: the mouse [M]. Verlag Berlin Heidelberg: Springer, 2001.

MOHR U. International classification of rodent tumours. part 1 – the rat. 1. respiratory system [M]. New York: Oxford University Press, 1992.

MOHR U. International classification of rodent tumours. part 1 – the rat. 10. digestive system [M]. New York: Oxford University Press, 1997.

MOHR U. International classification of rodent tumours. part 1 – the rat. 2. soft tissue and musculoskeletal system [M].New York: Oxford University Press, 1992.

MOHR U. International classification of rodent tumours. part 1 – the rat. 3. urinary system [M]. New York: Oxford University Press, 1992.

MOHR U. International classification of rodent tumours. part 1 – the rat. 4. haematopoietic system [M]. New York: Oxford University Press, 1993.

MOHR U. International classification of rodent tumours. part 1 – the rat. 5. integumentary system [M].New York: Oxford University Press, 1993.

MOHR U. International classification of rodent tumours. part 1 – the rat. 6. endocrine system [M]. New York: Oxford University Press, 1994.

MOHR U. International classification of rodent tumours. part 1 – the rat. 7. central nervous system, heart, eye, mesothelium [M]. New York: Oxford University Press, 1994.

MOHR U. International classification of rodent tumours. part 1 – the rat. 8. male genital system [M]. New York: Oxford University Press, 1997.

MOHR U. International classification of rodent tumours. part 1 – the rat. 9. female genital system [M]. New York: Oxford University Press, 1997.

NOLTE T, BRANDER-WEBER P, DANGLER C, et al. Nonproliferative and proliferative lesions of the gastrointestinal tract, pancreas and salivary glands of the rat and mouse [J]. J Toxicol Pathol, 2016, 29 (1 Suppl): 1S–125S.

RAMOS M F, BAKER J, ATZPODIEN E A, et al. Nonproliferative and proliferative lesions of the rat and mouse special sense organs (ocular [eye and glands], olfactory and otic) [J]. J Toxicol Pathol, 2018, 31 (3 Suppl): 97S–214S.

RENNE R, BRIX A, HARKEMA J, et al. Proliferative and nonproliferative lesions of the rat and mouse respiratory tract [J]. Toxicol Pathol, 2009, 37 (7 Suppl): 5S–73S.

RUDMANN D, CARDIFF R, CHOUINARD L, et al. Proliferative and nonproliferative lesions of the rat and mouse mammary, Zymbal's, preputial and clitoral glands [J]. Toxicol Pathol, 2012, 40 (6 Suppl): 7S–39S.

SUTTIE A W. Boorman's pathology of the rat: reference and atlas [M]. 2nd ed. London/San Diego/London/Cambridge/Oxford: Academic Press, 2018.

THOOLEN B, MARONPOT R R, HARADA T, et al. Proliferative and nonproliferative lesions of the rat and mouse hepatobiliary system [J]. Toxicol Pathol, 2010, 38 (7 Suppl): 5S–81S.

TURUSOV V S, MOHR U. Pathology of tumours in laboratory animals. volume 1: tumours of the rat [M]. 2nd ed.New York: Oxford University Press, 1990.

TURUSOV V S, MOHR U. Pathology of tumours in laboratory animals. volume 2: tumours of the mouse[M]. 2nd ed. New York: Oxford University Press, 1994.

WALLING M A, HASCHEK W M, ROUSSEAUX C G, et al. Fundamentals of toxicologic pathology[M]. 3rd ed. London/San Diego/London/Cambridge/Oxford: Academic Press, 2017.

WILLARD-MACK C L, ELMORE S A, HALL W C, et al. Nonproliferative and proliferative lesions of the rat and mouse hematolymphoid system [J]. Toxicol Pathol, 2019, 47 (6): 665–783.

WOICKE J, AL-HADDAWI M M, BIENVENU J G, et al. International harmonization of nomenclature and diagnostic criteria (INHAND): Nonproliferative and proliferative lesions of the dog [J]. Toxicol Pathol, 2021, 49 (1): 5–109.

ZACHARY J F. Pathologic basis of veterinary disease [M].6th ed.St. Louis: Elsevier, 2017.

中文索引
Chinese Index

英文索引
English Index